中华医学百科全书

基础医学

医学信息学

国家出版基金项目
NATIONAL PUBLICATION FOUNDATION

中国协和医科大学出版社

图书在版编目 (CIP) 数据

医学信息学 / 代涛主编 . – 北京：中国协和医科大学出版社，2017.4
（中华医学百科全书）
ISBN 978-7-5679-0675-4

Ⅰ . ①医… Ⅱ . ①代… Ⅲ . ①医学—信息学 Ⅳ . ① R–05

中国版本图书馆 CIP 数据核字 (2017) 第 061351 号

中华医学百科全书·医学信息学

主　　编： 代　涛

编　　审： 司伊康

责任编辑： 尹丽品

出版发行：中国协和医科大学出版社
　　　　　（北京东单三条九号　邮编 100730　电话 010–6526 0431）

网　　址： www.pumcp.com

经　　销： 新华书店总店北京发行所

印　　刷： 北京雅昌艺术印刷有限公司

开　　本： 889×1230　1/16 开

印　　张： 21.5

字　　数： 570 千字

版　　次： 2017 年 4 月第 1 版

印　　次： 2017 年 4 月第 1 次印刷

定　　价： 255.00 元

ISBN 978-7-5679-0675-4

《中华医学百科全书》编纂委员会

总顾问　吴阶平　韩启德　桑国卫

总指导　陈　竺

总主编　刘德培

副总主编　曹雪涛　李立明　曾益新

编纂委员（以姓氏笔画为序）

B·吉格木德	丁　洁	丁　樱	丁安伟	于中麟	于布为
于学忠	万经海	马　军	马　骁	马　静	马　融	马中立
马安宁	马建辉	马烈光	马绪臣	王　伟	王　辰	王　政
王　恒	王　硕	王　舒	王　键	王一飞	王一镗	王士贞
王卫平	王长振	王文全	王心如	王生田	王立祥	王兰兰
王汉明	王永安	王永炎	王华兰	王成锋	王延光	王旭东
王军志	王声湧	王坚成	王良录	王拥军	王茂斌	王松灵
王明荣	王明贵	王宝玺	王诗忠	王建中	王建业	王建军
王建祥	王临虹	王贵强	王美青	王晓民	王晓良	王鸿利
王维林	王琳芳	王喜军	王道全	王德文	王德群	
木塔力甫·艾力阿吉	尤启冬	戈　烽	牛　侨	毛秉智	毛常学
乌　兰	文卫平	文历阳	文爱东	方以群	尹　佳	孔北华
孔令义	孔维佳	邓文龙	邓家刚	书　亭	毋福海	艾措千
艾儒棣	石　岩	石远凯	石学敏	石建功	布仁达来	占　堆
卢志平	卢祖洵	叶　桦	叶冬青	叶常青	叶章群	申昆玲
申春悌	田景振	田嘉禾	史录文	代　涛	代华平	白春学
白慧良	丛　斌	丛亚丽	包怀恩	包金山	冯卫生	冯学山
冯希平	边旭明	边振甲	匡海学	邢小平	达万明	达庆东
成　军	成翼娟	师英强	吐尔洪·艾买尔	吕时铭	吕爱平
朱　珠	朱万孚	朱立国	朱宗涵	朱建平	朱晓东	朱祥成
乔延江	伍瑞昌	任　华	华　伟	伊河山·伊明		向　阳
多　杰	邬堂春	庄　辉	庄志雄	刘　平	刘　进	刘　玮
刘　蓬	刘大为	刘小林	刘中民	刘玉清	刘尔翔	刘训红
刘永锋	刘吉开	刘伏友	刘芝华	刘华平	刘华生	刘志刚
刘克良	刘更生	刘迎龙	刘建勋	刘胡波	刘树民	刘昭纯
刘俊涛	刘洪涛	刘献祥	刘嘉瀛	刘德培	闫永平	米　玛

许 媛	许腊英	那彦群	阮长耿	阮时宝	孙 宁	孙 光
孙 皎	孙 锟	孙长颢	孙少宣	孙立忠	孙则禹	孙秀梅
孙建中	孙建方	孙贵范	孙海晨	孙景工	孙颖浩	孙慕义
严世芸	苏 川	苏 旭	苏荣扎布	杜元灏	杜文东	杜治政
杜惠兰	李 龙	李 飞	李 东	李 宁	李 刚	李 丽
李 波	李 勇	李 桦	李 鲁	李 磊	李 燕	李 冀
李大魁	李云庆	李太生	李曰庆	李玉珍	李世荣	李立明
李永哲	李志平	李连达	李灿东	李君文	李劲松	李其忠
李若瑜	李松林	李泽坚	李宝馨	李建勇	李映兰	李莹辉
李继承	李森恺	李曙光	杨 凯	杨 恬	杨 健	杨化新
杨文英	杨世民	杨世林	杨伟文	杨克敌	杨国山	杨宝峰
杨炳友	杨晓明	杨跃进	杨腊虎	杨瑞馥	杨慧霞	励建安
连建伟	肖 波	肖 南	肖永庆	肖海峰	肖培根	肖鲁伟
吴 东	吴 江	吴 明	吴 信	吴令英	吴立玲	吴欣娟
吴勉华	吴爱勤	吴群红	吴德沛	邱建华	邱贵兴	邱海波
邱蔚六	何 维	何 勤	何方方	何绍衡	何春涤	何裕民
余争平	余新忠	狄 文	冷希圣	汪 海	汪受传	沈 岩
沈 岳	沈 敏	沈 铿	沈卫峰	沈心亮	沈华浩	沈俊良
宋国维	张 泓	张 学	张 亮	张 强	张 霆	张 澍
张大庆	张为远	张世民	张志愿	张丽霞	张伯礼	张宏誉
张劲松	张奉春	张宝仁	张宇鹏	张建中	张建宁	张承芬
张琴明	张富强	张新庆	张潍平	张德芹	张燕生	陆 华
陆付耳	陆伟跃	陆静波	阿不都热依木·卡地尔		陈 文	陈 杰
陈 实	陈 洪	陈 琪	陈 楠	陈 薇	陈士林	陈大为
陈文祥	陈代杰	陈红风	陈尧忠	陈志南	陈志强	陈规化
陈国良	陈佩仪	陈家旭	陈智轩	陈锦秀	陈誉华	邵 蓉
邵荣光	武志昂	其仁旺其格	范 明	范炳华	林三仁	林久祥
林子强	林江涛	林曙光	杭太俊	欧阳靖宇	尚 红	果德安
明根巴雅尔	易定华	易著文	罗 力	罗 毅	罗小平	罗长坤
罗永昌	罗颂平	帕尔哈提·克力木		帕塔尔·买合木提·吐尔根		
图门巴雅尔	岳建民	金 玉	金 奇	金少鸿	金伯泉	金季玲
金征宇	金银龙	金惠铭	郁 琦	周 兵	周 林	周永学
周光炎	周灿全	周良辅	周纯武	周学东	周宗灿	周定标
周宜开	周建平	周建新	周荣斌	周福成	郑一宁	郑家伟
郑志忠	郑金福	郑法雷	郑建全	郑洪新	郎景和	房 敏
孟 群	孟庆跃	孟静岩	赵 平	赵 群	赵子琴	赵中振

赵文海	赵玉沛	赵正言	赵永强	赵志河	赵彤言	赵明杰
赵明辉	赵耐青	赵继宗	赵铱民	郝模	郝小江	郝传明
郝晓柯	胡志	胡大一	胡文东	胡向军	胡国华	胡昌勤
胡晓峰	胡盛寿	胡德瑜	柯杨	查干	柏树令	柳长华
钟翠平	钟赣生	香多·李先加		段涛	段金廒	段俊国
侯一平	侯金林	侯春林	俞光岩	俞梦孙	俞景茂	饶克勤
姜小鹰	姜玉新	姜廷良	姜国华	姜柏生	姜德友	洪两
洪震	洪秀华	洪建国	祝庆余	祝陈晨	姚永杰	姚祝军
秦川	袁文俊	袁永贵	都晓伟	晋红中	粟占国	贾波
贾建平	贾继东	夏照帆	夏慧敏	柴光军	柴家科	钱传云
钱忠直	钱家鸣	钱焕文	倪鑫	倪健	徐军	徐晨
徐永健	徐志云	徐志凯	徐克前	徐金华	徐建国	徐勇勇
徐桂华	凌文华	高妍	高晞	高志贤	高志强	高学敏
高金明	高健生	高树中	高思华	高润霖	郭岩	郭小朝
郭长江	郭巧生	郭宝林	郭海英	唐强	唐朝枢	唐德才
诸欣平	谈勇	谈献和	陶·苏和	陶广正	陶永华	陶芳标
陶建生	黄峻	黄烽	黄人健	黄叶莉	黄宇光	黄国宁
黄国英	黄跃生	黄璐琦	萧树东	梅长林	曹佳	曹广文
曹务春	曹建平	曹洪欣	曹济民	曹雪涛	曹德英	龚千锋
龚守良	龚非力	袭著革	常耀明	崔蒙	崔丽英	庚石山
康健	康廷国	康宏向	章友康	章锦才	章静波	梁显泉
梁铭会	梁繁荣	谌贻璞	屠鹏飞	隆云	绳宇	巢永烈
彭成	彭勇	彭明婷	彭晓忠	彭瑞云	彭毅志	
斯拉甫·艾白		葛坚	葛立宏	董方田	蒋力生	蒋建东
蒋建利	蒋澄宇	韩晶岩	韩德民	惠延年	粟晓黎	程伟
程天民	程训佳	童培建	曾苏	曾小峰	曾正陪	曾学思
曾益新	谢宁	谢立信	蒲传强	赖西南	赖新生	詹启敏
詹思延	鲍春德	窦科峰	窦德强	赫捷	蔡威	裴国献
裴晓方	裴晓华	管柏林	廖品正	谭仁祥	谭先杰	翟所迪
熊大经	熊鸿燕	樊飞跃	樊巧玲	樊代明	樊立华	樊明文
黎源倩	颜虹	潘国宗	潘柏申	潘桂娟	薛社普	薛博瑜
魏光辉	魏丽惠	藤光生				

《中华医学百科全书》学术委员会

主任委员　巴德年

副主任委员（以姓氏笔画为序）

贺福初　　汤钊猷　　吴孟超　　陈可冀

学术委员（以姓氏笔画为序）

丁鸿才	于是凤	于润江	于德泉	马遂	王宪	王大章
王文吉	王之虹	王正敏	王声湧	王近中	王邦康	王晓仪
王政国	王海燕	王鸿利	王琳芳	王锋鹏	王满恩	王模堂
王澍寰	王德文	王翰章	乌正赉	毛秉智	尹昭云	巴德年
邓伟吾	石一复	石中瑗	石四箴	石学敏	平其能	卢世璧
卢光琇	史俊南	皮昕	吕军	吕传真	朱预	朱大年
朱元珏	朱家恺	朱晓东	仲剑平	刘正	刘耀	刘又宁
刘宝林（口腔）		刘宝林（公共卫生）		刘桂昌	刘敏如	刘景昌
刘新光	刘嘉瀛	刘镇宇	刘德培	江世忠	闫剑群	汤光
汤钊猷	阮金秀	孙燕	孙汉董	孙曼霁	纪宝华	严隽陶
苏志	苏荣扎布	杜乐勋	李亚洁	李传胪	李仲智	李连达
李若新	李济仁	李钟铎	李舜伟	李巍然	杨莘	杨圣辉
杨宠莹	杨瑞馥	肖文彬	肖承悰	肖培根	吴坤	吴蓬
吴乐山	吴永佩	吴在德	吴军正	吴观陵	吴希如	吴孟超
吴咸中	邱蔚六	何大澄	余森海	谷华运	邹学贤	汪华
汪仕良	张乃峥	张习坦	张月琴	张世臣	张丽霞	张伯礼
张金哲	张学文	张学军	张承绪	张洪君	张致平	张博学
张朝武	张蕴惠	张震康	陆士新	陆道培	陈子江	陈文亮
陈世谦	陈可冀	陈立典	陈宁庆	陈尧忠	陈在嘉	陈君石
陈育德	陈治清	陈洪铎	陈家伟	陈家伦	陈寅卿	邵铭熙
范乐明	范茂槐	欧阳惠卿	罗才贵	罗成基	罗启芳	罗爱伦
罗慰慈	季成叶	金义成	金水高	金惠铭	周俊	周仲瑛
周荣汉	赵云凤	胡永华	钟世镇	钟南山	段富津	侯云德
侯惠民	俞永新	俞梦孙	施侣元	姜世忠	姜庆五	恽榴红
姚天爵	姚新生	贺福初	秦伯益	贾继东	贾福星	顾美仪
顾觉奋	顾景范	夏惠明	徐文严	翁心植	栾文明	郭定
郭子光	郭天文	唐由之	唐福林	涂永强	黄洁夫	黄璐琦
曹仁发	曹采方	曹谊林	龚幼龙	龚锦涵	盛志勇	康广盛

章魁华　　梁文权　　梁德荣　　彭名炜　　董　怡　　温　海　　程元荣
程书钧　　程伯基　　傅民魁　　曾长青　　曾宪英　　裘雪友　　甄永苏
褚新奇　　蔡年生　　廖万清　　樊明文　　黎介寿　　薛　淼　　戴行锷
戴宝珍　　戴尅戎

《中华医学百科全书》工作委员会

基础医学类

总主编

　　刘德培　　中国医学科学院

本卷编委会

主　编

　　代　涛　　中国医学科学院医学信息研究所

副主编

　　饶克勤　　中华医学会

　　崔　蒙　　中国中医科学院中医药信息研究所

学术委员

　　巴德年　　中国工程院院士

　　陈育德　　北京大学医学部

编　委（以姓氏笔画为序）

　　马敬东　　华中科技大学同济医学院

　　王　伟　　吉林大学公共卫生学院

　　王　晖　　国家卫生计生委卫生和计划生育监督中心信息二处

　　王汝宽　　中国医学科学院医学信息研究所

　　王松俊　　军事医学科学院

　　毛雪石　　中国医学科学院药物研究所

　　尹　岭　　中国人民解放军总医院

　　代　涛　　中国医学科学院医学信息研究所

　　任慧玲　　中国医学科学院医学信息研究所

　　许培扬　　中国医学科学院医学信息研究所

　　苏雪梅　　中国疾病预防控制中心信息中心

　　李　姣　　中国医学科学院医学信息研究所

　　李　梢　　清华大学

李后卿　　中南大学

李军莲　　中国医学科学院医学信息研究所

张学工　　清华大学

罗述谦　　首都医科大学

金水高　　中国疾病预防控制中心

胡红濮　　中国医学科学院医学信息研究所

饶克勤　　中华医学会

钱　庆　　中国医学科学院医学信息研究所

徐勇勇　　第四军医大学

高　岚　　中国医学科学院医学信息研究所

唐小利　　中国医学科学院医学信息研究所

崔　蒙　　中国中医科学院中医药信息研究所

崔　雷　　中国医科大学医学信息学院

董建成　　南通大学医学信息学院

谢志耘　　北京大学医学图书馆

潘晓平　　中国疾病预防控制中心妇幼中心

前　言

　　《中华医学百科全书》终于和读者朋友们见面了！

　　古往今来，凡政通人和、国泰民安之时代，国之重器皆为科技、文化领域的鸿篇巨制。唐代《艺文类聚》、宋代《太平御览》、明代《永乐大典》、清代《古今图书集成》等，无不彰显盛世之辉煌。新中国成立后，国家先后组织编纂了《中国大百科全书》第一版、第二版，成为我国科学文化事业繁荣发达的重要标志。医学的发展，从大医学、大卫生、大健康角度，集自然科学、人文社会科学和艺术之大成，是人类社会文明与进步的集中体现。随着经济社会快速发展，医药卫生领域科技日新月异，知识大幅更新。广大读者对医药卫生领域的知识文化需求日益增长，因此，编纂一部医药卫生领域的专业性百科全书，进一步规范医学基本概念，整理医学核心体系，传播精准医学知识，促进医学发展和人类健康的任务迫在眉睫。在党中央、国务院的亲切关怀以及国家各有关部门的大力支持下，《中华医学百科全书》应运而生。

　　作为当代中华民族"盛世修典"的重要工程之一，《中华医学百科全书》肩负着全面总结国内外医药卫生领域经典理论、先进知识，回顾展现我国卫生事业取得的辉煌成就，弘扬中华文明传统医药璀璨历史文化的使命。《中华医学百科全书》将成为我国科技文化发展水平的重要标志、医药卫生领域知识技术的最高"检阅"、服务千家万户的国家健康数据库和医药卫生各学科领域走向整合的平台。

　　肩此重任，《中华医学百科全书》的编纂力求做到两个符合：一是符合社会发展趋势。全面贯彻以人为本的科学发展观指导思想，通过普及医学知识，增强人民群众健康意识，提高人民群众健康水平，促进社会主义和谐社会构建；二是符合医学发展趋势。遵循先进的国际医学理念，以"战略前移、重心下移、模式转变、系统整合"的人口与健康科技发展战略为指导。同时，《中华医学百科全书》的编纂力求做到两个体现：一是体现科学思维模式的深刻变革，即学科交叉渗透/知识系统整合；二是体现继承发展与时俱进的精神，准确把握学科现有基础理论、基本知识、基本技能以及经典理论知识与科学思维精髓，深刻领悟学科当前面临的交叉渗透与整合转化，敏锐洞察学科未来的发展趋势与突破方向。

　　作为未来权威著作的"基准点"和"金标准"，《中华医学百科全书》编纂过程中，制定了严格的主编、编者遴选原则，聘请了一批在学界有相当威望、具有较高学术造诣和较强组织协调能力的专家教授（包括多位两院院士）担任大类主编和学科卷主编，确保全书的科学性与权威性。另外，还借鉴了已有百科全书的编写经验。鉴于《中华医学百科全书》的编纂过程本身带有科学研究性质，还聘请了若干科研院所的科研管理专家作为特约编审，站在科研管理的高度为全书的顺利编纂保驾护航。除了编者、编审队伍外，还制订了详尽的质量保证计划。编纂委员会和工作委员会秉持质量源于设计的理念，共同制订了一系列配套的质量控制规范性文件，建立了一套切实可行、行之有效、效率最优的编纂质量管理方案和各种情况下的处理原则及预案。

《中华医学百科全书》的编纂实行主编负责制，在统一思想下进行系统规划，保证良好的全程质量策划、质量控制、质量保证。在编写过程中，统筹协调学科内各编委、卷内条目以及学科间编委、卷间条目，努力做到科学布局、合理分工、层次分明、逻辑严谨、详略有方。在内容编排上，务求做到"全准精新"。形式"全"：学科"全"，册内条目"全"，全面展现学科面貌；内涵"全"：知识结构"全"，多方位进行条目阐释；联系整合"全"：多角度编制知识网。数据"准"：基于权威文献，引用准确数据，表述权威观点；把握"准"：审慎洞察知识内涵，准确把握取舍详略。内容"精"："一语天然万古新，豪华落尽见真淳。"内容丰富而精炼，文字简洁而规范；逻辑"精"："片言可以明百意，坐驰可以役万里。"严密说理，科学分析。知识"新"：以最新的知识积累体现时代气息；见解"新"：体现出学术水平，具有科学性、启发性和先进性。

《中华医学百科全书》之"中华"二字，意在中华之文明、中华之血脉、中华之视角，而不仅限于中华之地域。在文明交织的国际化浪潮下，中华医学汲取人类文明成果，正不断开拓视野，敞开胸怀，海纳百川般融入，润物无声状拓展。《中华医学百科全书》秉承了这样的胸襟怀抱，广泛吸收国内外华裔专家加入，力求以中华文明为纽带，牵系起所有华人专家的力量，展现出现今时代下中华医学文明之全貌。《中华医学百科全书》作为由中国政府主导，参与编纂学者多、分卷学科设置全、未来受益人口广的国家重点出版工程，得到了联合国教科文等组织的高度关注，对于中华医学的全球共享和人类的健康保健，都具有深远意义。

《中华医学百科全书》分基础医学、临床医学、中医药学、公共卫生学、军事与特种医学和药学六大类，共计 144 卷。由中国医学科学院/北京协和医学院牵头，联合军事医学科学院、中国中医科学院和中国疾病预防控制中心，带动全国知名院校、科研单位和医院，有多位院士和海内外数千位优秀专家参加。国内知名的医学和百科编审汇集中国协和医科大学出版社，并培养了一批热爱百科事业的中青年编辑。

回览编纂历程，犹然历历在目。几年来，《中华医学百科全书》编纂团队呕心沥血，孜孜矻矻。组织协调坚定有力，条目撰写字斟句酌，学术审查一丝不苟，手书长卷撼人心魂……在此，谨向全国医学各学科、各领域、各部门的专家、学者的积极参与以及国家各有关部门、医药卫生领域相关单位的大力支持致以崇高的敬意和衷心的感谢！

《中华医学百科全书》的编纂是一项泽被后世的创举，其牵涉医学科学众多学科及学科间交叉，有着一定的复杂性；需要体现在当前医学整合转型的新形式，有着相当的创新性；作为一项国家出版工程，有着毋庸置疑的严肃性。《中华医学百科全书》开创性和挑战性都非常强。由于编纂工作浩繁，难免存在差错与疏漏，敬请广大读者给予批评指正，以便在今后的编纂工作中不断改进和完善。

刘德培

凡　例

一、《中华医学百科全书》（以下简称《全书》）按基础医学类、临床医学类、中医药学类、公共卫生类、军事与特种医学类、药学类的不同学科分卷出版。一学科辑成一卷或数卷。

二、《全书》基本结构单元为条目，主要供读者查检，亦可系统阅读。条目标题有些是一个词，例如"元数据"；有些是词组，例如"医学大数据"。

三、由于学科内容有交叉，会在不同卷设有少量同名条目。例如《医学信息学》《药事管理学》都设有"药品电子监管码"条目。其释文会根据不同学科的视角不同各有侧重。

四、条目标题上方加注汉语拼音，条目标题后附相应的外文。例如：

yīxuéxìnxī
医学信息（medical information）

五、本卷条目按学科知识体系顺序排列。为便于读者了解学科概貌，卷首条目分类目录中条目标题按阶梯式排列，例如：

六、各学科都有一篇介绍本学科的概观性条目，一般作为本学科卷的首条。介绍学科大类的概观性条目，列在本大类中基础性学科卷的学科概观性条目之前。

七、条目之中设立参见系统，体现相关条目内容的联系。一个条目的内容涉及其他条目，需要其他条目的释文作为补充的，设为"参见"。所参见的本卷条目的标题在本条目释文中出现的，用蓝色楷体字印刷；所参见的本卷条目的标题未在本条目释文中出现的，在括号内用蓝色楷体字印刷该标题，另加"见"字；参见其他卷条目的，注明参见条所属学科卷名，如"参见□□□卷"或"参见□□□卷□□□□"。

八、《全书》医学名词以全国科学技术名词审定委员会审定公布的为标准。同一概念或疾病在不同学科有不同命名的，以主科所定名词为准。字数较多，释文中拟用简称的名词，每个条目中第一次出现时使用全称，并括注简称，例如：《死亡医学证明（推断书）》（简称《死亡证》）。个别众所周知的名词直接使用简称、缩写，例如：PubMed。药物名称参照《中华人民共和国药典》2015 年版和《国家基本药物目录》2012 年版。

九、《全书》量和单位的使用以国家标准 GB 3100~3102—1993《量和单位》为准。援引古籍或外文时维持原有单位不变。必要时括注与法定计量单位的换算。

十、《全书》数字用法以国家标准 GB/T 15835—2011《出版物上数字用法》为准。

十一、正文之后设有内容索引和条目标题索引。内容索引供读者按照汉语拼音字母顺序查检条目和条目之中隐含的知识主题。条目标题索引分为条目标题汉字笔画索引和条目外文标题索引，条目标题汉字笔画索引供读者按照汉字笔画顺序查检条目，条目外文标题索引供读者按照外文字母顺序查检条目。

十二、部分学科卷根据需要设有附录，列载本学科有关的重要文献资料。

目　录

yīxué xìnxīxué

医学信息学（medical informatics）

综合运用计算机科学、生物学、医学、数学和统计学等多学科技术和方法，对医学数据、信息、知识进行收集与处理、表示与存储、分类与标注、组织与整合、挖掘与分析、查找与定位，将其有效应用于医学科研实验、医学教育、临床诊疗、医疗保险、卫生决策等方面的学科。医学信息学也与医学计算机科学、生物医学信息学、卫生信息学等其他学科有很多交叉，是一门综合性学科。

学科形成和发展史　20世纪50年代，生物医学研究者开始使用电子管数字计算机处理数字型数据。美国研究人员于1959年在《科学》杂志上发表《医学诊断的推理基础——通过符号逻辑、概率和价值理论辅助对医学推理的理解》一文，分析了医学诊断中的内在复杂推理过程，这是医学信息学最早期的研究成果。1961年，美国医疗信息与管理系统学会（Healthcare Information and Management Systems Society，HIMSS）在美国芝加哥创建，该协会致力于领导全球的医药健康信息技术的应用和管理；同期，美国国立医学图书馆开始利用计算机处理文献数据。70年代初，"医学信息学"一词首次出现于国际信息处理联盟会议上，是指科学、工程和技术革新的有机结合；70年代末期，第三届国际医学信息学会议首次规范了医学信息学学科名称；1979年9月，欧洲医学信息学联盟在哥本哈根创建，该联盟致力于健康领域的信息科技理论研究和实践应用。80年代，随着微型计算机、互联网的应用，医学信息学迅速发展，大量的医学信息系统广泛建立和应用。1989年，国际医学信息协会（International Medical Informatics Association，IMIA）创立，该组织与世界卫生组织紧密合作，致力于信息科学和技术在健康领域的应用，其活动包括全球的医学信息标准化、统一流程、数据整合研究等。90年代，医学信息服务的内容更加丰富。1996年，美国国立医学图书馆推出了面向全球用户免费检索医学文献服务的PubMed系统；同期，随着人类基因组计划的实施并取得成效，医学信息处理的数据类型呈多样化、爆炸性增长趋势。进入21世纪以来，医学信息学研究范围不断扩大，应用领域不断拓展，形成了日趋成熟的学科体系，并建立了较为完善的教育和培训机制；语义网、大数据处理及高性能计算技术的飞速发展，促使科学研究范式向数据密集型转变，医学信息学发展迎来更多机遇，也面临新的挑战。

中国的医学信息学发展起步于医学图书和情报管理专业领域，主要集中在医院信息系统、医学情报研究、医学信息资源建设与服务等方面。20世纪70年代，医学信息学被应用于医院管理。1981年，中国医药信息学会成立，成员由医药卫生领域的计算机相关专业人士组成。1993年，中华医学会医学信息学分会成立，成员主要包括医学情报研究机构、医学图书馆、医院信息中心的专业人员。2003年，教育部将医学信息学正式列为高等教育专业目录专业，先后有40余所高校设立了医学信息学方向的相关专业。随着信息技术的快速发展，以及医学健康领域信息化工程的建设实施，开展以临床应用和电子病历为主要内容的医院信息化建设，建立覆盖城乡的传染病报告信息管理系统与突发公共卫生事件管理信息系统，构建应用于公共卫生、计划生育、医疗服务、医疗保障、药品管理、综合管理等业务应用的信息系统（如疾病预防控制信息系统、妇幼保健信息系统、远程会诊系统等），普及和应用居民健康卡，医学信息学得到更大范围应用和各界重视。医学信息学研究范围不断扩大，应用领域也不断拓展，除了传统的医学情报学和医学图书馆学外，出现了一批分支学科，如临床信息学、公共卫生信息学、公众健康信息学、生物信息学、药学信息学、中医药信息学、特种医学信息学等。

研究范围　医学信息学的研究范围可概括为九个分支学科（图）。各分支学科针对生命有机体的不同水平，从微观的分子、生化网络、基因，到宏观的组织、器官、个体、群体所产生的信息等多个对象进行研究。

临床信息学　对患者医疗信息、临床研究信息和医学教育信息等进行有效收集、储存、检索、分析和利用，内容涉及临床信息、临床信息标准、医院信息系统、远程医疗等，应用于临床医学领域，以提高医疗工作效率和提升医疗质量。

公共卫生信息学　对公共卫生信息的运动规律和应用开展研究，解决公共卫生信息收集、储存、分析和利用等过程中的问题，内容涉及公共卫生信息标准、疾病预防与控制监测信息、卫生监督信息、妇幼保健信息、疾病预防控制信息系统、妇幼保健信息系统、突发公共卫生应急指挥信息系统等，应用于公共卫生领域，

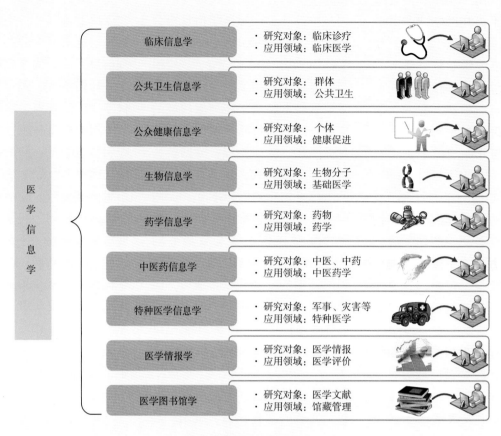

图　医学信息学研究范围

以提高人群健康水平、改善卫生环境。

公众健康信息学　对公众的健康信息需求进行分析，研究促使公众获取健康信息的方法，内容涉及健康信息需求、健康信息素养、健康信息资源、健康信息传播、医疗保险管理信息系统等，最终用于促进公众健康。

生物信息学　对分子生物学数据进行收集、存储、处理与分析，内容涉及基因组信息学、转录组信息学、蛋白质组信息学、计算系统生物学、结构生物信息学、转化生物信息学、生物数据审编等，应用于基础医学领域，用于揭示生物分子系统的信息本质，帮助人们了解、掌握遗传信息的编码、传递及表达。

药学信息学　对药物研发、生产及管理、临床应用各环节中的数据收集、管理、分析以及处理，内容涉及药物研发信息、药物监管信息、药物市场信息、临床用药信息及相关信息系统等，应用于药学领域，用于指导药物研究、规范药品生产以及指导合理用药。

中医药信息学　对中医药系统信息运动规律及其作用开展研究，内容涉及中医药信息标准、中医临床信息学、中药信息学、中医药情报学、中医药图书馆学等，应用于中医药学领域，用于提高中医药信息获取、转化、传播与利用能力。

特种医学信息学　对特殊条件下，满足航空、航海、航天等特殊卫生保健信息需求的信息处理方法开展研究，内容涉及军事医学、航空医学、航海医学、航天医学、地理医学、气象医学、抗震救灾、抗洪救灾、矿难救灾、海啸救灾和法医等领域所产生的信息的收集、处理和利用。应用于特种医学领域，用于特殊环境信息现象及规律，为解决特有的卫生保健与防护等医学问题提供支撑。

医学情报学　对医学情报产生、形成、搜集、分析、组织、传递、吸收和使用的过程和方法开展研究，内容涉及医学科技文献分析、医学科技期刊分析、医学专利分析、医学情报的分析和评价等各种方法，进行规律揭示，为医学科技评价、管理决策和知识服务提供支撑。

医学图书馆学　对医学图书馆建设、管理与服务开展研究，内容涉及医学数字信息资源、医学文献组织方法、医学知识组织语言、医学文献检索、医学图书馆服务等。应用于馆藏管理、知识服务，用于提高医学信息资源共建共享、传播利用。

研究方法 医学信息学研究方法包括医学数据和信息的采集与存储管理、医学信息标准化与信息提取、医学数据整合与医学数据挖掘、医学信息共享与协同等相关的应用技术方法。①医学数据信息的采集与存储管理，包括大容量医学数据信息的采集、表达、存储、检索、传输、管理、长期保存等方法。②医学数据标准化与信息提取，包括半结构化和非结构化医学数据的处理、自然语言处理、元数据的制订、基于医学本体的数据标注、医学语义关系提取、医学知识表示等方法。③医学数据整合与医学数据挖掘，包括多维数据建模、计算、统计，大量动态数据的学习、推理、数据挖掘、多元数据集的信息整合、医学模式识别和医学图像处理等方法。④医学信息共享与协同，包括医学数据的实时访问、远程操作、交换共享、可视化、面向特定需求的信息再利用等方法。

与邻近学科的关系 医学信息学是隶属于基础医学的综合性学科，与临床医学、医学影像学、口腔医学、护理医学、公共卫生学、生物学、药学等学科交叉融合，是一门与多学科融汇渗透、相辅相成的新兴交叉学科，将文字、图形、图像、声音、视频和生物信号等多种类型的医学数据作为研究对象，运用计算机科学、管理学、情报学、生物医学工程学等多学科的技术和方法，为医学信息学提供了从医学数据到医学知识的转换方法，如医学数据存储与管理、医学信息安全保护以及相关知识库的构建等。通过

分析获得的医学知识，医学信息学为临床医学提供了辅助临床工作者进行临床研究和决策的科学依据；为政府和公众提供了对传染性疾病、突发公共卫生事件及时跟踪、监测和预警的信息来源；为疾病发现和药物研发提供了发现致病特定基因序列模式、新的药物作用靶点的证据基础。

应用 主要体现在医学信息标准化、医学信息系统构建、医学信息资源建设、公共卫生监测、公众健康服务、医学决策支持等方面。

医学信息标准制订 医学信息标准是实现医学信息组织、交换和共享的重要支撑，国际标准化组织、国际医学术语标准化与研发组织等已建立了大量标准，包括医学信息表达标准、交换标准、通讯标准等。一体化医学语言系统是美国国立医学图书馆创建的多词表集成系统，被用于整合不同的医学词汇；HL7卫生信息交换标准是基于网络开放系统互连模型第7层的医学信息交换协议，既可用于多种操作系统和硬件环境，又可用于多元系统间的数据交换；美国放射协会和美国国家电子制造协会于1983年制订了医学数字影像和通讯标准，该标准已被用于不同医疗系统中图像数据和诊断信息的传输。此外，还有临床信息标准、公共卫生信息标准、中医药信息标准等均已建立并开展应用，如国际疾病分类法被用于疾病分类以及对疾病、死亡原因的统计，医学系统命名法-临床术语被用于规范临床术语等，促进了医学信息资源的传播、交流和共享。

医学信息系统的构建 信息技术的快速发展和医药卫生信息化战略的兴起，推动了以医院管

理和临床诊疗服务为重点的信息化建设，包括各种医学信息系统及平台的建设。到21世纪初，中国已构建了大量医院管理信息系统，如医院人力资源管理信息系统、医院财务管理信息系统、药品管理信息系统、门诊管理信息系统、住院管理信息系统等，这些系统大大提高了医院的管理能力和工作效率；同时也先后建设了很多临床信息系统，如临床决策支持系统、医生工作站、护理信息系统、实验室信息系统、医学影像信息系统和重症监护信息系统等，使医疗质量得到了显著提升。这些信息系统能够辅助医生完成患者病情监测、药物相互作用校验、疾病诊断、影像分析等任务，提高医护人员的工作效率，和提升医疗水平。除此之外，疾病预防控制信息系统、卫生监督信息系统、生命登记系统、妇幼保健信息系统、突发公共卫生应急指挥信息系统、健康管理系统、疾病管理系统、医疗保险管理信息系统、临床用药信息系统、中医电子病历系统、中医专家系统、中药毒性分析系统以及各类特种医学信息系统等也在建设和发展过程中。英国、美国、加拿大、澳大利亚、中国等国家先后开展了国家及地方级的区域性卫生信息化建设，以电子健康档案和电子病历数据共享为核心，构建区域卫生信息平台，以实现区域医疗的互通互联。

医学信息资源建设 医学信息资源正从传统的纸质期刊向电子化、网络化、数字化、数据密集型发展。大量医学全文数据库、医学文摘数据库和医学引文数据库等陆续构建，向全世界提供医学文献检索、联机公共检索目录、馆际互借与文献传递等多项医学

信息服务。20世纪90年代，开放获取运动兴起，医学信息资源开放共享进入快速发展时期，促进了医学学术交流和成果地传播。Web2.0技术促进了学术社交网站、微博、博客、论坛、维基百科等地产生，这些非传统的学术交流渠道产生的多种类型医学信息资源是对现有医学文献信息资源地有益补充。随着"互联网+"及大数据地兴起，人们对数据资源重要价值的认识不断深化，医学大数据被作为国家基础性战略资源之一，其开放共享和开发应用得到高度重视。大量医学科学数据、医疗健康数据在政府机构网站、科研机构数据仓储及医学健康数据共享平台被集成和发布出来，提供大量医学开放共享数据资源的典型平台或仓储，如美国国立卫生研究院的生物医学数据共享仓储、中国人口与健康科学数据共享平台等。丰富多样的医学数据资源的开放共享建设为政府决策、科学研究、临床诊疗和健康维护提供了重要的基础支撑。

公共卫生监测　"9·11"恐怖事件及严重急性呼吸道综合征（severe acute respiratory syndrome, SARS）疫情地暴发引起了各国对公共卫生信息（包括疾病、伤害、健康状态、突发公共卫生事件及相关危险因素）监测的关注。如何利用无线通讯、互联网、数据挖掘、可视化等技术构建公共卫生监测信息系统，用于对各类公共卫生事件威胁（如生物恐怖、传染病暴发、食物中毒、化学性中毒等）地早期发现、预防、预警、控制和快速反应是医学信息学研究的新课题。美国疾病控制中心建立了食源性疾病主动监测系统，中国建立了流感监测信息

系统和全国疾病监测系统，如职业病与职业卫生信息监测系统、出生缺陷监测信息系统以及农村饮用水卫生监测信息系统等。来自卫生信息系统和生物传感器等的海量临床数据、医疗费用数据、医药研发数据、病人行为和情绪数据、环境数据、社会经济数据、人口数据、基因序列等构成了医学大数据，将高性能的大数据处理技术（包括数据的采集、统计、计算、分析等相关技术）应用于公共卫生监测成为趋势，新技术在一定程度上提升了监测的效率和质量，如Google曾利用其用户的搜索记录成功预测了流行性感冒的发生。

公众健康服务　医学信息学研究在关注临床医生及医药卫生管理者的信息需求的同时，关注患者及其照顾者的健康信息需求。如何使得公众便捷获取、准确理解和有效利用可靠的健康信息，从而提升其对疾病与健康的认识，对健康促进和预防保健服务的参与度及其自我健康管理能力等，逐渐成为该领域的重要研究内容。大量健康网站、病友社区、医患交流平台等相继建立，健康信息资源日渐丰富，健康信息传播日益多样化，健康医疗机构可以更加方便地与患者沟通和推送适宜服务。移动健康、可穿戴医疗设备、自我量化等健康信息技术地发展和应用，使得收集、分析、挖掘以及可视化大量自身健康数据的能力得到提升，并推动健康医疗服务模式的转变。比如，通过可穿戴医疗设备等进行个人健康监测，并应用自身量化算法、高维分析方法等大数据处理技术分析个体体征、诊疗、行为等数据，进而预测个体的疾病易感性、药物敏感性等，实现对个体疾病

的早发现、早治疗和个性化用药、个性化护理。同时，移动互联和人工智能地快速发展和广泛应用催生了健康服务新业态，使远程家庭护理、居家养老、医养结合等健康服务更加智能化和便捷化。

医学决策支持　医学信息学的研究和发展使医学决策支持的模式发生了变化，由传统人工决策模式，逐步转向计算机辅助的数字化、智能化的医学决策支持模式。通过决策数学模拟形式把难以解决的问题转化为数学模型，并通过计算机进行计算、分析和推理，提供解决问题的方案。大量医学决策支持系统，如临床决策支持系统、智能药物处方系统、医院管理决策支持系统、公共卫生管理决策支持系统、医保管理决策支持系统等被构建，用以帮助医学决策者扩展知识储备，提高其解决问题的效率。

医学信息学地发展仍面临大量挑战，如大量信息资源缺乏整合、信息标准不健全、理论研究和方法支撑薄弱、国家层面学科发展规划缺乏、专业人才严重不足、资金投入不够等。解决上述问题可从技术和实践两方面入手：技术方面，加强语义知识组织体系建设，整合多种类型资源；加强医学信息标准制订，促进资源共享；加强医学信息学理论方法研究，辅助卫生决策。实践方面，制订国家医学信息学发展规划，系统深入开展医学信息学研究；创新服务模式，面向不同用户需求提供深层次医学知识服务；加大技术应用和资金投入力度，解决医学信息资源不足的问题；加快医学信息学人才培养和学科体系建设，促进医学信息学学科发展。

（代　涛）

yīxué xìnxī

医学信息（medical information）　按信息所属的学科内容而划分出来的一种资源类型。是与医学这一学科相关的各类信息的总称，又称为医学资讯。信息与数据、知识、情报和智慧既紧密关联，也有所区别，通过从数据到智慧的层级结构可以区别其间的差异。

数据指未被加工和解释的原始资料。信息是已经被处理、具有逻辑关系的数据，是对数据的解释，包括数字、文字、符号、图像等形式。知识指与人类知识体系相结合的、有价值的信息，知识的获取需要通过对信息进行归纳和演绎。情报由一部分社会动态信息与知识进入社会交流系统，通过传递完成服务社会的目的而构成的。智慧是人发现真理，创造与运用知识的能力。从数据到智慧构成了金字塔层级结构（图）。

信息有多种属性：①客观性。②依附性。③可识别性。④共享性。⑤可再生性。⑥可存储性。⑦可转换性。⑧知识性。

内涵　医学信息可分为语义、语法和语用等层面。语义指医学信息蕴含的意义，如医生诊断时需要分析信息的语义，其通常依赖上下文，帮助理解含义。语法描述医学信息的特有规则，如一系列代码或符号、字母、词语的拼写、音节的组成方式、生物信号的频谱和幅度等，医学信息的语法特征与其载体关系密切。语用表明医学信息为特定目的而服务。例如简单的数字不具有任何含义，但在加上符合特定语法规则的文字描述后，就产生了语义内容。如3.2本身没有意义，但白细胞（WBC）3.2具有了意义，其可能是病人的临床血常规检验结果。

特征　①数量大、复杂性高。医学信息范围广泛，覆盖生物医学、临床、公共卫生、公众健康等多个方面，增长迅速，数量庞大。②类型丰富。医学信息类型、属性、表达方式繁复，包括临床指南、电子病历等临床信息，疾病预防与控制监测信息、卫生监督信息、妇幼保健信息、电子健康档案等公共卫生信息，基因组数据、转录组数据、蛋白质组数据等生物组学数据，药学情报、临床试验、专利等药物研发信息，中医医案、方剂等中医药科学数据，医学全文数据库、医学文摘数据库、医学引文数据库等医学科技文献数据库等。③文种多样。医学信息的文种涉及中文、英文、德文、俄文、法文、日文、西班牙文等多国文字。④存储分散。医学信息存储在不同研究机构所创建的数据库中，这些数据库具有异地、异构的特点，因此存储较为分散。⑤时效性强。医学信息具有时间特征，医学检测信号时间、影像信息的时间函数、医学文献的半衰期等，均是反映信息时效特征的重要指标。⑥私密性。医学信息不可避免地会涉及有关病人的姓名、年龄、病情等个人隐私内容，不能公开泄露，具有私密性。

载体　在医学信息的传播过程中携带信息的媒介，即用于记录、传输、积累和存储医学信息的各种实体，包括各种有形载体和无形载体。有形载体以实物形态记录为特征，运用纸张、胶卷、胶片、磁带和磁盘传递和贮存医学信息。无形载体以能源和介质为特征，运用声波、光波、电波传递医学信息。

作用　①促进医学科技创新。医学信息是医学科技创新、推动和促进新知识生成和转换的重要条件。②辅助医药卫生决策。医学信息是医疗卫生决策的科学依据，对患者及医疗机构的决策者都至关重要。③支持医药卫生实践。各种信息资源为医药卫生事业的发展及有效管理等提供了必要的信息保证。

通过利用医学信息资源可以充分发挥医学信息的效用，实现医学信息的价值。大量医学信息分散存储于不同的医学信息系统、医学数据库中，类型、形式多样，通过制订医学信息标准对其进行规范化，能够使之用于交换、传播，从而促进医学信息共享和共用。元数据是对信息资源的结构化描述，同时，它也是一种描述信息。通过使用标准化的元数据，能够实现异地、异构医学信息资源的整合，提高医学信息资源的利用效率。本体是医学信息资源的知识表示和组织形式之一，常

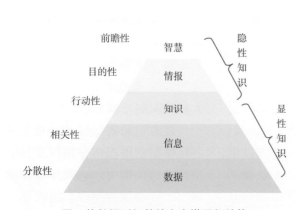

图　从数据到智慧的金字塔层级结构

被用于构建医学知识库。信息技术快速发展，促使产生医学大数据，对医学数据进行整合，利用医学数据挖掘、医学模式识别、医学图像处理、自然语言处理等医学信息处理的方法和手段能够从海量数据中发现隐藏的规律和知识，用于医学决策支持。同时，在医学信息处理过程中要尽最大可能保障医学信息安全。

（代　涛）

yīxué xìnxī zīyuán

医学信息资源 （medical information resource）

以文字、图形、图像、音频、动画和视频等形式储存在一定的载体上并可供利用的医学信息。

类型　医学信息资源可按多种方式分类：①按记录方式和载体形式，可分为传统印刷型文献资源（如传统的书刊等印刷性资料）、电子信息资源（如声像、光盘、缩微资料等）和网络信息资源（如网络版医学数据库资源等）。②按学科类别，可分为临床信息资源、公共卫生信息资源、生物信息资源、中医药信息资源等。③按加工层次，可分为原始医学信息资源、标注审编后的信息资源。

典型资源　网络医学信息资源是对可以通过计算机网络利用的各种医学信息资源的总称，是一种典型的医学信息资源。具体而言，是指所有以电子数据形式把文字、图像、音频、动画等多种形式的医学信息存储在光磁等非纸质介质的载体中，并通过网络通信、计算机或终端等方式再现出来的资源。主要包括医学数据库、医学搜索引擎、医学网站资源、网上医学会议信息资源、网上医学专利信息资源，以及医学专题资源。医学网站资源，指

医学相关机构发布在网站中的信息资源，如美国国家生物技术信息中心网站的信息资源等。网上医学会议信息资源，指发布在网上有关医学领域学术会议的信息资源，如 MedExplorer Conferences、Europe Research Conferences 和 Keystone Symposia on Molecular and Cellular Biology 等。网上医学专利信息资源，指一些网络版专利数据库和专利相关信息资源，如中国专利信息检索系统、美国专利全文数据库等。医学专题资源，如公共卫生信息资源、药学信息资源、生物信息资源、中医药信息资源和转化医学信息资源等。

特征　①数量巨大，增长快速。医学信息资源来源广泛，可能来自政府、医院、企业、科研机构及个人等，其数量呈指数增长。②内容庞杂，类型多样。医学信息资源涉及生物医学、临床医学、健康保健、公共卫生、医学教育等领域，其类型、属性、表达方式繁复。③分布广泛，质量参差不齐。医学信息资源分散地存储在不同机构创建的异构数据库中，缺乏统一组织。由于各地对数据管理规范不同，信息质量良莠不齐。④时间周期短，更新速度快。医学信息资源具有较强的时效性，且半衰期短。

（钱　庆　吴思竹）

yīxué dàshùjù

医学大数据 （medical big data）

随着健康医疗信息化的广泛应用，在医疗服务、健康保健和卫生管理等过程中产生的海量、类型繁复的医学数据。其涉及的数据规模和数量巨大，无法使用传统流程或工具在合理时间内达到获取、管理、处理并整理成为有助于决策的有效医学信息。

特点　医学大数据具有如下特点：①数据量大。来自临床、实验室、便携医学设备等的数据规模呈指数增长，从 TB（1TB = 1024GB）级跃升至 PB（1PB = 1024TB）、EB（1EB = 1024PB）、甚至是 ZB（1ZB = 1024EB）级。②增速快。随着卫生信息化建设的推进和生物医学技术（医学影像、基因测序等）的迅速发展，医学数据迅速增长。③多样性。医学大数据在类型上包含结构化、半结构化和非结构化数据。在内容上包括以电子健康档案、电子病历、医学影像、检验检查等为主的健康医疗服务数据；基因序列、蛋白质组等生物医学数据；基本医疗保险、商业医疗保险、大病保险等医疗保险数据；药物临床试验、药物筛查、药物招标采购、医疗机构药品与疫苗电子监管等医药研发与管理数据；疾病监测、突发公共卫生事件监测、传染病报告等公共卫生数据；患者行为表现、保健品购买记录、健身信息等行为与情绪数据；卫生资源与医疗服务调查、计划生育统计等统计数据；居民婚姻、家庭、计划生育登记等人口管理数据；与人类健康密切相关的空气污染物和气候状况等环境数据。④价值高。医学大数据虽然价值密度低，却常常蕴藏着新知识，具有重要的预测价值。大数据可发挥其全样本、深入关联、注重相关性等优势，解决"信息碎片化"、"盲人摸象"等问题，提升人们的洞察力和统筹规划能力。

技术　大数据技术是从各种各样类型的数据中，快速获得有价值信息的能力，它关注数据资源、计算资源的整合、组织和分析，多采用分布式处理方式，即由多个自主的、相互连接的信息

处理系统，在高级操作系统协调下共同完成同一任务的方式。主要包括 Hadoop（一种分布式系统基础架构）、Hbase（一种开源的非关系型分布式数据库）、MapReduce（一种处理大规模数据集的并行运算模式）、Mashup（将两种以上使用公共或者私有数据库的 Web 应用相结合，形成一个整合应用的技术）、云计算（一种基于互联网的计算方式，通过这种方式，共享的软硬件资源和信息可以按需求提供给计算机和其他设备）、数据仓库、分布式系统、提取转换和加载等。分析技术包括医学数据挖掘、机器学习、众包、可视化、自然语言处理、医学模式识别、预测建模等。这些技术为处理、利用大数据打下了良好的基础。

应用 医学大数据应用广泛，主要有临床诊疗、医学科研、药物研发、公共卫生监测、公众健康管理、政策制定和执行等。

临床诊疗 通过效果比较研究，精准分析包括患者体征、费用和疗效等数据在内的大型数据集，可帮助医生确定最有效和最具有成本效益的治疗方法。利用临床决策支持系统可有效拓宽临床医生的知识，减少人为疏忽，帮助医生提高工作效率和诊疗质量。通过集成分析诊疗操作与绩效数据集，创建可视化流程图和绩效图，识别医疗过程中的异常，为业务流程优化提供依据。

医学科研 随着科学进入数据密集科研范式时代，医学科研活动的设计和实施将围绕科学数据进行，生物医学科研数据的采集、过滤、计算、存储、共享和应用成为科学研究的主题。通过大型数据采集设备、云计算和云存储中心带来的强大数据采集、计算和存储能力可以有效地支持生物医学科研中数据密集型知识发现。

药物研发 通过分析基因组、转录组等生物医学大数据，有助于更加深入地理解病因和疾病发生机制，从而识别生物靶点和研发药物。通过分析海量组学数据、已有药物研究数据和高通量药物筛选，有助于加速药物筛选过程。通过分析临床试验注册数据与电子健康档案，可优化临床试验设计，招募适宜的临床试验参与者。通过分析临床试验数据和电子病历，辅助药物效用分析与合理用药，降低耐药性、药物相互作用等带来的影响。通过及时收集药物不良反应报告数据，加强药物不良反应监测、评价与预防。通过分析疾病患病率与发展趋势，模拟市场需求与费用，预测新药研发的临床结果，帮助确定新药研发投资策略和资源配置。

公共卫生监测 大数据将扩大公共卫生监测对象的范围，从以部分案例为对象的抽样方式扩大到全样本数据，从而提高对疾病传播形势判断的及时性和准确性。将人口统计学信息、各种来源的疾病与危险因素数据整合起来，进行实时分析、监测和跟踪，可提高对公共卫生事件的辨别、处理和反应速度，并能够实现全过程跟踪和处理，有效调度各种资源，对危机事件做出快速反应和有效决策。

健康管理 随着移动技术的普及和推广，基于大数据的健康管理的范围扩大到诊所和医院之外，人们收集、分析、挖掘以及可视化大量自身健康数据的能力得到提升。通过可穿戴设备可以对用户的体征数据（心率、脉率、呼吸频率、体温、热消耗量、血压、血糖、血氧、体脂含量等）进行实时、连续的监测、分析，辅助健康管理，提高健康水平。为医患沟通提供有效途径，医生可根据患者发送的健康数据，及时采取干预措施或提出诊疗建议。集成分析个体的体征、诊疗、行为等数据，预测个体的疾病易感性、药物敏感性等，进而实现对个体疾病的早发现、早治疗、个性化用药和个性化护理等。

医药卫生政策制定和执行监管 整合与挖掘不同层级、不同业务领域的健康医疗数据以及网络舆情信息，有助于综合分析医疗服务供需双方特点，服务提供与利用情况及其影响因素，人群和个体健康状况及其影响因素，预测未来需求与供方发展趋势，发现疾病危险因素，为医疗资源配置、医疗保障制度设计、人群和个体健康促进、人口宏观决策等提供科学依据。通过集成各级人口健康部门与医疗服务机构数据，识别并对比分析关键绩效指标，快速了解各地政策执行情况，及时发现问题，防范风险。

发展现状 医学大数据发展应用在共享协作机制、基础设施能力、关键技术突破、数据管理、安全隐私保护、复合型人才等方面面临挑战。

共享协作机制 大数据的融合应用、共享协作等体制机制不健全。面对来自不同机构、采取不同格式、遵循不同标准的多源数据，如何实现数据、技术与应用的有机融合，存在障碍。多学科、产学研、跨机构的合作机制缺失，存在数据融合共享渠道不畅、产业自主创新实力不强、运行机制不顺、政策法规缺位等瓶颈问题。

基础设施能力 随着健康医

疗大数据的飞速增长，对基础设施的能力和质量提出更高要求。一方面要处理不同设备和应用系统所产生和收集的呈指数增长的数据，另一方面要利用适当的管理模式将信息化基础设施打造成持久的研究与应用平台，确保连续性并实现跨领域合作。数据量增加、跨地区跨国界计算、协同应用等在传输速度、可靠性和服务质量等方面提出了更高的要求。同时数据的时效性和折旧性需求并存，需要具备更先进的计算能力和更高容量的吞吐能力。

关键技术突破　首先，标准和技术难以满足健康医疗大数据整合应用的要求，缺少统一的标准、固定的描述格式和表示方法等，不同层次结构化、半结构化与非结构化数据的集成融合困难。其次，软硬件协同与数据处理的时效性局限。分布式系统的一致性、可用性和分区容错性三者难以兼得，解决医疗卫生数据采集、处理的实时性以及动态索引、先验知识缺乏等难点存在挑战；硬件异构要求软件适应不同机器多核中央处理器的并行处理机制；大部分能量损耗于大规模集群的闲置节点上。

数据管理　首先是数据质量问题，人类基因组学、健康行为、公共卫生检测等相关数据规模、产生速度和复杂度的增加使得各种类型的误差和错误更容易被引入系统，分布式数据清洗、质量检测、修复等问题突出。其次是数据保存问题，各种存储技术缺乏统一的标准因而难以兼容，导致大量数据丢失，对数据在新旧系统之间的迁移提出挑战。此外，数据整合度欠缺，数据流如何与业务流程和组织管理实践相融合，面临挑战。

安全隐私保护　安全隐私保护薄弱影响数据的共享，健康医疗大数据涉及患者的隐私、医疗机构/企业的安全或者其他特殊要求，存在安全隐患。基因组学的发展和研究活动规则的改变，使得隐私的泄露几乎不可避免。传统数据库通过基于数据粒度的安全性控制实现安全隐私保护，但是大数据的操作还欠缺更有效的安全保护措施。

复合型人才　医学大数据的发展需要信息技术、生物医学和卫生管理学等地紧密结合，亟需大批复合型人才，进行医学大数据地管理、服务和利用。世界上仅有少数公司掌握大数据分析核心技术，因此，世界范围内亟需数据解释人员，利用信息技术将数据处理后的可视化结果展现给决策者，将大数据分析的结果转化为政策，直接为医疗服务、管理、决策提供支撑。因此，急需推进政府、高等院校、科研院所、医疗卫生机构、企业等人才共育模式地建立。

（代　涛　钱　庆）

yīxué shùjùkù

医学数据库（medical database）

将医学数据集合结构化表示，并存放于计算机存储设备上，支持数据的存取、查询、修改、删除等操作的数据库。

构成　医学数据库系统主要包括数据库、操作系统、平台软件、应用系统和用户，其中，平台软件包括数据库管理系统和开发工具。医学数据库系统内部的体系结构分为三级模式：外模式、概念模式和内模式。外模式是允许用户使用的数据的逻辑结构。概念模式是数据库中全体数据的逻辑结构和特征的描述。内模式是三级结构中的最内层，基于实际存储数据方式，又称存储模式。

类型　①按系统结构，医学数据库可分为层次模型数据库、网状模型数据库、关系模型数据库、XML数据库等。层次型模型数据库易于理解，但是对插入和删除操作的限制较多，适用于实体间联系是固定的且预先定义好的应用；网状数据库的存取效率较高，但是结构比较复杂，适用于小型的应用环境；关系模型数据库易于扩充，存取路径对用户透明；XML数据库用于支持对XML格式文档的存储和查询等操作。②按存储内容，可分为生物组学数据库、药物研发数据库、中医药数据库、医学科技文献数据库等，其中生物组学数据库主要有基因组数据库、转录组数据库、蛋白质组数据库等；药物研发数据库主要有药学情报数据库、药物临床试验数据库、药物专利数据库等；中医药科学数据库主要有中药数据库、中医医案数据库、中国方剂数据库、疾病诊疗数据库等；医学科技文献数据库主要有医学全文数据库、医学文摘数据库、医学引文数据库等。③按载体形式，可分为光盘数据库、联机数据库、网络数据库等。光盘数据库存储密度高、介质成本低、易于存放，用户在使用时不受时间限制；联机数据库更新频率快、检索质量高，不受地理位置限制，可实现人机对话；网络数据库提供交互式操作，信息检索空间大，且用户界面友好、操作方便，用户可通过浏览器完成数据存储、查询等操作。

应用　医学数据库收集、存储和管理多种类型的医学信息资源，为用户提供数据检索功能，支持用户对数据内容的查询、下载、个性化订阅等服务。医学事实型数据库如人类孟德尔遗传在线数据库（online mendelian inheritance in man，OMIM）以分类目录的方式列举出人类的基因和由基因变异引起的遗传疾病，包含关于显性遗传疾病基因的详细资料，如基因符号、病变的名称、对病变的描述、遗传模式上的细节、临床说明等，有助于科研人员探索疾病-基因相关关系，进而帮助人们理解疾病发生机制、预测疾病风险、发现生物靶点。专利数据库如德温特专利索引（derwent innovations index，DII）等，包含医药工程技术领域科技创新的专利信息，有助于科研人员进行医学专利分析，了解各国在世界范围内的医药专利申请、授权情况，以及技术发展历程、当前水平和发展动向，从而为医药科技战略制订、医药技术与产品研发，以及医药市场开发等提供决策参考。

（李 姣 代 涛）

yīxué zhīshikù

医学知识库 （medical knowledge base）

将医学知识结构化地组织到数据库中，并按一定的规则进行组合和表达，使用户或计算机能够方便地访问和调用，并进行推理和学习的知识库。

构成　医学知识库一般包括：①事实库。医学各个领域的知识内容，如解剖、症状、诊断、药物等，其数据类型可以是文字、数字、符号、图形、音频等。②规则库。对各种关系规则的汇总，包括数据、内容之间的关系，经系统设定形成表达的规则，把问题相关的医学知识和临床经验知识形式化的规则。③知识获取。对医学领域已有的事实型知识、医学专家经验进行知识识别、理解、筛选、表达、转换，进而抽

取出来。由于抽取的数据来源不同，类型多样，医学数据需被转化为计算机可以理解和处理的形式，如某种规则、框架等进行医学知识表示，再将表示的知识进行编辑、编译整合到知识库中。④人机接口。将输出的信息转换为易于理解和应用的外部属性展示给用户。⑤知识库管理和运维。提供知识库内容的增、删、改，检索和更新；对知识内容进行序化组织；提供知识库的完整性、一致性、冗余性检查和维护；将知识库中的内容、状态发生的变化及时告知用户。

应用　医学知识库通过计算机可识别的医学知识表示，将事实型知识、临床诊疗知识、医技知识、医药法规知识等多种医学知识序化，甚至形成推理规则，从而便于医学科研人员、临床诊疗人员、卫生管理与决策人员等进行知识获取、推理，进而辅助决策。如以疾病、症状、检查、药品、指南和病历报告为基础的医学知识库 MD Consult，通过医学数据整合，使不同知识点相互关联，从而方便医生查找相关知识及病例报告，辅助临床诊疗决策。基于循证医学原则的临床诊疗知识库 UpToDate，收录覆盖二十多个临床专科的多种疾病诊疗效果的最新系统综述以及结构化的临床问题问答知识库，从而为医生提供基于循证医学原则的分级推荐意见，实现临床决策支持。

（李 姣 代 涛）

yīxué xìnxī xìtǒng

医学信息系统 （medical information system）

由计算机硬件、网络和通讯设备、计算机软件、医学信息资源、操作人员和运行规则等组成，以处理医学信息为目的的人机系统。

构成　一般而言，医学信息系统包括硬件系统、软件系统、医学信息资源、运行规则和操作人员。①硬件系统，指对医学信息进行采集、存储、加工、使用和传输等处理过程中所使用的物理设备或装置。②软件系统，包括操作系统、支持软件、应用软件等。③医学信息资源，是信息系统的核心内容，包括各种医学信息。④运行规则，指帮助用户使用和维护信息系统的说明材料。⑤操作人员，包括系统分析员、设计员、程序员、数据库管理员、普通用户和系统管理员。

类型　根据不同应用目的而构建的医学信息系统主要有：医院管理信息系统、临床信息系统、公共卫生信息系统和医疗保险管理信息系统等。其中，医院管理信息系统主要有医院人力资源管理信息系统、医院财务管理信息系统、医院物资管理信息系统、药品管理信息系统、门诊管理信息系统和住院管理信息系统等；临床信息系统主要有医生工作站、护理信息系统、手术麻醉信息系统、实验室信息系统、病理信息系统、医学影像信息系统、重症监护信息系统和临床决策支持系统等；公共卫生信息系统主要有疾病预防控制信息系统、卫生监督信息系统、生命登记系统、妇幼保健信息系统和突发公共卫生应急指挥信息系统等；医疗保险管理信息系统主要有新型农村合作医疗管理信息系统、城镇职工基本医疗保险管理信息系统和城镇居民基本医疗保险管理信息系统等。

功能　①数据的获取和表示，辅助医务工作者完成统计数据和病例数据的收集和录入。②记录的保存和访问，提供记录的收集

和保存功能，如存储医嘱或检验报告。③信息的交流和综合，便于决策者在任何时间、任何地点获取数据，实现独立计算机之间及位置不同的地点之间的信息共享。④数据监测，提供潜在危险提示和预防性措施等功能，有利于正确决策，如重症监护信息系统。⑤信息的存储和检索，对数据进行有序存储，实现不同时间数据的共享，并提供面向不同用户需求的检索服务。⑥数据分析，基于原始数据简化海量信息，并以明确、易理解的形式展现给医学决策者。⑦决策支持，深度解释数据，为医务工作者在病情诊断、患者治疗、护理资源分配等方面提供有效建议。⑧教育，辅助学生及医务工作者获取医学相关知识、提升从业技能，如计算机辅助教学系统、临床决策支持系统等。

（代涛 钱庆）

yīxué xìnxī biāozhǔn

医学信息标准 （medical information standard）

在医学信息的生产、表达、传播、交换、利用等过程中获得最佳秩序，经过一致制订并由公认机构批准，以特定形式发布，作为共同遵守、可重复使用的规范化准则及依据。

类型 从世界范围内来说，医学信息标准可分为国际标准、区域标准、国家标准、行业（专业、协会和部门）标准、地方标准。按标准的作用分类，可分为：①医学信息表达标准，用于规范和统一信息表示、描述，包括医学术语标准、医学代码标准、疾病分类标准、数据元规范、医学元数据标准等。②医学信息交换标准，用于医疗信息系统、通讯系统间的信息交换和互操作，包括医学信息交换标准和通讯标准。

③医学信息处理与流程的标准，规范一个或多个系统间的信息处理流程。④医学信息应用软件和硬件的标准，包括软件产品标准、软件开发环境的标准、计算机标准、网络布线标准、网络设备标准等。

作用 ①有利于实现不同层次、区域、部门信息系统间的医学数据互操作，提高数据交换能力、对数据理解一致性能力和彼此协同工作的能力。②有利于提高数据质量，采用标准化结构方式记录信息，如电子病历、临床信息记录能够有助于形成高质量的数据和形成规范化、透明化的医学数据管理和使用机制，避免重复工作。③有利于促进分散在大量医疗仪器、设备和信息系统中的医学信息地集成和有效利用，促进医疗资源集成共享和有助于实现跨区域医疗。④有利于提高医疗服务的质量和提升医疗工作的管理水平，推进医疗信息化快速发展。

标准化组织 医学信息标准由特定组织制订、颁布和执行。主要的组织有：①国际标准化组织，是世界上最大的从事国际标准开发和发布的非政府组织，其下属技术委员会 215 的第三工作组主要关注卫生概念表达方面的工作。②国际健康术语标准开发组织，属于非营利性组织，开发了医学系统命名法－临床术语。③美国国家标准学会，协助标准的开发与利用，认证和批准了HL7 卫生信息交换标准。④美国实验和材料协会，是世界上最早、最大的非营利性标准制订组织之一，致力于各种材料性能和试验方法的标准制订。除了上述组织外，国际上的标准化组织还有美国电子病历协会、国际电工委员

会等。

典型标准 包括国际疾病分类法、医学系统命名法－临床术语、当代医疗操作术语集、观测指标标识符逻辑命名和编码标准、国际护理实践分类法、Read 临床代码、HL7 卫生信息交换标准、医学数字影像和通讯标准等临床信息标准；国际机能、伤残与健康分类，国际初级保健分类等公共卫生信息标准；中医药文献元数据、传统医学国际疾病分类等中医药信息标准；医学主题词表、一体化医学语言系统等医学知识组织语言标准。

（钱庆 代涛）

yīxué juécè zhīchí

医学决策支持 （medical decision support）

在对医学相关信息进行收集、整理、加工和分析的基础上，将低层次的数据转换为医学知识，为决策者在做出与治疗方案、医学处置和公共卫生决策等有关决定时提供可靠、有效的解决方法。

医疗卫生活动中，会涉及大量的决策行为，例如医生为病人看病，需要判断病人有何症状、要做哪些检查和化验、如何治疗、如何用药等。医学决策是一种复杂的创造性思维活动，不能仅凭人的经验和直觉，还要建立在对大量相关医学信息的搜集、整理、加工和分析的基础上，正确认识医学对象的客观规律后再进行决定。信息技术的进步，促使医学信息大量增长的同时也增加了医学决策的复杂性。计算机可以辅助决策，帮助采集数据，生成和筛选医学信息和知识，进行专项问题辅助判断，提高批量常规决策工作效率、提高医疗质量和降低费用。医学决策过程，一方面通过计算机进行数据和信息采集，

将数据以结构化形式，如变成元数据、医学本体的方式，存储到医学数据库中，并按主题或其他特征进行组织，以便于实现信息地检索和分析。知识库和模型库是医学决策的重要核心，知识库为决策提供已知的专家知识和事实知识，模型库为决策提供方法和手段，如各种分析、预测模型。另一方面，计算机还不能完成对所有信息地有效分析，因此离不开人参与计算机辅助的医学决策过程。

方法和技术　在医学领域中，借助计算机建立决策支持系统，实现对医生、患者及潜在用户的决策辅助。医学决策支持系统一般由基础数据、知识库、决策方法和模型库、推理引擎等主要组件构成。知识库用于组织和存储医学知识，包括医学文献和专家经验等，作为推理的依据。模型库中包括许多方法和模型，主要分为定性分析方法和定量分析方法。定性分析方法，主要通过专家咨询、讨论获得新知识，如头脑风暴、德尔菲法等。定量分析方法，主要是指通过建立描述和预测模型进行数据分析，如决策树、聚类、粗糙集、关联分析、多元回归、分类、贝叶斯、神经网络等方法，从而获得客观分析结果。

作用　①在临床方面，帮助医生解决关于疾病诊断、治疗、预防等医学问题，提供解决方案。②在医院管理方面，通过对医院管理信息系统中涉及医疗服务需求、质量管理、绩效考核的数据进行发掘和分析，为医院管理提供决策支持。③在公共卫生方面，通过对重大疾病、传染性疾病等的发生率、患病率、治愈率、管理率等数据进行统计计算，获得

规律性分析结果，为疾病预警、防控提供决策支持。④在个人医疗保健方面，为人们解决个人医疗保健所遇到的相关问题，如对医院和医生的选择、医生诊断的理解、治疗方案选择、心理调节等方面提供决策辅助。

应用　医学决策支持主要以计算机辅助形式应用于临床诊断、处方用药、医院管理、公共卫生管理等多个方面。①临床决策支持系统。用于辅助临床医疗工作，收集病人的信息，包括基本信息、病历、病程、医嘱、检验、影像、护理等信息，帮助临床医生进行患者疾病的诊断和治疗，典型系统如美国的专家系统MYCIN、快速医学参考系统以及英国医学知识地图等。②智能药物处方系统。促进临床合理用药，典型的应用有美国的医生医嘱录入系统、专门用于审查药物相互作用和不良反应的药物处方计算机审查系统、药房处方计算机审查系统以及澳大利亚的电子处方系统等。③医院管理决策支持系统。从医学信息系统中获取关于医院管理的医疗、教学、科研和人、财、物等信息，对这些信息进行加工、汇总、整理、存储、分析，并通过医学知识库和模型库为管理者提供决策支持的有用知识。典型系统如美国退伍军人事务部开发的分布式医院计算机程序系统等。④公共卫生管理决策支持系统。用于提升疾病防控和公共卫生突发事件应急处理能力，典型系统如加拿大公共卫生监测系统和美国的疾病监测报告系统等。⑤医保管理决策支持系统。目的是增强对保险计划、行政管理成本和保险基金支持的控制，服务于参保者和管理者，典型系统如美国的卫生保健集成总账会计系统等。

⑥卫生政策分析与决策支持系统。通过整合卫生政策研究信息资源，进行知识分类、知识快速定位和获取，以满足卫生决策人员和卫生政策研究人员需求的决策支持系统。典型系统有中国医学科学院医学信息研究所研发的卫生政策研究知识服务平台等。

（代　涛）

yīxuéxìnxīānquán
医学信息安全（medical information safety）　保护医学信息和医学信息系统不被未经授权的访问、使用、泄露和修改，保证医学信息和医学信息系统的保密性、完整性、可用性、可控性和不可否认性的过程。

功能　①保密性，阻止未经授权的信息访问。②完整性，防止信息被未经授权的篡改。③可用性，授权用户可获取其所需的信息。④可控性，对医学信息和医学信息系统实施安全监控管理，防止非法利用。⑤不可否认性，信息交换的双方不能否认其在交换过程中发送或接收信息的行为。

安全威胁　①自然灾害，如龙卷风、地震、山洪、雷击、火灾、鼠害等。②人为灾害，包括盗窃型威胁，如窃取数据、设备、计算机资源等；破坏型威胁，破坏设备和文件、植入病毒等；操作型威胁，如文件的误删改等；处理型威胁，如非授权的程序修改等；管理型威胁，如安全制度不完善、管理漏洞、安全意识淡薄等。

安全措施　须建立安全管理制度，从机构安全、人员安全、系统建设安全、系统运行维护等方面进行规范，同时采用数据备份、病毒检测、防火墙、身份认证、数字签名、电子证书、加密、角色受限控制等技术保障医学信

息的安全。

数据备份 为防止数据丢失，将系统中的全部或部分数据集合复制到其他存储介质的过程。数据备份的分类方式有多种，如按备份周期，可分为全备份、增量备份和差异备份；按设备，可分为本机备份和异机备份；按地点，可分为本地备份和异地备份。硬件和软件系统并不是完全可靠的，具有较大价值的信息要复制到归档存储设备中，在远程站点中存放副本，进行数据保护。备份副本提供对软件故障的适当保护，当程序的新版本破坏了医学信息系统数据库时，备份能使操作回滚到软件和数据库内容的早期版本。存储设备应放置在安全场所，要有严密的防火、防爆、防震、防盗措施，减少停电等突发事故所带来的影响，并应设置备用硬件设备和制订灾难恢复计划。

病毒检测 病毒可能会附着在正常的程序或数据文件上，通过邮件或消息会话等方式进行传播，对计算机系统会造成严重的破坏。因此，需要经常使用杀毒软件对系统进行检测，删除感染的系统文件或隔离受感染的文件，并定期更新病毒库，防止病毒修改和删除系统中的重要文件。

防火墙 作为不同网络之间或不同网络安全域之间信息的唯一出入口，用于阻止未经许可的系统访问。医疗机构内所有可共享的计算机都位于防火墙内，机构外部的用户访问计算机时都要经过防火墙。监控并确保防火墙不被绕过也很重要，以防止如黑客攻击等不安全事件的发生。

身份认证 用于正确识别合法使用者及设备，从而使任何授权设备之间能够互通，而非法用户不能进入信息系统访问医学信息。识别合法用户的常用方式是用户名与密码结合的认证方式。

数字签名 保持医学信息的原始性和完整性，保证医学信息不被他人随意修改。当需要进行数据录入时，管理者或授权者可使用自己专属的特有秘钥或生物秘钥（指纹、虹膜、声音）进行处理。

电子证书 经电子认证，保证信息的原始性和标准性。电子证书包含有时间信息，并加盖时间戳，以保留原始记录备查。

加密 加密编码用于保护医学数据存储及传输的安全，主要有两种方法：私钥加密和公钥加密。在私钥加密方法中，信息加密和解密都使用相同的秘钥，因此必须对秘钥保密，只有信息发送和接收方才知道。在公钥加密方法中，使用两个秘钥，一个用于对信息加密，一个用于解密。由于涉及两个秘钥，因此只需要对一个保密，另一个可以公开。这种方法处理除了可以实现敏感信息交换外，还支持很多重要的服务，如数字签名、内容验证等。

角色受限控制 通过对角色和权限进行访问控制，保护系统中医学信息、医疗记录的数据安全。不同医疗工作者对医疗记录中的信息有不同的需求，享有不同的权利，应授予特定角色访问系统数据的权限，如病人能访问自己的医疗记录，社区医生能访问其病人的记录，专业医生能访问其会诊病人的记录，公共健康机构能访问传染病的发生数据，医学研究者能访问匿名记录或机构授权的患者群体数据汇总等。

（钱 庆 吴思竹）

yuánshùjù

元数据（metadata） 描述信息资源的结构化数据，是一种描述数据。其可用于指示资源的存储位置、追溯历史数据、查找信息资源等。

在信息检索系统中，用户可通过文献的元数据进行信息检索。通过使用标准化的元数据，能够实现异地、异构医学信息资源整合，提高医学信息资源的利用率。网络环境下，元数据编码语言有标准化通用标记语言、扩展标记语言和资源描述框架等。

类型 ①知识描述型元数据。用来描述、发现和识别数字化信息对象，如机读目录、都柏林核心元数据，主要描述信息资源的主题、内容特征。②结构型元数据。用来描述数字化信息资源的内部结构。相对知识描述型元数据而言，结构型元数据更偏重于数字化信息资源的内在特征，如目录、章节、段落等特征。③存取控制型元数据。用来描述数字化信息资源能够被利用的基本条件和期限，以及说明资源的知识产权特征和使用权限。④评价型元数据。用来描述和管理数据在信息评价体系中的位置。

构成 完整的元数据体系由三方面构成：语义、结构和语法。语义是对资源数据元素的定义，如书目元数据中题名或日期元素的含义；结构是描述各元数据元素之间的相互关系；语法规定了元数据体系的表达、描述方式以及语义结构资源数据术语的具体描述方法，包括定义各个元素、修饰词所采用的标准或制订描述的要求等。

特点和作用 ①著录描述：对数据内容、位置、利用方法等信息进行全面的描述。②识别和确认：描述信息资源、抽取信息资源中的重要特征并进行序化组织，可帮助用户识别和明确目标信息资源。③评估和选择：依据元数据信息，参照相应的评估标准，结合使用环境和实际需要，用户可选择符合需求的资源。④检索和定位：通过在描述数据中提供检索点，如关键词、主题词、题名、责任者等，实现对信息资源的检索和利用。也可通过元数据中描述的存储信息对资源进行定位。⑤资源管理：支持对资源利用和管理过程的政策与控制机制的描述，包括权利管理、电子签名、使用管理、支付审计等方面的信息。⑥资源保护与保存：支持对资源进行长期保存，包括详细的格式信息、制作信息、保护条件、转换方式、保存责任等内容。

应用 元数据典型的应用是在图书馆信息描述和信息检索当中。最典型的元数据有机读目录和都柏林核心元数据两种。机读目录（machine readable catalogue, MARC）是一种以代码形式，将特定结构记录在存储载体上，可由特种机器及计算机阅读、控制、处理和编辑输出的目录格式。都柏林核心元数据是根据网络资源特点和需要，按照资源内容描述、知识产权描述、外部属性特征描述 3 种基本类型设置的元数据，包括 15 个元数据项，其中，对内容描述有 7 项：题名、主题、描述、来源、语种、关联和覆盖范围；对知识产权描述有 4 项：创建者、出版者、其他责任者和权限；对形式属性特征描述有 4 项：日期、类型、格式和标识符。机读目录为计算机可读，但不易被人理解。都柏林核心元数据容易被理解，但定义元素不足，很多书目元数据对其元数据项进行了扩展和改进。

在医学领域中，很多医学元数据直接使用都柏林核心元数据，或使用基于都柏林核心元数据描述方案而扩展的元数据集，如①美国国立医学图书馆元数据模式（national library of medicine metadata schema），由美国国立医学图书馆制订，对都柏林核心元数据进行了元素扩展，用于描述其图书馆出版的数字资源。②OhioLINK 医学元数据，是 OhioLINK 的生命科学医学数据库直接采用都柏林核心元数据元素集，同时以美国国立医学图书馆的医学主题词表和护理学及相关医学主题词表作为补充。③医学核心元数据（medical core metadata, MCM），由美国俄勒冈州医学院于 1998 年制订，是医学核心元数据项目在都柏林核心元数据基础上开发的描述网络生物医学文献资源的元数据，目的是帮助临床医生、研究者和健康用户通过搜索引擎检索网络医学文献中其所需的有用文献。④法语健康资源目录和索引（CISMeF），由法国鲁昂医院大学于 1995 年发起的基于质量控制的网络互连项目，主要涉及循证医学、教学及病人信息和公共健康方面的资源内容，目的是为讲法语的专家及用户团体提供有价值的工具来检索网络信息资源。⑤中医药文献元数据，由中国中医科学院中医药信息研究所于 2013 年编制，采用数据建模方法和语义技术，规定中医药文献元数据标准化的基本原则和方法，以及中医药文献元数据基本内容的中医药数据标准，用于支持中医药文献资源的规范化描述与检索。

医学元数据的引入，促进了对医学信息资源的发现与利用，主要表现在：帮助实现医学语义检索；有助于生物医学知识的挖掘；促进医学信息质量控制和互操作。

（钱 庆 吴思竹）

yīxué běntǐ

医学本体（medical ontology）

对生物医学领域共享概念明确的形式化、规范化说明。是一种计算机可读的医学知识表示方式，用于表示医学领域中概念与概念间的关系，可提供对该领域知识的共同理解与描述，有助于达成领域内的共识，便于知识共享与复用。

作用 ①统一术语和概念，使医学领域知识得以共享和交换。②支持不同系统之间的互操作，在不同的建模方法、范式、语言和软件工具之间进行翻译和映射，实现不同系统间的互操作和集成。③利用本体技术构建医学知识库，可以清晰描述和定义医学领域中的各种概念及其之间的关系，有利于医学知识库的管理和维护。

构成 医学本体由类（医学概念）、属性、属性的限制条件、与类相关的实例组成。类，指医学概念集；属性，可描述每个医学概念的特征；属性的限制条件，用于限制属性；与类相关的实例，类下的实例。

构建工具 一些组织开发了多种医学本体构建工具，用以辅助本体的编辑、修改、浏览和维护。常用的如美国斯坦福大学知识系统实验室开发的 Ontolingua 及其医学信息研究所开发的 Protégé、德国卡尔斯鲁厄大学知识管理研究组开发的 OilEdit、美国南加州大学信息科学研究所开发的 Ontosaurus 等。

描述语言 表示本体的语言工具，为本体构建提供建模元语和标引工具，使本体能够从自然语言的表示格式转换为机器可读的逻辑表达格式，又称标置语言或构建语言。常用的本体描述语言有资源描述框架、资源描述框架模式、网络本体语言、本体交换语言或本体推理层等。

应用 生物医学领域中已建立了大量本体应用于特定领域，如基因本体、蛋白质本体、序列本体、通用解剖参考本体、疾病本体、中医药本体等。

基因本体 目的是建立一套结构化、精确定义的通用可控词汇，用于描述任何有机生物体中的基因和基因产物。由生物学过程本体、分子功能本体和细胞成分本体三个组件构成。

蛋白质本体 通过明确定义各种蛋白质相关实体以及它们之间的关系，提供蛋白质相关实体的本体表示。每条蛋白质本体术语代表一个不同的实体类（包括具体的修改形式、同源异构体以及蛋白质复合物）。蛋白质本体包含基于进化关联性的蛋白质、产生于给定基因位点的蛋白质形式以及含有蛋白质的复合物3个子本体。

序列本体 描述生物学序列的特征和属性的术语和关系。包括序列位置特征，如"结合位点"和"外显子"；生物学特征，即序列所参与的生物学过程；生物材料特征，如"适体"；实验特征等。还有大量属性术语，如"母系印迹"等。

通用解剖参考本体 由美国国立卫生研究院和美国国立生物信息中心资助，目的是为了建立解剖实体中的一套标准、通用的结构化分类体系，核心是基于解剖学本体拓展起来的一套独立的、结构化的人体解剖学本体分类框架，既可用于建立其他物种的解

剖本体，还可扩展开放生物医学本体关联本体中的关联子集。

疾病本体 目标是建立一个整合与人类疾病相关的医学数据的本体，从临床的角度探讨人类的疾病的病因和位置。2006年8月正式加入开放生物学和生物医学本体家族。主要应用于基因-疾病关系挖掘与注释、疾病相似性测度等，进而帮助人们理解疾病发生机制、预测疾病风险、发现生物靶点等。

中医药本体 对中医药领域概念体系进行规范化表达，从而支持知识的共享和重用的形式化模型。在中医药知识工程中发挥着重要的作用，可由计算机直接处理，支持知识库的构建以及自动推理的实现，可用于知识检索、代理计算、数据集成和专家系统等多种计算机应用，主要内容包括中医药语义关系和中医药语义类型。

(李　妶钱　庆)

yīxué zhīshi biǎoshì
医学知识表示 (medical knowledge representation)
使用某种约定的结构形式来描述医学知识，并将其转换为计算机能理解的形式的医学信息处理方法。是医学知识的符号化和形式化过程。

表示对象 包括事实（如症状、病史等）、关系（如疾病和药物间的关系、疾病间的关系等）、统计（如疾病、症状发生或出现的概率等）、动作（如处理和治疗等）、函数（如隶属函数、估计函数、可能性计算公式等）、数据（如药物、病历等）等多方面的医学知识。

表示方法 包括一阶谓词逻辑表示、产生式知识表示、框架表示、语义网络表示、脚本表示、过程表示、面向对象表示、本体

表示、神经网络等多种方法。①一阶谓词逻辑表示。谓词逻辑是二值逻辑，非真即假，既可用于表示事物的状态、性质、概念、对象等事实性知识，也可用于描述事物间确定的因果关系。②产生式知识表示。表示具有因果关系的知识，又称规则表示法。表示形式为"if P then Q"，其中，P表示一组前提、条件或状态，Q表示一组结论或动作，如果前提P被满足，则可推出结论Q。③框架表示。采用描述框架作为基础的结构化知识表示方法。如｜框架名，姓名，性别，年龄，执业类别，工作年限｜可作为描述一个医生的基本情况的框架，将其中的每一项赋予一个特定的值，则使其具象化为表示一个特定的医生，就成为该框架的一个实例，如｜框架名：医生-1，姓名：叶飞，性别：男，年龄：43岁，执业类别：中医，工作年限：15年｜。④语义网络表示。使用网络来表示概念和概念之间的关系的一种知识表示方法，是一种带标识的有向图。其中，节点表示各种事物、概念、对象、属性、动作、状态等；节点之间的语义联系用弧来表示。语义网络可以表示事实型知识，也可以表示事实型知识间的复杂联系。⑤面向对象表示。采用面向对象的思想和方法来表示知识，核心思想包括对象、类、封装和继承，如临床常用的对象数据库就是以面向对象表示来存储事实知识和图片格式知识。⑥医学本体表示。医学本体是对概念明确的形式化、规范化说明。本体运用概念，并明确地定义出对概念的约束和限制，以能被计算机理解和处理。对某专门领域或通用领域的知识，本体表示可以用层级形式来表示，

便于医学领域知识的共享和复用。⑦神经网络。模拟人的大脑结构和功能的一种信息表示和处理方法。一般由多层神经元结构组成，每一层神经元都由很多节点构成，且都有输入和输出，连接表示节点间存在的关系，加权数值表示权重。每一个权重乘以神经元的输出并进行求和，得到该神经元的输出值。

应用　医学知识表示在医学数据的组织、存储、处理、展示等方面应用广泛。大量医学本体被创建并用于特定领域概念的描述、组织和规范化，如基因本体、疾病本体等。面向对象表示已应用于医学数据库中的数据组织和存储；以神经网络表示的人工神经网络算法是医学数据挖掘和知识发现的重要方法，已应用于临床诊断、预后研究、医学信号分析等方面；框架表示、产生式表示、医学本体等医学知识表示已应用于医学知识库的建设，而医学知识库则是临床决策支持系统的核心。因此，有效的知识表示可提高系统检索的查全率和查准率。将语义网络表示与可视化技术相结合，可用于构建知识地图，有利于形象地揭示医学概念之间的关联。

（钱　庆　吴思竹）

yīxué shùjù zhěnghé

医学数据整合（medical data integration）　将多个逻辑上不统一的各种医学数据源整合成一个逻辑上统一的数据库的方法。又称医学数据集成。是一种提供统一医学数据访问方式的医学信息处理方法。逻辑不统一主要是指：数据源的格式不规范、数据格式和类型不同、数据结构不同、数据存储在不同数据库管理系统或数据存储在不兼容的计算机系统中等情况。医学数据整合涉及类型多样的医学数据，包括文本数据、图像数据、声音数据等。从用户的角度看，数据整合前用户需分别访问多个医学数据源以获取必要信息，而整合后用户只需要访问一个数据源就可获取来自多个数据源的信息。

意义　①有助于对多来源、多类型医学数据进行统一、规范化的管理和利用。②是提供高质量数据服务与知识发现的前提。③有助于打破数据孤岛，实现医学数据共享。④通过基于整合数据的分析，挖掘的结果可以为疾病发生、预防和治疗提供基础和依据。

整合方式　分为逻辑整合和物理整合（图1、2）。逻辑整合是通过一种数据整合机制（如数据抽取机制），使来自多个医学数据源的数据能够被多个用户使用，实际上，数据还是存储在原数据库中。优点是可以获得实时数据，缺点是数据查询、显示效率低（即速度慢）。物理整合是将需要的医学数据从各数据源抽取，并集成到一个数据库中，形成一个新的数据库，提供给多个用户使用。优点是用户的访问效率高（即速度快），缺点是数据动态更新困难和需要不断扩大存储空间。

医学数据整合涉及四个关键方面：①设计数据视图，确定需要整合哪些数据。数据视图可以是虚拟的表或使用结构化查询语言编写的查询语句。②建立元数据映射。建立数据源的元数据和整合数据视图的元数据之间的映射关系。③建立数据更新传导机制。如果是逻辑整合，整合数据视图不存放实际数据，数据源的更新自然传导到整合数据视图；如果是物理整合，数据源要通过数据抽取机制传导到整合数据视图，需建立数据源的更新传导机制。④访问效率。整合后数据的访问效率直接影响用户的数据使用，一般而言，物理整合要比逻辑整合效率高。

方法　主要包括链接整合、数据仓库整合、联邦整合、数据网格整合和本体整合等。

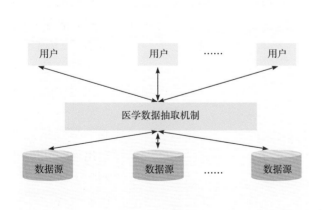

图 1　逻辑整合

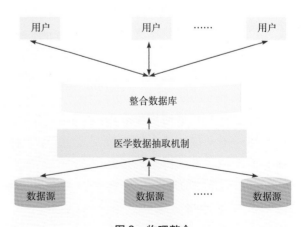

图 2　物理整合

链接整合　将大多数实体的访问链接采集下来，但并不采集这些对象的真正描述内容，实际内容由原数据发布者维护，只管理链接之间的互联关系，支持不同数据源的不同对象之间的跳转。该方式相对简单，无需构建本地的数据模型，只需管理数据源信息和相应的实体唯一资源标识符及其之间的关系。缺点是集成系统的可扩展性差。

数据仓库整合　提供一个明确的数据集成模型，该模型用于管理存储在本地数据仓库中的多来源数据。数据仓库整合要求设计一个统一的数据框架，将异构数据源的数据转换为统一数据框架下的规范内容，从而支持基于数据仓库统一接口的查询、分析和应用。

联邦整合　核心是由联邦系统中间件实现不同数据源中的数据与联邦系统模型之间的映射。以该方式建立的数据整合系统具有较好的可扩展性，能够集成大量的数据源，便于将数据源增加到数据整合系统中。但公共的数据模式维护是其技术难点。

数据网格整合　利用现有网络基础设施、协议规范、网络和数据库技术，为用户提供一体化的数据处理平台。在这个平台上，数据的处理是分布式的、协作和智能化的，用户可以通过单一入口访问全部数据。

基于本体整合　医学本体在数据整合的不同层次发挥作用，如用来描述某个领域通用概念的上层本体，用来描述某个领域特定概念的领域本体，用来描述某个特定单一信息源的局部本体等。通过定义详细的概念及其关系，不同层次的本体可被用于支持不同程度的语义数据整合。基于本

体的整合方法在实际的数据整合中需要解决大量问题，例如数据的唯一标识的定义、数据语义内容的理解和提取、多本体的映射和集成、本体框架下数据查询的效率等。

应用　美国国家生物技术信息中心的 Gquery 是基于链接方式创建的数据整合库，建立了其自有的 42 种公共数据库中的实体映射关系，支持对所有数据实体的统一检索，并通过分类导航直接链接到源数据库的 Web 页面。集成基因组数据库和基因组信息管理系统是基于联邦方式的整合数据库，前者集成了人类基因、蛋白、结构和文献数据等，后者整合了基因序列数据、基因功能数据、转录组数据以及蛋白质交互数据等，支持统一查询。BioMart是由欧洲分子生物学实验室主导建设的项目，提供了一个大规模生物数据库的一站式解决方案，整合的数据库涵盖 4 个洲 11 个国家的 46 个数据库，采用了一系列查询接口实现对这 46 个数据库的联邦检索。ONTOFUSION 是基于本体的基因组和临床数据库集成项目，该项目将整合的所有数据库映射到一个虚拟本体框架中，经过框架上层本体的组织，支持数据的统一检索和应用。

(钱　庆　吴思竹)

医学数据挖掘（medical data mining）

从海量、多样、异构、实时医学数据中发现隐藏规律和知识的医学信息处理技术。它是医学知识发现的重要步骤，需综合运用医学知识表示、计算机科学、数学、统计学等多种方法。

流程　医学数据挖掘的过程（图）主要包括五个步骤：①问题理解和提出。明确医学研究的问题、确定挖掘目标、制订评价标准。②数据准备。选择数据源，从数据源获取挖掘数据。③数据预处理。主要是通过各种措施，从准确性、一致性、去冗余、符合应用等需求方面提高医学数据质量，实现数据清洗、数据集成、数据转换和数据消减。④数据建模。数据建模是数据挖掘的关键性步骤，建立的模型分为描述模型和预测模型。描述模型包括聚类模型、关联模型和序列模型等，预测模型包括分类模型、回归模型、时间序列模型等。⑤结果分析与评估。

方法和技术　常用的医学数据挖掘的方法包括聚类、决策树、神经网络、遗传算法、关联规则、支持向量机、贝叶斯理论、时间序列分析等。①聚类，将数据集划分为若干组，组内数据高度相似，而组间不相似，经典算法包

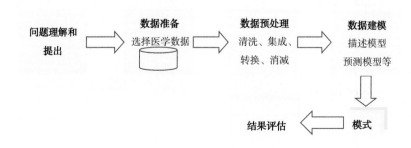

图　医学数据挖掘主要步骤

括层次聚类、K-means 聚类、增量聚类等。②决策树，一种用树型结构展现数据受各变量影响情况的分析预测模型，根据目标变量产生效应的不同，制订分类规则，对数据进行分类。③神经网络，模拟人脑神经元结构，通过训练来学习的非线性预测模型，可以完成分类、聚类、关联规则等多种数据挖掘任务。人工神经网络具有很强的自组织性和容错性，常用于疾病分类、致病基因挖掘以及差异表达基因识别。④遗传算法，按照一定规则生成经过基因编码的初始群体，而后从代表问题的可能潜在解的初始群体出发，挑选出适应度强的个体进行交叉和变异，用于发现适应度高的个体，代代演化获得最优个体，经过编码获得最优解。⑤关联规则，从大量数据中挖掘出描述数据项之间相互关联的关系，用于识别共现疾病、基因等相关因素分析等方面。⑥支持向量机，通过某种事先选择的非线性映射（核函数）将输入向量映射到一个高维特征空间，从而在这个高维空间中构造最优分类超平面的方法。在处理高维输入空间的二分类问题时，这种方法具有较高的性能，如通过病人的多项临床检查结果预测其患有某种疾病的可能性等。⑦贝叶斯理论，在不完全情报下，对部分未知的状态用主观概率估计（所得概率称为先验概率），然后用贝叶斯公式对发生概率进行修正（修正后的概率称为后验概率），再根据后验概率大小进行决策分类。⑧时间序列分析，从大量时间序列数据中提取人们事先不知道的与时间属性有关的有用信息和知识，包括趋势分析、相似性搜索、与时间有关的序列模式挖掘和周期模式挖掘等，常用于对影响健康因素的规律等进行监测和分析。

应用　医学数据挖掘被广泛用于疾病诊断、用药指导、医学图像处理、医院管理等方面。

疾病诊断　比如通过对病理切片标本数据进行数据挖掘，通过构建正常和病历虚拟细胞模型，模拟细胞发生、活动、调节生理机制，用以了解和揭示疾病发病过程，查找有效致病分子和标记分子，对疾病进行预警诊断，从而提出防治和干预措施。

用药指导　利用数据挖掘进行成本效益分析，评价各种药物治疗方案，如服用他莫昔芬对预防健康成年女性乳腺癌的效益分析。利用神经网络分析临床用药问题，判断是用药错误还是不良反应。对药物不良反应进行数据挖掘，发现药源性疾病和药物的毒副作用等。

医学图像处理　从作为疾病诊断工具的海量医学图像数据中挖掘出有效的模型、关联、规则、变化、不规则以及普遍的规律，以提高影像学医师和临床医生诊断的准确性。挖掘的图像包括 X 射线图像、CT 图像、核磁共振图像、超声图像、放射性核素图像、医用红外图像、内窥镜图像、显微图像等。

医院管理　医院实践活动过程中会产生大量数据，医院管理信息系统可对这些数据进行加工、处理和挖掘，从中得到长期的、系统的、综合的分析数据，为医院管理者提供准确和有效的决策依据。

卫生事业管理　通过决策树、神经网络、聚类等技术，对海量公共卫生数据进行深层挖掘，获得丰富的决策信息，比如医疗需求预测、医疗市场分析、目标人群健康管理、未来某段时间内常发生的疾病类别预测等。

（李　姣　代　涛）

zìrán yǔyán chǔlǐ

自然语言处理（natural language processing，NLP）

实现人与计算机之间通过人们日常使用的语言进行有效沟通的医学信息处理技术。它是计算机模拟人类智能的一个重要方面，目的是使人们能够用自己最习惯的语言来使用计算机，同时使计算机能够有效地处理信息。使计算机能够正确理解自然语言的含义，且能够以自然语言来准确表达给定的意图和思想等。

20 世纪 40 年代至 50 年代末，算法计算模型、形式语言理论、概率和信息论模型等基础性研究孕育了自然语言处理技术。60 年代中期至 80 年代末，自然语言处理技术逐渐引入数学和逻辑学方法，法国、美国、加拿大、日本等国相继进行了大规模机器翻译试验，相继研发了一系列自然语言理解系统。90 年代开始，自然语言处理技术广泛采用基于大规模真实语料库的概率和数据驱动的方法，语音识别、拼写检查、语法检查等应用系统得以商品化开发应用。

原理　自然语言与计算机语言一样，都遵循形式语言的规律和法则。应用计算机可理解的形式，来表示自然语言的语言学规则，可让计算机利用这些规则理解和产生自然语言，从而实现文本挖掘、用户界面、机器翻译等应用。但是，与计算机语言相比，自然语言在多个层面存在歧义和可变性。歧义表现为一词多性（如既可作动词，又可作名词）、一词多义、与上下文的联系不同而产生语法歧义等。可变性表现为一词多形、同义词以及同一意思可用不同语句表达等。消除歧义和应对变化是自然语言处理的主要挑战。

处理流程 自然语言处理一般包括文本切割、句子切割、分词、词性标注、语法分析、语义分析、语用分析等步骤（图）。

方法 主要包括基于规则（或知识）的方法和基于机器学习（或统计学）的方法，两者各有优缺点，通常在各步的分析中将两者结合，以提高分析的准确度和效率。

基于知识的方法 哲学基础是逻辑实证主义，其认为智能的基本单位是符号，认知过程就是在符号的表征下进行符号运算。主要用到两种知识：一是关于语言及医学文档对事实的表述方式的知识，即语言学规则；二是医学领域中的实际知识，如"癌症"是需要治疗的，而"苯巴比妥"是用来治疗的。该方法的优点是能在直觉的基础上开发出来，不需要大量训练样本；缺点是可能需要相当多的人工努力，来建立规则和必要的知识库。

基于机器学习的方法 从计算机的角度，将要解决的问题视为一个分类问题。包括有监督和无监督两类。有监督的机器学习方法需要先为计算机提供一套有类别标注的训练样本（称为语料库），然后让计算机通过概率和数据驱动的方法学习，将一些新的样本划分到其中的一个或多个类别。无监督学习方法又称聚类，只训练完全没有标注类别的语料库来构建机器学习系统。基于机器学习的方法对具体领域知识要求较低，并且分析所得的规则源自大规模真实语料库，更具客观性。但是建造可靠的标注语料库往往成本高，难度大。通过无监督的机器学习方法让计算机自动从浩如烟海的语料库中获取语言学规则越来越受到研究者的重视，但其准确性和评价标准有待进一步研究。

应用 在生物医学中的应用主要包括文本挖掘、用户界面和机器翻译等方面。

文本挖掘 通常指从文本中发现各种各样的信息。主要针对科学期刊文章和临床文档这两种文本。具体包括信息检索、命名实体识别与规范化、信息提取、文本生成等。

信息检索 在数据库中匹配查询词，并返回最相近的文档。帮助用户在生物医学文献数据库或临床数据仓库中找到所需要的文章或临床文档。自然语言的歧义性和可变性，可能使得检索结果既不全面也不准确，通常需采用融合了自然语言处理技术的文献检索技术来优化检索策略。文章查重是这方面的一个特殊应用，即将整篇文章或部分段落作为查询词，与数据库中的文章进行匹配，并计算两者的相似比。

命名实体识别 命名实体是指人名、地名、机构名及其他所有以名称为标识的实体。在生物医学中，除一般命名实体外，还包括细胞株、细胞类型、化学制剂、药品、基因、蛋白质、恶性肿瘤、医学/临床概念、小鼠品系、基因突变、种群等以名称为标识的实体。命名实体识别是指在生物医学文本中发现这些命名

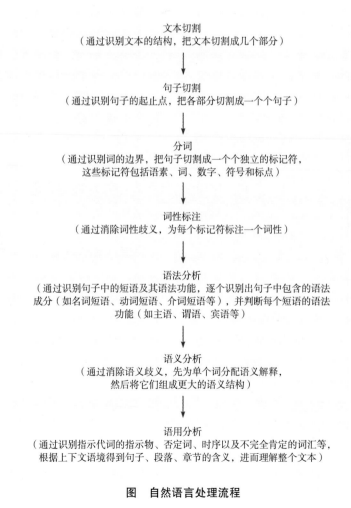

文本切割
（通过识别文本的结构，把文本切割成几个部分）

↓

句子切割
（通过识别句子的起止点，把各部分切割成一个个句子）

↓

分词
（通过识别词的边界，把句子切割成一个个独立的标记符，
这些标记符包括语素、词、数字、符号和标点）

↓

词性标注
（通过消除词性歧义，为每个标记符标注一个词性）

↓

语法分析
（通过识别句子中的短语及其语法功能，逐个识别出句子中包含的语法
成分（如名词短语、动词短语、介词短语等），并判断每个短语的语法
功能（如主语、谓语、宾语等）

↓

语义分析
（通过消除语义歧义，先为单个词分配语义解释，
然后将它们组成更大的语义结构）

↓

语用分析
（通过识别指示代词的指示物、否定词、时序以及不完全肯定的词汇等，
根据上下文语境得到句子、段落、章节的含义，进而理解整个文本）

图 自然语言处理流程

实体。需注意各命名实体的不同表达方式，以及准确分辨词的边界（如"."可能是基因名称的一部分，也有可能是句末标点符号）。

命名实体规范化　在生物医学文本中找到命名实体后，将它映射到受控词表中相对应的规范名称（或类别）。同一个命名实体可能存在多种表达方式（同义词或一词多形），为促进信息共享和统计分析，需要为每一个实体选出一个规范的名称（或类别），其他名称则作为自由词。由这些精心选择的实体规范名称（或类别）组成的词表称为受控词表，如国际疾病分类法、医学主题词表、医学系统命名法、一体化医学语言系统等。命名实体规范化需充分考虑同一命名实体在自然语言中的所有不同表达形式，同时还需注意受控词表也具有多样性，同一命名实体在不同受控词表中的表达方式也可能不同，需要遴选一种能涵盖所有表达形式的统一形式，并与其他受控词表建立映射关系。

信息提取　也称关系提取，即发现文本中所提到的事物之间的关系。如发现蛋白质之间的相互作用，蛋白质与细胞成分，细胞类型与基因表达，药物、基因与疾病，疾病与治疗方法，疾病与风险因素等关系。其需要以命名实体识别和规范化为基础，识别描述这些命名实体之间关系的词及其概率，尤其需识别指示代词的指示物、否定词、时序以及不完全肯定的词汇等。一般需要同时用到基于规则的方法和基于机器学习的方法。

文本生成　从一个给定的信息源（通常是结构化的数据），自动生成自然语言的句子。可用于从结构化的数据库中生成文本，如总结实验室数据所反映的趋势和模式。也可用于从一个或多个大的文本中生成精简的摘要，如根据出院小结自动生成出院摘要，根据多篇科学期刊文章自动生成主题摘要等。

用户界面　计算机系统和用户之间进行交互的媒介，实现计算机语言与人类可以接受的形式（自然语言最佳）之间的转换。采用自然语言处理技术的用户界面有助于数据输入，包括通过键盘输入数据，通过语音识别技术录入用户讲话中的词，用自然语言发出命令或检索数据库等，从而使人更有效地与计算机系统交流。

机器翻译　通过机器将一种语言（如英语）的文本翻译成另一种语言（如中文）的文本。机器翻译比人工翻译廉价得多，也快速得多，在国际化趋势日益明显的时代其是非常重要的应用。如翻译药物说明书来帮助患者，翻译期刊文章来使不同语种的读者或听众能看懂或听懂等。

（李姣 钱庆）

yīxué móshì shíbié

医学模式识别（medical pattern identification）

通过对医学领域中表征事物或现象的各种形式（数值、文字和逻辑关系等）各种形式的信息进行处理和分析，实现对这些事物或现象进行描述、辨认、分类和解释的医学信息处理技术。又称模式分类。其本质是模拟人的智能行为，在一定量度或观测基础上把待识别的模式划分到各自的医学模式类中去。医学模式识别除与医学有关外，和统计学、心理学、语言学、计算机科学、生物学等都有关系。

20世纪60年代以前，模式识别主要限于统计学领域中的理论研究，还没有较强的数学理论支持。20世纪80年代，神经网络等识别技术和计算机硬件技术的快速发展，使模式识别技术获得较为广泛的应用。光学字符识别是最早得到成功应用的一种模式识别技术，此外，模式识别在医学领域的应用包括医学信号分析、医学影像处理和分子序列分析等方面。

方法　医学模式识别主要包括句法模式识别、统计模式识别和人工神经网络等方法。

句法模式识别　以基元集合来描述对象，又称为结构模式识别。基元是对象的基本成分，对象用基元出现在对象描述中的序列来识别，例如莫尔斯电码。该方法通过选择适合的基元和语法（转化规则）将模式转换为树形结构，并判断待识别模式是否满足转化规则，若满足则被划分到对应的类中。

统计模式识别　又称决策理论识别方法，包括回归分析、判别分析、贝叶斯定理、支持向量机、聚类、隐马尔科夫模型等。可分为有监督和无监督的分类方法。有监督的分类方法通常分为两个步骤：首先是训练，从标注已知分类的训练语料中抽取出类的特征，建立分类规则，生成分类模型。然后是测试基于训练所获得的分类模型，使用测试语料进行再分类测试，将测试得到的分类结果与已知结果进行比较，从而获得分类的正确率。需要注意的是，训练语料和测试语料中的数据不能相同。有监督的分类方法主要有贝叶斯定理、支持向量机等。贝叶斯网络是一种利用概率统计知识进行分类的方法，它是基于概率推理的图形化网络，贝叶斯定理是这个概率网络的基础。支持向量机（support vector machine，SVM）用于解决小样本、非线性及高维模式识别问题，该方法建立在统计学习理论和结构风险最小原理基础上，根据有限的样本信息在模型的复杂性（即对特定训练样本的学习精度）和学习能力（即无错误地识别任意样本的能力）之间寻求最佳折衷的分割超平面，以求获得最好的分类结果。

无监督的分类方法一般指聚类方法。它将对象划分为若干类，类内特征相似且高度聚合，类间特征差异较大。聚类方法关键要计算对象间的距离长度，因此相似度或相异度计算较为重要，常用方法有余弦算法、相关系数法、最大最小值法、算数平均值最小法等。

人工神经网络　一种模拟生物神经元结构和功能的数学模型。一般是由多层神经元结构所组成，每层神经元都拥有输入和输出，且每层包含很多节点，节点之间的连接表示节点之间存在联系。连接有权重，某个神经元所得到的输出值等于每个权重乘以上层神经元的输出，最后加和求得该神经元的输出值。人工神经网络又分为前向网络和后馈网络，网络模型包括反传网络、感知器、自组织映射、Hopfield 网络、波耳兹曼机、适应谐振理论等。神经网络具有自学习、联想存储、高速寻找优化解的能力和特点。

应用　医学模式识别已应用于医学影像处理、医学信号分析、传染病暴发监测等方面。

医学影像处理　模式识别的方法用于探测组织和器官的异常变化，在医学图像分割中为早期诊断起到重要作用。医学图像分割可被看作是聚类问题，采用模

糊聚类等方法有助于解决不确定性所导致的切割不准确等问题，提高分割的准确度。

医学信号分析　采用模式识别的医学信号分析在医生对疾病诊断、制订治疗方案和评价治疗效果中发挥了重要作用。医学信号包括有脉搏、心音、呼吸信号、心电、肌电、胃电、脑电等。采用基于小波分析、神经网络的模式识别方法，进行心音信号预处理、提取包络波形及第一心音和第二心音识别，可用于心脏疾病、心血管疾病的诊断和预防。利用支持向量机等模式识别方法，可以进行脑电信号的提取，用于精神分裂疾病的诊断。

传染病暴发监测　隐马尔科夫模型、小波算法、回归分析、层次聚类、支持向量机、贝叶斯定理等模式识别方法，可用于时间分析、空间分析、时空分析的传染病症候群的暴发监测和疫情发现。如生物门户 BioPortal 发展并集成了一些回顾性和前瞻性的时空聚类方法，包括有基于风险调整的支持向量聚类分析方法、准向量聚类和时空分析等，用以快速识别传染病暴发的时空区域。

(钱 庆 李 姣)

yīxué túxiàng chǔlǐ

医学图像处理（medical image processing）　通过计算机对医学图像进行去噪、增强、复原、分割及特征提取等的医学信息处理技术。医学图像处理的主要目的

是提高医学影像的质量，从图像中获得医学影像信息（如提取病变特征信息），用于临床诊断或实验研究。

处理流程　医学图像处理可分为四个基本步骤：全局处理、图像分割、特征检测、图像分类（图）。全局处理涉及整个图像，一般不考虑局部具体内容，主要是加强图像清晰度，便于计算机处理和人工识别。图像分割是指从整体图像中提取感兴趣的目标区域。特征检测是指在分割提取的目标区域进行有用参数提取。提取后的特征用于分析，并通过建立数学模型来进行特征分类。

方法和技术　医学图像处理方法包括图像恢复、图像增强、边缘检测、图像分割等。①图像恢复。改善图像质量，去除图像中的干扰信息。很多因素会导致图像质量下降，如 CT 扫描时病人的呼吸、心跳等动态因素容易造成图像模糊不清。因此，在图像获取时可采用变换、滤波等算法进行图像恢复。②图像增强。对图像进行全局处理，强化信息提取。图像增强技术主要有提高对比度、基于灰度直方图的变换处理、图像减影和平均、空间滤波、频域增强和伪色彩处理等。③边缘检测。利用边缘反映局部灰度变化这一特性，直接将边缘找出来。边缘是图像中具有不同平均灰度的两个区域之间的边界。④图像分割。把一副图像分成具

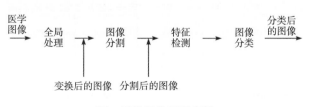

图　医学图像处理步骤

有特性（灰度、颜色、纹理）的区域，提取出感兴趣的目标（单个区域、多个区域或三维结构）。图像分割是图像分析和计算机视觉低层次处理中最基本和最重要的研究内容，将图像中具有特殊含义的敏感区域分割出来是图像分析和理解的关键技术，有助于准确地分辨医学图像中的正常组织结构和异常病变。⑤图像测量。测量图像的几何特征（如面积、形状、圆周等）、强度特征（如灰度分布、均值、标准差）、颜色特征（如颜色分布、纹理特征）等。⑥图像压缩。用特定的算法将源图像的数据进行压缩，占用少量存储空间，同时获得和原始图像尽量逼真的图像，加快图像传输速度。⑦图像配准。寻找两幅图像数据及之间的几何变换关系，是将两幅图像的坐标空间转换到同一个标准空间的过程。⑧图像融合。目的是通过处理多幅图像间的冗余数据来提高图像的可读性，并通过处理多幅图像间的互补信息来提高图像的清晰度。⑨三维可视化。从CT或超声等成像系统获得二维断层图像，将图像格式转化成计算机方便处理的格式。通过二维滤波，减少图像的噪声影响，提高信噪比和消除图像的尾迹。经过三维滤波后，不同组织器官需要进行分割和归类，对同一部位的不同图像进行配准和融合，以利于进一步对某感兴趣部位的操作。根据不同的三维可视化要求和系统平台的能力，选择不同的方法进行三维立体绘制，实现三维重构。

大量医学数据挖掘方法被应用于医学图像处理，包括蚁群算法、模糊集合、人工神经网络、粒子群算法、遗传算法、进化计算、人工免疫算法、粒计算等。例如，使用蚁群优化算法对脑瘤的磁共振灰度图像进行边缘分割和特征提取；使用蚁群优化算法检测糖尿病患者视网膜中视神经盘的彩色解剖图像，其克服了图像自身变化较多的因素对传统方法的干扰。

应用 医学图像处理可应用于疾病诊断、手术治疗、远程医疗、图像检索等方面。①疾病诊断。通过图像处理技术，对医学影像进行缩放、旋转、对比度调节、三维重建，便于临床医生从多角度、多层次对病变部位进行观察、分析，从而提高临床诊断的有效性和正确性。②手术治疗。采用放射治疗时，应用计算机处理的图像数据准确定位放射治疗的部位，可以使无病组织避免受到放射性照射。在计算机辅助手术计划系统和导航系统中，可依据患者影像数据在术前制订手术方案，并进行手术模拟。在手术中进行导航，根据患者在术前的影像数据构建手术部位的解剖空间，将其和由定位技术控制的实时手术空间相重叠，引导手术按预定的正确进程进行，提高手术的精确度。③远程医疗。医学图像处理是医学影像信息系统的核心功能，医学影像信息系统采集、存储、处理的大量基于医学数字影像和通讯标准的医学图像，被用于远程医疗系统、区域间医学影像系统和医院信息系统的数据融合和交换。④图像检索。基于内容的医学图像检索建立在图像处理的基础上，利用医学图像的颜色、形状、纹理、轮廓以及对象的空间关系等基本视觉特征进行检索。通过计算机进行图像处理，实现了对图像特征的自动提取和存储等，提高了图像处理速度，有利于实现医学图像索引和检索的自动化。医学图像处理技术具有再现性好、处理精度高、适用面宽以及灵活度高等优点，但由于医学图像数量的不断增长，医学图像处理对计算机的计算速度、存储容量等都提出了更高的要求。

（钱 庆 吴思竹）

línchuáng xìnxīxué
临床信息学（clinical informatics）

研究收集、储存、检索、分析患者医疗信息、临床研究信息和医学教育信息的现代信息技术及应用的学科。从而提高临床医疗质量、卫生管理与决策和医学教育效果。是临床医学与现代信息科学、计算机科学、现代医院管理学等多种学科相融合而产生的，以提高医疗效果、效率和减少医疗差错，合理配置医疗资源为目的的新兴交叉科学。属于医学信息学的一个研究领域。

学科形成与发展史 早在20世纪60年代，医学信息学在信息科学技术浪潮的背景下应运而生，美国高校开始出现医学信息学相关专业，医院中计算机的应用也开始普及，信息化技术开始用于医院管理及诊疗过程之中。随着医院信息化建设的发展，特别是临床信息系统研究与应用的深入，医学信息学的研究内容也引起讨论和争议，一般开发的信息系统和文献检索方面的研究已不能满足医生在临床医疗中对信息的需求，医学信息的开发和研究开始按照专业化与深入化的需求发展，产生了相对独立的研究方向，由此临床信息学在此过程中得到不断地发展。

研究范围 临床信息学的研究范围主要包含了以下几个方面：①临床信息的研究。通过对各类临床信息的收集、组织和利用等，并在此基础上形成了临床知识库。②临床信息系统的研究。面向临床诊疗和管理的需求，为支持医护人员的临床活动，并提供辅助临床活动的决策，研究建立医生工作站、护理信息系统、实验室信息系统、医学影像信息系统、手术麻醉信息系统、临床决策支持系统等。③临床信息标准的研究。在临床信息的产生、传输、交换和处理中，为采用统一规则、概念、名词、术语、传输格式、表达格式和代码，研究建立的基于语义和语法的信息系统之间的互操作（interoperability）标准。④远程医疗的研究。为促进广范围的诊断与医疗水平的提高，进行数据共享、数据整合与业务流程整合的研究，并在此基础上，利用高速网络进行文字、数值、图像、语音等多种类型数据的综合传输，进行实时多媒体信息交流。⑤医院管理信息系统的建立，通过对医疗活动各阶段产生的信息进行采集、加工和管理，研究临床阶段各种信息和流程的管理，从而为医院临床活动的整体运行提供全面、自动化的高效支持。

研究方法　根据临床信息学研究范围与内容的特点，需采用多种不同研究方法，也可将多种研究方法结合应用。

信息收集　通过各种方式获取所需要的信息。信息收集是信息得以利用的第一步，也是关键的一步。信息收集工作的好坏，直接关系到整个信息管理工作的质量。临床信息产生于病人诊疗活动的全程，有文字、图像、声音、视频等多种类型，可借助多种形式载体将其收集保存，进而整理利用。

信息组织　利用一定的科学规则，通过对信息外在特征和内容特征的表征和排序，实现无序信息流向有序信息流的转换，从而使信息集合达到科学组合，实现信息的有序化与优质化，使之有效流通，促进用户对信息的有效利用的过程。临床信息学的发展过程中，积累了大量可用的原始临床信息，对原始临床信息经过加工、分析、整序、重组而形成有序化数据库，达到更便捷有效的研究利用。

数学统计　对临床诊疗过程中产生的数据，通过统计分析发现其内在规律性，并做出一定精确程度的判断和预测，从而得出有用的结论的过程。

数据挖掘　从大量的数据中通过算法搜索隐藏于其中信息的过程，它是数据库医学知识发现的一种方法。医学数据挖掘可用于决策支持，主要基于人工智能、机器学习、模式识别、统计学、数据库、可视化技术等，高度自动化地分析数据，做出归纳性推理，从中挖掘出潜在知识，帮助决策者做出正确决策。21世纪初，中国临床信息学的研究正从数据管理向循证医学决策支持转变，数据挖掘作为知识发现的有效方法将在提升临床医疗水平、提高医疗效率中发挥重要作用。

实验研究　数据传输、标准研究等方面的研究采用了根据一定理论或假设进行有计划的实践，经过系统研究得出一定科学结论的方法。

文献研究　文献研究法主要指搜集、鉴别、整理文献，并通过对文献的研究形成对事实的科学认识的方法。可以利用已有的文献资料，通过查阅、分析、综合等手段，达到研究的目的。该方法比较经济、便捷，能在较短时间内了解某一领域的基本情况。可以用于对临床信息学领域相关的专业著作、学术报告、期刊论文以及标准文献等资料进行分析，了解临床信息学的政策导向、最新研究成果、发展趋势等。

与邻近学科的关系　临床信息学是随着信息化在临床的应用而发展起来，它是一个跨学科领域，综合了计算机科学、信息科学、认知科学、管理学以及医学的知识应用，是一门新兴交叉科学。自从20世纪60年代后，随着计算机的普及和现代通讯技术的发展应用，在信息科学技术革命的浪潮中，医学信息学应运而生，旨在用信息技术对病人资料管理、临床知识、基础医学、人口资料以及患者护理、公共卫生等相关信息的组织管理方法进行研究和应用。可见，医学信息学涉及医药卫生领域多个方面，临床信息学是医学信息学在临床角度的具体化，是以病人为中心、以诊疗活动为主线，通过信息技术分析和利用患者信息、医疗信息等，从而提升医疗决策和服务水平。医学信息学在生物、公共卫生、公众健康、药学等研究领域还形成了生物信息学、公共卫生信息学、公众健康信息学、药学信息学等。它们与临床信息学共同构成了医学信息学各角度研究的有机整体。临床信息学是在医院不同科室或不同功能区域研究的细化，还催生出医学影像信息学、口腔医学信息学、护理信息学等更为具体化和针对性的研究领域。

此外，循证医学的发展对临床信息学正产生越来越重要的影响，循证医学改变了传统医学的模式，强调最新证据的应用，要求医生对病人的临床决策需建立在最佳研究证据、临床经验和病人意见三方面恰当结合的基础上。在循证医学模式影响下，临床信息学的研究内容也正向支持循证医学个性化诊疗方向靠近，临床决策支持、数据挖掘成为 21 世纪初研究热点；另一方面，临床信息学研究也有效地促进了循证医学发展，使基于证据的医学有证可依，为循证临床决策提供有力支撑。

应用 随着信息技术革命的不断深入，信息技术成为推动医学科学进步的重要引擎，医学实践活动的开展越来越依赖信息化的推动，临床信息学研究对于临床实践活动的作用日益凸显，多种临床信息系统已被成功开发并应用到诊疗过程中，例如医生工作站、护理信息系统、手术麻醉信息系统、实验室信息系统、病理信息系统、医学影像信息系统、重症监护信息系统、临床决策支持系统等都是临床信息学研究在医疗工作和实践中的具体运用。这些系统的应用有助于从以下几个方面提高医疗工作效率、提升医疗质量：①优化业务流程，给医院管理和临床医生提供方便的同时也大大缩短患者等待时间，提高患者就诊效率。②使各类临床信息的采集、处理更为规范，使复杂多样的诊疗信息趋于结构化，方便进一步有效组织和利用。③可以对积累的大量临床信息进行数据挖掘，形成知识库，对诊疗活动进行决策支持。④与循证医学研究相互促进，不断提升医疗质量和医疗服务水平。⑤为医疗改革提供有力保障，解决人民群众看病难、看病贵的问题，为最终实现人人享有医疗保障权利的目标建立相应基础。

（董建成 顾　骏）

línchuáng xìnxī
临床信息（clinical information）

以病人为核心、以诊疗活动为主线产生的所有文字、数字、图像、声音、视频等信息，以及在此基础上形成的临床知识库。是临床信息学的重要内容之一。

20 世纪 60 年代以来，随着计算机的普及和现代通讯技术的发展应用，出现了信息科学技术革命的新浪潮，使得信息迅速赶超上材料、能源成为影响人类社会发展的一种决定性力量。临床信息化建设也在信息技术变革中迅速发展，逐渐积累了大量有价值的临床信息，除了传统纸质等载体记录的诊疗信息外，还出现了海量的存储在电子病历、实验室信息系统、医学影像信息系统等中的电子型信息。临床信息对于临床的实践、科研、教学，以及循证医学研究具有重要作用。

内容 临床信息涵盖的内容包括：①病人基本资料、家庭信息、家族患病史、患者健康摘要、手术史、预防接种史、过敏史、月经史、生育史、历史诊疗记录、历史用药记录。②体格检查记录、检验记录、病程记录、手术记录等病人在医院诊疗全程的原始记录数据。③在以上原始数据基础上整合建立的关于学科、疾病、治疗、卫生经济等方面的主题数据集，以及针对主题数据开发的为相关科研、教学和医疗卫生决策提供辅助支持的知识库。

特点 临床信息因其专业特点及信息的产生和使用环境，具有其相应特性：①多样性。有患者及家属口述或提供的诊疗历史记录、医务人员体检或治疗、护理患者而形成的文字信息，有经仪器检查或化验而产生的数值数据信息，也有来自设备摄录而产生的图像、声音、视频等多媒体信息。②不够规范。临床信息涉及范围广，患者疾病症状多样、且因人而异。另外，中国医学标准工作滞后，标准体系不完善，医务人员在记录临床信息时存在自由发挥，造成临床信息欠规范统一。③涉及伦理、法律、社会问题。由于医患关系的特殊性，医务人员或研究人员在记录、处理和使用临床信息时必然要遵从医学伦理、医疗法律法规和社会道德框架。④隐私性。无论是患者的基本资料还是患者的病情记录均属于个人隐私，临床信息是描述患者病情的信息，因而具有隐私性。在采集、使用过程中都必须遵守隐私保护相关规定。

记录载体与类型 临床信息围绕病人诊疗活动的全程而产生，借助一定载体记录保存，从而便于传播、积累、整理、加工和更好地利用。临床信息内容复杂、形式多样，其记录方式和载体也多种多样。按照不同记录方式和载体，临床信息主要有以下几种存在类型：①书写型，以手工方式，将诊疗过程中的信息记录在纸张、卡片等载体上。②印刷型，采用印刷或打印方式，将信息记录在纸张或塑质薄膜等材料载体上，此方式较适宜批量生产，阅读方便。③胶片型，以感光材料为载体，记录病人相关信息，在医院影像科室应用较多。④声像型，运用录音录像技术，以磁性材料和感光材料为载体记录的诊疗信息。⑤电子型，通过计算机及类似设备，采用数字代码方式将诊疗中的信息存储在磁、光、电介质上，便于远距离传播共享，是网络时代较受欢迎和增长最快的类型。

加工与分类 按照其加工程

度的不同可将临床信息分为以下几类：①原始临床信息，围绕患者诊疗活动首次记录的原始信息，例如入院病历、化验记录、影像记录、病程记录、手术记录等。②二次临床信息，在所集中的某个特定范围的原始临床信息基础上，用科学的方法加工整理、组织编排而形成的条目化、有序化、系统化的信息，有助于更方便的检索和利用。例如医院病案室的病案目录、电子健康档案系统中的条目信息等。③三次临床信息，是指在利用二次临床信息和原始临床信息的基础上，经过加工提炼编纂出的成果。例如临床指南、知识库等。

发展趋势　进入 21 世纪以来，云计算、大数据、物联网等新技术新理念的应用和推广带来了 IT 领域的新变革，健康中国、智慧医疗等规划与建设也正如火如荼地展开，在此背景下，医疗信息化建设迎来新的机遇与挑战，临床信息也必将得到更大范围和更深层次的应用与开发，进一步规范化、结构化、标准化显得尤为重要。随着卫生信息化标准的不断完善，将逐步实现临床信息与居民健康档案的一体化，形成多档合一、共建共享，为健康医疗大数据分析与应用奠定基础。

（董建成　顾骏）

línchuáng zhǐnán

临床指南（clinical guideline）

通过系统综述生成的证据以及对各种备选干预方式的利弊评价之后提出的最优临床诊疗指导意见。又称临床实践指南（clinical practice guideline，CPG），曾使用过的同义词有：方案（protocol）、实践政策（practice policy）、临床政策（clinical policy）、实践参数（practice parameter）、规则标准（algorithms standard）、临床路径（clinical pathway）、共识性声明（consensus statement）等。是临床信息的一项重要应用。临床指南是为了解决不同国家或地区间临床实践的差异、医疗措施使用不当，以及医疗费用持续上涨等问题而产生和发展的。

内涵　按制订方法的不同，临床指南分为共识指南和循证指南。共识指南是该领域中多数专家学者通过会议的形式，经讨论后达成的共识意见而形成的推荐指南。循证指南是基于系统全面收集文献资料的基础上，依据现有证据而确定推荐意见并制订发布。采用循证方法制订临床指南已成为国际主流趋势与共识。原始研究证据、系统评价和 meta 分析是客观展示临床研究结果，分析解释研究结果，为临床决策提供参考依据，而循证临床指南是针对具体临床问题，分析评价最新研究证据后提出具体的推荐意见，以指导临床医生的医疗行为，是弥合最新研究证据和临床实践之间差距的桥梁。

临床指南主要包括以下内容：指南标题、书目来源、指南状态和正文部分。其中正文部分包括：①领域，含指南所关注的疾病类别、临床情景、指南种类、临床专业、针对的用户、指南的目标、目标人群、涉及的干预和方案、主要成果。②方法学，包含采集和选择证据的方法、用于评估证据的质量和强度的方法、用于分析证据的方法、建议强度分级体系等。③建议，分为主要建议和临床算法两部分。主要建议是指南的核心所在，包括特定医疗过程领域内的针对性建议和该指南行使的医学证据分级标准；临床算法是一个形式化的临床解决方案，如树型结构的流程图。④用于支持建议的证据。⑤实行建议所带来的收益/负作用。⑥指南执行说明。

特点与功能　临床指南被广泛关注和应用得益于其全面性、客观性、规范性、指导性、科学性和准确性等特点。同时，临床指南的推荐意见并非金科玉律不容违反，需要不断总结，不断更新，才能真正起到指导作用。

临床指南的功能包括：①可以规范临床诊治，规范医生的医疗行为，避免不必要的检查和治疗，有助于提高医疗效率和质量。②可以帮助临床医生将证据与经验有效应用于临床决策，以提高决策质量。③指南为入门者提供指引作用，有助于年轻医生尽快熟悉规范的临床诊疗过程。④制订和应用指南有助于发现临床研究中的存在问题，为以后的科学研究和临床实践提供方向。⑤能推动将有效的治疗措施用于患者，阻止无效措施，改善疾病预后，提高患者的生存质量。⑥患者可以通过指南了解疾病的转归和诊治方案的利弊，适当参与临床决策。⑦指南有助于医疗卫生资源的合理分配和高效利用，为政府制订卫生政策，医疗机构评估医疗质量，医疗保险机构制订医疗保险政策提供参考。

资源　近二十多年来，临床指南已经成为国际研究热点。医学团体、政府机构及其他组织致力于开发大量的高质量临床指南，通过提供必要而适当的建议以指导临床实践，规范服务，提高服务质量，控制医疗费用。在此领域，英国、美国、新西兰、澳大利亚、加拿大等国取得了卓越的成就。国际上一些权威的发布临床指南的机构和网站主要有：

①英国国家医疗保健优化研究所（National Institute for Health and Care Excellence，NICE）指南（http://www.nice.org.uk/guidance）：由 NICE 组织制订，提供疾病预防和促进健康的国家指南。除临床指南外，NICE 还发布循证公共卫生指南和技术评价。②苏格兰校际指南网络（Scottish intercollegiate guidelines network，SIGN）指南（http://www.sign.ac.uk/guidelines/published/index.html）：由 SIGN 制订，目标是通过制订全国性临床指南减少临床实践差异，改善医疗保健质量，重点关注癌症、心血管疾病和心理卫生等领域。③ NGC 指南（http://www.guideline.gov）：National Guideline Clearinghouse 是由美国卫生健康研究与质量管理机构、美国医学会和美国卫生健康计划协会联合制作的一个提供临床指南和相关证据的功能完善的数据库。NGC 本身不制订临床指南，收集来自全世界各地指南制订机构提供的指南全文，并对指南进行比较。④ NZGG（http://www.nzgg.org.nz）：新西兰临床实践指南研究组（the New Zealand guidelines network，SIGN）是在新西兰卫生委员会领导下建立的，目的是制订和实施循证临床实践指南。发布四个类型的指南：基层医疗服务管理指南、病人转诊和管理指南、第一专科评估准入标准指南和临床优先评估标准指南。

中国临床指南地起步和发展虽然落后于欧美发达国家，并且指南制订的方法学质量也受到广泛争议，但其指南的数量也日益增多。中国政府和各专业学会也陆续制订发布了各种疾病的临床诊治指南，主要涵盖心血管系统、内分泌系统、血液系统、神经/精神系统和肿瘤系统等疾病。由中国医师协会循证医学专业委员会和中华医学杂志社共同发起建设的中国临床指南文库（China guideline clearinghouse，CGC；http://www.cgc-chinaebm.org）是中国收录发表的临床实践指南较全面的资料库，为临床工作者、管理机构和社会大众提供查询临床指南的平台。

（董建成　蒋葵）

línchuáng zhīshikù

临床知识库（clinical knowledge base）

针对临床上某一或某些领域问题求解的需要，采用某种或若干知识表示方式在计算机存储中存储、组织、管理和使用的互相联系的知识片集合。这些知识片包括临床相关的理论知识、事实数据、由专家经验得到的启发式知识等，如某个疾病或学科有关的定义、定理、诊治法则或常识性知识。具有结构化、易操作、易利用、全面有组织的特点，是临床信息的一个重要体现。

特点　人工智能与数据库技术的有机结合，促成了知识库系统的产生与发展。临床知识库是基于医学知识的系统，具有智能性。并不是所有具有智能的程序都拥有知识库，只有基于知识的系统才拥有知识库。许多应用程序都利用知识，其中有的还达到了很高的水平，但这些程序可能并不是基于知识的系统，也不拥有知识库。一般的应用程序与知识库系统之间的区别在于：一般的应用程序是把问题求解的知识隐含地编码在程序中，而知识库系统则将应用领域的问题求解知识显式地表达，并单独地组成一个相对独立的程序实体。临床知识库的主要特点有：①临床知识库中的知识是根据临床应用领域特征、医学背景特征（获取时的医学背景信息）、临床使用特征、医学属性特征等，被构成便于临床利用的、有结构的组织形式。临床知识片一般是模块化的。②临床知识库的知识是有层次的。最底层的是与医学相关的事实知识，中间层是用来控制"事实"的知识，通常用规则、过程等表示；最高层的是临床"策略"，以中间层的知识为控制对象。临床策略也常常被认为是临床规则的规则。因此，临床知识库的基本结构是层次结构，是由临床知识本身的特性所确定的。在临床知识库中，知识片之间通常都存在相互依赖关系，临床规则是最典型、最常用的一种知识片。③临床知识库中可有一种不只属于某一层次（或者说在任一层次都存在）的特殊形式的知识——可信度（或称信任度，置信测度）。对某一疾病、有关症状或体征、诊疗规则或治疗策略都可标以可信度。而在数据库中不存在不确定性的度量，因为在数据库的处理中一切都属于确定型的。④临床知识库中还可存在一个通常被称作典型方法库的特殊部分。如果对于某些疾病的诊疗途径是肯定和必然的，就可以把其作为一部分相当肯定的问题解决途径直接存储在典型方法库中。这种宏观的存储将构成临床知识库的另一部分。在使用这部分知识时，机器推理将只限于选用典型方法库中的某一个部分。

功能　①临床知识库使信息和知识有序化。建立临床知识库，必定要对原有的医学信息和知识做一次大规模的收集和整理，按照一定的方法进行处理和保存，并提供相应的检索手段。经过处理后的医学信息和知识，使大量的隐含知识被编码化和数字化，从原来的混乱状态变得有序化，方便了临床诊疗过程中信息和知识的检索，并为有效使用打下了基础。②临床知识库加快了医学知识和信息的流动，有利于知识共享与交流。医学知识和信息实现了有序化，其寻找和利用时间大大减少，便自然加快了知识和信息的流动，使人们获得医学新信息和新知识的速度大大加快。③临床知识库有利于实现机构和组织间的协作与沟通。临床知识库还可将医务人员的经验和建议加入知识库系统。医务人员在临床工作中解决了难题或发现了诊疗某个疾病的更好方法后，可以将该方法或建议提交给一个由专家组成的评审小组。评审小组对这些建议和方法进行审核，把最好的建议加入临床知识库系统。④临床知识库可以帮助医院和医护人员实现对患者疾病的有效管理。临床诊断和治疗的信息管理一直是十分复杂的工作，年资高深的医务人员和专家团队拥有很多宝贵的经验和信息，但随着他们的工作转变或岗位的调动，这些经验信息和知识便会损失。因此，临床知识库的一个重要内容就是将临床医务人员的重要信息和知识进行保存，以便新的医务人员随时共享和利用。

（董建成）

diànzǐ bìnglì

电子病历 （electronic medical records，EMR）

医疗卫生机构以电子化方式采集、保存和利用的个人健康资料与临床诊疗信息记录。又称电子病案、电子病人记录（electronic patient records，EPR）、计算机化病人记录（computerized patient records；computer-based patient records，CPR），是电子健康档案的重要组成部分。也是临床信息的一个重要体现。电子病历的信息产生于就诊各环节或多个不同的信息系统之中，是临床信息的核心内容，医生工作站、护士工作站和各医技科室的医技工作站是电子病历最主要的生产者和使用者。

记录内容 电子病历以单个患者为单位组织数据，可将单个患者零散的、局部的信息整合到一起，形成有关该患者的连续的医疗记录，取代纸质病历，提供超越纸质病历的服务。具体内容包括：①人口学资料，包括姓名、性别、年龄、民族等。②病史资料：包括发病情况、主要症状及特点、诊断和治疗经过以及个人的婚姻史、生育史、家族史等。③体检资料，包括体温、心率、呼吸、血压、体重等。④实验室检验结果，包括血液、尿液、粪便、痰液、脑脊液检验及其人体脏器功能的检测等。⑤辅助检查结果，包括心电图、B超、内窥镜、X射线、CT、磁共振成像（magnetic resonance imaging，MRI）等。⑥费用支付和补偿记录。⑦循证医学建议、健康指导与诊疗计划等。⑧医护人员信息，如电子签名等。这些信息产生于医疗卫生机构不同部门的信息系统，如人口学资料一般通过挂号预约系统录入，病史、体检和诊疗计划由医生工作站录入，各种检验检查结果由各类专科临床信息系统输入，药物相互作用、医学建议、医疗指南等知识则预先存储或由临床决策支持系统自动生成。负责这些信息的集成、存储、传输、处理与应用的系统称为电子病历系统。它与医院信息系统的各部分融合，从不同部门采集的相应信息，集成存储到临床数据仓库中，然后为各部门的工作提供信息支持。为实现这种集成共享，各系统中的患者信息需遵守共同的临床信息标准。

特点与功能 具有海量数据存储、数据结构灵活、内容形式丰富、可高速处理数据、信息共享方便、利于数据挖掘和分析等特点。发展电子病历有助于：①提高医疗工作效率。提高医疗文书记录的速度、清晰度和准确度，简化记录过程，加快信息传递速度，便于信息随时随地获取。②提高医疗工作质量。以更全面、有效的方式为医生提供患者信息、疾病诊治的临床路径和临床指南，对不合理的医疗行为进行警告等，辅助医生正确决策。③改进医院管理。一是可在医疗过程中及时采集各种原始数据，形成管理指标并及时反馈，达到过程控制目标；二是可在电子病历系统中嵌入临床路径等规范诊疗程序，建立基于电子病历的医生评价系统，结合管理手段，有助于实现医疗成本控制目标。④方便患者信息的异地共享，为远程医疗、患者转诊等提供方便。⑤为宏观医疗管理提供基础信息源。政府管理部门可根据需要，提取数据进行统计分析，辅助制订宏观管理政策、合理安排卫生资源。

应用 自20世纪80年代开始，美国、西欧等国家和地区的一些大医院就开始建立医院内部使用的电子病历。随着医疗保险对电子病历需求的增加和相关标准的应用，1990～2010年代，电子病历在美国、英国、荷兰、日本等国家得到了相当程度的研究和推广。美国于2005年推出了"医疗信息电子化10年计划"，以推进电子病历的应用工作。英国于2005年成立专门机构——国民健康服务链接医疗，负责在全国实现电子病历、网上择医预约和电子处方等服务；荷兰在家庭医生中普及了电子病历。日本于1999年认可电子病历的法律地位，将其作为正式的医疗文档，2010年代初，大阪大学医院等已实现就医流程的无纸化。同时，这些国家都成立了专门的研究机构，将电子病历作为一个重点课题进行研究，并组织医疗机构实施和普及电子病历。

中国大陆于1990年代开始电子病历研究与建设。经过近20年的发展，中国电子病历应用已初具规模，许多医院相继建立了医院范围内的电子病历系统。在军队医院中，"军字一号"工程的电子病历系统已广泛应用，实现了利用计算机开医嘱、写病历、查阅各种化验单、检查单，并能查阅和学习医院内典型病历及病人的各种信息。国家卫生部门自2010年开始，相继印发了《电子病历基本规范（试行）》、《电子病历系统功能规范（试行）》、《基于电子病历的医院信息平台建设技术解决方案》、《电子病历系统功能与应用水平分级评价方法及标准（试行）》等政策文件与标准规范，实施和推进以电子病历为核心的医院信息系统建设试点工作。截至2012年7月，全国共有30个省（区、市）的189家医院被列为电子病历试点医院。

（董建成）

línchuáng xìnxī biāozhǔn

临床信息标准（clinical information standardization）

在临床信息的产生、传输、交换和处理中所采用的统一规则、概念、名词、术语、传输格式、表达格式和代码。是基于标准化的临床信息，建成覆盖广泛的标准化临床信息系统的重要保障，不仅保证了传输中的唯一性、一致性和完整性，而且极大方便了在医疗服务过程及医学科研和政策研究中的有效利用。是临床信息学发展中的重要基础。

中国临床信息标准化建设可以追溯至20世纪90年代军队卫生信息标准研究工作，此后日益受到国家重视。2002年，卫生部制订的《医院信息系统基本功能规范》作为全国医院信息化建设的统一标准正式出台。随后，在卫生部印发的《全国卫生信息化发展规划纲要（2003～2010年）》中，将"统一标准"作为医疗卫生信息化建设的基本原则，明确了标准化工作是信息化建设的基础工作，也是进行信息交流与共享的基本前提，强调了"统一规范、统一代码、统一接口"在医疗卫生信息化建设中的重要作用。2003年年底卫生部信息化工作领导小组先后启动了医院基本数据集标准、公共卫生信息系统基本数据集标准体系、国家卫生信息标准基础框架三个课题。在此背景下，作为医疗卫生标准重要组成部分的临床信息标准研究得到广泛重视，相关标准的制订逐步开展和完善，并在临床诊疗和科研过程中发挥作用。

内涵 临床信息标准的内涵实质是基于语义和语法的信息系统之间的互操作。语法是规范通讯的结构、拼写和文法，具有相同规则；语义是对信息交换内容的规范，用于传达通讯的意义。临床信息标准主要致力于这两个方面的互操作，最终以解决不同时间、不同地点、不同医疗机构对病人医疗信息的储存、传递和利用。

分类与用途 临床信息标准根据其针对语义或语法类型的不同以及用途领域不同，可以分成六类，每一类的主要标准及用途见表所示。

问题与挑战 临床信息标准化建设的目标是最终建成统一规范、无缝集成的区域乃至全国医疗卫生信息系统，实现信息的真正共享。然而，从大范围来看，临床信息标准化建设是一个庞大复杂的系统工程，具有技术难度高、专业涉及面广、应用变化快的特点，涉及多方面的理论和知识，需要有关产品、系统、设施的开发者、建设者、运营管理者的共同参与。从美国的建设经验看，要建成覆盖广泛的标准化临床信息系统需投入高昂代价。中国现有临床信息技术基础薄弱、缺乏专业机构和技术队伍，研究与使用的利益机制难以形成。在各医院中，用户对于应用临床信息标准的意识比较淡薄，以至于对标准的采用存在随意性，部分医院的数据交换格式由软件开发商自己定义，这些情况都限制了临床信息标准发挥其应有的作用。因此，应该由政府主导，在重视临床信息标准研究的同时，强化对已有国家标准和国际通行标准的应用，打破医疗卫生机构各自为政的藩篱，统一领导、统筹规划、各方参与、分工合作、加大投入，尽快完善临床信息标准体系，并做好标准的实施协调和有效利用，全方位提升临床信息标准的研究与应用水平。

（董建成 顾骏）

guójì jíbìng fēnlèifǎ

国际疾病分类法（international classification of diseases，ICD）

世界卫生组织制定的根据疾病的某些特征，按照一定的规则将其分门别类并用编码表示的疾病分类方法。全称为"疾病和相关健康问题国际统计分类（the international statistical classification of diseases and related health problems）"，截至 2015 年底，使用的国际疾病分类法版本为第十版，即 ICD-10，由世界卫生组织于 1993 年修订出版。是临床信息标准中最具权威性、使用最为广泛的疾病分类标准。

1891 年，国际统计研究所组织了死亡原因分类委员会，对死亡进行统一登记；1893 年该委员会主席耶克·贝蒂荣（Jacques Bertillon）提出了名为"国际死亡原因编目"的分类方法，即国际疾病分类法的第一版。此后基本上每 10 年修订一次。1940 年，国际疾病分类法的第 6 次修订版由世界卫生组织承担，首次引入了疾病分类，并强调继续保持用病因分类的哲学思想。世界卫生组织规定，成员国有义务按照国际疾病分类法分类标准报送卫生信息。中国于 1987 年开始正式使用第九版国际疾病分类法（ICD-9）进行疾病和死亡原因的统计分类，截至 2013 年，大部分县级及以上医院仍在使用第九版国际疾病分类法（ICD-9）。

内容 国际疾病分类法依据疾病的四个主要特征，即病因、部位、病理及临床表现，包括：症状体征、分期、分型、性别、年龄、急慢性发病时间等进行分类。每一特性构成一个分类标准，也形成一个分类轴心，由此国际疾病分类法形成了一个由多轴心组成的分类系统。在疾病的命名方面，一个特指的疾病名称被赋予一个特定的编码，可用于在分类里的上下左右联系。

第十版国际疾病分类法有 21 章，共 15.5 万个代码，采用"字母数字编码"形式的 3 位代码和 4 位代码来表示，但肿瘤的形态学编码除外。采用字母数字编码的第一位为英文字母，后 3 位数为阿拉伯数字。前 3 位编码为第

表 临床信息标准分类与描述

标准分类	主要标准	简称	用途描述
数据交换/消息标准	HL7 卫生信息交换标准	HL7	临床及相关的财务、管理数据的交换协议
	医学数字影像和通讯标准	DICOM	数字化医学影像传送、显示与存储标准。当中详细定义了影像及其相关信息的组成格式和交换方法
	临床数据交换标准协会标准	CDISC	临床试验数据的格式标准
	医学数据交换标准	MEDIX	医疗保健服务计算机应用软件之间数据交换的标准
	医疗机构集成规范	IHE	促进医疗信息系统集成，为不同子系统之间的互连提供集成方案
	美国国家药物处方委员会标准	NCPDP	公众药房和第三方付款人之间药品及处方的支付信息和合格性信息的传输
	标准委员会认证标准	ASC X12	用于索赔、资格和付款的电子信息标准
	电气电子工程师协会标准 1073	IEEE1073	医疗设备信息通信
术语标准	国际疾病分类法	ICD-9、ICD-10	疾病临床诊断与手术操作编码，用于分类、检索、统计
	观测指标标识符逻辑命名和编码标准	LOINC	临床实验室检验医嘱及结果的术语
	医学系统命名法-临床术语	SNOMED-CT	描述病理检验结果的医学系统化术语，允许在疾病的多个方面进行编码
	当代医疗操作术语集	CPT	对临床医疗操作和医疗服务进行描述
	国际护理实践分类法	ICNP	将临床护理用语用专业词汇编码表示的系统性、综合性术语集
	Read 临床代码	RCC	用于临床实践的术语编码辞典
	一体化医学语言系统	UMLS	医学术语数据库与概念映射工具
文档标准	连续的医疗记录	CCR	病人医疗活动核心医疗数据记录的文档格式
	临床文档结构	CDA	临床文档（如出院摘要等）的标准交换模型
概念标准	HL7 参考信息模型	HL7 V3 RIM	有利于互操作的共享通用模型。它是所有 HL7 V3 协议规范标准最根本的来源
应用标准	临床语境对象工作组标准	CCOW	判断临床文档上下文语义关系的标准
	疾病诊断相关组	DRGs	以病例诊断和（或）操作作为病例组合的基本依据
结构标准	公共卫生信息网络结构标准	PHIN	定义公共卫生和生物恐怖预警信息系统的结构

十版国际疾病分类法的类目码，具有实际意义，可作为统计分类使用，如 K00-K93 为消化系统疾病。前 4 位编码为第十版国际疾病分类法的亚目码，是 3 位码表示的疾病系统的亚分类，同样具有统计分类意义，如：急性阑尾炎伴腹膜脓肿 K35.1。在第十版国际疾病分类法之前的修订本中，类目码均为纯数字。第十版国际疾病分类法的类目码中的字母与特定的一章相关，26 个英文字母用了 25 个，U 字头作为将来的补码和修改使用。在所有数字位上，一般用 0~7 来表示，8 保留给"其他"类目，9 保留给"未确定"类目。

世界卫生组织在第十版国际疾病分类法中对疾病的亚分类只确认了 4 位编码，各国在引用时可添加扩展码来增加疾病的种类（图）。因此，各国的本地化版本都可以对照转换成标准的第十版国际疾病分类法编码，以便国际间信息的交流。

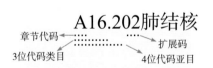

A16.202肺结核

图　肺结核的国际疾病分类法编码标识

功能与特点　与第九版国际疾病分类法相比，第十版国际疾病分类法的主要特点是新、全、细和注重应用方便性，主要表现在：①类目容量扩展，采用字母加数字的编码方法，将类目由 1132 个扩展至 2036 个。②章节发展与调整，由 17 章与两个补充分类发展为 21 章和一个肿瘤形态学编码，并将密切相关的章节调整到邻近。③条目索引扩展，由近

6 万条扩展至 7 万条，方便查找。④分类轴心改变，如部分疾病由优先按并发症分类转变为优先按疾病分型分类，以便于统计和研究。⑤各级标题完整，章节、类目、亚目都有说明它所包含的内容的标题。另外，第十版国际疾病分类法还提供了指导手册，集中了疾病统计和死亡原因统计的规则，并附有简单实例。

应用与意义　国际疾病分类法的建立和推广应用使得疾病名称得以标准化、规范化，已成为卫生信息化、医院信息系统的应用基础；疾病名称的标准化又使疾病统计信息可在世界范围内得以共享，且具有国际可比性，从而反映出不同国家的卫生状况。同时，规范统一的疾病编码有助于国际间科研活动的交流。对于医疗机构而言，国际疾病分类法是医院病案分类的标准，国际疾病分类法编码是病案检索的主要索引之一，统一规范的标准与编码使得病案能够成为医疗、教学和行政管理中使用的工具。通过疾病分类可以将病案中的信息按不同的用途加以归纳，再结合病案中医疗人员的信息及各种检验、治疗的信息，可以对医疗人员的医疗水平与医疗资源利用进行分析，对医疗质量进行评价。

（董建成）

yīxué xìtǒng mìngmíngfǎ-línchuáng shùyǔ

医学系统命名法-临床术语

（ systematized nomenclature of medicine-clinical terms, SNOMED-CT ）　经过系统组织编排、便于计算机处理的医学术语集。是当前国际上广为使用的一种临床医学术语标准，旨在方便临床信息的电子化交换。

1974 年，医学系统命名法第

一版问世；2002 年 1 月，医学系统命名法-参考术语集与英国国家卫生服务部的临床术语（又称 Read 临床代码）相互合并，并经扩充和结构重组为 SNOMED-CT。SNOMED-CT 与第九版和第十版国际疾病分类法（ICD-9、ICD-10）以及英国外科和手术操作分类 OPCS-4 等术语集之间进行了交叉映射，并支持美国国家标准化组织（ American National Standards Institute，ANSI ）规范、医学数字影像和通讯标准、HL7 卫生信息交换标准和国际标准化组织标准。

2007 年 4 月，医学系统命名法-参考术语集被国际健康术语标准制订组织（ international health terminology standards development organization，IHTSDO ）收购，此前美国病理学家协会（ college of american pathologists，CAP ）对其进行了持续更新。

内容　医学系统命名法-参考术语集是一个组配式概念体系（ compositional concept system ），其核心内容是概念表、描述表和关系表；此外还包括历史表、ICD 映射表等。

概念表　包括366 100多个具有唯一性的医疗概念，分为 19 个层面。各层面还可再细分，如以"临床发现"层面为第一个层面，下面又可分为"畸形"、"疾病"、"神经系统上的发现"等 19 个二级层面。具体概念的编码以其代表层面的字母开头，后面加上数字编码，数字编码体现该概念在整个层面中的位置。

描述表　截至 2012 年 1 月，SNOMED-CT 具有超过769 000个有效描述，用以灵活地表达临床概念。这是考虑到每个临床医师使用的术语可能存在一定的个性化特征。例如：慢性胃肠道出血

（chronic gastrointestinal hemorrhage），有的医师习惯写成"chronic gastrointestinal hemorrhage"，或"chronic GI hemorrhage"，或"chronic GI hemorrhage"等。

关系表 大约包含了1.46亿个语义关联。语义关联一方面可以用来组织概念，另一方面可以构成灵活多样的复杂概念表达方式。关联分为"is a"和"其他"两类。"is a"表示"父子"关联，形成上下位的树形结构。这种结构既可作为一种编码顺序，又可以看作是一种分类法。

功能与特点 医学系统命名法-参考术语集所含词条不是独立的、彼此无关的，而是根据一些原则严格组织起来的。为了便于计算机的应用，它还为每个词条赋予唯一的编码。

电子版共分为11个模块：①解剖学（topography，T）用于人、兽医学的解剖学术语。②形态学（morphology，M）用来描述人体结构变化的术语，世界卫生组织《国际疾病分类》中所用编码、术语与之完全一致。③功能（function，F）描述身体生理和病理的功能，包括护理人员使用的对病人观察和诊断的术语。④活有机体（living organisms，L）完整的动、植物学分类，基本包含了所有病原体和动物疾病的传病媒介。⑤化学制品、药品和生物制品（chemicals，drugs and biological products，C）。⑥物理因素、活动和力（physical agents，activities and forces，A）通常与疾病和创伤有关的器具和活动的项目表。⑦职业（occupations，J）国际劳工局的职业目录。⑧社会环境（social context，S）。⑨疾病/诊断（diseases/diagnoses，D）。⑩操作（procedures，P）手术与

操作相关术语。⑪连接词/修饰词（general linkage/modifiers，G）用来连接和修饰每个模块中术语的连接词、描述符及限定词。这11个模块的层次结构通过该词条代码的树型构造表达。每个词条的内容包括：编码、中文名、英文名、类别符等。

应用与意义 SNOMED-CT的核心术语提供了一种通用的语言，可应用于电子医学记录、重症监测、临床决策支持等，为整个医疗行业的信息交流实现了跨越语言和地域界限以及临床学术界限的空前统一，主要体现在：①在临床信息系统中的应用。受控词表在医学信息交换中位于数据处理的核心地位，临床信息系统将通过一系列引擎与受控词表相连接，从而形成可交互的、能够保障病人安全协作医疗服务与监控的突发公卫事件系统、电子病历系统、重症监测系统等，方便数据挖掘与决策分析。②为一体化医学语言系统提供医学术语。一体化医学语言系统是医学术语研究的重要课题，其主要角色是提供多用途的电子化医学词典。自2004年1月开始，SNOMED-CT为其提供了最为广泛和最为重要的医学术语。③在医药学中的作用。在美国国立医学图书馆编制的临床药学标准术语中，SNOMED-CT在公众领域可以提供一些特殊的药品概念与编码信息。两者都可以应用于药品信息系统。④支持英国国民健康信息基础架构。英国制订的国民健康信息基础架构的目标之一是：在保障公民隐私权的前提下，让需要的人能随时随地使用电子病历。为实现这个目标，SNOMED-CT是其采用的主要卫生信息术语标准之一。

（董建成 陈亚兰）

Dāngdài Yīliáo Cāozuò Shùyǔjí

当代医疗操作术语集（current procedural terminology，CPT）对临床医疗操作和医疗服务进行描述的综合性医学操作术语代码集。又称当代操作术语，每年由美国医学会（American Medical Association，AMA）进行更新、修订，并通过版权保护。是临床信息标准中统一内、外科诊断和治疗性操作的编码体系。

当代医疗操作术语集最早由美国医学会（AMA）于1966年编制和发表。第二版于1970年发行，其代码由原来的4位升至5位，并将实验室操作收录其中。第三版于1973年发表，第四版于1977年出版，并采用定期更新系统，以适应快速变化的医疗环境。自1983年开始，当代医疗操作术语集逐渐应用到美国医疗保险和医疗补助服务中心的医疗保险系统中。

内容 当代医疗操作术语集包括三类编码。

Ⅰ类编码 永久性代码，通常采用5位数组成的"数字编码"形式表示，有超过8000个独特的编码，近9万条术语。可分为六个范畴：评估与处置（E/M）；麻醉；外科学；放射学（包括核医学和超声诊断学）；病理学和实验室检查；内科学。评估与处置（E/M）部分根据病史、体检、医疗决策三个内容进行级别分类，有3~5个级别的编码，范围：99 201~99 499，可为病人护理提供最佳的诊疗服务；麻醉部分包括麻醉护理——术前、术中、术后，范围：00 100~01 999、99 100~99 150，用于编码由医生执行或监督的麻醉服务；外科学部分涉及内容最多，包括肌肉骨骼、呼吸、消化、心血管、泌尿、生殖、神

经等，范围：10 021～69 990，编码用于外科手术方案——术前、术中、术后；放射学部分用于编码由医生执行或监督的放射服务，编码范围 70 010～79 999；病理学和实验室检查部分用于编码由医生和技师监督提供的服务，编码范围 80 047～89 398，整个程序包括预约检查、取/处理样品、执行检查、分析/报告检验结果；内科学部分包括医生/卫生保健者提供的多种类型的评估、治疗和诊断过程，编码范围 90 281～99 099、99 151～99 199、99 500～99 607。Ⅰ类编码每年修订，并于 10 月份发表新版本，可分为两种版本，标准年度版和定位于特殊专业的各种版本，如病理学与检验医学年度袖珍手册，此外每月发布编码简讯《当代医疗操作术语集助手》。

Ⅱ类编码　采用"字母数字编码"形式表示，前四位数为阿拉伯数字，后面接英文字母"F"，可分为 9 个范畴：综合措施，0001F～0015F；病人管理，0500F～0575F；病史，1000F～1220F；体检，2000F～2050F；诊断/筛选过程或结果，3006F～3573F；治疗、预防或其他干预，4000F～4306F；定期复查或其他结果，5005F～5100F；病人安全，6005F～6045F；结构性措施，7010F～7025F。Ⅱ类编码用来编码包含评估、管理或者医疗服务在内的临床部分，在管理和监测病人护理方面用来跟踪医生绩效，主要是为了提高护理质量而不是为了计费。Ⅱ类编码每年 1 月和 7 月更新、修订。

Ⅲ类编码　于 2002 年提出，也采用"字母数字编码"形式表示，前四位数为阿拉伯数字，后面接英文字母，范围：0016T～

0207T，一般位于 CPT 的单独部分，并紧接内科学编码后面，方便收集数据和评估新服务及程序，用来编码没有分配 CPT 的新技术、服务或者程序，并允许研究人员追踪新兴技术。Ⅲ类编码每半年更新、修订。

功能与特点　当代医疗操作术语集编码与第九版和第十版国际疾病分类法的编码功能相似，但前者往往倾向于围绕操作进行组织，而后者则更侧重于诊断，即前者能识别所提供的服务，而不是索赔诊断的服务。CPT 的主要特点是新、全、细和注重应用方便性，主要表现在：①每年更新、修订，能适应快速发展的医疗环境。②提供编码的详细描述，将复杂而具体的医疗程序转变为数字，采用数字型及数字字母型编码方法，帮助医生和病案保管人员简化病历，方便查找及收费。③分为三类编码，每类编码又分为若干范畴，各个范畴中类、亚类、次亚类都有说明它所包括的内容的标题，且每类编码前面都有指导方针，便于医生、护士及其他医疗保健者检索、学习。④手册附有括号注释，附录 A 部分的修饰符是程序编码的后缀，由两个数字表示，表明减少或者扩大医疗服务、双边程序或者服务的专业部分，附录 B 总结新增、删除或者修改的编码，能为医生、护士、助理医师搜索新编码提供便利。

应用与意义　CPT 的建立和推广应用使得当代医疗操作术语得以标准化、规范化，可促进医生之间术语的标准化。作为一种简略表达方法，可帮助医生及病案保管人员简化病历。作为门诊医师服务的标准编码系统，它提供精确描述医学、外科和诊断服

务的统一语言，可实现全国范围内医生、患者、第三方之间有效的信息交流，并为第三方付款（医疗保险）提供一个标准术语，一个一致的、可比较的编码方案。此外，在行政管理及公共和私人的健康保险程序中，采用字母数字的编码方法来编码医学服务和程序可降低使用抽象记录和图表分析的要求，从而减少医生及其他保健人员的工作量。

（董建成　杨丽丽）

jíbìng zhěnduàn xiāngguānzǔ
疾病诊断相关组（diagnosis-related group，DRG）

以病例诊断和（或）操作作为基本依据的一种病例组合。是临床信息标准中可在临床应用的基本依据。它综合考虑病例的个体特征，如主要诊断、次要诊断、合并症、并发症、年龄、性别等，将临床过程相近、费用消耗相似的病例分到同一个疾病诊断相关组中。DRG 一方面能够反映病例的临床实际情况、诊疗需求和医疗服务利用，并能够比较客观地反映治疗效果；另一方面，因为医疗服务提供的过程伴随着医疗资源的消耗，反映临床实际的 DRG 也能够比较真实地反映医疗资源的消耗，特别是能够有效地区分不同疾病的病例类别之间资源消耗的差异程度。

内容　第一代 DRG 是由美国耶鲁大学卫生研究中心米尔（Mill）等人经近 10 年的研究于 1976 年完成，通过对三个州的近 70 万份出院病例的病例总结，首次根据共同的解剖学和病理生理学特点或临床特点而将所有的病例划成 83 个主要诊断类目，接着再按第一诊断、第二诊断、主要手术操作、年龄等变数进行划分。最后将病人划成 383 个 DRG，每

组的病例都具有相同的临床特点及相同的住院天数。

第二代 DRG 于 1981 年完成，从 300 多所医院按地理、地位、功能及大小不同随机抽样 40 万份病例，通过计算机系统以住院天数为重要依据将病例分成 467 个 DRG。第二代 DRG 导入了依据疾病诊断与收费标准的支付方式，采用了第九版国际疾病分类法分类编码，在第一代的基础上扩充了许多相关资料，如增加了入院方式、转归等，使第二代组内的病例具有相同的临床特点、相同的住院天数及资源消耗。1983 年 10 月 1 日起，被美国国家卫生财政管理局正式作为预付款制度的基础依据，实行对医院费用的补偿，并规定每年都要对实施过程中出现的问题进行修订。1986 年公布第三版，疾病诊断相关组由第二版的 467 组增至 473 组。1990 年以后，实行适合所有年龄患者的全部病人疾病诊断相关组版本，共有 785 个分组编号，实际具有 607 个疾病诊断相关组。

功能与特点 DRG 是以病例的诊断和（或）操作作为病例组合的基本依据，综合考虑了病例的个体特征如年龄、主要疾病、并发症和伴随病，将临床过程相近、费用消耗相似的病例分到同一组中。

DRG 是运用统计控制理论的原理将住院病人归类的方法，主要特点有两个：一是按照病人疾病种类、严重程度、治疗手段等特点对相关疾病进行分组；二是医疗保险的给付方不是按照病人在院的实际花费付账，而是按病人所属的疾病相关分组付账。这种付费模式等于把控制医疗费用的任务移转给医院及医师，医院只有以低于固定价格的费用来提供医疗服务，才能获得利润空间。

DRG 采用疾病群的归类方法，即根据最新的数据，把平均花费接近的疾病归到一类中，并且每年都会根据当年的数据对疾病重新划分，这样就可以使 DRG 与医疗保持同步。

应用与意义 自美国率先实施 DRG 后，许多国家纷纷效仿。部分欧洲国家直接引用美国的国家卫生财政管理局版疾病诊断相关组和全部病人疾病诊断相关组方案，如挪威、瑞典、葡萄牙等国。但更多的国家则是引进 DRG 的病例组合技术，再根据本国情况制订自己的病例组合方案，如加拿大、澳大利亚、法国、匈牙利等。

由于 DRG 对控制费用较有效果，许多亚洲国家也在研究 DRG。韩国、新加坡等已开展研究。与此同时，日本学者对采用疾病诊断相关组一定额支付方式进行了深入的理论政策研究后，认为日本不具备正式引进推广 DRG 的条件，但在此基础上，推出了不同疾病类别的平均住院日数，虽然这种单纯的"疾病类别"与 DRG "诊断群"的划分大相径庭，但对病人住院天数的控制仍起到了非常积极的作用。

中国也同样面临医疗费用增长过快和如何有效控制的严峻问题。20 世纪 80 年代末，中国许多学者开始研究基于 DRG 的付费方式，并在医院改革方面尝试引入该机制。至 90 年代中期以后，有关单病种及其费用的研究逐渐集中到探讨建立适合中国国情的诊断相关分组及研究制订各组病症的基本诊疗收费标准、成本核算等方面。通过 DRG，行政管理部门可以对不同的医疗机构、不同的诊疗专业进行较为客观的医疗质量、服务绩效评价比较，并应用于付费机制改革。各省（区、市）完成本省住院病案首页信息采集与报送工作后，可利用诊断相关疾病分组的方法，对医院开展服务绩效等相关评价。

DRG 的主要意义表现在：①有助于激励医院加强医疗质量管理，迫使医院为获得利润主动降低成本，缩短住院天数，减少诱导性医疗费用支付，可有效控制医疗费用的不合理上涨。②有利于促进医院建立健全成本核算体系，降低经营成本，提高医院的经济效益。③可促使医院加强对病人诊疗过程的管理，促进疾病诊疗的规范化，激励医疗机构提高服务质量。④可进一步促进医院标准化管理和医院信息系统建设。⑤促进合理医疗技术与设备的研究与发展，可限制高尖设备的过分使用。⑥可作为评价医院病例组合、医疗质量的客观标准，还可用于制订收支预算、拟订卫生服务计划和医疗市场调查研究等管理领域，解决科学衡量医院效率、效益的标准问题。

（董建成　陈亚兰）

Guāncè Zhǐbiāo Biāozhìfú Luójí
Mìngmíng Hé Biānmǎ Biāozhǔn

观测指标标识符逻辑命名和编码标准（logical observation identifiers names and codes, LOINC）

标识医学检验项目和其他临床观测指标的通用代码和名称标准。又称观测指标标识符逻辑命名和编码系统。最新版本为 2.46 版，由雷根斯基夫（Regenstrief）研究院于 2013 年 12 月 26 日发布，收录的试验和临床观测指标已超过 3 万条。

1994 年，国际上公认的非营利性医学研究机构雷根斯基夫研究院针对临床医疗保健与管理工作在电子数据库方面的需求，创建了观测指标标识符逻辑命名和编码标准，并一直承担着该标准的维护工作。公众可免费获取和使用该标准。

内容 观测指标标识符逻辑命名和编码标准的构建依据一个六轴概念表达模型，其主要内容为代码和全称。

每个代码分别与该标准中所定义的实验室检验项目及临床观测指标呈一一对应关系。组成全称的六个字段分别对应于表达模型的六个轴：①成分或称分析物，如钾、血红蛋白、丙型肝炎病毒抗原等。②属性类型，即分析物被检测的属性的种类，如质量浓度、酶活性等。③时间特征，即观测指标针对的是某一时刻，还是一段时间。前者如时间点型，又称 PT 型，时刻型；后者如 24 h 尿液标本等类似指标。确切时间型属于时间特征轴的一个特殊取值，赋予该值时，采集标本的确切时间将被单独作为 HL7 卫生信息交换标准或医学数字影像和通讯标准等标准消息中的一个部分来发送，而不包括在其全称中。④体系，对大多数实验室指标而言，又常常称为标本类型，如尿液、全血和血清等。⑤标尺类型。观测指标有四种标尺类型，定性型是真正的测量指标；等级型，又称序数型，其结果的可能取值为一套有序的或具有秩次的选项；名义型，如大肠埃希菌、金黄色葡萄球菌等；叙述型，如骨髓细胞分析结果中的诊断建议。⑥方法，获得检测结果或其他观测指标数据时所采用的方法。适当的时候才使用这一字段。对于很多指标而言，只需上述五个字段即可确定其全称。

功能与特点 观测指标标识

符逻辑命名和编码标准提供的是一套用于标识实验室检验项目和临床观测指标的通用的名称和标识代码。其目的是促进实验室检验项目和临床观测指标结果的交换与共享。从医学概念表达的角度讲，其内容属于一种控制性词汇，其内在的医学概念表达模型是实现临床实验室数据信息标准化的一个编码方案。

应用与意义 观测指标标识符逻辑命名和编码标准并不是要传送试验或观测指标的所有可能的信息，而只是对试验结果或临床观测指标加以标识。有关样本和试验方法的非常详细的信息以及信源实验室的标识，则可利用标准消息中的其他字段来传送。该编码标准的采用，将极大地提高本地代码与通用观测指标标识符逻辑命名和编码标准代码之间的对照效率和精确度，并有利于对照自动化的实现。若没有统一的通用编码标准，参与通讯的系统之间只能是两两相互对照。如果有 N 个系统需相互连接，则总共要完成 N(N-1) 次对照，若参与临床数据信息交换的各个系统均采用观测指标标识符逻辑命名和编码标准，每个系统则仅需对照一次即可。这样，所需对照的总次数就会大量减少，从而大大减少实现标准化接口所需的时间和费用。

（董建成 杨 剑）

Guójì Hùlǐ Shíjiàn Fēnlèifǎ

国际护理实践分类法（international classification for nursing practice, ICNP）

集护理现象分类、护理行为分类和护理结局分类为一体的护理实践分类方法。是将临床护理用语用专业词汇编码表示的系统性、综合性的术语集。现行版本为 2013 年发布的

2.0 版。

国际护理实践分类法的形成过程包括对护理实践语言进行命名、分类、排序、记录、校对，最后形成护理实践术语集。1989年，国际护士协会为了发展一种国际通用的标准化护理用语，开始组织其开发工作，1996 年发行了护理现象和护理行为分类第 1 版（α 版），1997 年发表了护理结果分类大纲。1999 年出版了国际护理实践分类法试行版第 2 版（β 版）。2000 年发布了涵盖 4 种语言的国际护理实践分类法浏览器，即以该分类法为基础的护理电子化记录软件系统。此后经过欧美国家及日本的使用和论证研究，国际护理实践分类法试行版第 2 版的修订版（β2 版）于 2001 年出版。2008 年，世界卫生组织将该标准列为其国际标准术语分类家族中的一员。

中国台湾于 1997 年完成了国际护理实践分类法的翻译工作，并逐渐推广应用。中国大陆于 2007 年开始翻译该标准，出版英汉对照版《国际护理实践分类（第 2 版）》，随后简体中文版在国际护理实践分类法官方网站上发布推广。

内容 国际护理实践分类法以国际标准化组织 ISO18104：2003 为标准，形成护理现象、护理行为及护理结局的语言描述和定义。

护理现象分类 护理现象是与护理实践相关的健康因素，用来制订护理诊断，是护理的焦点。护理现象分类是一个多轴系、分等级的结构，共分八个轴系：焦点、判断、频率、持续时间、分布、身体部分、可能性、信息表达者。

护理行为分类 护理行为是护士在护理实践中依据其临床决

策和知识，为服务对象的健康结局所做的处置。护理行为分类也是一个多轴系、分等级的结构，共分8个轴系：行为类型、对象、方法、时间、分布、部位、途径、受益人。

护理结果分类　护理结果是护理诊断和介入后的护理评估和状态，是在某个特定时间内，护理行为所关注的焦点在该行为影响下发生改变的结果，即护理效果。例如：观察到有关疼痛、营养、生殖和泌尿功能方面的护理问题，转变为国际护理实践分类法的条目来描述是：①护理现象，包括中等程度的泌尿排泄功能不良、高度的营养缺乏、治疗手段无效。②护理行为，包括排泄功能训练、营养评估、护理管理。③护理结果，包括泌尿排泄功能不良转为轻度、营养缺乏转为低度、治疗手段无效转为低度。

功能与特点　国际护理实践分类法的主要特点是多样性、灵活性、唯一性及注重应用方便性。①与第一版本相比，第二版采用多轴分类系统，把复杂的概念分解成不同的轴系，增加了分类的多样性和灵活性。②与其他标准化护理术语体系（如北美护理诊断协会分类法）不同，国际护理实践分类法提供描述广泛的护理实践结构框架和丰富词汇，包含有名称、分类及护理行为与结局等护理现象的链接，可按照一定的逻辑关系构词造句，能适应卫生服务不断发展而需要新护理术语带来的挑战。③各个领域树状层次结构即轴、亚轴、次亚轴及术语释义都有说明它所包含内容的标题，便于护理人员用专业术语规范护理描述用语。④提供结构化的护理记录词汇及交叉比照术语列表，可实现表单化及信息

化护理记录模型，有助于形成结构化的护理记录，可节省书写护理记录时间。⑤其术语的规范性及代码的唯一性，使护理实践能以统一规范的语言在各类信息系统中得以体现。

应用与意义　国际护理实践分类法的建立和推广使得护理专业语言得以标准化、规范化，为制订临床护理决策提供科学依据，能促进护士之间以及护士与其他医务人员之间的沟通；规范统一的护理专业语言和分类系统，已成为护理信息系统、护理数据库系统的应用基础，有助于推动临床护理信息系统的标准化；临床护理用语的标准化使不同病人总体、不同场所、不同地区和时间的基本护理资料具有可比性，可促进护理科研工作；同时，将护理实践加以整理，方便说明护理的内容，体现了护理的整体观；将护理实践加以分类，方便管理、研究、教学、沟通及分享；将护理实践加以编码，作为护理记录电子化的基础，与现代的信息技术兼容，能保持护理领域的与时俱进，便于不同人群地域进行比较，并为管理、教育提供数据，达到影响护理教育和健康政策的目的。

（董建成　杨丽丽）

Read Línchuáng Dàimǎ

Read 临床代码（Read clinical codes，RCC）

运用分级结构对临床实践的术语进行排列，进而便于计算机访问和使用的编码辞典。由英国国家卫生服务部于1994年修订出版，现行版本为第三版临床术语（clinical terms version 3，CTV3），并于每年的四月和十月分别进行一次修订。

20世纪80年代，英国全科职业医师詹姆斯·瑞德（James

Read）编制 Read 临床代码第一版。1990 年由英国国家卫生服务部接管，修订出版了第二版，改版增加了一位字母数字字符组以调节额外的细节。并于 1994 年发布第三版，该版本采用全新的、更为复杂的架构，使得其具有更大的覆盖范围和灵活性。

内容　Read 临床代码支持多项病人情况的详细临床代码，包括职业、社会环境、民族宗教、临床症状、体征和观察、实验室测试和结果、诊断、治疗或外科手术的进行，以及各种管理项目。

Read 临床代码是为电子病历而特别开发的，目的是覆盖电子病历中可能使用的所有术语和医疗卫生领域的所有范围。第三版使用 5 位字母数字代码，理论上允许六亿五千多万个代码。每一代码代表一个临床概念和相关的"首选术语"。每一个代码可以与多个日常用语中使用的同义词、首字母缩写词、人名、简缩词等联接起来，并且按照这些概念已分级的结构顺序排列，每一层面的下一级表示更细分的概念。Read 临床代码与所有广泛使用的其他标准分类法相兼容并相互参照，如第九版国际疾病分类法、疾病诊断相关组、第四版当代医疗操作术语集、英国外科和手术操作分类 OPCS-4 等。

第三版 Read 临床代码结构包括：概念文件、术语文件、描述文件、层次文件、冗余编码映射文件、密钥文件、相互对应文件和模板文件等。其分别如下所示：①概念文件。即分配 5 个字符的字母数字 Read 临床代码到每个概念。②术语文件。即将每个术语分配一个术语编号，这些编号同样是 5 个字符的字母或数字代码。这个文件可以储存三种不同长度

的术语：30 字符、60 字符和 198 字符。③描述文件。即将术语链接到概念。如果一个概念可以被多个术语描述，描述文件将指定某个术语作为"首选术语"，其他为"同义词"。④层次文件。在第三版中，层次以一系列"父子"链接的形式构成。⑤冗余编码映射文件。即把冗余概念映射到当前适当的概念。⑥密钥文件。即将字母数字密钥链接到术语文件中的术语编码代码。密钥自动生成，用户可以输入它们来搜索术语。⑦相互对应文件。即将 Read 临床代码映射到分类法。⑧模板文件。即允许 Read 临床代码概念相结合，以便使用限定符来定义补充的细节。

功能与特点 第三版试图解决早期版本中存在的严重技术局限性，并取得了根本性的进步，包括：①虽然代码保持 5 个字节的长度，但是代码与代码之间的等级关系不再是通过代码本身表现出来，而是通过一张二进制亲子关系表予以列出。②代码独立地存在于相关的术语中，这些术语通常以字母"Y"开头，并有 5 个字节代码。③概念代码和术语都有发布状态，因此允许编写错误得到纠正。④大规模的专业咨询活动——"临床术语工程"——导致第三版的内容显著扩张，包括对各种"医学职业联盟"的改进支持，如语言治疗、物理治疗和社区护理。⑤形成比单个代码更加详细的语义符合表达式。⑥部分建模定义提供了多个概念。

应用与意义 Read 临床代码主要用于支持信息化的电子病历。这个病历可用于观察来自不同观点展示的病人记录，如临床审计、生产报告、研究等。随着医学科学和实践的进步，Read 临床代码

的结构将纳入新的术语和概念。2002 年 1 月，英国国家卫生服务部将 Read 临床代码并入医学系统命名法-临床术语，并将后者作为国民健康服务体系医疗记录服务的标准术语集。

（董建成 陈轶）

HL7 Wèishēng Xìnxī Jiāohuàn Biāozhǔn

HL7 卫生信息交换标准（health level 7，HL7）

医疗卫生机构之间，医疗卫生机构与行政部门、保险机构及其他相关单位之间各种不同信息系统数据交换的一套规范。又称医疗卫生第七层协议标准（healthcare-based level 7 protocol standard）。第一版由 HL7（health level 7，一个从事卫生信息交换标准研究与开发的国际性机构）于 1987 年推出，现行版本有第二版（V2.x）和第三版（V3）两大类。截至 2013 年，世界上大部分医院内信息系统数据交换均使用第二版 HL7 卫生信息交换标准（HL7 V2.x），其最新版本为 2011 年发布的第 2.7 版（HL7 V2.7）。2000 年，基于统一参考信息模型的第三版卫生信息交换标准（HL7 V3.0）发布，改版可大大提高信息系统数据交换的自动化水平，但其应用程度尚不如第二版。

内容 HL7 卫生信息交换标准的第二版（HL7 V2.x）和第三版（HL7 V3.0）采用完全不同的结构。

第二版 HL7 卫生信息交换标准（HL7 V2.x） 其消息内容一般由消息（message）、段（segment）、字段（field）、元素（component）、子元素（sub-component）组成。一条 HL7 V2.x 消息可以由一组顺序排列的段组成。段是一组字段的逻辑组合。按协

议约定，段是以 3 个大写的英文字母开始，称之为"段 ID"。字段、元素、子元素都是描述 HL7 V2.x 数据类型的一种形式。字段可以由基本数据类型表示，也可以由基本数据类型组合而成的复合数据类型表示。当字段由复合数据类型组成时，可以认为这个字段是由若干个元素组成的；同理，元素也可以由若干个子元素联合表述；子元素是协议中的最小数据单元，一般认为子元素必须是 7 个基本数据类型中的一个。再加上消息定义符，段的终止符"<cr>"、字符的分隔符"|"、组件的分隔符"^"，HL7 V2.x 消息就是这些逻辑和相互关联数据的集合。

第三版 HL7 卫生信息交换标准（HL7 V3.0） 利用可扩展标记语言表达数据结构。可扩展标记语言具有自描述性，语言的标志或属性可以反映数据的性质，因此这些数据可被不同程序用于不同用途，如数据提取和建立索引等，其面向数据交换的特性推动了半结构化数据管理应用模式的发展。通过各个系统生成包含第三版 HL7 卫生信息交换标准（HL7 V3.0）消息内容的可扩展标记语言文档，或从可扩展标记语言文档中解析第三版 HL7 卫生信息交换标准（HL7 V3.0）消息，不同系统就能够交换和处理消息。采用可扩展标记语言的第三版 HL7 卫生信息交换标准（HL7 V3.0）消息比第二版（HL7 V2.x）的消息的长度大大增加，但增加部分主要是对消息结果的定义和说明，借助这些提示信息，易于准确识别和理解消息内容。

功能与特点 HL7 卫生信息交换标准的第二版（HL7 V2.x）和第三版（HL7 V3.0）采用完全

不同的结构实现同样的目标，具有一些共同的特点：①完整性。对基本的医嘱、财务、检验信息都有了规范的描述，而且做得非常详细，如病人的饮食忌讳，宗教信仰等按照相应的国际标准组织（International Standard Organization，ISO）的标准描述。②可实现性。选择开放系统互联（Open System Interconnection，OSI）第七层做标准，保证其可实现性。③兼容和扩展性。包括对中药计量单位的支持。④缺乏安全性。尽管 HL7 卫生信息交换标准支持数字签名，但其开发模式和兼容性导致安全性很难保障，需要依靠网络底层协议的保证。

应用与意义 HL7 卫生信息交换标准架构起医疗机构内部、医疗机构之间及医疗机构与其他相关单位信息系统之间的沟通桥梁。医疗卫生行业具有复杂的业务环境，行业内信息系统提供商数量巨大，通过遵循 HL7 卫生信息交换标准，实现医疗卫生数据的传输和交换，具有诸多方面的好处：①是世界范围内医疗卫生行业的权威标准，服务商和解决方案提供商能够更便捷的整合系统，降低医疗卫生机构的成本。②构建在高层次概念模型上，具有长久稳定性，可以延长信息系统的寿命和效率，同时提供与外部相关系统如保险系统标准化交互的可能性。③使信息系统开发者能够集中精力研发核心的业务功能以及加强质量管控，而不必再费时费力去为不同信息系统交互数据做单独的接口。④为大范围电子健康档案、电子病历的共享实现奠定了基础，有利于减少医疗差错，实现医疗卫生数据的有效应用。

（董建成 杨 剑）

yīxué shùzì yǐngxiàng hé tōngxùn biāozhǔn

医学数字影像和通讯标准（digital imaging and communication in medicine，DICOM） 关于医学数字影像和通讯的国际标准。为医学图像及其他数字信息在各种医疗设备之间的传输定义了统一的规范。它是一个开放的标准，可以解决来自不同生产厂家的各种医疗设备间的互联问题，是建设图像存储与传输系统（picture archiving and communication systems，PACS）被广泛遵循的一个标准，也是系统成功运行的关键。

在医学影像信息学的发展和图像存储与传输系统的研究过程中，由于医疗设备生产厂商的不同，造成了各种设备输出的医学图像存储格式和传输方式千差万别，使得医学影像及其相关信息在不同系统、不同应用之间的交换受到严重阻碍。该标准最初是由美国放射学会（American College of Radiology，ACR）及全美电子厂商联合会（National Electrical Manufacturers Association，NEMA）联合推出了数字医学图像通信协议。2006 年，ACR-NEMA标准发展到第三版，并改名为医学数字影像和通讯标准，该标准涵盖了医学数字图像（放射图像、心电图、内窥镜、病理切片和其他类型图像）的采集、归档、通信、显示及查询等几乎所有信息交换过程，已成为北美、欧洲及日本各国在医学信息领域影像应用的标准。

内容 第三版医学数字影像和通讯标准（DICOM3.0）的文件内容由 18 个部分组成，内容概要如下：①引言与概述，简要介绍了 DICOM 的概念及其组成。②一致性声明，精确地定义了声明 DICOM 要求制造商精确地描述其产品的 DICOM 兼容性。③利用面向对象的方法，定义了普通性、复合型两类信息对象类。④服务类，一个服务类与一个或多个信息对象通过一个或多个作用于这些信息对象的命令相关联。⑤数据结构及语义，该部分定义了医学图像的数据结构。⑥数据字典，描述了所有信息对象是由数据元素组成的，数据元素是对属性值的编码。⑦消息交换，定义了进行消息交换通讯的医学图像应用实体所用到的服务和协议。⑧消息交换的网络通讯支持，说明了在网络环境下的通讯服务和支持 DICOM 应用进行消息交换的必要的上层协议。⑨消息交换的点对点通讯支持。⑩便于数据互换的介质存储方式和文件格式。除此之外，还包含介质存储应用框架；便于数据互换的介质格式和物理介质；打印管理的点对点通讯支持；亮度［灰度］色标显示功能标准；安全性概述；绘制资源目录；信息解释；Web 获取 DICOM 永久对象等内容。

DICOM 协议允许将数据传输的结果保存成数字医学图像文件的形式。典型的数字医学图像文件结构由三个部分组成（图）：

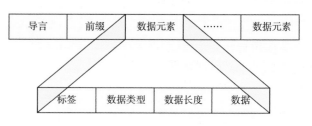

图 医学数字影像和通讯标准文件格式

①导言，共 128 个字节，放置文件的有关说明。②前缀，共 4 个字节，规定为 D、I、C、M 共 4 个字符，可用以判断该文件是否为 DICOM 文件。③数据元素，一般会有多组数据元素，每个数据元素对应一个信息对象定义的属性。数据元素一般由标签、数据类型、数据长度和数据四个部分组成。其中数据类型是可选的，由传输语法决定。

其中导言和前缀组成头文件，存放患者信息和图像的总体指标。数据元素是医学数据元素的有序结合，其中包含诸如设备类型、传输句法、病人信息、图像存储参数、像素数据等资料。

功能与特点 与其他常见的数字图像格式相比，DICOM 具有以下特点：①它支持在网络环境中使用标准的网络协议的操作，如开放式系统互联（open system interconnection，OSI）和传输控制协议/互联网协议（transmission control protocol/internet protocol，TCP/IP）。②它通过服务类别的概念，指定了命令和相关数据的语义，详细说明了名称与标准兼容的设备如何对命令做出应答和数据如何被交换。③它详述了兼容性的等级，描述了一个实现者必须如何构造一个与所选的特殊选项兼容的前面的版本指定了兼容性等级的最小集合。④它按照多部分的文档结构来组织，这种结构使标准在迅速发展的环境中的演变更为容易。⑤它提出了明确的信息对象，并不只是针对图像和图形，还有研究、报告等。⑥它为唯一地识别任何信息对象指定了一个确定的技术，这促进了在网络上运作的信息对象之间的关系的明确定义。

应用与意义 DICOM 的主要功能是解决医学信息领域中数字信息的交换问题。DICOM 指定如下内容：①网络通信。DICOM 标准规定了一系列需要被遵守的通信协议，而且需要设备生产商宣称与 DICOM 标准的一致性。②使用通信协议进行交换的命令及相关信息的语法和语义。③存储介质通信。DICOM 规定了一系列需要被遵守的存储介质服务、文件格式和医疗目录结构，以方便存取存储在可交换介质上的图像和相关信息。④DICOM 规定必须指明设备实现了标准中的哪些一致性等实现不同医疗设备之间的互联，方便不同医疗成像设备之间的互操作性。DICOM 实现了医学影像信息交换，使得与医院信息系统、远程安装服务等系统的集成变为可能，推动了医学影像信息的共享。除了图像数据，DICOM3.0 加入标准的结构化报告（structure report，SR），使得图像诊断的文本信息得到共享。另外，标准还在安全性（隐私和授权）方面添加了 TSL/SSL、数字签名、数字授权、数据加密支持。

（董建成 吴辉群）

Yīxué Shùjù Jiāohuàn Biāozhǔn

医学数据交换标准（medical data interchange，MEDIX） 运用标准化方法对医学数据范围内的重复性事物和概念制订的统一、规范的和具有定义的标准。该标准可以消除或者在很大程度上减少用户接口编程及其软件的程序维护，进而便于医疗保健服务计算机应用软件之间数据的交换。1990 年，电气和电子工程师协会 P1157 医学数据交换标准委员会修订出版。

内容 医学数据交换标准基于一个框架模型，对国际标准化组织 ISO/OSI 参考模型 7 层协议的系列规范制订进行覆盖，目的是为了便于医院计算机系统之间更有效地进行数据交换。根据国际标准化组织 ISO/OSI 参考模型的 7 层协议，医学数据交换标准把数据交换分为应用层之下的数据通信和位于应用层的数据表达两个范畴。正在使用的医学数据交换标准主要有 HL7 卫生信息交换标准和医学数字影像和通讯标准。

HL7 卫生信息交换标准 标准位于网络应用层，定义了用于数据交换的消息格式。HL7 卫生信息交换标准涉及入院、住院和转院系统、检验系统、药房系统、放射系统、财务系统等各个方面，被认为是应用最为广泛的基于文本的医疗数据交换标准。为适应各类特殊的应用需求也是为了标准自身发展的需要，HL7 V2. x 版本中包含大量的可选项且定义非常灵活，为其广泛应用提供了一定的机制基础。但是，这种定义上的灵活性使得系统集成时需要进行大量的定制、修改和测试工作。为了解决这一问题，2000 年 HL7 组织发布了 HL7 V3.0 版本，其使用了一套基于参考信息模型的方法体系进行消息构建，通过一系列严格的分析和消息构建过程，使得消息中几乎没有可选项。同时，由于参考信息模型是整个方法体系的主要环节，使得 HL7 消息中的各字段具有更清晰的语义和词义连接，因而更容易实现"即插即用"的集成目标。

医学数字影像和通讯标准 美国放射学会和美国电子制造协会联合制订，详细规定了医学图像及其相关信息的交换方法和交换格式。它是极少数既涉及数据通信又涉及数据表达的标准。该标准起始于 1983 年，当时主要用于解决影像设备的数据输出问题。自 1992 年 3.0 版本推出以后，伴随着图像存储与传输系统的发展获得了巨大的成功，成为医学影像数据交换事实上的标准，并随着技术和需求的发展逐年更新。2010 年以来，发展趋势包括两方面：其一是随着计算机断层扫描、核磁共振成像、数字减影血管造影、正电子发射断层显像等成像技术的发展，产生了相应的增强医学数字影像和通讯标准信息对象；其二是由于各种医疗信息系统之间集成的需要，其已经扩展到工作流、报告、治疗等非图像本体的领域。

功能与特点 医学数据交换标准作为医学领域的数据交换标准，其功能主要表现在：①支持在各种技术环境中实现的医疗系统之间的消息交换，并能够在不同编程语言和操作系统中应用。②支持对单一事物的即时传输和多事物传输。③医学数据交换过程标准化，让某些数据元素在用法和格式上与应用站点的变化保持一致。

应用与意义 医学数据交换标准的完善与推广将有利于医学信息化、医疗卫生现代化以及全球化趋势的发展。21 世纪初，医院信息系统和远程安装服务广泛使用 HL7 标准，其作为一个医学数据交换的国际标准将会有利于提高医院综合管理水平，使得医院的管理真正实现现代化、规范化和科学化以提高医院医疗护理质量，更好地为病人提供优质服务。图像存储与传输系统则将第三版医学数字影像和通讯标准作为图像文件标准，采集计算机从成像设备获得的图像文件需要编码成标准图像文件，然后存储到图像存储与传输系统图像数据库中。这些标准图像也可以被解码成非标准的内部格式。因此，DICOM被广泛应用于放射医学、心血管成像以及放射诊疗设备，并且在眼科和牙科等其他医学领域也得到越来越广泛的应用。

(董建成 陈轶)

yīliáo jīgòu jíchéng guīfàn

医疗机构集成规范 （integrating the healthcare enterprise，IHE）

基于现有成熟的标准制订的一套促进医疗信息系统集成。为不同子系统之间的互连提供集成方案。其中成熟的标准有医学数字影像和通讯标准、HL7 卫生信息交换标准和其他一些系统集成的行业标准。由于不同医学信息系统及软件应用通常是异源性的、相对独立和多中心运行的，其可能的后果是所谓信息孤岛现象的产生，即在不同的专业信息系统和软件应用间存在数据传递过程障碍，以及数据访问格式的不兼容，前者导致医院信息化环境中信息系统及其工作流集成的问题，后者则可能影响数据信息的互操作性地实现。1998 年，北美放射学会（Radiological Society of North America，RSNA）和医疗卫生信息及管理系统协会（Healthcare Information and Management System Society，HIMSS）发起并主持该研究。

内容 IHE 的相关委员会对于一个已通过适当的案例证明的集成需求将基于医疗行业应用的相关的标准和通行的 IT 业应用标准，选定需要的标准执行机制，最终形成的文档化的集成方案。在 IHE 技术架构中，有大量的位于医院信息化流程中的执行角色的定义，以及操作和处理机制。其中执行角色是 IHE 定义的一个基本概念，由信息系统或者程序的产生、管理、对信息进行操作的"功能单元"，用于表示构成医院信息化流程的医学信息系统或信息系统的功能模块或组件，是 IHE 定义的工作流集成过程或系统功能执行过程中特定行为及角色单元。角色在医院信息化工作流程中，作为信息或数据的产生、采集、管理等操作的相关系统或功能执行节点，构成 IHE 集成模型的基础环节。IHE 技术架构的角色命名定义不一定代表了在实际情形中的系统或功能模块的命名或称呼，而是作为这些功能和行为执行节点的一个抽象。每个角色都支持一组特殊的 IHE 事务处理，一个特定的信息系统可以包含一个或者多个角色。而事务（transaction）是 IHE 所定义的另一个重要概念，是用以描述和表示发生在角色之间的信息处理或交互过程，通过这类交互过程，角色间基于医学数字影像和通讯标准或 HL7 标准的消息处理机制实现所要求的信息数据的传递。在角色之间，利用现有的标准（如 HL7 和医学数字影像和通讯）通过消息来进行信息交换。每个事物处理都通过关联特定的标准和附加的明确信息，包括使用范例来定义。这种定义是增加了大量的规范，确保系统在高层次可以进行交互操作。集成模型是 IHE 技术架构的核心构成，代表着 IHE 技术架构中定义的一套具有共性的流程集成过程或功能性操作的执行方案和规范，可应用于满足医院信息化环境中特定的临床工作流或信息系统集成的通讯需求。IHE 定义的每一个集成模型都相关于一个或相互关联的一组特定的医学信息化环境中的集成问题，并基于现行的医学相关标准的定义和执行机制建立这类集成问题的处理过程和解决方案。构成了可以满足特殊医疗过程需要的整合能力。集成模型给供应商和用户提供了一种方便的方法来引用 IHE 技术体系当中描述的功能，而不需要重申 IHE 中主体和事务的说明。

功能与特点　尽管医学数字影像和通讯标准和 HL7 标准在医学信息管理系统中的应用，为医院信息化环境不同的信息系统间实现无缝集成和数据无障碍通讯提供了一个可被普遍应用的标准实现方式，但是，并没有完全解决如何在信息化环境建立以后，真正确保充分发挥信息系统所能够提供的潜力和效率的问题，要实现这一目标，需要对信息化运行环境中最优化的标准机制应用和执行方式以及有效率的流程执行过程和管理模型进行研究、探讨，这就是 IHE 所要进行的实践。简言之，现行医学标准提供 IHE 所关注的医院信息化流程中的相关角色、操作和处理的定义，IHE 则为这类角色、操作和处理机制构建其优化整合及合理应用的框架和模型。IHE 活动的基本要旨是根据医院用户环境的需求，应用相关标准，如医学数字影像和通讯标准、HL7 标准及其他应用标准，协调或整合医学信息系统产品的数据通讯和执行能力，使其能够最优化地适应用户信息化运行环境，为医院带来更可靠的信息化管理和执行方面的效率。IHE 技术架构虽不具行业标准类的强制或约束的属性，但由于其反映了医院信息化运行环境中一些带有共性的流程执行和操作的规律性。

应用与意义　IHE 技术架构可以被作为应用现行标准解决医学信息系统涉及的集成问题的指导性文件。医学信息系统提供商的产品对 IHE 的执行，可以通过产生一个 IHE 集成陈述文档对其产品遵从 IHE 技术架构的状态进行描述。例如：在医院放射科的信息化建设中，可以应用 IHE 来解决放射科信息系统与医院信息化环境中其他医学信息系统间的流程整合和数据交互。IHE 技术架构定义的影像学相关内容对象主要为证据对象，包括医学影像学科工作流执行过程不同阶段产生的结果对象，如数字医学影像、影像的提交/表达状态、关键影像注释、各种类型的证据文档如测量等的操作参数或值以及不同阶段的诊断报告等。在 IHE 放射学技术架构定义的集成模型中，主要负责定义上述特定的内容对象的产生、存储、管理、传递、提取和常规的应用过程，以及保证内容对象一致性地产生、控制和重现等操作相关事务的定义。

（董建成　吴辉群）

yīyuàn xìnxī xìtǒng

医院信息系统（hospital information system，HIS）　利用计算机技术、网络通信技术等现代化手段，对医院及其所属部门人流、物流、财流进行综合管理，对医疗活动中产生的患者信息进行采集、存储、处理、提取、传输、汇总加工生成各种信息，为医院整体运行提供全面、自动化的管理，为医疗服务提供支撑的信息系统。

发展现状　中国医院信息系统经过了近 30 余年的发展，大体经历了四个阶段。20 世纪 70~80 年代，为单机软件阶段，系统主要用于门诊、住院收费和药品管理，系统不能联网；80 年代中后期，为管理信息系统阶段，系统主要面向医院内部管理，职能部门间可共享数据，如财务管理系统等；90 年代，为临床信息系统阶段，部分有条件的医院在建设本院管理信息系统的同时，将信息系统应用深入到临床医疗过程管理中，形成辅助医疗的临床信息系统。21 世纪初，为区域医疗信息网络阶段，新阶段医院信息系统呈现向区域医疗信息网络发展的趋势，通过集成不同应用系统构建医院信息平台，可与外界系统互联，共享医疗信息，支持区域医疗一体化。在此阶段，运营管理平台逐渐在管理信息系统的基础上得到快速发展，该平台融合物流、资金流、信息流、业务流，在提升医院的综合管理水平方面逐渐发挥重要作用。同时医院信息系统也将向智能化的方向发展，临床决策支持系统将逐渐被重视，通过该系统保存的临床知识，可以帮助医生收集和分析患者数据，为医生提供关于诊断、预防和治疗的相关知识，并在辅助医生决策方面发挥越来越重要的作用。

系统目标　医院信息系统的目的是利用计算机网络技术，通过优化完善财务核算、患者就诊、后勤管理等基础业务流程，将医院信息进行交流共享、开发利用，为方便患者就医、提高工作效率、促进医院管理和决策支持提供依据。具体目标如下：①以患者为中心，通过患者就诊过程，获取包括诊疗、药品、收费、病历等第一手医疗信息。②方便医务人员信息管理，为患者提供更加快捷、优质、完善的服务，提高医疗质量和工作效率，提供医疗行为预警等服务，减少医疗差错。③规范医院管理，避免财务和物资管理漏洞，减少浪费和资源配置不合理。④改进医院管理手段，通过对医务人员工作量进行精确统计，支持科学的人事考核方法。⑤为领导层提供部门和科室的动态信息，对数据进行分析和利用，为决策提供数据支持。⑥与外部系统对接，为公共卫生、人口统计、医疗保障和区域医疗一体化提供数据支持。

系统特性　医院信息系统既要处理医院作为一个机构产生的人、财、物等管理信息，还要支持以患者就诊信息为中心的检查、临床、护理、教学科研等医疗活动。除此之外，鉴于医院环境的独特性，医院信息系统还必须能够处理海量、复杂的医疗信息，快速响应处理联机事物，不间断运行，满足高水平的信息共享需求以及信息安全和隐私保护，还应具有可扩展性来适应以后地发展。

系统功能　医院信息系统可实现对医院有关部门的信息收集、传输、加工、保存和维护；可以支持医院医务人员的临床活动，对大量的医院业务层工作信息进行有效的处理；完成日常基本医疗信息、经济信息和物资信息的统计分析，并能够提供迅速变化的信息，为医院管理层提供及时的辅助决策信息。医院信息系统是以电子病历为核心的信息系统，主要组成部分为医院管理信息系统和临床信息系统。①医院管理信息系统。主要目标是支持医院的行政管理与事务处理，减轻相关人员的劳动强度，辅助医院管理和高层领导决策，提高医院的工作效率，使医院能够以较少的投入获得更好的社会效益与经济效益。包括医院人力资源管理信息系统、医院财务管理信息系统、医院物资管理信息系统、药品管理信息系统、门诊管理信息系统、住院管理信息系统等。②临床信息系统。主要目标是支持医院医护人员的临床活动，收集和处理病人的临床医疗信息，获取临床医学知识，并提供临床咨询、辅助诊疗、辅助临床决策，提高医护人员的工作效率，为病人提供更多、更快、更好的服务。包括医嘱处理系统、医生工作站、护理信息系统、实验室信息系统、手术麻醉信息系统、病理信息系统、医学影像信息系统、重症监护信息系统、临床决策支持系统等。

系统意义及作用　医院信息系统是实现医院科学管理，提高社会经济效益，改善医疗服务质量的重要手段，是医院适应改革的必然选择。医院信息系统的意义在于：①优化工作流程，实现信息采集、传递和资源共享，提高工作效率。结合信息系统优化流程，有助于解决病人排队时间长、就诊时间短的问题，减少病人周转时间；利用计算机完成重复性工作，减轻医务工作者的工作强度，提高工作效率。②深入细节管理，规范工作行为，提高医院执行力，提高工作质量。使用信息系统，对医疗护理名称、术语、格式以及医疗工作流程等进行精细化管理。可以通过规范医疗行为，提高执行力，减少差错事故，提高工作质量。③加强医院内部管理，完善内部机制，提高经济效益。例如建立电子账户本，在各业务点实施刷卡计账，建立预算申报、审批、监控执行体系，有效避免透支。应用医院管理系统，可以降低成本，充分利用医疗资源。④提高医院形象和美誉度，增强竞争力。应用医院信息系统，可以实现业务流程重组，规范管理工作，规范医疗行为和医疗费用，提高医疗水平和医疗服务质量，减少医疗差错，提升患者对医院的信任度。

（饶克勤　胡红濮）

yīyuàn guǎnlǐ xìnxī xìtǒng
医院管理信息系统（hospital management information system，HMIS）　以支持医院的行政管理与事务处理业务为目标，减轻行政管理人员的劳动强度，辅助医院管理，辅助高层领导决策，提高医院的工作效率，从而使医院能够以较少的投入获得更好的社会效益与经济效益。HMIS主要包括行政管理的工作事务以及与行政管理和医疗活动关联都较多的工作事务。其管理对象主要是医院的人、财、物，以及与管理活动有关的知识。HMIS是医院信息系统的基础，HMIS的使用效果，直接影响临床信息系统的使用效果。20世纪60年代，美国便开始了医院管理信息系统的研究，最具代表性的是麻省总医院开发的临床病人信息系统。澳大利亚、加拿大等国家和地区的大型医院以及医学中心纷纷开展了HMIS的研发，HMIS产业进入了迅速发展的时期。中国的医院管理信息系统应用始于20世纪80年代，随着计算机在各行业中的广泛应用，少数大型医院开始将计算机引入医院的收费、药房以及科研、教学过程中。20世纪90年代之后，随着计算机网络技术和数据库技术日趋成熟，一些医院开始尝试研发一些管理软件。进入21世纪，医院管理信息系统得到快速发展。

功能结构　医院管理信息系统主要包含医院人力资源管理信息系统、医院财务管理信息系统、医院物资管理信息系统、药品管理信息系统、门诊管理信息系统、住院管理信息系统等多个子系统。除此以外，部分医院还包括行政办公信息系统、科室管理信息系统等辅助子系统。门诊管理信息系统与住院管理信息系统是病人管理的核心系统，财务管理信息系统中的收费子系统、药品管理子系统中的药房管理子系统与这两个系统存在物理介入，在工作流程上是交叉衔接的关系。①人力资源管理信息系统，包括人员信息管理、考勤管理、工资待遇管理、岗位管理、编制管理、培训管理等多个子系统。②财务管理信息系统，包括病人收费子系统、会计账务子系统、工资管理子系统和财务分析子系统，其中病人收费子系统还包括门诊病人收费子系统和住院病人收费子系统。③物资管理信息系统，包括一般物资管理系统和固定资产管理系统等多个子系统。④药品管理信息系统，主要负责药品采购、入库、领用发放、库存盘存等工作，还负责新药的建档、药品的医学属性和绝大部分管理属性的控制。药品价格管理权和医保属性管理权通常也被授权给药品管理信息系统。⑤门诊管理信息系统，包括挂号管理、排队叫号、收费管理、门诊药房管理、输液管理和体检管理等多个子系统。⑥住院管理信息系统，包括住院病人的入、出、转管理，收费管理，医嘱管理，住院药房管理等多个子系统。

各系统之间相互联系、相互协同，将医院的各个业务部门紧密地联系起来。医院管理信息系统以事务管理为核心，以岗位职能为框架，以人、财、物为要素，以软件系统为平台，以制订规范为保障，综合应用计算机技术处理医疗活动中产生的各种信息，从而使医院的业务流程更加科学规范，提高医院管理效率和医疗水平。

医院管理信息系统协助医务人员和医院管理人员处理繁杂的日常工作，规范业务操作，减轻工作负担。因此，系统必须具备功能完整、操作简单、实时响应、界面友好、安全可靠等基本功能要求，支持联机事物处理，信息采集、综合、分析，满足医务人员对信息共享的需求，为医院管理人员提供决策支持。

应用 医院管理信息系统的有效应用可以优化医院业务工作流程，加快医院内部的信息流通和处理，降低人力成本，提高工作效率，转变医院管理模式；能够为患者提供更加方便快捷的诊疗服务，缩短诊疗周期，节约诊疗成本，提高医疗服务质量，进而改善医患关系，缓解医患之间的矛盾；能够为医院管理人员提供及时、可靠的信息服务，并能够为决策支持提供数据支撑。

（饶克勤 胡红濮）

yīyuàn rénlì zīyuán guǎnlǐ xìnxī xìtǒng
医院人力资源管理信息系统
（hospital human resources management information system） 将医院与人力资源相关的数据整合，形成统一管理的集成信息源，并可共享的信息系统。又称医院人力资源信息系统、医院人力资源管理系统、人事工资系统，是医院管理信息系统的重要组成部分。中国的医院人力资源管理信息系统建设以医院传统的人事管理为主要内容，包括档案、考勤、工资等管理，但仍有相当多的医院还在使用手工方式或单机版的人事信息库。

系统功能 医院人力资源管理信息系统主要包括以下功能：①人力资源规划。通过对医院未来人力资源的需求和供给状况进行分析和预测，测算出医院人力资源的需求，并采取内部调配、外部招聘、培训培养、淘汰离职、部门或职能调整等人力资源管理政策与手段，满足医院发展和需要。②组织管理。实现对医院相关部门信息的集中管理，包括部门的基本信息、工作分析以及与此相对应的人力资源规划信息，反映以部门为单位的基本情况及人力资源建设情况。③人员管理。实现对医院人员信息的集中管理，包括员工档案管理、岗位管理、职务管理、职称管理、编制管理、劳动关系管理等，反映员工个人的基本情况及人事变动情况。④招聘选拔管理。包括招聘渠道管理、应聘人员管理、人才库管理、录用管理、报到管理等，为医院人才的外部招聘和内部选拔提供信息。⑤培训管理。包括医院人员继续教育、国内/国际交流、国内外进修等各种形式的培训规章制度管理、培训资源管理、成本管理及效果分析等信息。⑥考勤管理。主要用于记录员工的出勤、加班和休假情况，为薪酬管理、福利管理和绩效管理等模块提供基础数据。⑦绩效管理。包括组织及个人绩效计划的制订，绩效执行过程中的跟踪、辅导、监控、总结、考评方案的制订，绩效考评的组织实施，考评结果的反馈、沟通，考核结果的统计分析等方面，为薪酬管理提供相关信息。⑧薪酬管理。系统可实现医院不同种类薪酬体系的设计以及薪酬金额的计算、发放、计提、薪酬报表查询统计以及薪酬数据导入和导出。⑨福利管理。员工福利是报酬的一个重要部分。

系统可实现员工社会保险、医疗保障、住房公积金、退休金等各种福利的管理。⑩综合报表。集中对各类人员信息进行统计、汇总处理。⑪员工自助和管理桌面。提供国家及地方政府、卫生行政部门所颁布的人事政策、劳动政策法规，管理组织内部各类规章制度，可动态添加相关的政策法规，以及其他查询及相关维护的功能。

应用 医院人力资源管理信息系统的有效应用，有助于从以下四个方面促进医院管理，提升医院绩效。①提高人力资源部门的工作效率：医院人力资源管理信息系统建立后，自动化水平提高，各类数据信息进入系统，用户根据不同权限访问应用，并能实现数据资源共享，使繁杂的人事管理条理化，提高工作效率。②规范人力资源管理：医院人力资源管理信息系统建设并非将日常工作以信息化的方式再现，而是在人力资源管理的业务梳理清楚、职责划分明确、流程优化规范的基础上开展的信息系统建设。③实现有效的业务协同：医院人力资源信息系统通过与财务等其他信息系统的数据对接，有效规避信息孤岛，实现人力资源管理与临床管理、科研管理、教学管理、财务管理等不同部门间的协同。④为医院和员工提供增值服务：人力资源部门在完成日常工作的同时，为医院内的其他职能部门、科室主任、员工提供增值服务。如根据医院发展战略制订人力资源战略；通过合理的招聘与测评为医院选择合适的人才；通过工作分析以及相应的绩效管理体系来提升组织与个人绩效等。

（罗述谦　胡红濮）

yīyuàn cáiwù guǎnlǐ xìnxī xìtǒng

医院财务管理信息系统（hospital financial management information system，HFMIS） 针对医院财务管理工作的特点，运用计算机相关技术对传统财会操作和财务管理进行信息化流程再造和管理整合，形成财务管理类专门化的综合性信息管理系统。财务管理信息系统是医院管理信息系统的重要组成部分。

医院财务信息化建设，主要包括四个阶段：第一阶段，单项目管理，主要围绕具体医院财务管理的单个项目进行信息化管理；第二阶段，多项目综合信息管理，是将财务管理多个项目进行集约式的整合管理；第三阶段，医院跨部门的信息共享管理，将医院经营管理的信息进行聚集和汇总，构建信息化管理平台，实现全院整体业务流程的信息化管理；第四阶段，面向市场面向医疗服务的以病人为中心构建的综合性统一信息管理与决策智能平台。

内容 医院财务管理信息系统不是一个单独的系统，它涉及全院的所有科室，包括业务科室和行政科室，与医院信息系统中的各个子系统都具有广泛的互联。医院财务管理信息系统主要包括病人收费子系统、会计账务子系统、工资管理子系统和财务分析子系统等，其中病人收费子系统还包括门诊病人收费子系统和住院病人收费子系统。病人收费子系统主要完成划价、收费、退费、费用记录及费用查询统计等功能，门诊病人收费子系统的主要功能为收费、查询和报表；住院病人收费子系统包括账户管理、查询和报表等功能。会计账务子系统主要对医疗收入和支付进行管理和记账，并生成账单，包括凭单

管理、查询和报表等功能模块。工资管理子系统主要对医院职工的工资以及其他个人收入进行管理，可以根据岗位设定制订不同水平的工资标准并自动计算职工工资，同时支持与银行联网，由银行代发工资。包括基本参数设置、工资管理、个人收入核算、银行代发等功能。财务分析子系统主要有成本核算及财务分析等功能，可以在强化内部控制、优化资源配置、提高经营效益等方面发挥重要作用。医院信息系统中积累了大量的数据，财务数据是这些信息资源中的重要组成部分，如何从其中获得益处，帮助医院财务管理更规范，提供更准确的成本效益分析，为医院管理者带来更多更有价值的信息，是本子系统应解决的问题。

应用 ①提高财务人员的综合素质：医院财务工作是一项政策性、业务性、时间性很强的工作，在当今科学技术发展迅速、信息容量增加的时代，财务人员必须掌握现代知识，提高自身素质，适应社会需要，实现医院会计电算化。②减轻财会人员的劳动强度，提高工作效率，降低人工成本：随着医院经济的发展，业务量的增加，各种数据的计算、分类、归集、存储、整理、分析等由计算机自动完成，可以降低劳动强度，改善工作条件。③为医院预算编制提供现代化手段：财会人员可以利用计算机查询、调用各个时期的财务指标，且指标体系的设置规范科学，为预算编制提供多方位、多层次的数据支撑，无论纵向还是横向，均能比较预算项目，帮助找出趋势和规律，使预算效果更全面，更合理。④为医院成本效益核算提供技术手段：新《医院会计制度》

实施后，医院成本效益核算已逐渐向广度和深度发展，传统的手工核算已越来越不适应现代财务管理需要，信息技术为医院成本效益核算提供了技术手段，既能适应现代医院管理工作需要，又能正确反映各项工作的成果。⑤为投资决策提供依据：对医疗设备投资、大型基建投资等进行立项、可行性研究、整体布局、社会效益与经济效益等一系列环节上进行预测、分析和筹划，向领导提供客观、全面的数据资料，使领导决策真正做到科学化、规范化。⑥经营效果分析：医院财务信息系统为分析经营效果提供条件。运用各种财务指标根据有关会计资料和统计数字通过一定的综合评价技术去反映医院业务经济管理现状。

（罗述谦　胡红濮）

yīyuàn wùzī guǎnlǐ xìnxī xìtǒng
医院物资管理信息系统 （hospital material management information system）

对医院医疗、教学、科研等所需的各种物资进行组织管理的基础性信息系统。又称医院物资管理系统、医疗物资管理系统、医疗设备管理系统。是医院管理信息系统的重要组成部分。

内容 医院物资管理信息系统根据所管理物资价值与消耗性的不同，可以分为一般物资管理系统和固定资产管理系统。

一般物资管理系统 针对价值较低的一般物资，管理周期仅限于从采购入库到供应出库过程。该系统包括采购管理、入库管理、库存管理、出库管理、统计报表等功能模块。①采购管理。生成采购计划单，采购计划单是根据实际需要和医院财政预算控制共同决定的，通常是根据科室的申购计划结合现有库存量生成采购计划单。修改采购计划单，库管员可根据实际库存手动调整采购库管单中的内容，也可根据库存量和库存上下限来自动调整采购计划单中的内容（在采购计划单未入库之前）。生成采购计划审批单，采购计划单报请上级有关部门审批后形成采购审批单。②入库管理。生成入库单，根据采购审批单和采购计划单自动生成入库单，但当实际采购数量与计划采购数量不同时，也可采取手动输入的方式生成入库单。正式入库，根据入库单的复核结果，正式入库，如果复核完毕，则加入库存。修改入库单，若入库单和实际入库数量有误，则进行入库单数量修改，保证与入库实际数量统一。③库存管理。库房盘存，该模块能够实现库管员对本库房内的物资进行盘库时，冻结库存表并打印盘点表；盘库后集中录入实盘量，自动生成盈亏记录等功能。物资禁用及限制领用数量，本功能可将全院的某一种物资或某一批物资禁用或可以限制科室在固定的时间内领用某一种物资的数量。库存报警，根据物资库存报表中的库存上下限进行库存报警，提醒库管员进行适当操作。效期报警，显示规定期限内失效的所有物资。结算功能，本功能每月根据上月结存、本月入出、本月损益得出本月结余。从月报表、入出库表、盈亏损益表中提取记录，最终生成本月记录。④出库管理。系统根据科室申请单自动生成出库单，经过复核后正式出库，同时减去库存。⑤统计报表。系统支持按财务科目和领用部门、物品的院内经济和核算科目、领用部门等方式汇总一段时间内各科室领用物品核算报表并打印。⑥综合查询。系统支持指定任意条件组合，可选择任意输出项目进行灵活的综合查询。⑦系统维护。主要包括是字典的维护，输入方法选择，以及用户等级和操作权限的设置等。

固定资产管理系统 针对全院所有的固定资产，包括在库房的，在科室使用的。固定资产由于价值高、购买数量少，一般不会存放在仓库中，大多数都在使用中，因此本系统主要负责固定资产出库后的管理。另外，固定资产一般可以分为主设备和附件部分，有的附件可能属于一般物资，因此固定资产的管理要对主设备和附件进行区别管理。该系统包括采购入库管理、出库管理、使用期管理等功能模块。①采购入库管理。该模块主要对设备因购进、接受捐赠、自制、报增等致使医院固定资产增加的事务进行处理。处理流程主要包括：固定资产购进、入库、系统为其编号、生成记录文件等。②出库管理。系统详细记录固定资产的出库时间、状态、去向，并把接下来的管理权限转移给固定资产所在的具体科室。③使用期管理。该模块主要包括院内调配和退库、院外调拨、报损处理、附件征用、设备维修、使用记录、计量记录、统计报表、综合查询和系统维护等功能。

应用 医院物资管理信息系统的使用避免了手工逐个录入物资相关的财务单据，减轻了财会人员繁琐的账务处理工作，大大提高了管理效率；能够实时提供准确的库存信息，有利于采购计划的制订，在保证使用需要的同时，可以避免库存积压和资金占用；各科室可以随时查询物资消耗情况，及时进行分析调整，促进增收节支，并从总体上控制和降低物资的消耗成本，促进科室成本核算的实施；能够辅助医院领导进行相关物资采购及管理的决策；促进管理人员接触并使用现代化的辅助办公工具，提高其业务素质。

（胡红濮　郭珉江）

yàopǐn guǎnlǐ xìnxī xìtǒng
药品管理信息系统（drug management information system）

对药品的进、销、存和药品信息的使用分析进行管理的基础性信息系统。又称药品管理系统、药事管理信息系统、药品信息系统、药事信息系统，是医院管理信息系统的重要组成部分。由于药品在医疗活动中具有物资和医疗用品的双重属性，在医院内部的流动又涉及药库、药房、病房等多个环节，还与医生用药和收费紧密相关，同时药品管理信息系统对整个医院管理、医疗实践活动、医学教学和研究提供全面支持，因此在医院信息化建设的各阶段，药品管理信息系统始终拥有较高的优先级。

中国的药品管理信息系统大约从20世纪80年代中期起步，早期的系统是在个人电脑上实现药库管理和临床药物咨询。2011年，中国医院协会信息管理专业委员会调查报告显示，在中国三级医院中，药品管理信息系统的应用普及率已达到90%以上。当今药事信息系统有两个重要的发展方向：一个是医院资源计划系统（hospital resource planning，HRP）和供应链系统（supply chain information system，SCIS）相结合，在管理上向经济计划与核算、零库存、物联网的方向发展。另一个是向支持临床决策、支持临床路径、支持电子病历、电子健康档案的方向发展。

药品管理是所有临床活动的基础，几乎所有的临床活动都离不开药品管理信息系统的支持。药品管理信息系统是门诊、病房医嘱处理、住院管理等多个系统所赖以支撑的核心系统。中国医院临床使用的药物种类是世界之最，医生迫切需要药物咨询系统为医生提供联机的临床药物查询服务，利用海量的用药医嘱、处方，医生和药剂师可以找出针对某类疾病的最佳的最经济的用药方案，即药物治疗计划，从而规范治疗、合理用药、提高药物治疗效果和安全性、了解潜在的不合理用药问题，防止和杜绝用药差错和事故。而且将医保政策条例嵌套在药物管理信息系统中，实时应答医生的询问和提供提醒服务，是医生迫切需要的功能。药品管理系统收集的信息，与其他临床信息系统相结合，可以有力支持临床科研与教学。新药的临床验证，药代动力学模型的建立与计算，疗效的评估都需要药品信息系统的支持。

内容　药品管理信息系统对药品在院内流通的各环节进行计算机网络化管理，除药库、药房外，还涉及用药、收费等环节，各个环节之间的关系如图所示。主要包含药品信息管理、药库信息管理、药房信息管理、医嘱摆药信息管理和综合信息查询系统等。其中，药房管理信息系统还包括门诊药房管理信息系统和住院药房管理信息系统。综合信息查询系统一般集成在药库和药房管理信息系统中。①药品信息管理。实现对医院药品基本信息维护、药品调价、医保属性和结算管理等功能。②药库信息管理。主要涉及药品、药品生产商和医院各个部门，实现从药品的采购到存入药库，然后分配到全院的各个部门的过程管理。该系统包括系统维护、入库、出库、调价、库存管理、查询等功能模块。③药房信息管理。主要涉及药品、药库、患者和相关科室，需要管理药品从药库出库至门诊药房和住院药房，然后门诊/住院药房面对患者及相关科室进行药品的分配、使用和管理。该系统包括系统维护、处方处理、库房管理、查询等功能模块。④医嘱摆药信息管

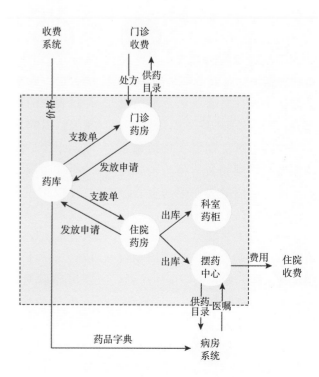

图　药品管理信息系统内部和外部关系

理。是对药房的药物进行摆药的信息管理，实现基于病人医嘱在多个药房进行规定时间区间的自动摆药，并能处理提前摆药造成的退药。

应用 药品管理信息系统的使用可以提高医院药剂科药品管理的科学性，避免或减少人为因素造成的药品收费误差和统计不准确现象；降低药师工作负担，提高工作效率，节省人力成本。对临床用药中的药品配伍禁忌提醒、有效期提醒等功能可指导临床合理用药，从而有效减少医疗差错的发生。可以通过信息系统中内嵌的药品字典和医疗保险报销药品目录匹配来实现临床用药与医疗保险业务的自动对接，以及药品收费的财务管理和医疗保险结算。

（胡红濮 雷行云）

ménzhěn guǎnlǐ xìnxī xìtǒng
门诊管理信息系统（outpatient management information system, OMIS）
用于建立和维护患者的入院信息，为门急诊患者提供挂号、排队叫号、划价收费、输液管理、体检管理等一体化服务的信息系统。又称门急诊信息管理系统、门急诊信息系统、门诊管理系统、门诊信息管理系统。是医院管理信息系统的重要组成部分，是医院对外开展医疗服务的窗口。中国门诊管理信息系统建设起步于 20 世纪 80 年代末，医院管理信息系统的众多子系统中，门诊子系统是最早使用网络平台的子系统之一，其演变经历了由单机到网络、由局部业务到整体业务，由以收费信息为核心到以病人为核心的发展变化。2013 年，中国医院协会信息管理专业委员会调查报告显示，中国三级医院中门诊管理信息系统的使用比例已达 80% 以上。

内容 门诊业务流程主要包括建卡、预约登记、挂号、分诊、收费、检查化验、配发药品等多个环节。门诊管理信息系统针对门诊业务的每个环节划分出相应的子系统，每个子系统具有一定的功能和业务范围，各子系统之间相互联系，并与医院信息系统其他功能模块进行交互。①门诊挂号。主要进行预约、身份登记、建立病案、挂号、退号等业务。对于初次就诊的病人，登记病人的基本信息和医疗保险信息，建立病人索引，再根据病人选择的科室、挂号类型、医生状态进行相应的挂号处理；对于复诊病人，直接扫描就诊卡或病历信息，进行挂号。系统必须保证病人索引的唯一性，并能在医院的各个系统中查询到该病人的相关信息。②急诊管理。快速准确地采集病人信息，根据病人病情的紧急程度进行相应挂号、分诊、诊断、治疗等处理，确保危急病人能够及时得到治疗。③门诊分诊。主要用于解决门诊病人排队的问题，优化病人就诊秩序，节约排队等待时间，为患者创造一个良好的就诊环境，包括免挂号分诊和挂号后分诊。④门诊医生工作站。负责接诊病人，记录病人就诊的详细信息，进行疾病诊断、病历书写、开具检查单和处方单等，同时还具备常用诊断、处方模板、医嘱用法等临床规则的维护功能。由于门诊病人多、就诊时间短，该子系统应该操作简单，响应迅速，尽可能地降低医生的工作强度，提高医生诊治效率。门诊医生工作站是门诊管理信息系统的核心，是门诊患者信息的主要来源，其从功能上也属于临床信息系统。⑤门诊输液。主要用于管理输液流程，保障输液安全。病人根据处方内容，在缴纳相应的费用之后，可自行去药房取药或经输液室集中配药，在输液室进行输液。⑥门诊药房。负责门诊药品出入库管理、处方确认、配药、发药等业务。用于协助门诊药房人员完成日常工作。⑦门诊收费。根据病人的就诊明细进行费用结算、收费，并开具相应的收费凭证。系统提供相应的医疗保险接口，根据病人医疗保险信息进行结算、退费、优惠等业务，并且能够支持多种支付方式，方便病人查询和财务部门审核。⑧体检管理。健康体检是医院一项重要医疗保健服务功能，通常在门诊进行。该子系统实现体检登记、计费、预约叫号、生成各种单据、报告、报表等功能，并可与医院信息系统中存储的历史诊疗记录进行关联。

门诊管理信息系统通过采集和管理门诊病人的各种信息，满足门诊医疗业务的需要，同时为其他系统提供必要的病人信息和准确的临床记录，通过计算机网络进行科学管理，简化门诊工作流程。由于门诊业务繁杂，信息量大，系统应当提供合理的数据存储结构，减少数据冗余，保障数据的安全性和系统稳定性，实现信息共享。

应用 门诊是医院日常业务中最关键、最重要的业务之一，直接体现医院的服务质量，影响医院的经济效益和声誉。使用门诊管理信息系统不仅能够有效地提高门诊工作效率，减轻门诊医务人员的业务压力，优化门诊业务流程，实现科学化管理；还能够提高门诊服务的质量，规范医疗行为，减少医疗差错，提升医院形象；同时能够实现门急诊病人的信息共享，实现流程监控和质量管理，为医院管理人员决策提供数据支撑。

（胡红濮　郭珉江）

zhùyuàn guǎnlǐ xìnxī xìtǒng
住院管理信息系统 （inpatient management information system，IMIS）
用于采集和管理住院病人的各种信息，协助医务人员进行医疗和护理工作的医院信息系统。又称为住院信息管理系统、住院病人管理系统、住院信息系统。是医院信息系统为临床服务地集中体现，既属于医院管理信息系统，也属于临床信息系统。

由于住院管理的流程繁杂，涉及部门较多，传统的手工操作费时费力，不能适应医院现代化管理的需求。进入 21 世纪，计算机技术逐渐替代手工操作，许多医院开始建立较为完善的住院管理信息系统。2013 年，根据中国医院协会信息管理专业委员会调查报告显示，中国三级医院中住院管理信息系统的使用比例已达到 70% 以上。

内容　住院管理信息系统将病人住院期间的临床医疗信息和管理信息应用计算机进行科学管理。病人住院需要经过入院、缴纳押金、入科（转科）、病房诊治、检查化验、划价收费、出院等多个环节，是一个动态的流动过程，住院管理信息系统的核心任务就是对住院病人流动进行科学有序的管理，将病人的流动状况及时、准确的反应给医务人员，对病人的诊疗信息进行统计分析，及时纠正病人流动中出现的问题，提高住院管理的效率。住院管理信息系统针对住院流程的各个环节设置相应的子系统，每个子系统又分为若干个功能模块，实现对病人住院全过程的计算机管理。①住院登记。主要提供住院预约、病人入院登记、床位信息查询、床位管理等服务。病人经门急诊收治并开具入院申请后，住院登记处采集病人相关信息，根据科室床位情况安排病人入院，并收取病人住院预交金。②医疗管理。协助住院医生完成日常医疗工作，进行住院病人诊治、下达和审核医嘱、开具检查/检验单、手术申请和术后登记、调阅医学影像资料、完成病案书写等。该功能直接体现了医院医疗服务的质量，因此必须操作简单，支持医生方便快捷地下达医嘱，快速获取病人的各种信息，并且保证信息准确可靠、保密性强。③护士管理。用于协助病房护士进行住院病人的日常护理，协助护士核对并处理医生下达的长期和临时医嘱，对医嘱执行情况进行管理，保证医嘱的规范性，确保医嘱执行的正确性，同时协助护士完成病区床位管理工作。另外，还应该定期核对病人的缴费情况，及时通知病人缴费。④病案管理。用于提供病案检索和相关管理，进行病案的借阅、追踪和归档工作，完成对疾病和手术的分类编码，进行病案的质量控制和流通管理。病案是医疗过程的主要记录，也是医院科研与教学活动的重要数据来源，病案的规范化管理是医院现代化管理的重要部分。⑤住院药房管理。主要负责临床药品的库存管理、处方确认、摆药、发药等业务，协助住院药房人员完成日常工作，属于药品管理信息系统的一部分。⑥住院收费。用于管理病人入院的预交金，根据病人的消费明细进行费用结算、划价、收费，并开具相应的收费凭证，统计病人的欠费情况并与护理管理相关联，完成督促病人缴费。

应用　①为医务人员服务：住院管理信息系统通过实现医生和护士日常业务的计算机处理，缩短诊疗周期，规范医疗行为，减少医疗事故的发生，提高医疗服务质量。②为经济管理服务：通过对住院费用自动化管理，克服传统收费管理中漏费欠费的漏洞，使收费流程清晰透明，增加病人对医院收费的支持与理解，也便于医院进行财务核算。③为管理人员服务：充分利用信息化技术，实现住院病人信息共享，有利于管理人员进行流程监控和质量管理，为医院决策提供相关的支持信息。

（胡红濮　郭珉江）

línchuáng xìnxī xìtǒng
临床信息系统 （clinical information system）
以提高医疗质量和医疗工作效率为目的，对病人医疗信息采集、处理、存储、传输的信息系统。该系统直接为医疗工作服务，是与管理信息系统相对而言的。

在 20 世纪 60 年代初期，美国率先开发了病人护理系统，70 年代又开发了著名的奥马哈（O-maha）系统，它是一个整体集成的医院临床信息系统。70 年代末 80 年代初，中国出现了收费、药库管理等系统。80 年代到 90 年代中期，出现了一些局部发展，但仍以管理信息系统为主。90 年代中后期，临床信息系统逐渐得到了发展，重点转向以病人为中心。根据中国医院协会信息管理专业委员会 2012～2013 年度中国医院信息化状况调查结果显示，临床信息系统中应用最多的是护理信息系统，其后依次是医生工作站、实验室信息系统；重症监护信息系统的比例最低。

结构与功能 临床信息系统按照信息产生及应用的场所不同可分为（医疗护理）现场临床信息系统和非（医疗护理）现场临床信息系统。（医疗护理）现场临床信息系统主要指信息的产生及应用都在医疗护理现场的系统，如护理信息系统、医生工作站、手术麻醉信息系统等；非（医疗护理）现场临床信息系统主要指检查科室的临床信息系统，如实验室信息系统、医学影像信息系统、病理信息系统等。

常见的临床信息系统包括医嘱处理系统、医生工作站、护理信息系统、手术麻醉信息系统、实验室信息系统、病理信息系统、心电信息系统、医学影像信息系统、临床决策支持系统和重症监护信息系统等。①医嘱处理信息系统是为医生提供医嘱录入、传递患者信息、辅助护士处理相关信息的信息系统，医嘱是医务人员根据患者疾病诊断所开列的医疗措施，是护理信息系统等信息系统的数据源头。功能主要包括医嘱录入、医嘱申请、医嘱整理、药单及化验单打印、医嘱及医疗费用查询、剩余药物查询等。②护理信息系统是对护理管理和临床业务信息进行收集、存储和处理的信息系统。由病房护士工作站、门诊护士工作站、急诊护士工作站、移动护理等模块组成，功能主要包括医嘱处理、病人床位管理、分诊导医、信息查询统计等，辅助护士执行医嘱等。③医生工作站是协助医生完成日常医疗工作的信息系统，是临床信息的重要汇集点。包括门诊医生工作站和住院医生工作站两类。功能主要包括获取和更新患者信息、医嘱处理、记录病历、医疗

质量控制、各类申请单与治疗单开具、信息查询统计、打印处方等。④实验室信息系统是实现医院实验室的信息采集、存储、处理、传输、查询，并提供分析和诊断支持的信息系统。包括临床检验系统、实验室质量控制系统、实验室管理系统。功能主要包括检验申请单录入、样本接收、检验计费、检验任务安排、检验数据自动采集、检验结果审核及发布、查询统计、耗材及设备管理等。⑤心电信息系统是整合各业务科室心电图机采集的信息，实现心电图数据的集中存储和管理的信息系统。主要功能包括联机采集心电图波形、存储心电图波形数据、回放测量波形、报告书写打印等。⑥医学影像信息系统是应用数字成像技术、计算机技术和网络技术，集医学图像的获取、成像、存贮、传输和管理于一体的综合性信息系统，又称医学影像存储和传输系统。⑦病理信息系统围绕病理检查流程、收费、质量控制的要求来组织数据和开发功能，主要对病理检查申请、病理标本登记、取材信息登记、切片信息登记、图文诊断报告、特检信息登记、病理档案、病理检查工作流程和科室内部事务等实现计算机网络化管理。⑧手术麻醉信息系统是对手术及麻醉过程所产生的信息进行管理的信息系统，包括手术管理信息系统和麻醉管理信息系统。手术管理主要功能包括：手术申请、手术安排、术中相关工作等；麻醉管理主要功能包括：术前访视麻醉、麻醉记录总结、术后随访登记等。⑨临床决策支持系统是为医生进行临床决策而设计的信息系统，利用一定形式组织的临床知识，帮助医生收集和分析患

者数据，为医生提供关于诊断、预防和治疗的决策建议，供医生进行参考，辅助医生的诊疗行为。按照应用模式可分为提示提醒系统、评判式系统等。⑩重症监护信息系统是通过采集相关监护数据，给予相应提示，减轻监护工作量，提高监护工作效率的信息系统，与麻醉管理系统和护理信息系统有着紧密的联系。功能主要包括实时获取病人体征信息、生成病人病情变化的生命体征图、辅助诊疗方案和医疗过程控制等。

应用 临床信息系统的实施有助于促进临床规范诊疗和更好地进行医院管理。①临床信息系统应用有助于保障医疗安全、提高医疗质量，临床信息系统能够及时、准确地向医生提供足够的信息，支持医生做出正确的疾病诊断和医疗决策，避免医疗意外和事故的发生。②临床信息系统可以规范医院管理流程，对临床信息系统所提供的数据进行汇总和深入分析，可得出医疗成本支出、医疗收入费用、科室经济效益、就医等环节服务时间等信息，进而做出相关调整，使医院管理流程更加规范化。③临床信息系统可以提高医务工作者工作效率，临床信息系统通过计算机网络代替了人工进行大部分信息的传递，大大加快了医疗工作的进程，整个医院的工作效率因此得到提高。

（胡红濮 雷行云）

yīshēng gōngzuòzhàn

医生工作站（hospital doctor's workstation）

以病人信息为中心，围绕病人的诊断和治疗等活动，实现病人信息的采集处理、存储、传输和服务的临床信息系统。其目的是优化工作流程、提高工作质量和效率、与其他部门紧密结合。在设计医生工作站的

时候要充分考虑到数据的共享利用，最大限度地保证数据的流向和完整性。

结构与功能 医生工作站的主要功能包括：患者个人信息的管理、疾病诊治、病例管理、数据传递、其他功能等。①患者个人信息管理功能，通过填写患者信息模块和核实患者信息模块实现。填写患者信息模块是由医生完成诊疗部分病案首页中部分内容的填写，便于病案室进行编目。核实患者信息模块是对于患者的所有标识信息进行核对。②疾病诊治功能，通过下达医嘱模块和检查模块实现。下达医嘱取代医嘱处理信息系统的相应功能，由医生直接在医生工作站开具医嘱，护士在护士工作站校对执行医嘱。检查可开写各类检查申请，提供检查预约功能。逐次显示检查结果报告单，对图像结果提供显示及简单的处理能力。③病例管理功能，通过包括病程记录模块和病例交换模块实现。病程记录模块可提供入院记录、病程记录、手术记录、出院小结等自由格式文本的编辑功能，以及模板、词库、文件交换等辅助输入手段，满足医生快捷迅速地书写病历的需求。病历交换模块是制订医院间病案交换格式，通过对病案的查询，提供病案转换功能，允许交流和交换病人病历。④数据传递功能，通过消息传递模块和远程会诊模块实现。消息传递模块是在医生工作站与各医技科室之间实时传递检验检查结果、药品有无等消息，或者发送短信息，比如会诊，本科室医生手术讨论等。远程会诊模块是将医生工作站与远程会诊工作站连接，把病历资源提供给异地医生，为远程会诊提供支持。⑤其他功能，通过知识库和专家系统模块、临床教学模块、手术模拟模块实现。知识库和专家系统模块，可收集整理典型病例的治疗方案、大手术的准备和过程记录、药品禁忌等，为预警和预测打基础。临床教学模块，可充分组织丰富的病案资源和病例治疗实践，开展网上教学，提高信息的使用价值。手术模拟模块，可运用虚拟现实等技术，模拟实现不同手术方案，观察手术结果，同时培养和锻炼住院医生。

应用 医生工作站的应用包括以下几个部分：①门诊医生工作站是门诊流程的核心部分，是病人信息在医院的入口，设计的功能应包括医生诊疗的处理，医疗信息的调阅、各种信息的查询和相应的系统支持。②住院医生工作站立足于病房医生的日常医疗工作，与护士工作站一起构成了对住院病人进行直接管理的信息系统。③临床医生工作站系统以病人为中心，以医疗数据为核心，以临床诊疗为主线，融合了医生工作站、护士工作站、手术麻醉系统、检验信息系统，医学影像系统为一体。④由于网络技术的发展，还出现了移动医生工作站。移动医生工作站是建立在医院原有信息系统基础之上，集成了检查报告系统、检验系统、电子病历等多个专业临床医疗信息系统。利用移动医生工作站即可实现直接调阅病人病历、医嘱、检验、检查报告等诊疗数据，在床边问诊，制订诊疗方案，实时记录病人的体征，进行医嘱修订等操作。只要医生使用一台平板电脑或手机安装上移动医生工作站的客户端就可以实时观察病人的情况。

(胡红濮 李亚子)

hùlǐ xìnxī xìtǒng

护理信息系统 （nursing information system，NIS） 利用信息技术、计算机技术和网络通信技术对护理管理和业务信息进行采集、存储、处理、传输、查询的信息系统。传统的护理流程包括护士手工记录护理信息、在护士工作站将信息输入电脑、再打印整理数据等，面临人工记录和登记错误、获取数据迟缓、无组织护理信息数据等问题。现代护理信息系统可提高护理管理质量，是医院信息系统的一个重要子系统。

护理信息管理的内容包括：护理工作量、护理质量控制、整体护理、护士技术档案、护理教学科研、护理物品供应、医嘱处理、差错分析、护士人力安排等，通过 NIS 能有效地掌握护理工作状况，使护理工作得以惯性运行。

系统架构 护理信息系统一般包括临床护理子系统和护理管理子系统。临床护理信息系统一般也称为临床护士工作站，主要完成护理工作的业务处理。由于各科室护理工作的特殊性，临床护理子系统由通用的护士工作站和增加部分特殊功能的临床专科护士工作站组成，如急诊科护理信息系统、监护病房护理系统等。护理管理子系统可辅助护理管理者及时、有效、全面、动态地了解整个病区病人和护理工作情况，控制护理服务的质量确保安全，同时有效安排护理人力资源，提高工作效率。

系统功能 临床护士工作站主要包括病房管理、医嘱处理、基本护理管理、费用管理等功能。病房管理，包括对床位、药品、科室排班和工作量统计等功能，如填写病区床位使用情况报表，进行卫生材料消耗量查询和申请单打印等。医嘱处理，包括医嘱查询、审核、确认和执行，病人相关信息记录，医嘱单、治疗单和药单的分类与维护，输液记录卡、瓶签的查询和打印、检查化验申请单打印等。基本护理管理，包括完成病人评估、出入院登记、门急诊病人管理等各种护理记录、进行护士排班，打印护理诊断、护理计划等。费用管理，包括对医嘱的自动计费、费用查询、打印相应的费用清单等。

护理管理子系统主要包括护理人员管理、护理质量管理、科研和教学管理、护理知识库和决策支持等功能。如护理质量管理中有一般的统计查询功能，也有用药安全控制可对医嘱处方自动审查并编号，避免医护人员在取药时的人为失误。

应用 护理信息系统把护士从手工处理医嘱的工作环境中解放出来，通过计算机管理病人床位、处理医嘱、计算费用，提高工作效率和安全质量，近年来利用掌上电脑（personal digital assistant，PDA）等移动终端和远程信息技术，进一步优化了护理流程。护理信息系统对护理人员的编配管理、排班与考勤、技术档案管理以及人力资源利用评估等，为管理者提供了可靠、系统、快捷的人力资源利用评估资料，促进管理的科学化。同时，护理信息系统广泛用于护理教学中，通过资料的完备性，人机对话的交互性等进行收集护理资料、制订护理计划的技能训练等提高教学质量和学生体验效果。

（胡红濮 郭珉江）

shǒushù mázuì xìnxī xìtǒng
手术麻醉信息系统（surgery anesthesia information system）

针对手术室、外科病房及麻醉科开发的，对手术及麻醉过程所产生的信息进行管理的信息系统。又称手术麻醉系统、手术麻醉管理系统、手术麻醉信息管理系统。用于住院病人麻醉与手术申请、审批及安排，术前、术中和术后信息记录和随访跟踪，实现相关数据的采集、报告的生成以及病历的电子化。是医院临床信息系统的重要组成部分。手术麻醉信息系统采集和管理的数据包括病人的麻醉信息、手术信息，手术中从麻醉机和监护仪上采集到的数据和病人情况。完成手术申请、手术预约、手术麻醉计价、手术麻醉统计、麻醉总结报告等业务。

20世纪80年代，欧美发达国家建立了麻醉术后评估系统、自动电子麻醉记录系统等。1995年，上海市中西医结合医院开始使用麻醉病史管理软件；2002年，上海东方肝胆外科医院建立了麻醉临床信息系统。此后，随着医院信息化的发展，各大医院纷纷开始研发手术麻醉管理系统。

结构与功能 手术麻醉信息系统的功能按流程顺序可以分为术前、术中和术后信息管理，按照工作类型分为手术管理和麻醉管理，按系统结构可以分为手术预约和登记子系统、麻醉医生工作站子系统等部分。①手术预约和登记子系统。提供手术申请的接收、录入、预约安排、修改、计价并下达手术通知单。术后对手术信息进行录入并核对。为全院或相关科室的手术麻醉工作量、医生护士工作量、手术室利用率等进行统计。在医院业务流程中，病人的手术申请一般有两种途径，一种是手工申请，即手术室根据医生的手工申请单进行录入并安排手术时间、手术室和台次，并通知病人手术。第二种是医生工作站申请，即门诊或住院医生直接在计算机上申请，申请单从医生工作站传到手术室，手术室收到申请后进行安排。手术完成后，手术医生要对手术情况进行术后登记并核对，对不准确的信息进行修正，补充完善手术信息。对于急诊病人，系统能提供非预约登记，在手术后由手术室工作人员和手术医生完成手术信息的补充完善工作。②麻醉医生工作站。主要提供手术前病人信息的查阅；术中自动采集监护仪器数据，下达术中医嘱；术后查询手术中采集记录的数据并进行总结，做出麻醉报告。在手术之前，麻醉医生通过麻醉医生工作站可以查看病人的手术信息和病历信息，如医嘱、检查报告、病程记录等。根据这些信息为病人制订麻醉方案，确定麻醉方式、注意事项、设备清单、麻醉步骤等信息。护士根据麻醉师提交的麻醉方案进行术前准备。手术过程中，系统根据麻醉医生设定的采集指标、采集时间采集监护仪器上病人的各项相应体征指标并记录保存，此外系统还能记录手术中输液、拔管、用药等事件信息，最后综合采集到的体征数据形成麻醉记录单。手术结束后，医生根据术前的麻醉方案安排和术中采集到的数据，输入补充病人相关信息，生成麻醉总结、术后访视、麻醉收费单、麻醉复苏记录等，最后出具麻醉总结报告。

应用 手术麻醉信息系统通过计算机系统完成手术预约的接收、手术安排、术中数据记录等功能，帮助医生在手术前进行手术评估，手术过程中实时记录保存，术后进行麻醉总结和计费。手术麻醉信息系统可以在手术过程中实现麻醉过程监控，实时获取病人手术中的生命体征变化。此外，系统可以直接调阅病人的基本情况、化验结果、检查图像和影像等，实现信息的共享，帮助提高医务人员的工作效率，改善医疗服务质量，使医疗资源利用最大化。

(胡红濮 李亚子)

shíyànshì xìnxī xìtǒng

实验室信息系统 （ laboratory information system，LIS） 利用计算机网络技术、数据存储技术和快速数据处理技术，对临床实验室或检验室的信息进行采集、存储、处理、传输，提供查询、分析以及诊断支持的信息系统，又称检验信息系统、实验室信息管理系统、临床检验分系统，是临床信息系统的重要组成部分。实验室信息系统按照检验科室的工作流程，结合日常业务工作的需求，将检验科室的分析检测、质量控制、检验科室综合管理等各项工作集于一体，实现医疗仪器检测与医疗信息的自动化管理。

20世纪80年代，实验室信息系统主要是以兼容机、DOS系统为基础的单机版信息系统，只能对一些基于微处理器的分析仪器进行简单的控制和记录，存储检验信息并进行简单的分析。此后，实验室信息系统经历了小型网络、大型数据库网络、检验室全面自动化的发展阶段。进入21世纪，实验室信息系统主要采用大型数据库网络，易维护和使用，可与多种检验仪器设备连接，借助连接接口实现检验数据的自动采集、存储和自动处理，能够提供更全面、快捷、灵活的查询服务，扩展性好。

内容 实验室信息系统一般由条码应用、实验室质量控制、实验室管理以及数据共享和挖掘等模块组成。①以条形码应用为基础的样本检验和数据采集模块是实验室信息系统重要的子系统，完成检验申请单和样本的预处理。基本功能是：采集并处理检验数据、审核检验报告、查询打印检查报告等。数据采集模块准确、高速的从检验仪器接收数据。根据不同仪器设备发送数据的接口从设备上采集检验结果。对于支持条形码的设备，由于条形码记录了采样时间、送样时间、送达时间、接收时间、检验时间等一系列完整的信息，因此只要扫描条形码就可以获取样本编号，采集到编号所属病人的检验数据。②实验室质量控制模块质量控制是检验科室对于检验样本在采集、传输、检验分析过程中进行质量控制以及对检验结果进行审核的子系统。样本采集和传输途中要遵守样本采集基本规范，重视注意事项，避免可能出现的干扰因素。样本检验时要注意仪器老化、试剂是否过期、环境污染、检验技师的操作等，任何一个环节出错都将影响到检验结果。对于检验结果，检验室通过查阅实验室信息系统参照、对比近期的检验结果，判断本次检验有无异常，确保检验结果的准确性。系统提供从日常检验结果中抽取指标数据并以报表或者图形的方式呈现，显示近期检验质量是否在正常范围内。③实验室管理是对检验科室的各种设备、仪器、试剂、耗材等进行系统管理的子系统。④数据共享和数据挖掘模块是实现检验结果数据共享的子系统，包括检验科室内部，以及实验室信息系统与医院信息系统的连接，以及可通过互联网实现不同机构间的检验数据共享。

应用 实验室信息系统是重要的医技信息系统之一，由于临床检验涉及生物化学、体液学、免疫学、微生物学、细胞学和分子生物学等多个学科，其提供的检验结果又是医生对患者进行正确诊断不可或缺的依据，同时检验流程较为复杂，需要经过申请、计价、采样、核收、化验、结果审核和生成检验报告等多个步骤，传统的手工操作难免会造成检验结果出错、报告遗失、计费错误等差错，手工抄写登记难免会出现字迹潦草、不清晰等也会影响医生做出正确的诊断。因此，实验室信息系统通过实现从申请到检验报告的一体化管理，避免了以上诸多问题，为医院检验科提供了一套方便快捷、准确率高的管理方法。计算机网络系统一体化操作有助于减轻检验科室的工作强度，提高医院检验科室的工作效率，进而提升检验工作质量。

(胡红濮 李亚子)

bìnglǐ xìnxī xìtǒng

病理信息系统 （pathology information system） 对病人病理检验全过程进行管理的信息系统，并使病理资源与医院的相关部门共享，最大限度地为临床与病人服务，又称病理计算机系统、病理自动化系统，是医院临床信息系统的重要组成部分。病理信息系统围绕病理检查的工作流程、收费、质量控制的要求来组织数据和开发功能，主要对病理检查申请、病理标本登记、取材信息登记、切片信息登记、图文诊断报告、特检信息登记、病理档案、病理检查工作流程和科室内部事务等实现计算机网络化管理。

病理信息系统起源于20世纪60年代，早期在外科病理学领域，用于病人诊断结果的存储和查询，美国麻省总医院建立了真正意义上的病理信息系统，实现了对病理信息的在线编码与报告书写。20世纪末，病理图文报告及图像分析系统逐步在国内许多家医院应用，随后又将病理检查申请和诊断报告与医院信息系统连接起来，在共享病人基本信息同时，及时反馈病理结果，节约医院成本。后来，为了规范管理病理检查过程中产生的所有信息，提出了病理检查流程管理的概念，全方位规范管理病理检查的整个工作流程。

内容　病理信息系统主要管理病理科日常业务流程，其功能主要包括标本登记、取材管理、包埋管理、切片管理、报告管理以及归档管理等功能模块。①标本登记通过输入病人号码，登记医生工作站提交的各种病理申请、院外申请等，为病理标本分配和打印病理号。此外，该模块还提供病人费用补记，取消检查和已登记病人信息查询功能。②取材管理实现了查看已登记的申请单信息，取材技师对标本进行大体描述和取材明细描述。该模块可以实现套打功能，将标本的大体描述套打在病人申请单上，便于查询相关信息，同时该模块还提供了对大体描述版本和未提交取材的管理，方便取材技师对取材信息进行核对；包埋管理模块，是病理科医生针对已取材待包埋及包埋已完成的标本信息进行管理，包埋完成确认后，标本信息被提交到切片管理模块，系统对相应的信息进行管理并提供查询功能。③切片管理是针对已完成包埋确认的标本，进行切片操作，根据取材时提取的标本信息完成相应的切片操作，切片完成后进行确认，将信息提交到下一个管理模块。切片信息确认后，系统

对相应的信息进行管理并提供查询功能。④报告管理作为病理信息系统的主要功能模块，该模块涉及的操作较多，首先病理诊断医生根据实际情况，选择查询条件进行查询，然后从病人列表中提取病人信息，可以查看病人的电子申请单、电子病历、实验室信息系统检查结果和相关医技检查结果，在对病人的情况有一定的了解后，可以查看标本并采集相应的图像信息，图像采集完成后，可以书写报告。报告书写过程中提供保存功能，报告完成后，进行提交操作，等待上级医生进行审核，同时，该模块支持多级医生审核功能。审核完成后，打印病理报告，报告处理过程中，可根据实际情况发起科内会诊、院内会诊等，也可对标本做进一步处理，如重切、补切或发起特殊检查等。⑤归档管理可以实现对报告信息和图片信息资料进行集中归档管理，诊断过程中产生的蜡块和玻片，根据系统生成的编码，分批入库保存，针对外院借片，提供专门查询界面和打印功能。

应用　病理信息系统的使用改变了病理科传统的手工抄写和人工录入的工作方式，简化了病理工作操作流程，节约了时间，提高了工作效率。利用病理信息系统进行资料管理，可以将病理文字资料刻录在光盘上，避免了原始送检单的破损和文字资料的丢失，节约了空间，有利于长期保存，同时实现了信息共享，不仅为病理诊断报告的及时性和准确性提供了有力保障，还避免了以往因手工操作不规范而引起差错产生的纠纷现象，提高了工作效率和服务质量，促进了病理科的全面建设和发展。

（胡红濮　李亚子）

yīxué yǐngxiàng xìnxī xìtǒng

医学影像信息系统（picture archiving and communication systems，PACS）　应用数字成像技术、计算机技术和网络技术，集医学图像的获取、成像、存贮、传输和管理于一体的综合性信息系统。又称医学影像存储和传输系统。

医学影像信息系统的概念提出于20世纪80年代初，20世纪90年代初欧洲、日本和美国陆续建立起一批小型化医学影像信息系统，它们具有投资小、见效快的优点。随着医学影像信息系统标准化进程不断推进，尤其是美国放射学会和美国电器制造商学会（American College of Radiology & National Electrical Manufactures Association，ACR-NEMA）医学数字成像和通信（digital imaging and communications in medicine，DICOM）3.0标准的普及，使得医学影像信息系统扩展到医学图像领域各个学科，如心脏病学、病理学、眼科学、皮肤病学、核医学、超声学以及牙科学等。医学影像信息系统包含了放射科信息系统（radiology information system，RIS）和医学影像存档与传输系统两部分。中国医学影像信息系统建设应用起步虽然较晚，但发展迅速。

内容　医学影像信息系统主要管理影像科日常业务流程，包括检查登记、影像获取与存储、图像调阅、质量分析、图像转换处理、报告编辑与调阅等功能。①检查登记。在前台登记工作站录入或接受患者基本信息及检查申请信息，也可通过检索医院信息系统进行病人信息自动录入，并对病人进行分诊登记、复诊登记、申请单扫描、申请单打印、

分诊安排等工作。②病人信息。获取病人信息一经录入，其他工作站可直接从医学影像信息系统主数据库中自动调用，无需重新手动录入；具有病人信息自动获取功能的医疗影像设备可直接由服务器提取相关病人基本信息列表，不具备病人信息自动获取功能的影像设备需要通过医疗影像设备操作台输入病人信息资料或通过分诊台提取登记信息。③影像获取。对于符合 DICOM 标准的医疗设备，采集工作站可在检查完成后或检查过程中自动（或手动）将影像转发至医学影像信息系统服务器。非 DICOM 转换，对于不符合 DICOM 标准的医疗设备，采集工作站可使用 MiVideo DICOM 网关收到的登记信息后，在检查过程中进行影像采集，采集的影像自动（或由设备操作技师手动）转发至医学影像信息系统服务器。④图像调阅。患者在检查室完成影像检查后，医师可通过阅片室的网络进行影像调阅、浏览及处理，并可进行胶片打印输出后交付患者。⑤质量分析。患者完成影像检查后由专业人员对影像质量进行评审，并进行质量分析。⑥报告编辑。完成质量评审后的影像，诊断医生可进行影像诊断报告编辑，填写诊断意见。⑦报告审核。根据不同医师的权限，对初诊的报告进行审核，审核完成的报告通过打印机进行输出并由医师签字后提交，同时诊断报告上传至主服务器存储备份。⑧报告调阅。打印完成后的报告不能再进行修改，但是可以只读方式调阅参考。

应用　医学影像信息系统实现了影像信息、影像报告以及科室管理信息通过网络系统实时、高效、安全地进行传输与存储，

使医生可直接在本科室提取在影像科存档的图像，有利于及时制订治疗方案，而无需去借阅照片或会诊，同时医生利用医学影像信息系统工作站上强大丰富的诊断功能来进行阅片，并利用大量专业报告模板轻松、方便、快捷地完成影像报告，避免了手工作业易出现的错误，同时影像报告审核医师可以远程审核报告，大大提高了工作效率。

（胡红濮　雷行云）

xīndiàn xìnxī xìtǒng

心电信息系统（electrocardiogram information system）　利用计算机及网络技术对数字心电图机产生的心电图信息进行采集、传输、存储，并在此基础上完成信息处理和网络诊断的综合应用系统。是临床信息系统的重要组成部分。主要负责心电图数据的采集，实现心电图检查病人预约、登记、收费、检查，报告书写与存储的自动化，报告的网络共享，同时也实现心电图检查数据的长期保存，方便临床诊断的查询和统计，满足管理、教学和科研的要求。

医院数字化在国外已经使用多年，心电图网络技术早已运用。国外医院在心电图设备购买时候就考虑到信息共享问题，较早地实现了心电检查的网络化工作模式。但是在中国，心电检查作为医院最常规的检查之一，其信息化建设没有引起人们足够的重视，21 世纪 10 年代，中国只有少部分医院真正的实现医院心电图网络化，部分医院心电检查依然停留在单机检查、单机打印、手写报告的模式，使得心电检查成为大多数医院难以解决的信息孤岛。

内容　心电检查的业务流程为门诊或病房医生通过医生工作

站下达对患者做心电图检查的医嘱，通过医院信息系统传到心电系统中，患者交费之后，到心电图采集端处，由技师通过扫描患者所持条形码或磁卡获取患者信息，然后执行心电图的采集操作，采集结果自动传输到服务器上并通知心电图分析诊断客户端，由医生对完成采集的患者心电图进行分析，填写报告，下达医嘱的医生即可通过心电诊断报告端浏览患者的心电图诊断结果。心电信息系统包括登记、检查、分析、浏览、存储归档等模块。①登记。病人在检查前先进行登记，对医生开出的检查申请进行确认并计价，或直接对病人进行登记并计价。②检查。主要完成检查操作，在登记模块确认了的病人信息会出现在未检查病人列表中，输入 ID 号查询指定病人。调阅出病人信息后，进行检查，完成检查后显示波形，核实无误后保存到心电数据库服务器。③分析。负责完成报告的书写与报告打印。检查模块保存到心电数据库服务器中的数据，供分析模块调阅，分析模块中显示已检查病人列表，医生可以选择任意一个病人，也可以通过病人 ID 号查询指定病人，选中病人后可调出病人心电图波形，然后书写报告并保存，保存了的报告必须经过资深专家签发后才能预览和打印报告。④浏览。完成浏览波形、查看已签发报告、打印报告功能。临床科室医生可以通过病人 ID 号或其他信息查询特定病人的心电图检查信息。⑤存储。主要完成创建心电信息系统数据库，并运行和管理该数据库，数据库中最主要的数据是心电图波形，心电图机产生心电图波形数据后，进行压缩，然后传输给计算机，计算机

收到数据后，进行解压，并按相应的标准提取数据，不同厂商的标准有所不同，在将厂商的数据解析后，提取的数据进行重新组织，按照自己的标准格式和语义统一保存到数据库中。

应用 心电信息系统的应用实现了心电图的采集、存储、诊断与管理的信息化与规范化，提高了心电检查的效率，缩短了检查的时间，对于患者特别是急诊患者，省去了医务人员往返急诊病房和心电科室的过程，为患者赢得宝贵的时间，同时心电检查结果存储在计算机内，随时可以对比调用，为医生做出更加准确的诊断提供了技术保障。心电检查的信息化帮助医生更加专注于对患者的临床诊断，提高其工作效率的同时提高了业务水平。心电信息系统的建设为医生保存了珍贵的临床心电数据，进而为心电学的学术研究与科学发展提供技术支持与保障。医院心电检查的信息化不但规范了工作流程，也减少了医院的人力、物力成本。信息化所带来的工作量统计等功能，有利于对员工进行客观的评价和激励，发现管理薄弱环节，提升医院软实力，为提高医院的经济效益和社会效益起到了一定的作用。

（胡红濮 李亚子）

zhòngzhèng jiānhù xìnxī xìtǒng

重症监护信息系统（intensive care information system，ICIS）

利用现代化医疗设备和监护技术，对危重病人提供及时、全面的抢救、治疗、监测和护理的临床信息系统。又称重症监护系统、重症监护信息管理系统、ICU 重症监护信息系统、重症监护管理系统。是临床信息系统的重要组成部分，具有信息产生量大，数

据采集实时，功能全面，信息共享广泛等特点。

功能 重症监护信息系统主要应用于医院重症监护治疗病房（intensive care unit，ICU），通过对病人的各项生命体征数据进行连续、动态的收集、管理，并为重症监护室医护人员实施有效地干预措施提供帮助，主要功能包括重症监护设备管理、临床信息采集与整合、监护数据统计分析、重症监护医生工作站、重症监护护士工作站、危重程度评分、监护质量管理等。①重症监护设备管理。对呼吸机、除颤仪、起搏器、监护仪等基本设备进行管理，监护系统动态监测各种仪器的运行状况，实现接口管理，将各种设备上收集的病人生理数据进行统一存储。②临床信息采集与整合。通过连续动态监测病人生命体征，实时自动地收集病人的生理数据，如急性心力衰竭、心律失常、急性呼吸衰竭、休克、严重颅脑损伤等重症病人的呼吸频率、节律、呼吸音、呼吸功能、血氧饱和度等生命体征，同时对脑神经功能、肾功能、血流动力学等进行监测，记录重症病人的临床信息，整合出病人的医嘱和护理记录，进行规范化显示，并提供多条件查询。③重症监护医生工作站。用于协助重症监护医生的日常工作，完成医嘱下达，通过采集床旁设备的各类数据为 ICU 医生提供详细体征趋势图，自动完成补液平衡计算，进行危重评分分析等。④重症监护护士工作站。用于协助护士的日常护理工作，处理重症监护病房医生下达的医嘱，自动采集床旁监护设备的体征数据，提取护士的护理数据，并整合分析监测项目、出入量、病情及用药等数据，生

成医嘱执行单、生命体征观察单、危重患者记录单、特护单、基础护理观察单等医疗文书。同时记录护理记录、护理措施、护理提示等护理数据。部分重症监护护士工作站还采用了护理知识库的方式，减少重复工作，提高护理质量，方便护士监护病人。⑤危重程度评分。根据病人的症状、体征和生理参数，建立危重疾病评分体系，对疾病的严重程度进行评估，提供异常情况预警，对病人的病情和治疗效果进行跟踪。⑥监护质量管理。对危重病人的诊疗方案和医疗过程进行监控，规范重症监护的业务流程和记录方式，保障监护质量。⑦监护数据统计分析。对危重病人的监护数据进行统计，分析病人病情变化，预测疾病的发展趋势，实时生成各种可视化图表。

应用 重症监护信息系统能规范重症监护的工作流程，与医院其他信息系统集成，共享病人基本信息、病历信息、医嘱信息、治疗信息、化验结果等数据，促进临床信息的交流，极大提高医护人员的工作效率。

（胡红濮 那旭）

línchuáng juécè zhīchí xìtǒng

临床决策支持系统（clinical decision support system） 辅助医生进行临床决策而设计的信息系统，通过系统内保存的临床知识，帮助医生收集和分析患者数据，为医生提供关于诊断、预防和治疗的决策知识，供医生进行参考，辅助医生的诊疗行为。

临床决策支持系统的发展经历了四个阶段：第一代系统出现于 20 世纪 60~70 年代，为单机版临床决策支持系统，这类系统未能与临床环境整合，只能被动使用，无法进行主动报警和提示，

诊断和治疗所需的数据都是由操作者人工录入，使用效率低；第二代系统出现于20世纪70~80年代，为集成到临床信息系统的临床决策支持系统，这避免了第一代系统的部分缺点，采用主动触发机制对医生和病人进行报警和提示，但是该系统共享性差，重复利用率低，同时也面临着临床知识与设计代码分离表达的问题；第三代出现于20世纪90年代，为支持临床知识标准化表达的临床决策支持系统，该系统致力于研究临床知识表达的标准化问题，使得知识得以从代码中分离出来，但同时也存在着标准不统一，临床知识管理、更新及评估等问题；第四代系统出现于21世纪初，为基于服务模型的临床决策支持系统，该系统逐渐从临床信息系统中独立出来，再次成为独立的组件，以服务的方式向临床信息系统提供一组独立的标准接口，供不同的临床信息系统调用。

系统结构与部件 临床决策支持系统的结构多种多样，但基本部件十分接近。临床决策支持系统是由人机交互部件、数据部件、模型部件三个基本部件组成。①人机交互部件。又称人机对话部件、人机接口，是决策支持系统不可缺少的组成部分，是连接人与系统的纽带。决策支持系统接受用户输入、向用户展示运行情况及最后结果，都是通过人机交互部件来实现的。主要功能包括实现人机对话和对决策支持系统的控制等。②数据部件。由数据库和数据库管理系统组成。主要功能包括提供数据库存储的组织形式、数据库管理功能如数据库建立、删除、修改、维护、检索、排序、索引、统计、安全、传输及提供数据库管理语言体系

等。③模型部件。是决策支持系统中最具特色的部件之一，由模型库和模型管理系统组成。功能主要包括模型库与模型字典的定义、建立、存储、修改、查询、删除、插入以及重构；模型的选择、建立、拼接和组合，提供根据用户命令将简单的子模型构造成复杂模型的手段；模型的运行控制；模型与数据部件之间接口与转换等。

系统功能 临床决策支持系统可以按照应用模式、疾病分类、应用场合等不同维度进行分类。最为常见的分类方法是按照应用模式分为提示提醒系统、评判式系统和建议系统三类。

提示提醒系统 基于简单的逻辑判断，对临床信息进行主动的提示和提醒。提示提醒系统主要包括：疾病感染监测系统，通过监测患者的血液、脑脊液、心包液中的病菌，自动生成警告，定时向医生发送这些警告，提醒医生关注患者的感染状况，并生成报告。抗生素治疗监测系统，根据患者的化验结果和电子健康档案（electronic health records, EHR）中的信息，决定患者是否需要接受抗生素治疗。药物副作用事件监测系统，对系统中出现的药物禁忌警告进行分析，滤去部分错误警告，降低药物禁忌警告假阳性率。化验报警系统，当患者化验结果出现异常时，系统在最短时间内将警告发送到医生的医疗终端，及时提醒医生注意。抗生素使用时间监测系统，为了降低成本、减少浪费，系统自动识别出术后不再需要进行抗生素治疗的患者，交付药剂师决定是否需要停止该项医嘱。术前抗生素监测系统，系统自动提醒医生对术前两小时内未使用抗生素的

患者使用抗生素，降低手术感染的概率。药物剂量监测系统，定时对住院病人的肾脏功能进行评估，计算患者所接受的药物剂量是否偏高。

评判式系统 实现根据相关信息生成一个决策建议，如果医生的决策与之不符，则给出决策建议。评判式系统适用于医生愿意自己决策而需要系统再次确认的情况，或针对医生的诊疗行为进行自动评价，辅助医生修正诊疗行为。与提示提醒系统不同之处是，评判式系统提供和用户的对话交互。如：输血医嘱下达系统，医生在已下达的输血医嘱中，使用决策支持系统选择血液产品和理由，决策支持系统对照来自EHR的病人数据验证理由的有效性。合理用药系统，对处方进行审查后，显示相互作用警告的简要信息，包括发生相互作用的药品名及所属类别、相互作用的严重程度。

建议系统 基于临床指南或预测模型等知识，针对患者状况进行推理，给出建议，供医生参考。建议系统在医疗工作流程中不断与用户进行交互，获得必要信息，最终形成建议。其不同于提示提醒系统的是：前者医生需要调用计算机，录入所需数据，并等待临床决策支持系统的建议。其不同于评判式系统的是：前者不需要在医学逻辑执行前，先提交一个医嘱。建议系统主要包括：抗感染助手系统，通过事先建立的感染数据库，分析病人数据，预测病人可能具有的病原体。程序包含治疗规则帮助确认可能的病原体和抗生素方案。感染风险等级预警系统，对患者感染的可能通过线性回归预测模型进行量化，给出患者感染的风险等级。

代谢综合征临床诊疗系统，根据代谢综合征临床指南和患者的数据，系统通过推理给出诊断结论、治疗建议和饮食运动建议，供医生参考。

应用　内科诊断系统于 20 世纪 70 年代由匹兹堡大学医学院开发，是用于内科疾病诊断咨询的实验性决策支持系统，主要通过疾病症状来推理病人所患疾病。该系统收集了六百多种疾病的诊断知识，覆盖大多数内科疾病，包含四千五百多种体征和症状，每种疾病通过近八十种征象来描述。每种征象自身的重要性及其对疾病的重要性通过三个参数来识别：相关征象与疾病的关联频次、相关征象提醒疾病的能力、最终诊断对解释征象的重要性。给定病人征象，系统通过一定算法，计算出分值来划分互不相斥的各种诊断假设。利用这些参数，可以设定不同疾病情况下各种相关征象的不同取值。通过参数设置，系统可以辨别同一征象在不同情况时对疾病诊断的重要性，有利于系统对疾病进行鉴别诊断。

意义　决策支持系统可以在医、教、研等多个领域中发挥积极作用。临床医疗方面可以辅助诊断，为医生提供直接的参考建议；辅助医生针对特定病人情况设计用药方案，减少用药差错；自动评价医生指令，提高医疗活动的准确性等。医学科研方面，决策支持系统在医学科研项目评价与选择、医学科研经费管理、医学科研人才管理、科研成果管理等方面具有良好的辅助决策作用，可以减少科研活动上的弯路，加快科研进程，充分发挥科研人员的能动性。医学教学方面，医疗决策支持系统中的计算机辅助教学和模拟实践功能，对医学院

校学生，可能是学习专业知识和专家经验方便可得的老师，同时也是他们初入医院实习工作时非常好的助手。

（胡红濮　那旭）

yuǎnchéng yīliáo

远程医疗（telemedicine）　通过计算机、通信、医疗技术与设备，对数据、文字、语音和图像资料的远距离传送，实现专家与病人、专家与医务人员之间异地"面对面"的医疗活动。远程医学是利用现代通信技术进行医学活动的一门学科，也称为远程医疗。

远程医疗最初的技术案例出现于 20 世纪 50 年代的美国，是双向电视系统在放射学的应用。此后，越来越多的电子技术和通讯技术被运用到医学活动中。1961 年，一则有关飞行员的研究报道，进一步确立了双向闭路电视监控系统在心理治疗中的价值；1968 年，波士顿麻省综合医院与麻省洛根国际机场医疗救护站通过双向视听系统建立了一系列远程医疗业务。与此同时，麻省总医院通过和美国退伍军人管理局之间建立合作关系，为退伍军人提供远程心理咨询和紧急护理等服务。20 世纪 70 年代，远程医疗系统主要是为偏远市区和农村提供远程精神病学、远程放射医学和基础疾病的服务和治疗。1976 年，加拿大和美国爱马仕卫星为加拿大北部的农村和偏远地区进行了一次简短的远程医疗实验。到 20 世纪 80 年代，远程医疗开始应用于灾难救援。21 世纪初，机器人技术、无线通讯技术等飞速前进，为远程医疗的多样化发展开阔了空间，出现了远程家庭监护、远程会诊车、远程微创手术工作站、电子病历、个人健康档案等多种形式的服务，远程医

疗的应用范围正逐渐扩大。

中国远程医疗技术开展较晚，但发展迅速。1982 年首次通过 E-mail 进行病历会诊，并成为国内最早的远程医疗实践活动；1988 年 301 医院的专家们通过卫星与德国一家医院进行了神经外科远程病例讨论；90 年代初，在山东和北京两地，成功应用远程医疗系统诊断了患有噬肌肉病菌和重金属铊中毒两例病案，由此远程医疗引起了社会的关注。90 年代后期，远程医疗从理论研究阶段逐步开始向实际应用阶段发展。1995 年上海教育科研网和上海医科大学联合成立了远程医疗会诊研究室；1997 年，卫生部卫星专网——中国金卫医疗网络正式开通；同年 9 月，中国医学基金会成立了国际医学中国互联网委员会；1998～2000 年间，国内一些著名医院和医学院校相继成立了远程会诊中心，并开展了多种形式的远程医疗工作。21 世纪，随着互联网技术和无线通讯技术的高速发展，越来越多的人利用互联网进行相关的信息查阅和咨询、医学影像传输以及远程会诊，远程医疗技术得到了大范围的普及应用。21 世纪 10 年代，经过检验合格并正式投入运营的远程医疗中心涵盖了北京协和医院、阜外心血管医院、301 医院等三甲医院，已成功的为数百例全国各地疑难重症患者进行了实时、高效的远程电视直播会诊，让患者足不出户就能享受到国内著名专家提供的医疗服务。此外，基于通用分组无线服务技术（general packet radio service，GPRS）和全球定位系统（global positioning system，GPS）的日趋发展和普遍使用，各大医院已经开始进行了一些初步的移动远程医疗业务。

内容　远程医疗主要包括远程会诊、远程监护、远程手术等医疗活动，广义上还包括远程咨询、远程教育以及医学知识共享等方面。远程医疗涉及医学中的许多专科领域，但由于学科性质的不同，远程医学在各个学科的发展水平和应用程度存在很大差异，21世纪初，其主要应用于医学影像学、病理学、心脏病学、护理学、慢性病保健等学科。

远程会诊　利用现代化通讯技术，使异地医生可以及时获取患者的病史信息、检查报告和各种影像资料，进行会诊分析并做出病情诊断，最终确定患者的治疗方案。远程会诊对于医学图像、声频的质量要求较高，需要这些资料在传输、获取、保存、处理和显示过程中不出现损失。远程会诊常用于灾害紧急救护、战场治疗等特殊环境，可以节省大量时间和费用，从而降低医疗成本，同时提升服务水平。

远程监护　利用无线通讯网络实时地将监护对象的生理数据传送给监护中心，以便监护中心能够及时了解患者的身体状态，做出诊断和相应处理。远程监护包括家庭远程监护和院内远程监护，常用于新生儿、慢性病患者、重症患者等人群的监护，也可用于一般人群的健康管理。远程监护能够缩短医生和患者之间的距离，提高诊断的准确性，对于发现疾病的早期症状也有显著意义。航空局对太空中宇航员的生理指标的监测就是远程监护技术的一种应用。

远程手术　通过虚拟现实技术和远程控制技术地结合，医生能够控制当地的医疗器械，对异地患者进行手术操作。远程手术对于医疗人员的操作技术和相关设备的性能要求都很高，传输信号与设备反应之间的同步性以及动态视频图像的稳定性都会影响医生对患者状况的判断。远程手术技术不仅能够提高手术质量，还能减小手术创伤，缩短患者术后恢复时间。

远程咨询　一种最为简单的远程医疗应用，医生可以通过远程医疗系统向患者以前就诊的医疗单位询问患者的病史详情，或通过远程医疗网络查看患者的医疗档案，也可以向上级医疗机构的专家咨询意见，以辅助诊断和治疗；患者可以通过远程医疗网络了解疾病相关的保健知识，或者向有关医疗专家寻求帮助。

远程医学教育　通过计算机通讯网络提供多种医学资源，对医疗人员进行专业教育，对普通群众进行医疗保健知识普及。远程医疗教育可以同步或异步进行，不受时间和地点的限制。随着技术的不断发展和社会需求的转变，远程医疗将会应用于更多领域，扩大医学知识的传播范围，使医疗技术与计算机技术服务于更广泛的人群。

远程医疗系统由医疗服务提供方（医院、保健中心等医疗机构）、医疗服务需求方（家庭患者、偏远地区医疗机构、教育机构等）和中间机构（管理机构、技术提供方等）组成。远程医疗的关键技术包括：医疗保健技术（诊疗技术、医学成像技术、检测技术等）、信息学技术（医疗信息采集、存储、传输、处理、组织技术，数据库技术等）、远程通讯技术（数据传输、视频会议技术、加密通信、传感器技术等）、多媒体技术（媒体采集、传输技术，图像压缩、解压技术）和标准化技术（医学数字成像和通信标准、疾病分类标准、数据交换标准等）。支持的环境分别是：系统环境（操作系统、Web、Server、Appserver、DBNII Server、Mail Server等）、软硬件环境（计算机设备、视频设备、音频设备、数据存储中心、显示设备等）和通讯网络环境（广域网、城域网、局域网、卫星通信、移动通信网络等）。远程医疗是一个庞大且复杂的系统，需要相对稳定的技术支持，只有各种关键技术相互融合、综合应用才能保证远程医疗活动持续、高效的运行。远程医疗活动涉及不同国家、不同地区、不同部门的各种医疗业务系统（如医院管理信息系统、医学图像信息系统、临床信息系统等）和公共卫生管理系统（如疾病监测信息系统、卫生监督信息系统、妇幼保健信息系统等），各个系统之间需要按照相对统一的标准进行持续的数据交换和共享。系统中的各种角色需要建立起一种全新的协同模式进行工作。医务人员作为远程医疗系统的主体，应该熟悉远程医疗系统的整体流程和各个部分的功能，规范地进行医疗操作，保证医疗服务的质量。患者应该积极配合医生的治疗，熟悉相关仪器的操作，及时向医生反映身体状况，遵从医嘱。技术人员则是远程医疗系统能够正常运行的保障，应该指导医生和患者正确使用相关仪器，并对系统进行定期维护。管理人员则需要联系系统中的各个部分，接受机构或个人的远程医疗申请，并负责系统的推广工作，保证远程医疗业务有效开展。

意义　远程医疗是计算机通讯技术与医学技术的有机结合，代表了现代医学的重要突破。这种新型的医疗模式不仅打破了地域、环境和时间的限制，降低了医疗风险，提高了医疗服务质量，还能节约医疗成本，最大限度地消除医患之间的信息不对称，使医疗保健服务更贴近普通人群的生活。

(胡红濮 李亚子)

yuǎnchéng huìzhěn

远程会诊（remote consultation） 医生利用现代化通讯工具对异地患者的检查影像和其他信息进行分析，为患者完成病历分析、疾病诊断并确定治疗方案的治疗方式。又称远程诊断。是远程医疗的重要组成部分。

内涵 远程会诊一般在两种情况下发生，一种是当地医疗机构无法确诊，向上级医院或综合医院求助；一种是患者住址距离医院距离远，请求医生进行远程会诊。医生利用电子邮件、视频会议、电话、传真等工具对远方的患者进行诊断，即最后的诊断结果是由与患者处于不同地点的异地医生做出的。远程会诊中医生进行诊断的依据主要是患者的检查影像，因此，远程医疗对医学图像的要求很高，通过远程会诊系统传输的医学图像绝不能有较明显的失真。

功能与特点 远程会诊具有方便、快速的服务特点。医生和患者无需面对面，远方的医生在患者无法亲临的情况下，帮助当地医生对患者的病情进行分析、总结，诊断并制订合适的治疗方案，提高诊断的效率。可以避免患者长途奔波、挂号排队的劳碌之苦。为医疗走向区域扩大化提供基础和条件。

应用及趋势 远程会诊有同步式会诊和异步式会诊之分。同步式会诊类似于视频会议，通讯网络要支持传送交互式的声音、图像和高分辨率的检查影像，因此对通信宽带要求很高。异步式会诊基于存储转发机制，各种文字、图像、音频和视频打包成电子邮件发给医生，医生处理后将诊断结论和处理方案回发给相关的医护人员或者患者。异步式会诊对网络宽带要求比同步式会诊要低，根据不同场合选用合适的方式。远程会诊的进行必须依托远程会诊系统。部分医院利用成本较低的电视会议系统、程控电话、计算机及软件建立了远程专家会诊系统和网络，可输入传输视频、音频和图片。

根据《远程医疗咨询系统接口功能规范》和疾病诊治对检查资料的实际要求，远程会诊系统研究正在由提高会诊现场的音频、视频质量和处理方法，向提高会诊数据质量和数据处理方法方向发展，这是进入第三代远程会诊系统研发阶段的标志。如"基于医学影像信息系统的远程影像会诊系统"的研究应用、"生理信号实时采集传输系统"的研发应用、远程多中心重症监护网络平台的开发应用等，也有在基于"视频会议平台"的远程会诊系统上对数据采集和处理方法进行改进的研究。

(胡红濮 那 旭)

yuǎnchéng jiānhù

远程监护（telemonitoring） 利用各种信息采集设备采集监护对象的生理信息和医学信号，并通过通信网络将采集到的信息发送到监护中心进行分析，发现异常立即预警并采取诊治措施的一种技术手段。又称远程监测，是远程医疗的重要内容之一。

内涵 利用现代信息通讯技术实现对监护对象的连续监测，监护范围可以是网络覆盖的任何地方，跨越了空间的障碍。远程监护实施的重要前提是监护中心、终端信息采集设备以及通信网络。终端信息采集设备对患者的各种重要生理指标进行检测并发送到传输网络，网络再将信息实时或定时的发送给终端。由于传输网络带宽限制，远程监护分为两种情况：一种是实时监护，终端信息采集设备实时将采集的信息发送给监护中心，这对网络带宽要求高，不能发生拥堵，广范围开展实施难度较大；另一种是连续性监护，终端采集设备将采集到的信息发送给终端计算机后，计算机对数据进行打包存储，定时将数据包发送给监护中心，这对网络带宽的要求相对较低，易于实现。

功能与特点 监护中心实时获取信息采集设备采集的监护对象生理信息和医学信号并进行分析，通过对监护对象生理参数的连续性监测来研究对象的健康状况及疾病转归状态。通过网络实现的远程监护，使健康监护不再局限于医疗机构内部，缩短了患者与医务人员之间的距离。医务人员可以通过对监护终端传来的信息进行分析从而为患者提供及时的医疗服务，节约了患者获得医疗服务的时间。

应用 远程监护系统的应用主要包括：①心电监护系统。对于安装心脏起搏器、心绞痛患者而言，一旦疾病突然发作，若未实现及时救治，便会危及患者生命。医疗监护系统的安装并不会对患者生活造成影响，在其发病初期，通过该系统，可以对异常结果及时进行监测，并将疾病变化数据提供至医护人员，以便在疾病尚未完全恶化时，对患者进行救治。②慢性病监护系统。慢性疾病监护属于基础监护模式，其监护对象主要包括老年人，便于及时了解监护对象生理参数是否出现异常，有利于为制订有效的治疗方案提供依据，通过采用该系统，监护对象不用住院观察，当系统提示参数异常后，便会报警。③连续监护系统。连续监护的主要目的也是为了应对突发状况，当患者行手术后，若出现了感染或其他并发症，系统也可对其进行监护，便于在短时间内采取措施治疗患者疾病。

(胡红濮 那 旭)

yuǎnchéng shǒushù

远程手术（telesurgery） 利用计算机技术、互联网技术、虚拟现实技术、机器人技术与微创外科手术技术相结合，异地医生对远程的患者进行手术操作或对远程医生进行手术指导的过程。远程手术是远程医疗的重要内容之一。

内涵 远程手术分为两类，第一类是外科机器人手术，即医生根据远端传送来的手术现场患者的动态视频影像，通过计算机进行虚拟手术操作。医生的任何操作动作都实时被转化为数字信息传回至手术现场，从而控制当地安置的机器人手臂或其他机械装置按照医生的操作指令准确地完成手术操作。这类远程手术就相当于把内窥镜与器械的长度变得更长，将医生的亲手操作变成了机器人操作。由于医生是通过影像获取手术现场患者状态的，而医生的操作动作经过网络传输后下达给机器人指令，因此远程手术对专家的操作技巧、网络状态及相关设备的要求很高。第二类是远程指导手术，远程医生通过远端传来的患者视频影像获知患者状态，指导当地医生或手术

机器人进行手术。

功能与特点 外科医生不用亲临手术现场，可以实现对千里之外的患者进行手术。有助于提高手术便及性、降低医疗成本。同时，远程手术的发展也推动着新一代的手术设备的开发与研制，有利于参与手术的医务人员的培训和再教育。

应用 世界上首例实验性远程手术于1999年成功地进行，中国首例远程手术于2001年完成，主要的远程手术系统包括达芬奇机器人微创外科手术系统（da Vinci Si HD Surgical System）、宙斯机器人手术系统（Zeus Robotic Surgical System）等。同时，在实际应用当中，远程手术中异地医生的操作动作信号如何无延迟的传送给远端的手术机器人是研究的重点及瓶颈，也是远程手术系统亟需解决的重要问题。

(胡红濮 马 豪)

yuǎnchéng jiàoyù

远程教育（teleeducation） 在现代医学教育思想、医学教育理论的指导下，利用卫星通讯、计算机网络、多媒体等现代信息技术手段实施的新型医学教育方式。是相对于实时教育或现场教育而产生的一种特殊教育方式，是医学教育和通讯技术两大领域相互结合和交叉的产物，远程教育是远程医疗的重要内容之一。

内涵 是卫生事业发展的有机组成部分，是实施"科教兴国"和卫生人才战略的重要措施。与普遍的远程教育相比，远程医学教育对影像要求较高，医学影像的传输和存储要求高质量的硬件编解码技术和高带宽高速传输网络，并要求实时的传输和讲授，这样才能获得更为理想的学习和教学效果。同时，也具有高清双

流视频会议等功能，所有站点可同时接收授课视频信息，听课人员通过网络视频既可与教授进行异地面对面交流，也可通过视频上的滚动信息进行提问，从而实现听课人员与授课人员间的双向交流。

功能与特点 具有资源共享性强、覆盖范围广、传播速度快、教学方式灵活、教育费用低等特点，能够为广大医护人员和研究人员提供及时、方便、快捷和相对经济的知识服务，已成为医学教育的重要组成部分。同时，它还具有双向及时交流、图文并茂、信息含量大等特点；讲课内容一次录像，可反复使用，大大减轻了授课者的压力。此外，通过远程医学教育，能够实现基层医疗单位和大型综合性医院的优势资源共享，以及全方位地为基层医师服务的目的。

应用 借助于计算机、网络、软件制作以及信息通讯等技术，远程教育已经广泛应用于医疗卫生行业。通过天网（基于卫星网的交互式远程演播系统）、地网（基于互联网的远程教育平台）等多种方式相结合的方式，为异时异地的医护人员、研究人员以及医学院校学生提供了临床技能培训、卫生保健研究、公共卫生宣传、专业知识教学等服务，在一定程度上提高了医学教育的效率和质量。

远程教育在中国仍处起步阶段，存在着理论研究欠缺、教育资源不足、远程教育资源配置不合理、教学设计不完善等问题。基于此，我们应须加强远程医学教育体系的建设，丰富教育资源、创新学习环境、加强教师资队伍建设、提高学习者自身素质，在远程教育带来的新的机遇与挑战

中，不断研究，不断学习，不断进步。同时，也应注重远程医学教育网络及信息平台的建设，强化网络软、硬件设施，完善信息平台的业务功能、服务模式以及管理制度等。

（胡红濮 马 豪）

gōnggòng wèishēng xìnxīxué
公共卫生信息学（public health informatics，PHI）

系统地把信息科学和计算机技术应用于公共卫生领域的实践、研究和学习中的一门学科。是实践性较强的学科，主要研究如何通过信息技术促进人群健康、疾病和伤害预防、健康潜在危险因素探寻和政府决策。它是一个融合了公共卫生、信息科学、计算机科学、管理学、心理学、政治科学和法学等多个学科理论的复合型学科。是医学信息学的分支学科。

学科形成与发展史 1990年美国生物医学信息专家提出从更广的角度应用公共卫生信息学所带来的效益以及其作为一个学科发展的必要性，并建议政府和学术机构积极行动，确保公共卫生人员有足够的系统、工具和培训来开展公共卫生信息学相关工作。自20世纪90年代初首次提出公共卫生信息学的概念以来，美国已经基本形成以大学学位教育和培训项目为主的公共卫生信息学培养模式和较完善的学科理论、教育体系，多种模式的办学体系、人才培养模式以及组织架构，体现在美国疾病预防控制中心在1996年面向全球开展的公共卫生信息学培训项目，帮助公共卫生人员学习利用信息科学与技术解决公共卫生问题。部分大学、民间组织和机构也陆续组织开展了公共卫生信息学教育培训活动。2006～2007年美国疾病预防控制中心与华盛顿大学联合开展了针对公共卫生信息人才能力标准以及能力分类研究项目，列举了公共卫生信息学家在初级和高级不同层次应具备的核心能力，为该领域的人才培养提供了参考。英国、加拿大和澳大利亚等其他发达国家则更偏重于卫生信息学的研究和人才培养。自2010年以来仅有美国等少数几个国家建立了比较完善的公共卫生信息学学科体系和教育培训机制。在中国，随着医学信息学和医学信息管理专业的日趋成熟，其应用领域也出现了细化。2003年传染性非典型肺炎暴发后，中国的公共卫生信息化建设也出现跨越式发展，公共卫生信息学作为医学信息学的一个新分支逐渐被引入到中国。

研究范围 公共卫生信息学作为一个交叉学科，涉及的知识内容比较广泛。参考澳大利亚卫生信息人才回顾调查报告的体系架构，划分了中国公共卫生信息学所应包含的学科知识要素。该领域主要涉及五大类学科，包括公共卫生学、信息学、工程学、社会科学和管理学（图）。各个学科之间相互交叉，相辅相成，为公共卫生监测、干预、研究等业务活动提供服务和支撑。公共卫生信息学研究重点是利用各类学科的特点和技术手段，快速地收集、存储、分析和利用疾病预防与控制监测信息、卫生监督信息、妇幼保健信息等公共卫生相关数据，从而为提高人群健康水平、改善人群的生活卫生环境、预防疾病和伤害以及保护易感人群提供依据。

研究方法 公共卫生信息学根据其应用的领域、应用的目的和范围不同，可以采取不同的方法或者多种方法联合使用。常见方法有三种。

系统设计业务分析法 主要应用于公共卫生系统建设过程中如何深入了解公共卫生系统建设目标和业务流程。不同的业务流程与不同系统框架相关联，该方法主要为用户提供如何分解目标、识别不同设计框架对应的不同业务流程并进行关联。业务过程分析对公共卫生活动产生了一个清晰的理解，为下一步需求分析提供基础。该方法过程包括：①思考，公共卫生业务过程分析。②内外关系图制作。③业务规则提取。④任务和工作流程梳理。⑤共同任务集归纳。⑥再思考，业务流程重设计。⑦识别有效和无效的任务。⑧需求描述和定义。⑨最终为系统提供逻辑设计。

系统评估法 美国信息学专家在1992年定义了6个不同的维度来评价信息系统是否成功，该方法被认为是评测复杂信息系统的公认框架和模型，也被叫做D&M信息系统模型。该模型2003年基于其他应用者的评估和建议进行了更新，主要包括以下几个维度：信息质量、系统质量、服务质量、使用意愿、用户满意度和纯利润。该模型具备较强的概括性和通用性，许多研究者在其模型框架下，衍生出更加具体和准确的评价指标，对系统评价提供了可靠的方法学支撑。

空间数据分析法 利用地理信息系统（geographic information system，GIS）的各种空间分析模型和空间操作对GIS数据库中的数据进行深加工，从而产生新的信息和知识。GIS是以地理空间数据为基础，在计算机软硬件的支持下，对空间相关数据进行采集、管理、操作、模拟、分析和显示，并采用地理模型分析方法，

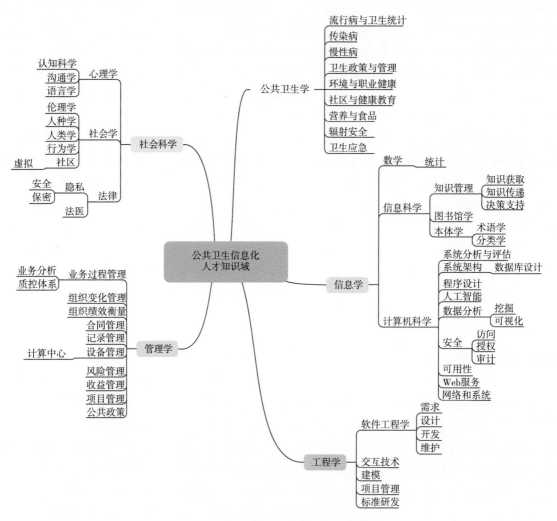

图　公共卫生信息学学科知识要素

适时提供多种空间和动态的地理信息，为地理研究、综合评价、管理、定量分析、决策而建立起来的计算机应用系统。GIS 是信息技术在公共卫生数据分析和数据挖掘领域一个重要应用。20 世纪初 GIS 在公共卫生领域的应用得到了快速的发展，公共卫生资源、特殊疾病和公共卫生事件都能利用他们所涉及的环境及社会卫生机构相关的信息资源，通过空间运算和制图表达的方式为公共卫生监测、管理部门的决策提供科学依据。

应用　公共卫生实践及研究工作既关乎个体生命与健康，又涉及公众健康利益以及社会发展的公平与正义，已成为备受广大人民群众关注的一个领域。其信息化程度直接关系到医疗、卫生领域发展的水平与速度。公共卫生信息学面临着三个主要挑战：如何开发一个集成的国家公共卫生数据系统，以综合的方式提供对社区卫生问题的评价；如何改善公共卫生与临床卫生保健之间的信息交换；公共卫生信息的隐私、安全和保密。21 世纪公共卫生信息学包括的核心应用领域有：电子健康档案以及区域卫生信息平台的建设与共享、信息标准与信息交换、数据管理挖掘与企业

架构设计、公共卫生信息系统建设与评估（如各类疾病或症状报告系统、登记系统、哨点监测系统和实验室管理系统等）以及社交媒体的广泛应用等（包括博客/微博、内容交流，社交网络，虚拟社交世界等）。

（苏雪梅　咸晓鹏）

gōnggòng wèishēng xìnxī biāozhǔn

公共卫生信息标准（public health information standards）　公共卫生信息采集（获取）、交换和使用过程中涉及的各类标准和规范。按照中国卫生信息标准的分类，公共卫生信息标准可分为基础类标准、数据类标准、技术类标准和

管理类标准四种类型。

基础类标准　公共卫生信息互联互通，普遍遵循带有全局性、涉及公共卫生信息标准化的总体需求，遵循标准化的基本原则、理论和方法的相关标准，例如公共卫生信息标准体系、名词术语、框架与模型、通用方法等。主要包括公共卫生信息标准体系与技术指南、公共卫生数据字典、公共卫生信息分类、公共卫生基本数据集名称（见公共卫生基本数据集）、公共卫生信息模型等。

数据类标准　公共卫生信息交换和资源共享的相关标准，主要包括：①元数据。用于描述同类对象的一组数据，又称描述数据的数据，包括描述对象的数据类型的数据、描述数据集的数据、描述卫生统计指标的数据等。常见的数据类型包括名称（姓名）描述、地址描述、通讯方式描述、时间描述、患者标识、临床观察结果描述等。②数据元。用ISO/IEC 11179规定的元数据定义的独立数据单元，用于定义需要进行电子交换的数据属性。数据元包括对象、特性和表达三种属性。如数据元"患者姓名"，对象是患者，特性是姓名，表达是名称；数据元"患者住院号"，对象是患者，特性是住院号，表达是号码（字母或数字）。③分类代码。当数据元的表达为分类代码时，如人的性别代码，需要用穷举的方法限定所有表达的取值。常用的分类代码有医疗机构诊疗科目及代码，国际疾病分类法，国际初级保健分类，国际机能、伤残与健康分类。国际疾病分类法：肿瘤学部分（ICD-O-3），疾病控制预防中心分析物编码，疫苗分类与代码，疾病控制机构设备代码表，能量与营养素代码表

等。④信息内容标准。用于规范满足特定业务要求的一组数据元的集合，即数据集，如《出生医学证明书》规定的一组数据元、《传染病报告表》规定的一组数据元、《居民健康档案个人基本信息登记表》规定的一组数据元、《住院病案首页》规定的一组数据元、《居民健康卡》规定的一组数据元等。⑤文档模板。规范持续保存的文档的格式和内容结构，独立于任何传送和存储场景，始终保持自身的唯一标识和结构的稳定性和持续性，如HL7 V3临床文档结构、医疗机构集成规范规定的文档头、文档段（章节）和条目结构的模板和标识符。⑥报文（消息）标准。说明事物（事件）结转、传递过程中需要向承接方通知的消息。公共卫生领域常见的事件类型包括阳性患者发现、实验室报告、死亡报告等。使用的标准为HL7 V2.x或HL7 V3 MT（message type）。

技术类标准　公共卫生信息系统建设涉及的信息技术标准，主要包括公共卫生信息系统功能规范，公共卫生数据在采集、传输、处理、存储、交换、使用和销毁等过程中的技术要求，信息系统安全和个人隐私保护的技术保障等。如传染病报告系统基本功能规范，慢性病监测信息系统基本功能规范，基于居民健康档案的区域卫生信息平台技术规范，居民健康卡的卡面、卡具、密钥系统管理、服务网点终端安全存取模块的技术规定等。

管理类标准　信息系统建设、系统评价与验收、使用过程的相关管理标准。主要包括系统测试与系统功能评价、标准符合性测试、工程监理与验收、信息安全与隐私保护规则、数据管理与信

息发布等。如卫生系统电子认证服务规范（试行）、卫生信息标准测评指标体系及标准符合性测试规范、居民健康卡管理办法等。

（徐勇勇）

Guójì Jīnéng、Shāngcán Yǔ Jiànkāng Fēnlèi

国际机能、伤残与健康分类

（international classification of functioning, disability and health, ICF）

评价人体功能与伤残程度的分类标准和分类代码。又称国际功能、失能与健康分类，由世界卫生组织于2001年开发并推广使用。ICF分类系统的最终目的是要建立一种统一的、标准化的术语系统，以对健康状态结果的分类提供参考性的理论框架。

ICF的结构包括三个关键部分（图）：①身体功能和结构。指生理功能和解剖结构，缺失或偏离正常的身体功能和解剖结构都被称为损伤。②活动。是指个体的任务执行情况，活动受限是指个人在执行中可能遇到的困难。③参与。指与生活状态有关的方面，参与局限是个体投入到生活情景中可能体验到的问题。这三个部分与健康状况（例如障碍或疾病）以及个人因素和环境因素有关，并且可能相互影响。

ICF用字母+整数数字+小数位数字的混合编码的方式对每种状态进行编码，通过编码，ICF可以在个体及群体水平上分类功能和残疾。编码的首字母b代表身体功能（body function），s代表身体结构（body structure），d代表日常活动（daily activities），e代表环境因素（environmental factors），其中d还可以用a或p替代，分别表示活动（activities）和参与性（participation）。ICF类目被组织在一个层次嵌套结构内，

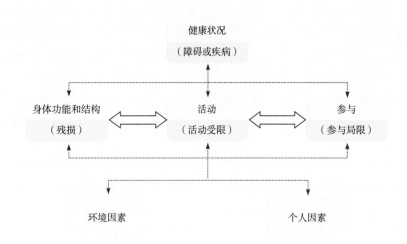

图 国际机能、伤残与健康分类的结构

分为四个不同的水平，如 b2（一级水平）表示感官功能和疼痛，b210（二级水平）表示视觉功能，b2102（三级水平）表示视觉质量，b21022（四级水平）表示视觉对比敏感度。

使用限定值是 ICF 编码的一个重要特点。限定值用于显示健康水平的程度（即问题的严重性）。限定值是在小数点后的一位、两位或多位数字。使用任何编码应该至少加上一位限定值。没有限定值的编码没有意义。身体功能和结构的一级限定值、活动和参与活动的表现和能力限定值以及环境因素的一级限定值描述了在各自成分上出现问题的程度。所有成分使用相同的通用量度进行定量化评定。有问题就意味着不同结构下存在的损伤、受限、局限性或障碍。以视觉功能为例，其 ICF 完整编码如下：①b210.0，视觉功能没有问题（无、未出现、可以忽视、……，损失 0~4%）。②b210.1，视觉功能轻度问题（轻、低水平、……，损失 5%~24%）。③b210.2，视觉功能中度问题（中等、尚好、……，损失 25%~49%）。④b210.3，视觉功能严重问题（高、极端、……，

损失 50%~95%）。⑤b210.4，视觉功能全部问题（最严重、……，损失 96% ~ 100%）。⑥ b210.8，视觉功能未评定（当前信息无法确定视觉损失的严重程度）。

ICF 和国际疾病分类法是相互补充、相互交叉的，两者均是从人体系统出发，国际疾病分类法是关于疾病（损伤、中毒等）的分类代码，ICF 则是机体功能和因伤病导致的失能状态的分类代码。ICF 与国际疾病分类法联合使用，能更准确地描述群体的健康状态、患病情况和健康损失。

根据世界卫生组织的 ICF 使用手册，ICF 主要用于临床疾病导致的失能评估、医疗卫生专业人员培训、基于调查的群体健康评估、卫生政策制订与民众健康教育等。

（徐勇勇）

guójì chūjí bǎojiàn fēnlèi

国际初级保健分类（international classification of primary care, ICPC）

由世界卫生组织推荐、世界家庭医生组织分类委员会开发的适用于基层卫生机构（社区卫生服务中心、乡镇卫生院、诊所、村卫生室）、全科医生和家庭医生针对就诊原因的分类和操作

编码。国际初级保健分类扩充版（ICPC-2 PLUS）是在澳大利亚悉尼大学的第二版国际初级保健分类（ICPC-2）3 位字母数字编码基础上，扩充为 6 位字母数字混合编码。ICPC-2 PLUS 编码由首字母 A、B、D、F、H、K、L、N、P、R、S、T、U、W、X、Y、Z 共 17 个字母表示的症状类目和症状、诊断筛选和疾病预防、治疗、操作与用药、实验室检查、患者管理及其他 7 个成分组成，其中 A 为全身状况（general），B 为血液与血器官（blood, blood organs），D 为消化道（digestive），F 为眼（eye），H 为耳（ear），K 为心血管（cardiovascular），L 为肌肉骨骼（musculoskeletal），N 为神经（neurological），P 为精神（psychological），R 为呼吸道（respiratory），S 为皮肤（skin），T 为内分泌/代谢与营养（endocrine/metabolicand nutritional），U 为泌尿道（urological），W 为怀孕、喂养与计划生育（pregnancy, childbearing, family planning），X 为女性生殖器（female genital），Y 为男性生殖器（male genital），Z 为社会问题（social problems）。

ICPC-2 PLUS 编码的使用分两种，一是类目编码，二是关键词编码。类目编码由首字母 A、B、D、F、H、K、L、N、P、R、S、T、U、W、X、Y、Z 共 17 个字母及其后续的 2 位类目代码组成。如 A01 为全身/多部位疼痛的类目编码，A07 为昏迷的类目编码等。关键词编码使用澳大利亚悉尼大学开发的检索工具，输入英文关键词后列出与该关键词有关的症状名称和 6 位字母数字代码。与关键词头痛（Headache）有关的症状名称及代码见表。

（徐勇勇）

表 国际初级保健分类扩充版关键词编码举例

与头有关的症状名称	代码	类目名称
头	N01001	神经
颈源性头痛	L83030	肌肉骨骼
集束性头痛	N90001	神经
偏头痛	N89001	神经
创伤后头痛	N01005	神经
窦性头痛	R09004	呼吸道

gōnggòng wèishēng shùjù zìdiǎn

公共卫生数据字典（public health data dictionary，PHDD）

公共卫生领域使用的、包含所有元数据项的数据标准。它经过有关权威机构认证签署，其信息来源具有权威性，能够在既定的范围内为数据收集和报告提供一致的基础。

元数据项（metadata items）是清晰描述、记录、分析、分类和管理数据所必需的元数据。ISO/IEC 11179（2004）信息技术—元数据注册规定的元数据项包括数据元、对象类、属性、数据元概念、值域等。数据元（data element）是由一个属性集合规定其定义、标识、表示和允许值的一个数据单元。一个数据元由数据元概念和表示组成。数据元概念（data element concept）是以一个数据元的形式来表示的一个概念，其描述与任何特定表示法无关。表示由值域、数据类型等组成。值域（value domain）是允许值的一个集合，允许值即可枚举，也可通过一个描述来表示。对象类（object class）是想法、抽象概念或现实世界中事物的一个集合，它可以用明确的界限和含义进行标识，其特性和表现遵循相同的规则。属性（property）是一个对象或实体的特征。

中国公共卫生数据字典研究始于 2003 年，由中国疾病控制预防中心负责研发，其主要目的是提取中国公共卫生领域的数据元，并建立公共卫生基本数据元的标准，以满足公共卫生信息系统之间、公共卫生信息系统与其他信息系统之间的数据交换与共享。主要内容包括公共卫生领域使用的基本数据元，每个数据元通过一组规定的属性来描述，这些属性包括数据元标识符、数据元名称、英文名称、定义、数据类型、表示格式、值域及版本，共 8 个属性。如数据元"性别代码"的属性设置描述（表）。

中国公共卫生数据字典数据元的范围涵盖公共卫生各业务领域，包括免疫规划、职业卫生与中毒、实验室管理、公共卫生资源、妇幼卫生、突发公共卫生事件、传染病监测、结核病管理、慢性病监测以及环境危险因素监测 10 个业务域。

国际上，与公共卫生数据字典有关的、具有代表性的数据字典是澳大利亚国家卫生数据字典（National Health Data Dictionary，NHDD）。NHDD 由澳大利亚卫生与福利研究院（Australian Institute of Health and Welfare，AIHW）出版发布。2008 年颁布的 NHDD 第 14 版（V14）包括了澳大利亚所有卫生和社区服务收集数据时使用的数据定义和数据元，涵盖已有的、新增的以及修订的各类元数据项，这些元数据项均是基于 ISO/IEC 11179 V2 之上，并经相关机构签署的国家数据标准。

作为数据标准，公共卫生数据字典能够提高数据的质量、准确性、可靠性、一致性以及可比性。通过使用数据标准，可使多方用户受益：信息管理者可以通过使用标准的数据格式和定义来支持数据的接收、转换与存储；研究者可以将数据标准作为通用语言来支持调查工作，以及对不同来源的数据进行汇总；政策制定者可以通过使用数据标准，获得跨区域、跨时间、跨部门的具有可比性汇总数据来支持政策制定；统计学家可以通过使用数据标准对数据和分析结果进行解释，可将数据集用于统计分析、时间序列分析以及纵向研究等。

（徐勇勇 王 霞）

gōnggòng wèishēng xìnxī fēnlèi

公共卫生信息分类（classification of public health information）

基于对公共卫生信息的规划、

表 数据元"性别代码"的属性设置描述

标识符	数据元名称	英文名称	定义	数据类型	表示格式	值域	版本
0001002	性别代码	Gender	人的生理性别在特定编码体系中的代码	CE	n1	GB/T 2261.1-2003 个人基本信息与分类代码性别代码	1.0

开发、应用和管理需求，对公共卫生信息的科学分类与标识。

中国公共卫生信息分类由中国疾病预防控制中心负责研发，2006年完成征求意见稿。中国公共卫生信息分类由主题域和三层子类目组成。分类的最高层为主题域，主要参照国内外公共卫生业务范畴和中国公共卫生业务机构工作职责来划分，分为疾病预防控制、公共卫生服务、公共卫生管理和卫生监督四个主题域，每一个主题域又由若干主类组成，每一个主类针对一个特定的主题。中国公共卫生信息分类见表。

表 中国公共卫生信息分类

主题域	主类	子类	小类（举例）
疾病预防控制（A）	监测 01	健康监测 01	如出生监测信息 01
		疾病监测 02	如传染性疾病监测信息 01
		伤害监测 03	如意外伤害监测信息 01
		危险因素监测 04	如行为危险因素监测信息 01
	调查 02	现场流行病学调查 01	如健康调查 01
		专题调查 02	如突发公共卫生事件调查 01
	干预 03	政策干预 01	如行政控制措施 01
		技术干预 02	如预防接种 01
	评价 04	健康状况评价 01	如个体健康评价信息 01
		干预效果评价 02	如预防接种评价信息 01
	报告与发布 05	事件通告 01	如突发公共卫生事件通告 01
		预报、预警 02	如传染病暴发预报、预警 01
	环境与客体 06	报告 03	如综合报表（日报、月报、年报）01
		环境信息 01	如自然环境 01
		客体信息 02	如人体样本 01
公共卫生服务（B）	检测与检查 01	卫生检测 01	如环境介质检测 01
		健康检查 02	如环境危险暴露人员检查 01
	卫生调查 02	环境卫生调查 01	如基线调查信息 01
		人群卫生调查 02	如卫生服务调查信息 01
		食品、保健品卫生调查 03	如食品卫生调查信息 01
	卫生干预 03	卫生防护 01	如卫生防护政策信息 01
		健康促进 02	如健康促进政策信息 01
	卫生评价 04	卫生状况评价 01	如卫生评价信息 01
		干预效果评价 02	如卫生防护评价信息 01
	报告与发布 05	事件通告 01	如卫生检测通告 01
		结果报告 02	如卫生检测结果报告 01
公共卫生管理（C）	政策法规 01	法律法规 01	如疾病预防控制相关法律法规 01
		规章制度 02	如组织机构管理规章制度 01
		标准规范 03	如公共卫生执业技术操作规范 01
	资源管理 02	机构资源 01	如编制机构基本信息 01
		人力资源 02	如编制机构人员基本信息 01
		财务资源 03	如财物基本状况 01
		物资资源 04	如固定资产管理 01
	教育培训 03	学历学位教育 01	如学籍学分管理信息 01
		在职教育培训 02	如继续医学教育档案信息 01
		社会培训 03	如健康教育培训信息 01
	科学研究 04	项目管理信息 01	如国际合作项目 01
		成果管理信息 02	如获奖项目 01
		研究人员与机构 03	如研究人员基本信息 01
		科研服务 04	如科技档案信息 01
		学术交流 05	如区域学术交流 01

主题域	主类	子类	小类（举例）
	国际交流合作 05	国际交流 01	如项目交流 01
		国际合作 02	如项目研究合作 01
	评价 06	资源评价 01	如卫生人员队伍建设评价 01
		组织评价 02	如机构编制方案评估 01
		技术评价 03	如技术服务职能评价 01
卫生监督（D）	行政许可 01	申请与受理 01	如管理相对人卫生许可申请 01
		审查与验收 02	如预防性卫生监督信息 01
		许可与通告 03	如行政许可通告信息 01
	监督执法 02	监督检查 01	如食品卫生监督信息 01
		执法 02	如卫生案件基本信息 01
	卫生巡察 03	产品抽检 01	如样品采集信息 01
		专项检查 02	如产品与服务卫生治理信息 01

中国公共卫生信息分类将具有共同特征的数据归并在一起，使之与不具有上述共性的数据区分开来，并通过设定的编码规则进行唯一识别，支持在领域层面对信息进行统筹规划、系统描述、关联分析和应用设计，促进公共卫生信息的系统性规划、规范化管理、一致性表达，进而促进信息的有效交换和广泛共享。

（徐勇勇　王　霞）

gōnggòng wèishēng jīběn shùjùjí

公共卫生基本数据集（public health basic data set）　公共卫生领域使用的数据元的集合。每个数据元都通过一组属性来描述，如数据元标识、定义和允许值等，这些数据元能够描述公用卫生领域的基本业务需求。

公共卫生基本数据集属于数据集（data set）的一种。数据集是单个数据项（实体、属性或类）的有序列表，每个数据项都有明确的标识、定义和允许值集（代码集/分类），能够描述预定义信息或特定业务需求的规范。

中国公共卫生基本数据集研发始于 2004 年，由中国卫生部信息化领导小组委托中国疾病预防控制中心负责组织相关机构研制，其主要目的是为中国疾病预防控制中心各业务部门应用系统的设计与开发提供基本数据元规范化描述规则，包括数据定义、组成结构（如复杂的数据类型）、代码值和数据应用等。截至 2013 年，由中国卫生部已经颁布实施的公共卫生领域的数据集标准包括：①WS 372.1-6（2012）疾病管理基本数据集，包括六部分，即乙肝患者管理、高血压患者健康管理、重性精神疾病患者管理、老年人健康管理、2 型糖尿病病例管理、肿瘤病例。②WS 373.1-3（2012）医疗服务基本数据集，包括三部分，即门诊摘要、住院摘要、成人健康体检。③WS 374.1-4（2012）卫生管理基本数据集，包括四部分，即卫生监督检查与行政处罚、卫生监督行政许可与登记、卫生监督监测与评价、卫生监督机构与人员。④WS 375.1-12（2012）疾病控制基本数据集，包括十二部分，即艾滋病综合防治、血吸虫病病人管理、慢性丝虫病病人管理、职业病报告、职业性健康监护、伤害监测报告、农药中毒报告、行为危险因素监测、死亡医学证明、传染病报告、结核病报告、预防接种。

即将颁布实施的公共卫生数据集有：①WS 376.1-5（2013）儿童保健基本数据集，包括五部分，即出生医学证明、儿童健康体检、新生儿疾病筛查、营养性疾病儿童管理、5 岁以下儿童死亡报告。②WS 377.1-7（2013）妇女保健基本数据集，包括七部分，即婚前保健服务、妇女常见病筛查、计划生育技术服务、孕产期保健服务与高危管理、产前筛查与诊断、出生缺陷监测、孕产妇死亡报告。

公共卫生基本数据集标准的应用，将有效促进公共卫生信息的有效交换和广泛共享，为公共卫生信息系统建设的统一规划、顶层设计、避免重复建设、降低开发成本、消除信息孤岛、增进各系统间的互联互通、协调运作、数据交换和有效共享提供标准化基础。

（徐勇勇　王　霞）

jíbìng yùfáng yǔ kòngzhì jiāncè xìnxī

疾病预防与控制监测信息

（diseases control and prevention surveillance information，DCPSI）

为了服务于疾病预防控制项目，运用公共卫生监测手段收集、分析和获得的特定人群中疾病及健康事件的相关信息。疾病预防与控制是公共卫生的基本职能，是由国家公共卫生部门组织和动员社会各界力量，针对人群中疾病、失能和死亡等健康相关事件，有目的、有计划地开展和实施一系列干预项目或社会集体活动，其目的是保护和促进国民健康，维护社会和谐与稳定。在中国，疾病预防控制中心（centers for Diseases Control & Prevention，CDC）是疾病预防与控制项目制订、实施和评估的主要职能部门，而疾病预防与控制监测是疾病预防控制中心的重要部门职能。监测是指连续地、系统地收集、分析、解读疾病发生及相关影响因素的数据，并及时上报和反馈信息，以便根据获得的知识指导疾病预防与控制实践活动，是疾病预防与控制项目的重要组成部分，是公共卫生信息的重要来源。

内容 疾病预防与控制监测信息是公共卫生实践中必不可少的重要环节，反映了疾病预防与控制的主要职能，随着公共卫生实践范围的不断扩大，疾病预防与控制监测的内容也不断增加，涵盖了以下内容：健康事件（如传染病、慢性病、中毒及伤害事件、职业病等）、健康相关行为（如吸烟、饮酒、药物滥用、营养摄入等）、医疗卫生服务（如就诊量、疫苗接种情况、药物使用等）以及相关因素（如食品污染、水质、气候、地理、媒介生物、宿主动物等）等。

分类 按监测内容的不同，疾病预防与控制监测信息可进一步分为疾病监测信息、健康风险因素监测信息、伤害监测信息、生命登记信息、突发公共卫生事件监测信息以及症状监测信息等。

特点和功能 疾病预防与控制监测信息融合了计算机科学、信息学、流行病学以及生物统计学等多学科的理论和知识，可用于描述健康事件/疾病的分布及传播过程；定量估计健康问题的严重性；描述疾病的自然史；确定疾病危险因素；监视传染性病原体的变化；设计公共卫生实践活动；监视隔离措施的实施情况；评价预防控制措施的效果；优化配置卫生资源等。

同时，疾病预防与控制监测信息具有以下特点：①数据收集的连续性和系统性。为了能够识别重点公共卫生问题的分布特征和发展趋势、评价或指导疾病预防与控制项目。疾病预防与控制监测信息要求长期、连续、系统地收集人群中的健康相关资料，间断性收集的数据或不是系统收集的数据不是监测数据。②信息的及时性。疾病预防与控制监测信息具有很强的时效性，即原始数据要进行及时核实、整理和分析，经合理解释后形成有价值的信息，并且信息要及时反馈给相关利益群体，包括数据提供者，决策者和项目实施者等。

应用 为了控制和预防传染病，中华人民共和国一成立，中国就着手逐步建立法定传染病疫情监测报告系统，一直发展到21世纪初，该系统为中国最重要、最基本的传染病宏观监测系统。然而，直至2003年，监测数据的报告采用逐级汇总上报模式，国家掌握疫情数据存在滞后，早期

发现传染病暴发流行能力较为薄弱。2003年"非典"疫情后，中国政府加强了公共卫生信息系统建设，并于2004年1月1日在全国范围内实现了法定传染病网络直报系统上线运行，实现了对法定传染病病例个案信息的及时、在线监测，中国法定传染病的监测发生了质的飞跃。截至2012年底该系统覆盖了全国所有疾病预防控制中心、98%县级及以上医疗机构和94%的乡镇卫生院，共有报告点6万余家。随着监测系统的发展，该系统集合了疾病预防与控制的四大类信息需求，包括：①以个案为基础的病例监测信息，主要包括法定传染病报告信息系统，结核病、获得性免疫缺陷综合征（艾滋病）、鼠疫、霍乱等专病和单病种监测系统，以及以个案信息为基础的重点传染病自动、预警信息系统，能够实现传染病疫情的个案追踪、动态更新、实时分析和异常侦测与及时预警等功能。②以事件为基础的监测信息，较有代表性的信息系统为突发公共卫生事件报告信息系统和救灾防病报告信息系统。③健康危险因素监测信息，包括职业危害监测系统，食品污染物监测系统，饮用水监测系统等。④基础疾病预防与控制监测信息，包括出生、死亡登记信息系统，儿童免疫接种信息系统和疾病预防控制基本信息系统等。

（金水高　王丽萍）

jíbìng jiāncè xìnxī

疾病监测信息

（disease surveillance information，DSI） 为了了解疾病在人群中的流行特征、发生发展规律以及危险因素等而收集的相关信息。可以为采取相应的控制决策提供依据。

内容 不同目的的疾病监测

收集的信息往往不同，随着疾病监测的对象不断扩展，疾病监测信息的范围不断扩展，已经从一般的单纯的疾病信息扩展到疾病相关的危险因素等信息。一个疾病监测系统，需收集的基本信息有四个方面。

监测地区人群的人口统计学特征　一般包括性别年龄构成，文化、职业特征，种族分布以及婚姻状况构成。有时候为了某些特殊的需要，也常收集监测人群的收入特征。这是考虑到同一疾病在不同特征人群中的分布及流行特征是不同的，例如在不同年龄阶段的人主要疾病是不一样的，不同经济发展水平地区人群的疾病特征也可能是不一样的。所以收集监测人群的人口统计学特征就为分析获得不同特征人群的疾病发生发展规律提供了基础数据，从而可以为对不同人群采取与之对应的干预策略提供依据。

监测地区的社会经济学信息和环境信息　疾病的发生与发展往往具有鲜明的季节与地区特点。地区特点主要指当地社会经济发展水平、卫生服务体系；地理气候特点等，前者如人均财政收入、卫生资源（投入、人力等）及分配，后者则有如地形地貌，气候环境（如气温、气湿、降雨等），甚至植被信息。

疾病相关信息　疾病监测信息中的核心部分。监测内容主要包括疾病罹患者的基本信息（姓名、性别、年龄/出生日期、身份信息以及其他人口统计学基本信息如职业、婚姻状况、文化程度、收入水平等）；所罹患疾病的信息及诊断信息，包括疾病名称及国际疾病分类编码，发生/诊断日期，诊断级别，发生地点；诊断机构信息，包括医疗机构名称，

代码。一些疾病还与家庭、种族的遗传有关，因此在某些特殊的疾病（如高血压、糖尿病等）监测中，还经常收集亲属的疾病既往信息。这些信息都是在分析不同人群在不同时期的疾病发生发展规律时不可或缺的。而机构信息则有助于判断疾病的诊断质量。

危险因素信息　危险因素信息是指可能与疾病的发生发展直接或间接相关因素的信息。上述的气候地理环境等因素都有可能与疾病的发生发展有关。除此以外，这里所说的危险因素信息还包括以下两类：①与个体行为有关的疾病危险因素信息，包括饮食、吸烟、酒精使用、毒品使用、药物使用、运动行为、性行为以及相关的超重、肥胖、血压、免疫接种信息等。21世纪初越来越多的监测将个体对疾病及危险的认知也作为危险行为信息进行收集，这是与疾病监测的目的是为了与控制疾病提供干预策略相呼应的。②环境危险因素信息，如环境放射性水平，环境水中的有害物质如砷、氟，环境土壤中的重金属，如铅镉砷汞，化学污染物，生物污染物，空气中有害物质水平，以及环境中的虫媒、鼠密度等。值得指出的是，危险因素信息的收集内容因所监测的疾病而异。

获取方式　根据监测目的的不同，疾病监测信息的收集通常有主动与被动之分。

被动监测　由下级部门或单位根据疾病监测的程序定期或实时上报在监测人群中发现的相关病例或疑似病例及相关数据。通常各国常规法定传染病报告属于被动监测，中国卫生计生系统自2003年以来建设的各类纵向到底的疾病监测系统均属于被动监测范畴。

被动监测的优势是监测人群一般比较固定，疾病定义清楚、数据收集报告程序规范，人群覆盖面较大，有利于获得全面信息。在信息化不断发展的条件下，可以充分利用信息化的优势，采用在线实时报告的形式，提高信息报告的时效性。在急性传染病监测中，这种方式常可通过连续监测的疫情信息的分析或建模对紧急疫情进行早期预警，及时采取相关的干预措施阻断传播途径、控制流行。其缺点是，由于报告的方式，报告的部门及单位多，报告人员难以固定，数据质量控制的工作量大。

主动监测　根据需要由上级单位组织调查或要求下级单位进行调查获取信息的方式。一般的调查往往是在监测人群中选择的代表性样本中进行，利用通过样本获得的信息分析结果对总体人群的疾病罹患及相关情况进行推断。中国国家级疾病预防控制机构自2004年起开展的每三年一次的慢性病人群危险因素监测就属于典型的主动监测的例子。

主动监测的优势是由于采取调查的方式，目标清晰，调查前的培训严格、数据的质量相对易于控制。缺点是由于采用现场调查的方式获取信息，从调查表设计、调查员培训、现场组织、数据收集及分析报告等周期较长，限制了监测频率，较多地适宜于变化趋势比较缓慢的慢性疾病及其相关危险因素的监测，而不太适于要求实时报告的急性传染性疾病的监测信息的收集。

（金水高）

jiànkāng fēngxiǎn yīnsù jiāncè xìnxī
健康风险因素监测信息（health risk factor surveillance information）　系统、连续地收集与影响

健康或疾病的发病、患病、死亡有关的所有相关信息。又称健康危险因素监测信息。通过对健康风险因素监测信息地分析，可以了解健康相关危险因素的流行状况及变化趋势，有助于预测疾病及健康结局的发展变化趋势、帮助确定疾病预防控制的优先领域、评估疾病预防控制相关政策的效果。

风险因素，又称危险因素。世界卫生组织定义："风险因素是致使个人患病或受伤害的几率加大的任何属性、特征或风险。"广义的健康危险因素不仅包括行为危险因素和生物学危险因素，还包括影响健康的社会决定因素、环境暴露危险因素等。行为危险因素包括吸烟、过量饮酒、身体活动不足、不合理膳食、不安全性行为、个人卫生等；生理性危险因素主要包括超重肥胖、血压升高、高血糖、血脂异常等心血管代谢性危险因素；社会决定因素主要包括家庭经济收入、受教育程度、职业等社会经济地位相关信息及不安全饮用水、卫生设施等；环境危险因素如大气、土壤、水污染等自然环境相关的危险因素等。

国际上健康风险因素监测的发展　1981年，世界卫生组织制订了一项为期10年的"心血管病趋势及其决定因素的监测"计划。该计划采用统一的方法和标准，在世界28个国家39个中心进行同步前瞻性研究，旨在更深入地揭示人群心血管病流行规律及其原因。

20世纪80年代初，美国疾病预防与控制中心率先建立了行为危险因素监测系统。该系统是美国疾病预防与控制中心与各个州联合开展的，是全球最大的健康

相关的电话调查系统，目的在于收集统一的，各州之间可比的成人慢性病、伤害、可预防传染病相关的行为危险因素和健康行为的信息。到1993年，该系统已经覆盖全国。其该系统主要通过计算机辅助电话调查的方式每月连续、随机地抽样调查18岁及以上的成年人疾病发生、发展及死亡相关的行为危险因素，包括烟草使用、卫生保健、获得性免疫缺陷综合征（艾滋病）相关防治知识、身体活动、蔬果摄入等。

随着全球慢性非传染性疾病负担的不断增加，世界卫生组织在其工作规划中，对慢性非传染性疾病地预防、控制和监测给予了高度优先的考虑。2001年，起世界卫生组织推出了阶梯式监测方法，目的在于给中低收入国家提供开展慢性非传染性疾病行为危险因素监测活动的切入点，同时加强其监测能力。阶梯式监测方法提供了标准化的监测方法和监测工具，为不同时间不同地区监测数据地比较创造了可能性。为了促进和鼓励这些策略，世界卫生组织倡导各国参加阶梯式监测及其全球慢性非传染性疾病信息库。

中国健康风险因素监测的发展　中国健康风险因素监测的信息采集方式为主动监测的形式，采取抽样调查的设计，对调查对象进行面对面的访问、身体测量和采集血样进行实验室检测。

1987年1月起，中国参与世界卫生组织发起的"心血管病趋势及其决定因素的监测"项目。中国"心血管病趋势及其决定因素的监测"方案完全采用世界卫生组织提出的方法学和标准，在中国16个省市人群中进行同步连续的人群风险因素调研，监测人

口共计约500万。

1996年通过卫生Ⅶ贷款项目"健康促进子项目"，在上海、北京、天津、成都、洛阳、柳州和威海7个城市和云南省开展重点控制慢性病及性传播疾病、艾滋病和意外伤害的主要危险因素动态监测。这些项目对建立以社区为基础的慢性病监测系统进行了初步探索，为建立具有全国代表性的危险因素监测奠定了基础。

2004年，中国疾病预防与控制中心慢性病预防控制中心在参考世界卫生组织阶梯式监测、美国行为危险因素监测、卫Ⅶ项目的基础上，制订了慢病危险因素监测方案，计划每三年开展一次现场调查工作。调查内容包括行为危险因素、自报主要慢病患病等和身体测量（身高、体重、腰围、血压）。从2004~2010年，共进行了三轮调查，监测人群从最初的3.3万人扩展到2010年的10万人。监测内容从行为危险因素扩展到血糖、血脂、糖化血红蛋白及胰岛素等。

2013年起，国家卫生计生委对监测系统的监测点进行新一轮的调整，监测点增加至302个，设计监测样本扩展至18万人，初步建立具有省级代表性的危险因素监测系统。

（金水高　姜　勇）

shānghài jiāncè xìnxī

伤害监测信息（injury surveillance information, ISI）　通过伤害监测系统（injury surveillance system, ISS）主动或被动地对所有受伤人员或某种特定的受伤人员收集得到的伤害相关信息。伤害监测系统是以医院门急诊室为基础或者利用警方、救护车、消防等信息来源建立的以伤害监测（injury surveillance, IS）为主要

目的的信息系统。伤害监测是指持续、系统地收集、分析、解释和发布伤害相关信息。

伤害监测信息以受伤人员为基础，以伤害事件为核心，将伤害事件发生前、中、后三个阶段中受伤人员、伤害施加者、物理环境和社会经济环境四个方面的因素整合在一起，形成完整的受伤人员发生伤害事件的过程记录。能够描述伤害问题的特征和规模、高危人群、危险因素、趋势变化及疾病负担等方面，是设计伤害干预措施，评价伤害干预效果，制订伤害预防策略，合理配置卫生资源的可靠依据。

来源　根据不同的伤害严重程度，伤害监测信息有多种收集途径：致死性伤害信息可从死亡证明、法医/病理报告、公安部门报告中获得；严重的非致死性伤害可从医院住院记录、急诊室记录、创伤登记、救护车和者急救医疗技师记录中获得；中度和轻度伤害可通过医院门急诊记录、卫生诊所记录、家庭医生记录、社区入户调查得到。根据不同的伤害类型，伤害监测信息也有不同的来源：机动车保险公司记录、交通警察事故报告、交通部门报告可作为机动车伤害信息来源；警方报告可以作为故意伤害信息来源；工作场所记录、劳动监管或国家职业安全记录可以作为职业伤害信息的来源。

记录内容　为实现伤害监测目的，伤害监测信息应包括的核心最小数据集：①受伤人员身份标志性信息。②受伤人员年龄。③受伤人员性别。④是否故意。⑤伤害发生地点。⑥伤害发生时受伤者进行的活动。⑦机制或原因。⑧伤害性质。如果条件允许，在此基础上可以同时收集核心可选数据集：①受伤人员种族。②伤害外部原因。③受伤日期。④受伤时间。⑤受伤人员住所。⑥是否有酒精因素。⑦是否有其他物质因素。⑧伤害严重程度。⑨对受伤人员的处理。对于某些特定的伤害类型，可以收集附加最小数据集和附加可选数据集。

应用　20 世纪 80 年代初，许多国家开始利用伤害监测信息描述伤害类型-人群-时间分布的特点和趋势，设计、实施伤害干预措施并评价其影响。以美国的国家电子伤害监测系统为例，该系统由美国消费者产品安全委员会建立，最初收集与消费品和休闲娱乐相关的非致死性伤害信息，后于与美国疾病预防控制中心开始合作，收集医院急诊科室救治的伤害信息。这些伤害监测信息主要应用于绘制全国伤害地理图谱直观地描述各地区伤害年龄调整死亡率；支持基于网络的伤害统计信息查询与报告系统向公众实时展示各地区最新的伤害发生情况；制作各州伤害数据图表帮助决策者和卫生行政人员有针对性地分配有限的卫生资源，最大程度减少伤害。

中国大陆于 2006 年正式运行全国伤害监测系统，该系统由中国疾病预防控制中心慢性非传染性疾病预防控制中心建立，覆盖全国 31 个省/自治区/直辖市和 5 个计划单列市，共 43 个监测点 127 家医院，以医院门急诊为基础，收集伤害首诊患者的一般信息、伤害事件基本情况和伤害临床信息；于 2008 年开始以全国伤害监测系统为基础的产品伤害监测试点工作，收集伤害相关产品信息；于 2012 年开始伤害综合监测试点工作，通过全国疾病监测系统死因监测收集伤害死亡信息，通过住院病人记录报告收集伤害住院信息，通过全国伤害监测系统收集伤害门急诊信息和人群调查收集人群伤害发生信息。这些伤害监测信息已用于描绘全国、各地区伤害发生全貌及不同类型伤害的流行状况，为医疗资源的有效配置，制订和评估伤害预防策略和措施提供了重要的基础数据和科学依据。

（金水高　叶鹏鹏　汪媛）

shēngmìng dēngjì xìnxī
生命登记信息（vital registration information）　以人口出生、死亡生命事件为内容的登记。又称生命统计。通过对出生、死亡的个案信息汇总统计分析，可得出一个地区的出生率、死亡率、期望寿命等信息，后者是反映一个地区人口自然变动规律、卫生状况、经济水平的重要指标。

来源及收集方法　生命登记信息可分为出生登记信息和死亡登记信息。

出生登记信息　出生标志着生命开始。婴儿出生后，登记《出生医学证明》。《出生医学证明》由国家卫生和计划生育委员会（原卫生部）和公安部统一制发，登记的信息有：姓名、性别、出生时间、出生孕周、体重、身长、出生地点以及母亲、父亲的姓名、年龄、国籍、民族、住地、有效身份证明及号码等。

在具有助产技术服务资质的医疗保健机构内出生的新生儿，其《出生医学证明》由该机构负责签发。在途中急产分娩并经具有助产技术服务资质的医疗保健机构处理的新生儿，其《出生医学证明》由该机构负责签发。由具有《家庭接生员技术合格证书》的人员接生的新生儿，其《出生医学证明》由新生儿出生地县（区）级卫生计生行政部门指定机构负责签发。其他情况，由新生儿出生地县（区）级卫生计生行政部门指定机构负责签发。

死亡登记信息　死亡是生命最终转归。居民死亡后，登记《死亡医学证明（推断）书》简称《死亡证》。《死亡证》由国家卫生和计划生育委员会、公安部、民政局统一制发，登记的信息有：死者姓名、性别、民族、年龄、婚姻、文化程度、职业、死亡日期、死亡地点、死亡疾病、户籍地址、常住地址、有效身份证明及号码等。

在医疗卫生机构内或来院途中死亡者，《死亡证》由负责救治的执业医师填写。家中、养老服务机构、其他场所正常死亡者，由本辖区社区卫生服务机构或乡镇（街道）卫生院负责调查的执业（助理）医师根据死亡申报材料、调查询问结果并进行死因推断之后，填写《死亡调查记录》及《死亡证》。医疗卫生机构不能确定是否属于正常死亡者，经公安司法部门判定死亡性质，公安司法部门判定为正常死亡者，由负责救治或调查的执业医师填写《死亡证》。未经救治的非正常死亡证明由公安司法部门按照现行规定及程序办理。

应用　生命登记信息是发展以证据为基础的卫生决策和公共卫生资源配置的基础。建立一个能有效收集本国人口出生、死亡信息，能够准确反映出生率、死亡率变化的生命信息登记系统，对世界上任何一个国家来说都是非常必要的。

在国外生命登记信息也称为民事登记，是一项最基本的社会管理制度。全球已有 115 个国家建立了生命登记系统，主要集中在欧洲、美洲等地区。

中国古代就有人口死亡记录，是世界上最早进行死亡统计的国家之一。1920 年代起，在北京协和医学院对医学生开设生命统计课程，并在北京东单区及河北定县开展城乡生命统计工作，以后逐步推广到上海、南京、广州等大城市。1954 年中国建立了全国出生、死亡登记制度。1957 年卫生部开始在部分城市和农村建立了生命登记系统。到 2013 年全国的生命登记已扩大至 605 个县区，覆盖全国各省。

由出生、死亡登记信息产出的出生率、死亡率、期望寿命等已列为世界卫生组织年度卫生报告统计指标，联合国千年发展目标全球行动指标。

（金水高　宋桂香）

突发公共卫生事件监测信息

tūfā gōnggòng wèishēng shìjiàn jiāncè xìnxī

（public health emergency events surveillance information, PHEESI）

为了早期识别和快速应对突发公共卫生事件对人群健康的影响，而使用公共卫生监测的手段收集和分析获得的传染病暴发/疾病聚集相关事件的信息。突发公共卫生事件（public health emergency events）是指突然发生，造成或者可能造成社会公众健康严重损害的重大传染病疫情，群体性不明原因疾病、重大食物中毒和职业中毒以及其他严重影响公众健康的事件。中国突发公共卫生事件监测信息主要来源于突发公共卫生事件报告信息系统，该系统为中国疾病预防控制信息系统的一个子系统。

数据源　理想的事件监测包括所有可能的信息来源，以便获取最全面的资料。在中国，突发公共卫生事件监测信息的数据源指定为各级各类医疗机构、疾病预防控制机构、采供血机构，以及执行职务的人员和乡村医生、个体开业医生。获得突发公共卫生事件相关信息的上述机构和报告人，应在 2 小时内向属地卫生行政部门指定的专业机构报告突发公共卫生事件。

报告内容　报告内容包括：事件类别/级别、发病/死亡人数、事件原因、致病因素、波及范围、处置措施等。其中，事件类别按照事件性质分为：传染病、食物中毒、职业中毒、其他中毒、环境因素事件、群体性不明原因疾病、群体性预防接种或服药事件、医源性感染事件、意外辐射照射事件、高温中暑事件以及其他公共卫生事件共 11 类。事件级别按照严重程度和响应级别分为：特别重大（Ⅰ级）、重大（Ⅱ级）、较大（Ⅲ级）、一般（Ⅳ级）和未分级 5 级，不同类事件的分级标准不同。

报告方式　电话报告、网络直报以及传真等多种方式，自 2004 年以来以网络直报方式为主。

应用　事件监测最早是欧盟疾病预防控制中心、世界卫生组织等国际组织近年来提出的一个概念，是指从公众、媒体、卫生保健系统等来源，快速捕捉公共卫生相关信息，并由专门团队对这些信息进行迅速核实和评估，从而做出适当响应的监测方式，其代表为 ProMED-mail。与疾病监测和因素监测不同，事件监测主要用于突发、未知、罕见且影响较大的公共卫生事件（如疾病暴发、新发传染病、群体性不明原因疾病等）的早期探测和快速反应。中国于 2004 年启动了突发公共卫生事件报告信息系统，值得注意的是中国突发公共卫生事件报告信息系统虽名为"事件报告"，但该系统并不是严格意义上的"事件监测"，它是中国特有的一种监测形式。与严格意义上的"事件监测"不同，中国的突发公共卫生事件报告有明确的责任报告人和报告单位，报告内容和格式固定，且有事先定义的、严格的量化响应阈值。

（金水高　王丽萍）

wèishēng jiāndū xìnxī

卫生监督信息（health supervision information，HSI）

卫生计生行政部门在履行卫生监督职责过程中，产生、收集、整理、储存、统计、分析和发布的全部卫生监督相关信息的总和。广义的卫生监督信息还包括与卫生监督工作直接相关的社会经济信息、科学技术信息、文化教育信息以及人群健康信息。卫生监督信息是卫生监督基础知识的重要组成部分，是卫生监督人员严格行政执法、履行卫生监督职责，提高卫生监督业务素质的必备基础。

内涵　卫生监督信息是卫生计生行政部门在按照法律、法规的规定履行卫生监督职责过程中产生的。卫生监督是指国家授权卫生部门对所辖区内的企业、事业单位贯彻执行国家的卫生法令、条例和标准的情况进行监督和管理，对违反卫生法规并造成危害人体健康的情况，进行严肃处理。各级政府根据实际需要设立卫生监督机构，在卫生行政部门的领导下，对法定监督对象行使预防性或经常性监督，卫生监督又分为医疗卫生监督、公共卫生监督、环境卫生监督、计划生育监督、传染病与学校卫生监督、职业卫生监督。

特点与作用　卫生监督信息具有实时性、真实性、科学性、专业性、安全性等特点。其作用主要包括：①可为卫生监督计划过程提供有用信息，是有关决策的重要依据。②根据卫生监督检查得到的信息，可对工作效果做出评估，以总结经验，发现问题，进行下一阶段工作的计划与规划。③为加强卫生监督综合执法，强化职责，实行舆论监督创造条件。④及时将卫生监督统计报告信息公布反馈给有关部门和广大公众是维护群众的知情权、参与权的体现。

应用　收集、报告、存储卫生监督信息的根本目的在于应用。主要包括：①编辑有关信息专报，定期向上级领导部门报告。②建设卫生监督信息门户网站，并使其成为与社会公众互动的窗口。③在不同地区、不同级别行政部门建立互查协查联动机制，以方便进行综合执法。④组织专家和卫生监督人员积极撰写各类卫生监督信息稿件，充分发挥媒体的健康宣传教育作用，扩大卫生监督的影响。⑤促进卫生监督办公自动化，提高工作的效率。⑥规范重大公共卫生事件的预防和处理。⑦为政府、卫生行政部门和卫生监督机构进行卫生监督管理制订政策、做好规划、进行决策提供依据，提高决策的科学性。

（王　晖）

fùyòu bǎojiàn xìnxī

妇幼保健信息（maternal and child health care information）

各级医疗机构、妇幼保健机构、社区卫生服务中心等收集的以个案为基础的，妇女和儿童的个人健康资料和临床诊疗信息记录。妇幼保健信息伴随人类的发展而存在，随着医疗科技的发展，妇幼保健信息的内容也逐渐丰富。

记录内容　妇幼保健信息记录的主要内容有妇女保健信息和儿童保健信息。妇女保健信息记录的内容主要有：青春期保健；婚前保健；计划生育技术；孕前保健；高危孕产妇；产前筛查；产前诊断；产前保健；产时保健；产妇访视；产后42天访视；出生缺陷监测；孕产妇死亡信息；妇女病普查；更老年期保健等阶段服务所收集到的信息。儿童保健信息记录的内容主要有：《出生医学证明》签发；新生儿疾病筛查；新生儿访视；儿童健康体检；营养性疾病儿童；5岁以下儿童死亡等；妇幼保健信息的来源主要有妇幼卫生日常工作记录和表、卡、册，妇幼卫生统计报表与监测报表，专题调查或科学研究，合作项目，妇幼保健临床病案等。

特点与功能　妇幼保健信息具有可存储性、可共享性、可扩充性、可再生性、可转换型、可压缩性等特点。妇幼保健信息收集的是有关妇女及儿童的健康、疾病和死亡资料，通过对妇幼保健信息连续地、长期地、系统地收集、核对、分析，提出预防和干预措施，从而能够实现改善妇女、儿童健康水平。

应用　妇幼保健信息的覆盖面广、信息量大，可提供给各级卫生行政部门、相关医疗卫生机构，如疾病预防疾控机构等，充分发挥信息在评价、决策及监督指导等方面的作用，从而用于妇幼卫生管理工作的各个方面，包括现状了解及现状评价，制定政策、规划和决策，实施导向及效果评价，监督指导以及提供背景资料等。

（潘晓平　周立平　衣学梅）

jíbìng yùfáng kòngzhì xìnxī xìtǒng

疾病预防控制信息系统 （information system for disease control and prevention）

从人群的角度管理疾病预防控制数据、信息和知识的信息系统。用于监测有公共卫生意义的事件和规划疾病预防控制活动。

自20世纪80年代开始，美国以及欧洲多个国家的疾病预防控制机构开始建设和应用信息系统，其典型代表如美国的电子疾病监测系统和其后的公共卫生信息网络、欧盟公共卫生信息和知识系统等。这些系统在功能上经历了从单纯采集数据、信息管理到知识管理的转变，在建设模式上经历了单机应用、网络环境下的"烟囱"系统到集成化信息系统的转变。如美国国家电子疾病监测系统是一个安全在线框架，允许医疗专业人员和政府机构沟通疾病模式和协调国家应对疫情暴发。国家电子疾病监测系统框架包括一套规范，其中包括软件、硬件、数据库和数据格式标准。美国疾病预防和控制中心主要负责在美国公共卫生信息网中心维持和扩大国家电子疾病监测系统。该中心授权医院、诊所和保健机构采用国家电子疾病监测系统标准，这样有关疾病的数据传输速度、准确性、规范性和可行性都会有所提高。美国国家电子疾病监测系统设计师创建了一个基本系统来作为一个平台，这样国家机构和卫生保健提供者可以在一个安全的环境中利用这个平台来整合公共卫生监测系统的数据。美国许多州仍在努力执行与美国疾病预防控制中心的标准兼容的公共卫生监测系统，但没有实现真正的数据共享。

在中国，20世纪80年代初，部分卫生防疫站开始使用计算机编制疫情管理、疾病监测统计等程序，用于储存和分析传染病监测数据。1987年，全国省级卫生防疫站微机远程通讯网初步建成，定期收集各省疫情的按月汇总报告和县级基础数据。1990年代初，中国卫生防疫信息网开始建设，在全国各省级卫生防疫站应用疫情、计划免疫数据处理系统和疫情档案通用报告系统，汇总疫情数据并产生法定传染病报告的旬、月、年报表。2000年开始开发国家疾病报告管理信息系统，并于2002年1月在各级疾病预防控制中心投入应用，基本实现县、地市、省、中央四级疾病信息报告传输与管理。2003年，中国疾病预防控制信息系统建成并于次年正式应用，建立了"个案、实时、在线"的网络直报模式，实现了法定报告传染病与突发公共卫生事件基于网络的直接、个案报告，是中国最重要和最基本的疾病预防控制信息系统。其后，中国疾病预防控制中心相继建设了结核病管理信息系统、艾滋病综合防治数据信息系统、寄生虫病防治信息管理系统、免疫规划信息管理系统、慢性非传染性疾病管理信息系统、营养监测系统、人群行为危险因素监测信息系统、食品安全监测信息系统、实验室信息管理系统等，形成了综合的疾病预防控制信息系统，覆盖了主要疾病预防控制业务领域。这些信息系统多为基于业务条块的垂直管理，部分系统之间存在数据交换。如血液管理信息系统是由各级血液管理机构根据业务需求建立和应用的。

分类 按业务领域分类，疾病预防控制信息系统可分为传染病、免疫规划、慢性非传染病、健康危害因素监测系统等。按信息类型分类，可分为以个案为基础的，如传染病报告信息管理系统；以事件为基础的，如突发公共卫生事件管理信息系统；以样本为基础的，如传染病症候群实验室监测系统。

特点 该信息系统与疾病预防控制业务和组织体系相适应，有其自身特点。首先，疾病预防控制信息系统大都由政府投资和主导实施，而不是某个医疗卫生机构。其次，疾病预防控制信息系统关注大规模人群的健康问题，而不是个人健康状况，其产出的信息服务于人群健康干预和决策。第三，疾病预防控制信息系统采集、管理的信息来源和用途广泛，不限于医疗卫生领域。

功能 疾病预防控制信息系统应具备信息采集、信息管理和统计分析三个基本功能。信息采集功能用于采集个案、报表等结构化数据以及舆情等文本形式的非结构化数据，常用手段包括登录系统界面手工填报、批量导入、自动交换和网络抓取等。信息管理功能主要实现数据的查询、审核、修改、删除等，部分单病管理系统还具备基于病例档案的动态、连续个案管理。统计分析功能实现对数据的分析和展现，如实时和定时统计报表、统计图、疾病或死亡分布地图等。除基本功能外，疾病预防控制信息系统根据业务需求具备不同的扩展功能，如数据质量控制、信息反馈、标准编码管理、用户权限管理等。

应用 信息系统的应用有效支撑和推动了疾病预防控制工作的发展，体现在：①减轻工作负担，减少人力成本，提高工作效率。②减少业务活动中的人为干预，促进业务规范化。③提高信息采集、分析、反馈的完整性、准确性和及时性。

（苏雪梅　赵自雄　万明）

chuánrǎnbìng bàogào xìnxī guǎnlǐ xìtǒng

传染病报告信息管理系统（infectious diseases notification information system）

具备传染病报告信息的采集、存储、管理、分析等功能的信息系统。又称传染病报告系统、疫情系统。中国传染病报告信息管理系统始于1987年建成的省级卫生防疫站微机远程通讯网，该网络以点对点的方式传输汇总的传染病报告数据。1990年代后，中国卫生防疫信息网逐步建立，通过该网络报告35种法定报告传染病汇总数据和报表。2003年传染性非典型肺炎暴发后，国家加大了对疾病预防控制信息系统的投入，2004年1月，以传染病报告信息管理系统为核心的中国疾病预防控制信息系统在中国大陆地区正式应用，实现了法定传染病个案信息的实时、在线、直接报告。

业务流程　可概括为信息采集、信息管理和信息分析利用三个主要活动。信息采集阶段主要实现数据的获取，在采集手段上可采用网络报告与电子病历的传染病数据交换等多种方式。信息管理包括信息查询、删除、订正、校验、更新等操作。在信息分析利用阶段，除产出发病率、死亡率等指标，汇总报表和分析报告外，还涉及信息质量评价和数据挖掘分析等活动。

功能　中国传染病报告信息管理系统用于法定报告传染病信息的采集、管理和分析、反馈等，以年内新发病例个案报告为基础，由首诊医生进行传染病报告卡的填写，由医院防保科人员进行报告、订正和疾控中心进行审核、订正。其主要功能包括报卡管理、实时统计、统计图表展示、质量统计及信息反馈等。

应用　截至2012年，中国传染病报告信息管理系统覆盖中国大陆地区所有县级及以上疾病预防与控制机构、98%的县级以上医疗机构和87%的乡镇卫生院，注册用户达13万余人，平均每天有7万~8万用户在线。该系统通过统一的应用系统平台和基于网络的个案直接报告工作模式，实现了疫情报告的源头医疗机构直接报告，减少了人为干预，极大改善了报告的时效性、准确性和完整性，为及时、准确地获取传染病报告信息提供了基础条件，形成了疾病预防控制信息采集的网络直报模式。该系统的应用也使监测信息的快速分析、反馈成为可能，疫情发布更加透明。中国已成为全球少数几个以"日"为单位常规分析传染病疫情的国家之一，显著提高了疾病预防控制机构早期发现传染病暴发和流行的能力。

（苏雪梅　赵自雄）

tūfā gōnggòng wèishēng shìjiàn guǎnlǐ xìtǒng

突发公共卫生事件管理信息系统（public health emergency management information system）

突发公共卫生事件监测过程中各级用户用于报告、审核、分析和反馈，并可反映事件调查处置进展情况的信息系统。该系统连接国家、省、地、县、乡五级网络，可对全国的突发公共卫生事件进行报告、跟踪与管理。2003年以前，中国没有建立专门的事件监测系统，2002年11月~2003年4月传染性非典型肺炎疫情发生早期所反映出来的信息报告滞后和监测体系不全面，是当时中国公共卫生监测体系存在的最突出问题。2003年5月9日，国务院紧急出台《突发公共卫生事件应急条例》，要求开展突发公共卫生事件监测。2003年11月，中国疾病预防控制中心启动《突发公共卫生事件应急机制监测信息系统Ⅰ期建设项目》，2004年1月1日，突发公共卫生事件管理信息系统正式上线运行，持续至今。

报告内容　①初次报告。包括事件名称、发生地点、发生时间、发病人数、死亡人数、主要症状、可能病因、已采取的措施、报告单位、报告人员及通讯方式等。②进程报告。报告事件的发展与变化、处置进程、病因排查、风险评估、控制措施等内容。③结案报告。总结事件的发生和处理情况，分析其原因和影响因素，并提出预防和改进建议。

业务流程　获得突发公共卫生事件信息的责任报告单位和责任报告人，初步快速核实后，以最快方式向属地指定的专业机构报告，具备网络直报条件的要同时进行网络直报；接到报告的专业机构则尽快组织有关专家进行现场调查，及时采取相应的措施，并尽快向本级人民政府报告，同时向上一级人民政府卫生行政部门报告。

结构与功能　突发公共卫生事件管理信息系统需满足信息报告（采集）、审核（管理）、分析和反馈等监测系统的核心功能，同时又兼顾突发公共卫生事件监测信息来源的多样性，保留与其他监测信息系统的数据接口（图）。

应用　自2004年运行以来，突发公共卫生事件管理信息系统

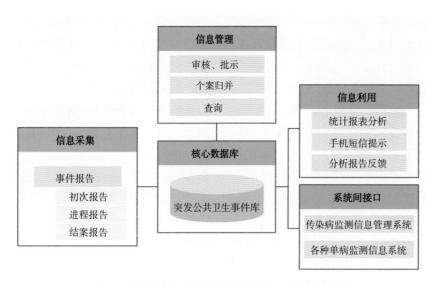

图　突发公共卫生事件管理信息系统总体设计框架

在卫生应急工作中发挥了重要的作用：它改变了传统的逐级上报模式，减少了时间上的延误，为突发公共卫生事件的及时发现和早期应急处置奠定了基础；有助于各级卫生部门进行实时监控、随时分析，全面掌握辖区内突发公共卫生事件的流行特征和发生发展趋势；可用于突发公共卫生事件相关公共卫生政策和措施的评估。

（苏雪梅　涂文校）

jiéhébìng guǎnlǐ xìnxī xìtǒng

结核病管理信息系统（tuberculosis management information system）　基于肺结核个案的网络报告登记系统。又称结核病专病系统。覆盖全国各级疾病预防控制中心，经授权的结核病定点医院和结核病专科医院。所有结核病防治机构发现的肺结核患者，均需要通过网络实时录入专报系统。因此，可以获得结核病防治机构发现的全部结核病患者信息，是当前中国结核病监测信息的主要来源。系统主要包括肺结核患者的基本人口学信息、实验室检查结果、诊断信息、随访信息和治疗转归信息。此外，结核病防治机构还要按照结核病防治规划的要求，将本单位开展的规划活动以及人员、设备等情况以手工报表的形式直接录入系统。

业务需求　结核病管理信息系统的业务需求主要包括完成结核病患者信息、疑似耐多药患者信息以及患者的随访痰检信息的收集工作。实现不同用户可以录入、查询不同类别的信息。考虑到患者的流动性，不同治疗阶段的患者信息可由不同单位管理，通过网络可实现对转入转出患者的监控，能够统计、查询患者转入转出信息。通过系统实现不同级别、不同类型用户对不同个案信息的统计查询功能。对于规划活动信息，可以通过手工报表的方式采集。

系统功能　主要包括传染病疫情卡、患者的病案信息以及耐药筛查信息的报告与管理、统计报表、字典管理等。①传报卡管理：填写传报卡的转诊追踪信息，确诊患者与病案信息关联，同时订正传报卡信息。②病案管理：包括病案录入、病案管理、疑似耐多药筛查信息、耐多药患者管理、转出管理和转入管理六个子模块。③季度/半年/年度录入报表：以报表的形式录入无法通过患者个案信息生成的报表，按照报告时限分为季度报表、半年报表、年度报表。④产出（定时统计和实时统计）：如不同类型肺结核患者登记、年龄性别分组、患者来源、痰菌阴转、队列转归等报表。

应用效果　结核病网络监测系统的建立，使结核病疫情监测进入到了个体化、多层级实时监测，从国家级到县级能实时监控属地报告的肺结核患者的信息。同时，实现了与疾病监测信息报告系统的信息交换和共享，在获得常规的结核病疫情监测指标的基础上，对流动人口、结核分枝杆菌与获得性免疫缺陷病毒（艾滋病毒）双重感染、耐多药结核病的报告、登记和治疗进行实时监测，获得了肺结核患者的实时统计和定时统计监测指标。

（苏雪梅　杜　昕）

àizībìng zōnghé fángzhì shùjù xìnxī xìtǒng

艾滋病综合防治数据信息系统［acquired immunodeficiency syndrome（AIDS）comprehensive response information management system］　收集获得性免疫缺陷综合征（艾滋病）综合防治工作各项数据，并提供查询及统计报表的一个集数据采集、分析与展示功能一体的数据管理平台。又称艾滋病信息系统、艾滋病网络直报系统、艾滋病综合防治管理信息系统。

2005年3月，中国开始在中国疾病预防控制信息系统平台上建立"艾滋病网络直报信息系统"。2006~2007年，在"艾滋病网络直报信息系统"的基础上建成了"艾滋病综合防治数据信息系统"，于2008年1月1日正式运行。

结构与功能　该系统包括多个功能性子系统，如：①艾滋病病例报告，用于填报和审核传染病报告卡、艾滋病性病附卡与个案随访表，统计报告病例数、开展流行病学调查及随访与 CD4 检测情况。②艾滋病毒检测份数表，用于填报并统计艾滋病毒抗体检测情况。③县（区）艾滋病相关背景，用于填报和查询各地人口数、主要传播途径及高危人群规模估计数等背景信息。④哨点监测问卷调查管理，用于填报和统计高危人群哨点监测信息。⑤抗病毒治疗管理，用于查询统计抗病毒治疗客户端上传的接受抗病毒治疗者随访与用药、转诊与耐药监测，及治疗点的建立与运转情况。⑥社区美沙酮维持治疗，用于查询美沙酮客户端上报的美沙酮治疗人数、转诊与服药，及美沙酮门诊建立与运转情况。⑦高危行为干预信息管理，用于填报和浏览高危行为干预报表，统计高危人群干预人数及 HIV 检测等情况。⑧检测咨询信息管理，用于查询和统计检测咨询客户端上传的检测咨询个案登记表和咨询检测门诊完成检测咨询任务量，及检测咨询单位的建立与运转情况。⑨其他，包括工作量和项目管理、转移支付任务完成情况、监测信息反馈、国家公告和下载专区、字典管理。随着防治工作的开展，陆续开发建立了药品管理和艾滋病检测实验室信息管理等子系统。

应用　该系统提供了覆盖中央-省-市-县的艾滋病综合防治工作信息平台，涵盖了对艾滋病高危人群的预防干预，艾滋病病毒感染者/艾滋病病人从检测发现至死亡全病程的随访、检测、治疗、关怀等的综合管理信息，以及艾滋病防治相关实验室管理和耐药监测等基础支撑工作的信息。该系统的建立成为制订艾滋病综合防治工作决策的技术支撑平台，为各级卫生行政部门和疾控机构及时掌握艾滋病疫情和防治工作进展，从而科学地开展并评价艾滋病综合防治工作、合理配置防治资源提供信息。

（苏雪梅　许娟）

Zhōngguó liúgǎn jiāncè xìnxī xìtǒng

中国流感监测信息系统（Chinese influenza surveillance information system）　为全国的流感监测网络开展的流感病原学监测、流感样病例监测和暴发疫情监测提供数据报告、分析和共享的信息系统。又称流感监测系统、流感专网、流感专病系统、流感样病例监测系统。是按照卫生和计划生育委员会（原卫生部）要求，以中国疾病预防控制中心病毒病所国家流感中心作为基础，地方各级疾病预防控制中心和哨点医院在同级卫生行政部门的领导下，开展流感监测网络工作的信息共享平台。监测网络由流感样病例监测哨点医院和网络实验室组成，2009 年甲型 H1N1 流感大流行期间，哨点医院由原来的 197 家增至 556 家，网络实验室由原来的 63 家增至 411 家，后来由于所属地行政区域合并调整等原因，2013 年，哨点医院和网络实验室分别调整为 554 家和 408 家，基本上覆盖了中国大陆地区的所有地市。

结构与功能　各监测哨点医院按照严格的定义筛查流感样病例，对病例进行登记、报告和采样等工作；各网络实验室对样本开展病毒分离或核酸检测工作，并按时送样，所有监测结果都在规定的时间内录入该信息系统。中国疾病预防控制中心病毒病所国家流感中心和省级流感参比中心进行复核鉴定及病毒抗原性和基因特性分析，并在该信息系统内对鉴定的复核结果进行反馈。该信息系统主要功能模块包括：哨点医院流感样病例报告和查询，流感及流感样病例暴发监测，流感病原学监测。并可以通过该系统浏览突发公共卫生事件管理信息系统中报告的流感及流感样病例暴发疫情，实现暴发疫情事件与单独报告的流感病例个案和流感标本监测信息的关联。

应用　到 2013 年底，98% 以上的哨点医院开展了流感样病例监测数据的报告工作，超过 95% 的哨点医院每周均及时地报告流感样病例数据。96% 以上的标本能够由哨点医院及时送至相应的网络实验室，93% 以上的标本能够及时进行检测，其中 95% 以上的阳性标本进行了亚型鉴定。90% 以上的网络实验室送检毒株复核一致率在 98% 以上。该信息系统运行以来，在为监测中国大陆流感活动水平和流行动态，科学研判疫情走势提供科学数据支持，及时发现流感病毒变异并作出预警，为全球及中国流感疫苗毒株的预测和推荐提供依据等方面发挥着重要的作用。

（苏雪梅　陈涛）

jìshēngchóngbìng fángzhì xìnxī guǎnlǐ xìtǒng

寄生虫病防治信息管理系统（information system for parasitic diseases control and prevention）　基于互联网对重要寄生虫病防治工作和监测信息进行管理的系统。又称寄生虫病专报系统。具备数据录入、统计、查询、上报等功能，主要信息包括血吸虫病、疟疾、包虫病、丝虫病和土源性线虫病的基本情况、计划任务、防治进度和监测结果。

结构与功能　寄生虫病防治信息管理系统作为国家统一的寄生虫病防治信息管理平台和数据中心，制订了统一的数据库结构等信息标准，实现数据采集、存储电子化和网上报告；通过权限设定，实现纵向的国家、省、市、县四级管理；实现动态统计分析、资源共享和数据交换。该信息系统包括血吸虫病、疟疾、包虫病、丝虫病和土源性线虫病5个子系统和1个系统管理辅助系统。功能模块主要包括数据采集、统计分析、数据管理、系统管理等（图）。

寄生虫病防治信息管理系统采集信息主要包括血吸虫病、疟疾、包虫病、丝虫病和土源性线虫病的基本情况、计划任务、防治进度和国家监测点结果。通过该系统，可完成国家卫生和计划生育委员会、国家统计局《全国疾病控制调查统计制度》所规定的重要寄生虫病防治工作统计报表，以及中国疾病预防控制中心《全国血吸虫病监测方案》《全国疟疾监测方案》《全国丝虫病监测方案》《全国土源性线虫病监测方案》所要求的监测数据信息。

应用　该系统于2011年在全

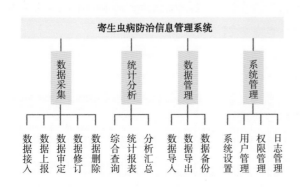

图　寄生虫病防治信息管理系统主要功能模块

国正式启用，用户为县级及以上疾病预防控制机构。寄生虫病防治信息管理系统的建立和应用，逐步实现了重要寄生虫病防治、监测信息由手工整理向计算机管理的转变，提高了寄生虫病防治、监测数据的存储质量和传输速率，对防治质量监管、疫情动态监测和防治工作决策提供了重要帮助。

（苏雪梅　李华忠）

miǎnyì guīhuà xìnxī guǎnlǐ xìtǒng
免疫规划信息管理系统
（immunization program information management system，IPIMS）

按照国家有关法律、规范、标准的要求，以计算机技术、网络通讯技术等现代化手段，构建的用于收集、汇总、分析预防接种相关信息的基础性信息系统。又称计划免疫信息管理系统、预防接种信息管理系统。

中国免疫规划信息管理系统从20世纪90年代中期起步，早期的系统是在个人电脑机上软件混合编程实现接种单位的预防接种管理。2004年中国疾病预防控制中心依托传染病网络直报系统平台开始建设国家儿童预防接种信息管理系统客户端和国家信息管理平台。2010年中国疾病预防控制中心开始构建国家免疫规划信息管理平台，建立覆盖全国范围的集疫苗管理、预防接种管理、冷链管理、疑似预防接种异常反应监测等功能于一体的免疫规划综合信息系统。截至2014年中国已有超过一半的省份完成了省级免疫规划信息管理平台建设，

并将与国家免疫规划信息管理平台实施联网。

结构与功能　免疫规划信息管理系统依托国家、省、市级的国家公共卫生疾病预防控制信息系统网络平台和基础网络设施，构建疫苗信息管理系统、预防接种信息管理系统、疑似预防接种异常反应监测信息管理系统、冷链设备信息管理系统四个子系统。系统围绕疫苗使用管理主线，以疫苗批号为核心，自疫苗储存运输、疫苗计划、采购、发放、疫苗接种使用和疑似预防接种异常反应监测分析，贯穿预防接种整个过程。同时系统可以通过接口服务与健康档案、药品监督管理部门、疫苗生产企业、妇幼保健等相关系统实现信息共享。

疫苗信息管理系统　主要涉及疫苗、疫苗生产企业、全国县级及以上疾病预防控制中心和预防接种单位各个部门，需要对各级疫苗的领取、分发、使用等进行管理和统计查询，动态监测和追踪疫苗流向。该系统包括系统维护、计划管理、采购供应、出入库管理、预警管理、批次信息管理等功能模块。

预防接种信息管理系统　主要涉及国家、省、市、县级疾病预防控制中心和预防接种单位，通过收集预防接种单位基于客户端应用系统产生的预防接种相关业务数据，在国家信息管理平台进行统计、分析、汇总，实现国家、省、市、县（区、市、旗，下同）、乡级的预防接种信息管理。预防接种个案采用分级报告的管理模式，省、市级平台主要作为报告用户的接入平台，承担数据的采集工作。支持预防接种个案网络直报管理，同时将医院产科预防接种单位和二类疫苗预

防接种门诊预防接种数据纳入网络直报，实现与妇幼机构共享接种个案。国家预防接种信息管理平台通过建立全国预防接种个案索引，达到流动儿童预防接种信息查询和交换。建立预防接种单位用户档案和客户端配置系统，实现对客户端数据上传权限控制和客户端的个性化设置。该系统包括系统维护、个案管理、常规接种率报表、基于个案报表直报、群体个案管理、成人个案管理、实体单位管理等功能模块。

疑似预防接种异常反应　监测信息管理系统可以实现实时网络直报疑似预防接种异常反应信息到国家信息管理平台，及时发现、处理疑似预防接种异常反应和相关事件，评价疫苗上市后的安全性。报告单位包括医疗机构、预防接种单位、药物不良反应监测中心、疫苗生产企业、疫苗批发企业。与药监部门和疫苗生产企业实现数据共享，按生产企业疫苗批号监测信息的预警、预报以及地理信息系统展示。该系统包括系统维护、疑似预防接种异常反应信息录入、疑似预防接种异常反应信息管理、查询打印与导出、统计分析、疑似预防接种异常反应预警管理等功能模块。

冷链设备信息管理系统　通过建立省、市、县、乡、预防接种单位免疫规划冷链设备档案，实行个案化管理，相关信息直报国家信息管理平台，实现各级档案信息动态更新。同时，对冷链设备装备及运转情况进行评价。该系统包括系统维护、设备信息管理、设备查询、统计分析、预警管理等功能模块。

应用　免疫规划信息管理系统的使用可以及时、有效地掌握预防接种和疑似预防接种异常反

应相关信息，科学、规范地管理流动儿童，提高免疫规划管理的科学性，避免或减少人为因素造成的统计不准确现象；减小基层和各级疾控机构工作负担，提高工作效率，减少疫苗浪费。为评价疫苗保护效果、疫苗安全性，调整、完善免疫策略，补充冷链装备，加强免疫规划管理提供数据支持。通过按批号查询疫苗出入库、接种和疑似预防接种异常反应发生情况可以快速定位问题疫苗。

（苏雪梅　曹玲生）

mànxìng fēichuánrǎnxìng jíbìng guǎnlǐ xìnxī xìtǒng

慢性非传染性疾病管理信息系统（chronic non-communicable diseases management information system）医疗卫生机构对慢性非传染性疾病的病例进行患病信息登记、报告、审核的监测报告系统。又称慢性病管理信息系统、慢性病监测报告系统。截至2014年，系统已在浙江、天津等部分地区得到应用。

结构与功能　慢性非传染性疾病管理信息系统是通过医疗机构医生在诊治过程中对慢性病患者初次诊断时进行病例信息系统填报，使得各级疾病预防控制机构慢病防治人员可以从系统中获得慢性病监测报告个案信息以及个案汇总数据。该系统主要包括：高血压、糖尿病、心脑血管疾病、肿瘤等病例报告、个案查重、病人随访管理以及相关信息的采集交换、数据管理、质量控制和统计分析等功能。根据中国卫生行政部门的慢病管理要求，慢病管理是基本公共卫生服务项目的主要内容。慢病监测网络分为四级：医院主要承担报告入院治疗患者的慢病发病死亡信息工作；基层社区卫生服务机构除了报告辖区

内慢病发病死亡信息工作外，还承担所辖地区内的慢病患者生存随访及死亡信息核实的责任；区县级疾控中心主要承担所辖区域的慢病数据的审核、查重、死亡补发与分析；省级及地市级中心主要承担全省及相应地区的慢病数据审核与分析。

特点　①该系统可以在各级疾病预防控制中心和医疗机构中使用。②便于历史数据的管理和检索。③数据接口功能良好，导出数据便于 Epilnfor、SPSS、SAS 等软件进行统计分析。④开放式的接口，便于不同数据库的资源共享。⑤报告卡模块还同时提供了逻辑控制和国际疾病分类法（第十版）模糊查询检索功能。⑥对于安装了 C/S 模式的平台，还可以进行脱机状态下的操作。

应用　慢性非传染性疾病监测报告系统的使用可以改善慢病报告信息的收集、审核的时效性，避免或减少传统流程过程中造成的低覆盖率和统计不准确现象；降低了疾病预防控制人员的工作负担，提高了报表收集、汇总、分析利用能力效率，节省人力成本。通过该系统的实施，不仅能充分发挥各级医疗卫生单位计算机网络作用，而且提高了监测信息的及时性、准确性、可靠性、安全性与共享性。为预测慢病发病趋势和评价防控效果提供科学依据，为制订慢病控制决策提供监测指标。

（苏雪梅　李莉）

zhíyèbìng yǔ zhíyè wèishēng xìnxī jiāncè xìtǒng

职业病与职业卫生信息监测系统（surveillance system of occupational diseases and occupational health information）对各类职业病病例及其影响因素进行监测的

信息系统。又称职业病报告管理信息系统。

中国职业病报告工作始于1956年,于1997年开始建立个案数据库。2006年原卫生部将职业病及其影响因素的监测纳入"中国疾病预防控制信息系统",启用该系统下"健康危害监测信息系统—职业卫生专业"子系统,实现了职业病报告的网络化管理。随着职业病防治工作的全面深入开展和职业病防治监管职能的转变,自2012年起逐渐升级形成"中国疾病预防控制信息系统"下独立管理的子系统,即"职业病与职业卫生信息监测系统",并于2014年启用。截至2014年,该系统覆盖全国30个省、自治区、直辖市(除西藏、港、澳、台地区)和新疆生产建设兵团的有资质的职业病诊断、职业健康体检、职业病防治机构(包括疾病预防控制中心和职业病防治院/所)、农药中毒首诊医疗卫生机构等系统用户。

结构与功能 职业病与职业卫生信息监测系统的功能:①满足对各类职业病确诊病例、疑似病例、农药中毒病例等个案资料的报告,包括病例姓名、身份证等基本信息,病例所在用人单位所属行业、规模、经济类型等基本信息,疾病诊断情况,诊断机构、报告机构信息。②满足以各用人单位为报告单元的有毒有害作业工人健康监护情况汇总资料报告,包括用人单位基本信息、体检类型、职业健康检查应检人数、实检人数、疑似职业病人数、职业禁忌证人数、调离人数等,以及作业现场浓度检测等汇总资料。③满足各职业病诊断、鉴定机构诊断、鉴定情况资料报告。④满足职业病哨点监测资料的报告,包括劳动者基本情况、职业史登记、职业健康检查数据、作业场所情况等信息。同时系统实现对已报告数据进行修正、删除、查询、查看、导出。各直报单位上报数据后,通过县级、市级、省级逐级审核完成报告卡终审。打印功能实现数据按标准样卡进行套打,职业病诊断信息的异地查询满足有权限用户按规定条件全网数据查询,日志管理功能记录审核后报告卡修订、审核情况,信息反馈功能满足对监测信息的反馈和传播,实时统计分析和统计表展示对数据进行实时统计分析并按需求产生统计表,预警功能实现通过监测系统自动产生职业病预警信息,字典维护满足对变量编码进行管理、维护。该系统亦实现了与其他相关系统数据共享利用、平台互联互通的应用需求。

应用 职业病与职业卫生信息监测系统提高了工作效率,节省人力成本,为政府职业病防治方针政策的制定、职业病防治规划和防治效果评价、科学研究提供基础数据。最新完善的系统将职业病病例的被动报告与职业病主动监测相结合,能进一步为职业病防治机构、科研院系所、职业卫生技术服务机构、工会、协会和企业开展职业病防治工作目标的设定、职业病防治效果评价、职业病的监测预警以及科学研究提供翔实数据。

(苏雪梅 张敏 王丹)

nóngcūn yǐnyòngshuǐ wèishēng jiāncè xìnxī xìtǒng

农村饮用水卫生监测信息系统

(sanitary monitoring information system for rural drinking water) 管理农村生活饮用水水质卫生监测数据的基础性信息系统。掌握农村生活饮用水水质现状及变化规律,为国家制定农村饮水安全相关的政策提供重要的数据支持。农村饮用水卫生监测信息系统为农村饮用水水质卫生监测系统提供信息技术支持保障,实现数据的实时传输与利用,为大量监测数据的采集和利用奠定了基础。农村饮用水监测信息系统建设始于2003年,早期只在部分地区开展试点,通过试运行和完善,于2008年实现了全国各省份监测数据网络直报,2014年完成了系统的分布式改造。

结构与功能 农村饮用水卫生监测信息系统主要收集监测县农村生活饮用水基本情况、监测县农村饮用水水源类型及供水方式、监测点情况和水质结果。

农村饮用水卫生监测信息系统主要包括基础数据管理、历史数据管理、项目管理、审核管理、痕迹管理、报表及字典管理等。其结构包括多个子模块(图)。基础数据管理模块可以完成数据的录入及校核、编辑与查询;历史数据管理模块提供往年数据的归档整理;项目管理模块可以管理和掌握项目工作完成进度;审核管理模块可以设定审核级别,实现数据的二级或三级审核;痕迹管理模块可以记录并管理用户的数据操作行为;报表和字典管理模块实现即时打印报表及相关字典的快速维护。

应用 农村饮用水卫生监测信息系统通过运用计算机技术、网络技术、通讯技术,建立了覆盖全国的,并支持分级部署应用和管理的信息管理网络系统,保证了各级疾病预防控制机构能够及时、准确地掌握和报告农村生活饮用水水质数据,并通过科学的数据录入、审核和分析的流程

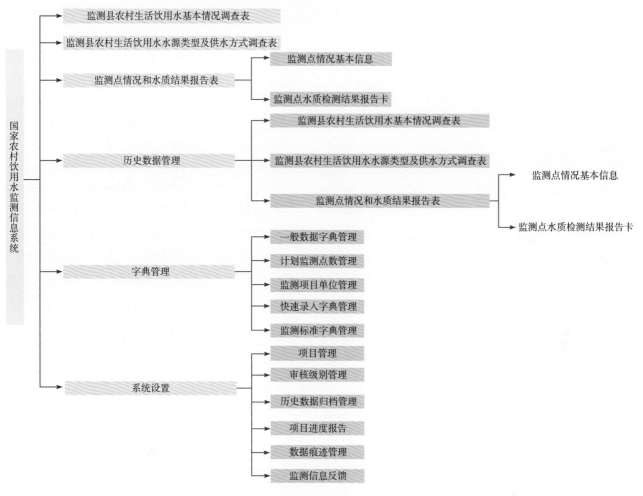

图　农村饮用水卫生监测信息系统结构

化管理，规范了监测工作的信息管理，提高了工作效率，为国家农村饮用水卫生监测提供了很好的信息技术支持。

（苏雪梅　张　荣　李洪兴）

fàngshè gōngzuò rényuán zhíyè jiànkāng guǎnlǐ xìtǒng

放射工作人员职业健康管理系统（radiation worker occupational health management system）

对放射工作人员的个人剂量监测、职业性放射性疾病诊断进行登记管理的基础性信息系统。又称放射工作人员职业健康登记系统。放射工作人员的职业健康监护主要包括职业危害因素监测（个人剂量监测）和职业病诊断。

中国的放射工作人员职业健康管理系统起步于 20 世纪 80 年代，最初以个人剂量监测信息系统形式出现。进入 21 世纪，随着信息系统的普及，大量个人剂量监测机构建立了功能专一的监测数据信息系统，而国家级放射工作人员职业健康相关的信息系统逐步整合为统一的管理系统。2009 年，卫生部放射工作人员职业健康管理系统开始运行，作为中国放射工作人员职业健康数据的在线平台逐步推广应用。

结构与内容　放射工作人员职业健康管理系统包括个人剂量监测管理子系统、职业性放射性疾病报告子系统、职业健康体检报告子系统，用户包括监测和诊断机构、卫生主管部门和疾控中心。

个人剂量监测管理子系统对放射工作人员职业照射剂量的监测结果进行管理，包括对用人单位、人员以及监测结果信息的录入，生成检测报告、大剂量核查登记表和统计报告卡，以及对监测评价结果的查询统计功能（图1）。

职业性放射性疾病报告子系统对职业性放射性疾病诊断病例信息进行统一管理，收集包括患者所在用人单位及其本人基本信息，病例的诊断信息以及诊断机构信息，可进行信息的填报、查询、统计（图2）。

应用　卫生部放射工作人员职业健康管理系统自运行以来，截至 2014 年 2 月，用户覆盖 80%

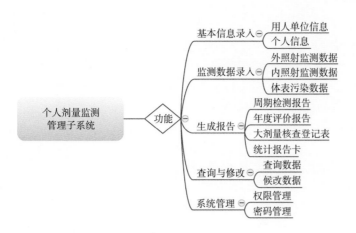

图1 个人剂量监测管理子系统功能结构

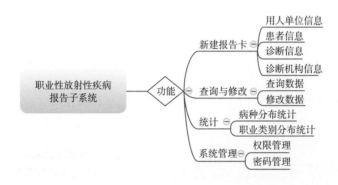

图2 职业性放射性疾病报告子系统结构

以上个人剂量监测机构和全部职业性放射性疾病诊断机构，累计收集30余万放射工作人员的约200万条个人剂量监测数据和2013年职业性放射性疾病诊断病例信息。该系统的应用改变多年来放射卫生领域个人剂量和职业性放射性疾病诊断病例逐级纸质资料汇总上报的方式，为放射卫生政策制定和放射流行病学研究提供的重要基础数据。

（苏雪梅　孙全富）

shíyànshì xìnxī guǎnlǐ xìtǒng

实验室信息管理系统（laboratory information management system） 将实验室的分析仪器通过计算机网络连起来，采用科学的管理思想和先进的数据库技术，实现以实验室为核心的整体环境的全方位管理的信息系统。又称实验室管理系统。它集样品管理，资源管理，事务管理，网络管理，数据管理（采集、传输、处理、输出、发布），报表管理等诸多模块为一体，组成一套完整的实验室综合管理和产品质量监控体系，既能满足外部的日常管理要求，又能保证实验室分析数据的严格管理和控制。实验室信息管理系统广泛应用于化学、临床、食品、环境、石化、制药和公共卫生等各个领域。

实验室信息管理系统概念最早提出于20世纪60年代末，是集现代化管理思想与基于计算机的高速数据处理技术、海量数据存储技术、宽带传输网络技术、自动化仪器分析技术为一体，以实验室业务和管理工作为核心，实现对实验室的全方位的科学、统一、有序和高效管理。实验室信息管理系统在遵循 ISO/IEC 17025《检测和校准实验室能力的通用要求》技术规范的基础上设计开发，可根据不同行业的特点与需求，设计不同工作流程，全面实现了人员、仪器、试剂、方法、环境、文件等全部质量管理要素的闭环控制。在计算机软件架构方面，实验室信息管理系统结构设计通常采用浏览器/服务器（B/S）三层结构体系或 C/S 二层结构体系。软件架构通常包括分为数据层、业务层、应用层。系统开发平台技术多采用 JAVA 技术、.net 技术。

结构与功能 实验室信息管理系统功能内容大体上包括实验室检测业务流程管理、实验室资源与安全管理等方面。检测流程基本包括样品受理、样品分派、样品测试、检验结果分析、结果审核、结果发布或检验报告自动生成、检验报告审核、报告书核发及发出、样品状态过程监控。资源与安全管理包括恒温恒湿样品库管理、客户管理、质量管理、设备管理、人员管理、材料管理［特别是病原微生物菌（毒）种、危险化学品、放射源等］、环境管理、事故管理等。

应用 实验室信息管理系统可使实验室达到自动化运行、信息化管理和无纸化办公的目的，对提高实验室工作效率、降低运行成本起到至关重要的作用。在实验室信息管理系统运行过程中，可满足从样品收样到分析结果的全过程控制，实时掌握实验室检测任务完成进程，随时处理异常情况，对提升实验室管理水平，改善客户服务质量，为建立一个快速、高效、安全的质量信息共享平台提供了可能。

（苏雪梅 魏 强）

xuèyè guǎnlǐ xìnxī xìtǒng

血液管理信息系统（blood management information system）

对涉及采供血及输血领域信息活动和各种要素（包括信息、人、技术与设备等）进行合理组织与控制，以实现血液信息及其有关资源的合理配置，从而有效地满足血液事业信息管理需求的系统。又称血液信息系统、血站信息系统、血站信息管理系统。

中国大陆血液管理信息系统建设始于20世纪80年代，以单机应用为主，主要是通过计算机代替手工进行业务数据录入、表单打印、简单的数据检索统计等。20世纪90年代中后期，采供血机构和医院输血科开始建立内部的采供血和临床输血管理系统，引入国际输血协会推荐的血液信息编码规范，覆盖从采血到输血的主要过程，有效提升了血液安全。2006年，卫生部颁布了《血站管理办法》《血站质量管理规范》《血站实验室质量管理规范》，更多省市摸索建立覆盖全省卫生行政部门、采供血机构、医疗机构的区域血液管理信息系统。

结构与功能 血液管理信息系统按功能分为三大子系统：采供血管理子系统、医院输血管理子系统、卫生行政血液管理子系统，血液管理信息系统架构见图。

血液行政管理子系统 主要是为卫生行政部门提供区域内无偿献血、采供血、血液库存、临床输血的总体与关键信息，为血液管理、决策提供信息支持，主要功能包括无偿献血管理、采供血业务数据分析、血液库存管理、临床用血监控等功能。

采供血管理子系统 以血液信息为核心，将采供血业务过程作为主线，随着血液从采集、制备、存储、检测、到发往临床医院的活动，提供献血者管理、体检过程管理、血液采集管理、设备管理、储存管理、发放管理、检验管理、关键物料管理、人员管理等功能，通过对献血者、血液、检测信息和状态的控制，实现规范化管理、保障血液安全。

医院输血管理子系统 依据临床输血业务流程，提供血液预定、接收、存储、交叉配血、输血前检测、血液质量管理等功能，为临床输血提供血液安全保障和科学合理用血管理。

应用 血液管理信息系统的使用可以提供卫生行政部门、采供血机构、医疗机构对血液相关活动的规范化管理，提高工作效率，节省人力成本。为区域血液资源合理调配提供依据，为区域经血传染疾病监测和趋势分析提供方便。通过血液相关管理活动为主线，体系要素为信息载体，实现"从血管到血管"闭环管理，保障血液从采集到输注的全过程监控和追溯管理。通过设置血液安全规则、检验策略、库存预警机制，实现对血液安全控制和管理。通过对献血人群细分和招募活动管理，为献血者提供周到的服务，为保障充足血液资源提供保障。通过区域联网既为献血者异地报销、表彰提供方便，又对区域内不宜献血者实施屏蔽提供方法，从而保障血液安全。

（苏雪梅 沙晨军）

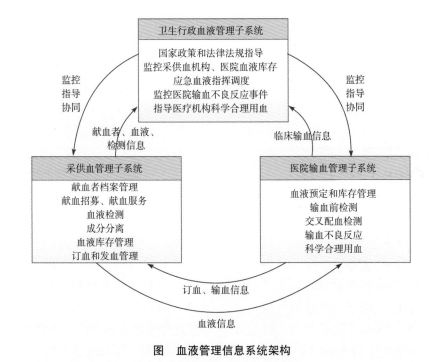

图　血液管理信息系统架构

wèishēng jiāndū xìnxī xìtǒng

卫生监督信息系统（health supervision information system）

在卫生监督领域内，利用互联网技术，以卫生监督信息报告和综合决策为主线，以卫生行政许可系统、卫生监督检查和行政处罚系统为主体的信息系统。科学地组建卫生监督信息系统，是实现卫生监督工作的科学化、信息化管理的重要技术支撑。

2009 年 9 月中国国家级卫生监督信息系统建设项目启动，建立了国家级卫生监督信息平台，开发了全国统一使用的卫生监督信息报告系统，2011 年 1 月 1 日正式上线运行。开发了基础版的卫生监督业务系统，包括卫生行政许可系统、卫生监督检查与行政处罚系统。

结构与功能　卫生监督信息系统以国家级和省级两级物理平台建设为核心，覆盖国家、省、地市、县级的卫生监督业务应用。体系架构以网络基础设施建设为基础，搭建卫生监督综合数据资源中心，建设卫生监督业务应用管理系统，最终形成以卫生监督信息报告和综合决策为主线，以卫生行政许可系统、卫生监督检查和行政处罚系统为主体的卫生监督信息体系和卫生监督信息安全与运行保障体系和标准规范体系。

卫生监督信息报告、卫生行政许可系统、卫生监督检查与行政处罚信息系统是卫生监督信息系统的主体内容，功能互相独立，又密切联系，是实现卫生监督工作信息化的重要技术支撑。

卫生监督信息系统具备信息采集、信息管理和信息分析利用三个基本功能。系统具备信息在线和离线录入功能，采集的信息在经过审核、修正、删除等操作后，汇总形成数据集，经过统计分析，产出报表、统计图、卫生监督管理指标和质量评价指标等。通过逐步建立起的全国卫生监督信息系统，为管理相对人和社会公众提供高效、安全、可及的现代化公共卫生服务，为各级卫生监督机构和人员提供信息管理和服务新模式，为各级卫生行政部门和管理者科学决策提供依据。

应用　卫生监督信息系统包括信息采集、信息管理和信息分析利用三个基本功能。21 世纪初，中国各地区卫生监督机构信息化发展不平衡，卫生监督信息系统有以下三种部署应用模式："基础模式"、"标准模式"、"共享模式"。

基础模式　使用国家卫生监督信息报告系统报送管理相对人信息、日常监督监测和案件查处等信息，实现卫生监督基本业务的信息化管理，可实时了解掌握卫生监督机构和人员的履职情况。"基础模式"是卫生监督信息化初级阶段。信息采集阶段主要实现数据的获取，其业务规则较简单，数据逻辑校验严格。信息管理阶段的流程相对复杂，除信息查询、删除、修正、更新等共有操作外，还有对数据的审核环节，只有通过审核的数据才是生效数据。在信息分析利用阶段，除产出汇总报表和分析报告外，还涉及信息的质量评价和挖掘分析等活动。

标准模式　全省部署应用国家统一开发的基础版卫生监督业务系统，信息报告的内容由业务系统自动生成，通过数据交换平台将数据传输到国家级卫生监督信息平台。信息的采集阶段是通过业务系统来实现信息的获取，信息管理阶段和信息利用阶段同基础模式。

共享模式　全省统一部署应用自建的卫生监督业务系统，需要根据国家相关标准对自建系统进行标准化改造，信息报告的内容由自建业务系统自动生成，通过数据交换平台将数据传输到国家级卫生监督信息平台。在信息采集阶段，在标准模式的基础上增加了本地验证环节，在信息管理阶段在标准模式的基础上增加了服务器验证环节，保证数据交换质量。

（王　晖）

wèishēng jiāndū xìnxī bàogào xìtǒng
卫生监督信息报告系统（health supervision information reporting system）　根据卫生监督工作的法律、法规、政策的规定和要求，利用计算机和互联网络等设备设施，采集卫生监督基本工作信息数据，并且对数据进行分析、管理的基础性信息系统。是卫生监督信息系统的重要组成部分。

中国的卫生监督信息报告系统于 2009 年 11 月开始建设，2011 年 1 月 1 日在全国范围内应用至今，实现了卫生监督信息报告方式的信息化管理，全面收集全国范围内的卫生监督信息，建立起了全国的卫生监督信息数据库，为各级卫生监督管理人员、业务人员提供了一个基本的信息化工作平台。报告系统上线运行以来，系统能够真实、准确、及时地收集卫生监督工作信息，建立、健全和完善各级卫生行政部门的卫生监督信息数据库，从而促进卫生监督工作的科学化、规范化管理，提高卫生监督工作效率和水平。

结构与功能　卫生监督信息报告系统建立起全国各级卫生监督机构之间的信息传递渠道，形成全国的卫生监督信息报告网络，实现卫生监督信息报告方式的信息化管理，全面收集国家规定的全国范围内的卫生监督信息，建立全国的卫生监督信息数据库。通过卫生监督信息报告系统采集卫生监督基本业务信息，实时了解掌握全国管理相对人底档、日常卫生监督检查和案件查处情况，实现现阶段全国范围卫生监督基本业务信息化，及时了解各级卫生监督机构和人员的履职情况。

该系统通过报告卡管理、实时统计、定时统计、统计图表、质量统计、编码维护等基本功能模块，实现 Web 采集信息、分级信息管理、地理信息系统动态展示和监控、模块化统计查询、动态质量评价、即时信息反馈等功能。

全国各级卫生监督机构的卫生监督员在日常的卫生监督执法等业务工作过程中，采集相关的卫生监督信息，通过国家卫生监督信息报告系统进行信息的录入、审核、报告，并通过系统对数据的自动化处理形成相应的产出表，亦可实现对系统内的信息进行查询和利用。在与外部系统的关系上，卫生监督信息报告系统可与国家卫生统计系统实现监督机构、人员个案信息的交换，支持与符合标准的省级业务系统连接，交换卫生监督个案信息。

特点 卫生监督信息报告系统以"在线、实时、个案、直报"为特征。该软件系统的开发设计符合最基层卫生监督机构计算机的配置要求，适用于 windows 98、windows 2000、windows xp 等常用的操作系统，智能化程度高，能适应基层硬件环境和监督人员现有计算机知识水平，并充分考虑软件对数据库的管理功能，满足基层卫生监督工作的需要。卫生监督信息报告系统采用国标和行业标准，根据行政区划的变更，由卫生监督中心统一及时维护更新。

（王　晖）

wèishēng jiāndū xíngzhèng xǔkě xìtǒng

卫生监督行政许可系统（health supervision administrative permission system）

实现各级卫生监督机构承担的卫生行政许可业务工作的信息化管理系统。负责采集、处理卫生行政许可管理相对人的基本信息，实现动态管理，并可规范卫生行政许可工作的程序。是改变行政许可工作方式、提高工作效率的主要途径，也是促进政务公开、加强廉政建设的有效手段。

中国卫生监督行政许可系统开始建设于 2009 年 11 月，与卫生监督检查与行政处罚系统共同组成卫生监督业务系统，系统 2011 年在部分省份全国范围内试点应用。通过该系统为卫生监督机构提供了一套信息化管理工具，建立管理相对人基本档案库，实现卫生行政许可规范化、流程化管理，从受理到制证发证进行自动化管理，同时，为卫生监督信息报告系统提供真实可靠的管理相对人基本信息，实现管理相对人基本信息的自动上报。

业务流程 卫生行政许可基础流程包括申请、受理、审查、决定、办结等环节。①申请：是申办人根据许可规定的具体要求，提交相应的材料。②受理：是受理人员对申请人提交的材料是否符合法定形式进行审核；并对本次申请做出受理、不予受理和资料补齐补正等处理。③审查：是审查工作人员可以对用户提交的资料和申请的许可项目进行审查。④决定：各级审查人应当在受理申请之日起规定时限内作出卫生行政许可决定。⑤办结：完成相关证照、文书、审批表、记录表等卫生批件的传达、打印、归档等工作。

结构与功能 卫生监督行政许可系统在多层的基础上构建，使整体应用架构具备高度灵活性、可重用性。系统主要基于 JAVAEE、XML 及 Web 服务技术来实现，为复杂的异构应用环境及网络环境提供必要的保障。移动终端应用采用混合模式移动应用（Hybrid App）架构开发移动应用，具备当前主流发展轻量级移动应用特性，移动终端安装应用程序框架，主要业务计算和流程处理后台平台处理，移动应用软件功能设计重点在采集、审核、查询、统计类功能，支持离线应用。具体功能包括七个方面。①卫生许可业务分类。卫生许可证管理：受理、审核、制证、发证、延续、变更、补证、注销等；预防性审查：新建、改建、扩建的设计审查和竣工验收；审核、批复、备案等。②申报资料采集。支持卫生行政机构一窗式行政许可功能，即：所有许可事项通过办事大厅的方式统一入口，统一反馈。支持卫生许可网上申请、电子表格导入、手工录入等多种方式。③卫生许可流程管理。包括申请登记，受理，审查与决定，打印许可证、文书、记录表等。④根据各许可业务的实际情况，系统需支持流程材料审核双轨制。网上审批流程、网下审批材料，避免重复劳动。⑤管理相对人信息管理功能。卫生行政许可办理完成后，自动建立或更新管理相对人的信息。对已建立的管理相对人的信息可以查询和修改，并作权限控制。⑥查询统计子系统。实现经常使用的日常查询和统计功能。⑦统计报表子系统。实现规定的统计报表。

（王　晖）

wèishēng jiāndū jiǎnchá yǔ xíngzhèng chǔfá xìtǒng

卫生监督检查与行政处罚系统（health supervision administrative punishment system）

卫生监督执法人员采集、处理各类日常卫生

监督检查、监测以及行政处罚和行政控制措施信息，出具现场执法文书，对日常卫生监督检查工作进行动态管理，规范日常卫生监督检查工作，实现与卫生行政许可系统和卫生监督信息报告系统的衔接的系统。

中国卫生监督检查与行政处罚系统开始建设于 2009 年 11 月，与卫生监督行政许可系统共同组成卫生监督业务系统，于 2011 年在部份省份全国范围内试点应用。该系统设计突出现场执法模式的特点，建立以《卫生监督规范用语》《卫生监督检查项目表》为核心的模板化的执法标准资料库，规范执法标准，避免了错误的决定和裁量，借助现场移动执法终端设备，实现了卫生监督执法工作的现场电子执法检查，并与后续执法处置前后关联，信息贯通。卫生监督检查和行政处罚系统将自动产生卫生监督信息报告系统所需的报告数据。

业务流程 卫生监督检查模式是利用移动互联网，采用现场手持智能终端和便携打印机等电子设备进行现场执法检查和处罚，可以在计算机上处理卫生监督档案数据（图）。

监督员外出执法前下载管理相对人基本资料和监督任务到现场手持执法终端，根据任务列表对管理相对人实施现场监督检查。监督员到达现场后确认手持执法终端中记录的管理相对人档案资料和所属的专业，调出相应的检查表，进行现场监督，涉及有违法行为的情况，简易程序可以直接实施当场处罚，当场打印执法文书给管理相对人签字。现场检查完毕后，将监督执法结果上传至系统，涉及一般程序的行政处罚可以在系统中进一步处理。

结构与功能 卫生监督检查与行政处罚系统包括业务处理、系统维护、信息传输、统计分析四大功能模块。①业务模块：现场监督、行政处罚、文书打印、信息查询。②维护模块：包括现场检查表、执法标准、违法条款、处罚依据、处罚种类和幅度；对相关法律、法规字典的维护。可查询和维护各类管理相对人的基本资料。③数据传输：监督任务的下载、执法标准下载、监督员信息下载、基本信息下载、监督结果上传。④统计分析：提供监督员绩效、行政处罚的综合统计分析功能。主要包括以下几个部分的内容：对监督结果的统计分析、对监督员日常工作信息的统计分析、对行政处罚情况的统计与分析。

监督员外出执法前下载管理相对人基本资料和监督任务到现场手

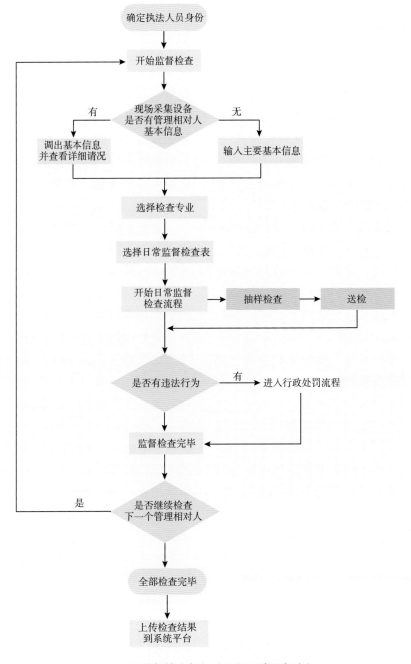

图 卫生监督检查与行政处罚系统业务流程

持执法终端中，根据任务列表对管理相对人实施现场监督检查。监督员到达现场后确认现场执法设备中记录的管理相对人档案资料和所属的专业，调出相应的检查表，进行现场监督，涉及有违法行为的情况，简易程序可以直接实施当场处罚，执法文书当场打印给管理相对人并签字。现场检查完毕后，将监督执法结果上传至系统中。涉及一般程序的行政处罚可以在系统中进一步处理。

（王　晖）

shēngmìng dēngjì xìtǒng

生命登记系统（vital registration system，VRS）

连续、稳定、强制、全面地记录生命事件，并对采集的数据进行存储、清洗及统计的信息系统。是生命统计的重要数据来源。通常情况下生命登记主要指对出生、死亡信息的登记。各国生命登记系统发展不一，数据来源、登记手段等也有很大差别。美国等发达国家建立有完整的民事登记体系，将公民的出生、死亡、结婚、离婚、生育等，形成完整的记录册，由政府统一保存。但也有许多国家的民事登记或生命登记数据不完整，滞后、质量较差甚至是根本没有。

内涵　从医学角度说明婴儿的出生情况和居民死亡及其原因的证明，是开展生命登记、人口统计及生命统计等有关工作的基本信息来源，是判定出生婴儿情况和死者死亡性质的基本法律依据。准确的出生与死亡医学信息是生命登记的基础与核心。《死亡医学证明书》与《出生医学证明》涵盖了医学与公共卫生要素，为生命登记信息化提供了先决条件"数据标准"。生命登记信息系统的功能主要围绕数据采集、数据管理与数据利用三个要素进行

设置。其输入是出生医学信息和死亡医学信息，输出是全国或各地区出生与死亡水平、期望寿命及珍贵的可用于各领域科学研究的人群出生与死亡个案。同时，系统需要各种业务规范、法规政策作为运行保障，需遵循国家或国际级信息标准并配备完善的用户管理体系。生命登记系统分为出生信息登记管理系统与死亡信息登记管理系统两部分组成（见出生登记系统和死亡登记系统）。

发展现状　1992 年，中国开始启用《出生医学证明书》（现为《出生医学证明》）。1996 年 1 月 1 日开始由原卫生部统一印制中国（大陆地区）范围内使用的《出生医学证明》，对规范与促进出生户口登记发挥了重要的作用。此后随着信息技术的发展，各地卫生计生部门依托于对《出生医学证明》的管理，开始了出生登记的信息化历程。在信息化程度较高的地区，最先开始使用单机版软件，而后逐步全区域联网，实现了出生登记的信息化。但是出生登记系统建设工作存在地区发展不平衡问题，部分地区出生登记水平较低，流动人口、计划外生育、领养及抱养儿童漏登现象严重，登记系统未实现互联互通。2008 年中国建立了国家级出生登记系统，但登记范围仅覆盖了淮河流域的 14 个区县。通过数据交换等多种方式，整合各地区出生登记数据，构建全国出生登记数据库是未来发展方向。

死亡登记系统经过了漫长的发展过程。早在 1957 年，原卫生部以自愿原则推进死亡登记工作，逐步覆盖到 15 个大城市及 21 个中小城市所辖 90 个县区。1978 年开始建立的全国疾病监测系统也同时在开展死亡登记工作，至

2003 年该系统覆盖全国 168 个县区。2004 年 4 月 26 日全国县级以上医疗机构不明原因死亡病例报告系统正式上线，这是人口死亡信息登记管理系统的雏形，也是中国死亡登记工作正式进入网络时代的里程碑。系统经过不断发展与扩大登记范围，于 2007 年更名为全国死因登记报告管理信息系统。此外，还有原卫生部统计信息中心建立的《卫生部生命登记系统》。2013 年 9 月，国家卫生和计划生育委员会明确将上述死亡登记体系进行整合，先期确定 605 个代表县区于 2014 年 1 月 1 日起启用人口死亡信息登记管理系统，实行全人群死亡登记，并逐步推广到全中国。

（苏雪梅　葛　辉）

chūshēng dēngjì xìtǒng

出生登记系统（birth registration system）

助产机构和/或其他指定机构对新生儿出生时的医学状况（主要包括体重、身长、健康状况等信息）、其父母亲基本信息及其他信息进行采集、处理、存储、传输及交换、分析与利用的基础性信息系统。又称出生登记（管理）信息系统、出生登记报告系统。是生命登记系统的主要组成部分。

登记内容　主要包括三方面。①新生儿信息：新生儿姓名、性别、出生日期、孕周、身长、体重、出生地点、健康状况等。②父母亲信息：父母亲姓名、出生年月、国籍、民族、证件类型及号码、户籍地和居住地信息。③其他信息：接生机构名称、接生者、《出生医学证明》编号等。

业务需求　出生登记系统主要是对新生儿的医学状况及其父母信息进行登记、管理、统计分析、信息反馈等，以达到有效利

用数据的目的，可以利用本系统对新生儿出具《出生医学证明》。主要使用者包括助产机构，国家、省级、地市级、县区级的妇幼保健机构，社区卫生服务中心、乡镇卫生院以及各级卫生计生行政管理部门或其指定机构。助产机构和指定机构对出生信息进行登记，各级妇幼保健机构对出生信息进行审核和质量控制，社区卫生服务中心/乡镇卫生院对辖区出生信息进行业务管理。系统应当满足在线录入和数据批量导入和导出的需求，实现与外部其他系统数据的共享与互联互通。

结构与功能　出生登记系统主要包括出生信息报告与管理、统计分析、字典管理、数据导入导出等模块。出生信息报告与管理模块可以实现对个案信息的录入、审核、浏览、修改、套打《出生医学证明》等功能。统计分析可以定时或者实时统计，主要统计指标出生人口数、出生性别比、低出生体重儿百分比等重点指标。数据导入导出模块可以实现把外部标准格式的数据导入到本系统，本系统中的数据可以提供给外部其他业务系统，以便于与计划免疫、公安、民政、教育等其他部门数据共享，实现信息的互联互通。

应用　出生登记系统是人口统计工作的基础。建立完善的出生登记系统，有利于了解本地区的人口资源情况，包括人口数量、性别构成、出生时的健康状况等，提高人口统计工作质量，准确判断形势，为人口与社会协调发展综合决策提供可靠的数据支持。

（潘晓平　叶健莉　周立平）

sǐwáng dēngjì xìtǒng

死亡登记系统（death registration system）医疗卫生机构登记死者信息，各级疾控中心对信息进行审核，判定根本死因，完成死因编码，对数据进行查重、补漏、校验清洗后纳入统计分析，最终产出各类格式化死亡统计报表与规范化死亡个案的信息系统。又称人口死亡信息登记管理系统、死因登记信息系统、死因监测系统。

登记内容　主要包括死者基本信息及死亡医学信息。具体包括：①死者基本信息，如死者姓名、性别、死亡时是否处于妊娠期、出生日期、死亡日期、婚姻状况、主要职业及工种、文化程度、死者生前详细地址等。②死亡医学信息，如直接死因、根本死因及所对应的国际疾病分类编码，各死因到死亡的时间间隔等。

业务需求　系统主要用于死亡医学信息的登记、管理、统计分析、信息反馈等，是围绕《死亡医学证明书》，对其标准数据进行数据录入、加工处理、质量监控最终达到有效利用数据的目的。其主要使用者覆盖国家、省级、地市级、县区级等地的疾病预防控制中心和医院、社区卫生服务中心以及其他卫生医疗机构、其他相关研究单位与行政部门。由于地区差异较大，在信息系统使用经验和能力方面存在非常大的差异。死因链的判定与根本死因的推断具有很强的专业性，即使很有经验的临床医生也需经过专门培训，再结合临床经验才能填写出准确的死因链与根本死因。对各级疾控中心数据审核人员要求较高，有些地区医疗机构人员不具备条件，由疾控人员推断根本死因。该业务对时效性要求不高，且在登记上报之前要进行专业的死因推断工作，21世纪初的工作规范要求死者死亡后1个月内由登记责任部门进行登记。

未来的死亡登记系统应着眼于走信息交换的道路，例如从医院信息管理系统、电子病历系统、电子病案系统、人群健康档案管理信息系统等直接交换死亡信息可大幅度减少基层工作量，节约劳动力成本，提升工作效率。但是，由于缺乏统一质控标准、地区社会经济发展水平差异较大、各系统发展补发不一等原因，数据交换工作推进较为缓慢。进一步加强建设死亡登记系统，推进其在全国范围内实现全人群全死因登记任重而道远。

结构与功能　死亡登记系统主要包括死亡信息报告与管理、漏报调查与管理、定时统计、质量分析、监测信息反馈、统计报表、字典管理、用户管理、逻辑校验等（图）。

应用　通过死亡登记系统的运行，死亡登记个案从医疗机构到国家数据库的时间从原先的数月缩短至数日。据统计，2012年国家死亡数据库中收到的个案有85%是在一周之内实现登记上报，登记比例也呈逐年上升趋势。登记报告效率提高，信息反馈更加及时也提升了数据质量与死因编码准确率。死因编码准确率从系统建立之初的80%提升至95%。

（苏雪梅　葛辉　王黎君）

fùyòu bǎojiàn xìnxī xìtǒng

妇幼保健信息系统（maternal and child health care information system）按照国家有关法律法规和政策要求，以计算机技术、网络通信技术等现代化手段，对妇幼保健机构及相关医疗保健机构开展的各种妇幼保健业务和管理工作等进行数据采集、处理、

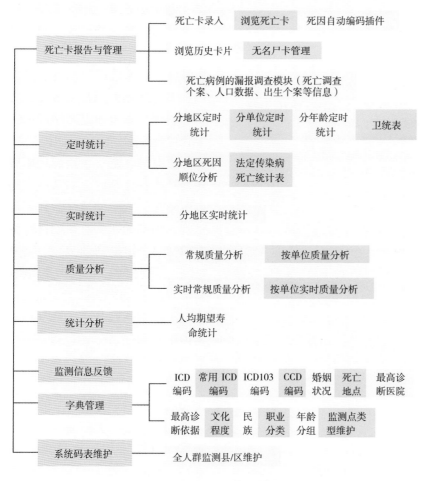

图 死亡登记系统功能模块

注：ICD 为国际疾病分类码；CCD 为中国疾病分类。

存储、传输及交换、分析与利用的业务应用系统。它以服务居民个人为中心，兼顾管理与决策需要，是妇幼保健及其相关机构对服务对象进行长期、动态、连续的系统保健服务和开展科学管理的重要技术支撑手段。

中国的妇幼保健信息系统建设始于 20 世纪 80 年代的妇幼卫生年报信息系统单机版，之后陆续建立了出生缺陷监测、孕产妇死亡监测和 5 岁以下儿童死亡监测（"三网监测"）、妇幼卫生年报系统以及全国妇幼保健机构资源与运营情况监测信息系统等。随着信息化技术发展，妇幼保健信息系统使妇幼卫生信息收集从原始的手工报表到网络直报，大

大提高了信息上报的效率和质量。至 2013 年底，全国部分省、市、县已建立起功能比较完备、与医药卫生体制改革相适应的妇幼保健信息系统。

结构与功能 妇幼保健服务是对妇女和儿童提供有计划的、长期的、连续的专项系统服务和追踪管理，一项系统完整的妇幼保健服务一般可分解为多个相互联系又相对独立的业务活动，在各业务活动执行过程中可跨越妇幼保健机构、医院、疾病预防控制机构、社区卫生服务机构、乡镇卫生院、卫生行政部门以及卫生领域外的相关机构和部门（图）。这些特征决定妇幼保健信息系统是一个面向特定领域，跨机构、

跨时间、跨地区具有区域特性的信息系统。

至 2013 年底，已建成的全国性妇幼保健信息系统主要有全国妇幼卫生年报信息系统、妇幼卫生监测直报系统、全国妇幼保健机构监测管理信息系统、妇幼重大公共卫生服务项目信息直报系统、全国新生儿疾病筛查信息系统、全国儿童营养与健康监测数据直报系统、预防艾滋病（梅毒和乙肝）母婴传播管理信息系统、孕产妇及儿童健康管理信息系统、中国妇幼健康监测信息系统等系统，涵盖了妇幼保健服务的各领域。

特点 妇幼保健信息系统的特点主要体现在：①整体性。为实现对信息进行管理的特定功能，信息系统可以由多个子系统组成，各个子系统有各自不同的功能，但是它们同时还为整个妇幼保健信息系统提供必要的信息。②复杂性。妇幼保健服务的目的，是通过保健和医疗手段促进妇幼人群整体健康水平的提高。要达到这一目的要从保健和医疗两个方面入手，而保健和医疗在业务流程上又有所不同，只有将保健和医疗有机地结合，才能完成保健的所有功能，因此形成了保健信息、医疗信息和管理信息这三种主要的信息流。③环境适应性。随着妇幼保健工作水平和信息技术的不断发展，信息系统也随之不断发展壮大。

应用 妇幼保健信息系统的建立相对完善妇女儿童健康、妇幼保健服务的监管体系，为医改的实施与效果评价提供支撑。通过建立功能比较完备、标准统一规范、系统安全可靠、与医药卫生体制改革相适应的妇幼卫生信息化体系。在区域卫生信息化整

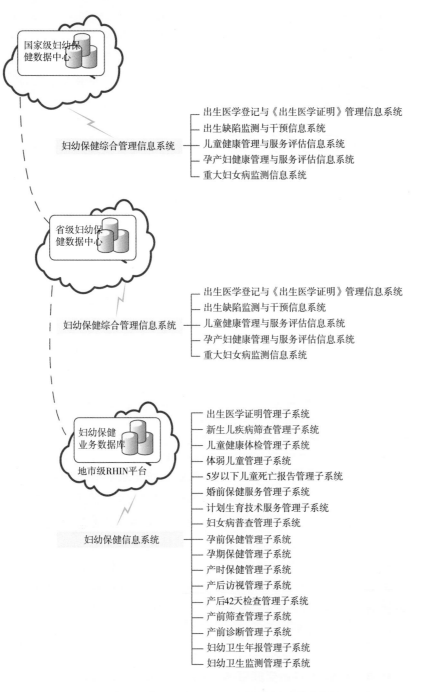

图　国家级、省级、市级妇幼保健信息系统功能结构

管理等数据进行采集、处理、存储、传输及交换、分析与利用的业务应用系统。是妇幼保健信息系统的重要组成部分。孕产妇健康管理信息系统的目的是通过对以个案为基础的数据的收集、分析和利用，改善和提高孕产妇健康管理服务能力和监管能力。

结构与功能　孕产妇健康管理是对准备怀孕的夫妇从孕前保健服务开始到孕妇建立孕产妇保健管理档案为止，对孕妇进行的产前初检、定期产前复检、高危妊娠、分娩记录、产妇产后访视、新生儿访视、产后 42 天健康检查登记与结案进行管理，对孕妇和宫内胎儿情况、分娩过程、分娩后产妇和婴儿的健康状况进行必要的监护。在产前检查过程中发现有高危因素的孕产妇，将被纳入高危孕产妇专案管理，并按管理程序进行高危孕产妇的评分、登记、预约、追踪和转归工作。主要内容包括：基本情况登记、产前检查、高危登记、高危随访、分娩登记、产后访视等主要过程。信息系统主要任务是通过记录孕产妇从孕前保健、妊娠到产后 42 天健康检查、高危管理的各项信息，建立完整的孕产妇系统管理档案和孕产妇高危专案，实现孕产妇、高危孕产妇基本信息及服务过程数字化存储，实现诊疗机构间业务协同及数据共享，实现检查结果查询、随访提醒等公众服务功能。

应用　孕产妇健康管理信息系统通过孕产妇保健服务评价指标体系完成对开展孕产妇保健服务的各项工作及绩效进行评价，通过孕产妇保健工作提醒与干预等功能完成孕产妇保健常规或专项的干预与提醒工作，包括计划制订、计划执行、检查督导、效

体规划下，建立国家、省、市三级妇幼卫生数据中心与业务中心，以及若干妇幼保健综合管理信息系统，实现与三级综合卫生信息平台、基于居民电子健康档案和电子病历的区域平台的互联互通，实现与卫生行政部门等相关机构的信息互联，从而为行政决策提供信息支持，为公众提供妇幼保

健信息服务。

（潘晓平　周立平　陈瑞典）

yùnchǎnfù jiànkāng guǎnlǐ xìnxī xìtǒng
孕产妇健康管理信息系统（maternal health care management information system）　以计算机技术、网络通信技术等现代化手段，对妇幼保健机构及相关医疗保健机构开展的孕产妇健康

果评估等阶段性的工作。支持灵活的进程启动模式，各类人员可在各个监管工作过程中启动或关联进程。该系统的建立对完善孕产妇健康、孕产妇保健服务的监管体系，为医改的实施与效果评价提供支撑。

（潘晓平　衣学梅　周立平）

wēizhòng yùnchǎnfù guǎnlǐ xìnxī xìtǒng

危重孕产妇管理信息系统

（management information system of maternal near miss）　对怀孕、分娩或产后42天内濒临死亡，但被成功抢救或由于偶然因素而继续存活的孕产妇病例进行系统、连续的收集、整理、存储、处理与统计分析、信息发布等一整套的管理系统。它可以提升产科管理技术水平和服务能力，促进产科质量不断提高，保护孕产妇生命安全并促进健康水平提高，降低孕产妇死亡的发生。危重孕产妇管理信息系统是妇幼保健信息系统的组成部分。

世界卫生组织制订了统一的、较为实用的危重孕产妇判定标准以及一套用于产科质量评价的科学指标体系。危重孕产妇判定主要从系统功能障碍、临床症状及体征、实验室检查、治疗措施，即对心血管功能障碍、呼吸功能障碍、肾功能障碍、凝血功能障碍、肝功能障碍、神经系统功能障碍、子宫功能障碍等任何一项症状、体征或实验室检查结果等进行判断，不论治疗与否，只要存活，即可确定为危重孕产妇。对这些危重孕产妇个案信息、指标进行收集、整理、储存、统计和分析，并适时向社会发布，可以客观评价不同地区或国家孕产妇健康状况、妇女生存质量。实现对危重孕产妇动态监测，掌握危重孕产妇的发生情况，了解并改善产科质量，最终达到预防孕产妇死亡、保护和促进孕产妇健康的目的。

内容　危重孕产妇管理信息系统主要以住院孕产妇的产科合并症或并发症为重点，以危重孕产妇为难点，早发现、早治疗，减少危重孕产妇的发生，提高救治率。在开展助产技术服务的医疗保健机构中，每月对危重孕产妇相关资料进行系统的收集，报告时限从孕产妇入院之日开始至出院之日结束，工作对象为收集报告时期内，在医疗保健机构入院的所有孕产妇，包括引产（不论孕周大小）、异位妊娠、流产及正常分娩等孕产妇。主要收集工具有：孕产妇个案调查表、医院保健机构调查表、质量调查表等。危重孕产妇管理信息系统主要功能特点为：可以动态观察各级医疗保健机构危重孕产妇发生情况，及时发现产科诊治和服务质量薄弱环节，为改善产科管理和质量提供科学依据；为危重孕产妇评审提供全面真实病案；为产科质量评价提供客观指标；促进医疗保健机构完善产科服务质量，不断提高产科服务水平，最大限度降低孕产妇死亡的发生。

应用　危重孕产妇管理信息系统通过对危重孕产妇相关数据信息的收集、审核、上报、汇总、储存、分析及管理，实现危重孕产妇管理信息网络化报告及信息化建设与发展的需求，通过该系统可以实时、连续、真实、详细、科学、完整掌握危重孕产妇相关信息，获得反映危重孕产妇发生水平的资料；可以得到妊娠合并症或并发症的患病率、妊娠合并症或并发症的病死率，计算危重孕产妇发生率、孕产妇死亡率、危重孕产妇与死亡孕产妇比、孕产妇死亡指数、孕产妇严重结局发生率等产科质量相关的指标；评估分析危重孕产妇流行病学特征，为制订评价医疗保健机构产科服务质量的评价指标体系提供依据；做到控制孕产妇死亡关口前移，实现保护孕产妇健康和生命安全，降低孕产妇死亡的目标。

（潘晓平　杜其云　叶健莉）

yùfáng àizībìng、méidú hé yǐgān mǔyīng chuánbō guǎnlǐ xìnxī xìtǒng

预防艾滋病、梅毒和乙肝母婴传播管理信息系统

（integrated prevention of mother-to-child transmission management information system）　对预防艾滋病、梅毒和乙肝母婴传播服务相关信息与数据进行报告、统计、分析与管理的基础性信息系统。又称母婴传播性疾病管理信息系统、艾梅乙管理信息系统。它科学、系统、规范地收集与利用预防艾滋病、梅毒和乙肝母婴传播数据信息，是预防艾滋病、梅毒和乙肝母婴传播工作的重要组成部分，是评价预防母婴传播性疾病综合服务措施质量，评估预防母婴传播性疾病防治工作成效，推进母婴传播性疾病综合防治工作深入开展的一项基础性工作。

中国的预防母婴传播性疾病管理信息系统最早起源于2003年，早期的信息数据收集、报告与管理是在全国五省八县（市、区）开展。2007年，原卫生部妇社司委托中国疾病预防控制中心妇幼保健中心（以下简称国家妇幼中心）开发了预防艾滋病母婴传播管理信息系统，并于2008年4月实现了开展工作地区信息数据的网络化报告与规范管理。2012~2013年，国家卫生和计划

生育委员会根据国家妇幼卫生重大公共卫生项目——预防艾滋病、梅毒和乙肝母婴传播工作发展的需求,组织开发了预防艾滋病、梅毒和乙肝母婴传播管理信息系统,并于2014年1月16日正式上线运行,到2016年已覆盖了全国所有省(自治区、直辖市)、地(市、州)和县(市、区)。

结构与功能 预防艾滋病、梅毒和乙肝母婴传播管理信息系统对艾滋病、梅毒和乙肝母婴传播预防服务内容的工作月报信息、个案报告信息及随访服务信息进行了计算机的网络化管理,县区级医疗卫生机构每月按时将所在机构的预防艾滋病、梅毒和乙肝母婴传播工作月报数据上报至信息系统,所在辖区的妇幼保健机构负责汇总本辖区的汇总数据,并逐级汇总、上报至国家妇幼中心;各级医疗卫生机构对随时检测发现并诊断的艾滋病或梅毒感染孕产妇个案数据信息通过信息系统进行分阶段的上报,并按时完成艾滋病或梅毒感染孕产妇所生儿童随访信息的报告。除常规的工作月报、个案及随访数据上报、汇总、审核与分析内容之外,预防艾滋病、梅毒和乙肝母婴传播管理信息系统还包括完善的全网数据库检索、查询与引用功能、核心数据指标分析与报告功能、用户与机构信息维护与管理工作,以及信息交流与反馈平台。

应用 应用预防艾滋病、梅毒和乙肝母婴传播管理信息系统开展艾滋病、梅毒和乙肝母婴传播预防服务相关数据信息的上报、汇总、审核、分析及管理,实现了母婴传播性疾病综合防治数据信息网络化报告要求及信息化发展的需求,通过实时的网络化报告方式,提高了数据信息报告的

时效性、科学性及完整性,最大程度地降低了数据逻辑错误,规范了信息收集与管理的工作方式,为各级医疗卫生计生机构、卫生计生行政管理部门科学评估预防艾滋病、梅毒和乙肝母婴传播工作奠定了坚实了数据信息基础。

(潘晓平 王潇滟 王爱玲)

értóng jiànkāng guǎnlǐ xìnxī xìtǒng

儿童健康管理信息系统(child health care information system)

以计算机技术、网络通信技术等现代化手段,对妇幼保健机构及相关医疗保健机构开展的儿童健康管理等数据进行采集、处理、存储、传输及交换、分析与利用的业务应用系统。是妇幼保健信息系统的重要组成部分。儿童健康管理信息系统的目的是通过对以个案为基础的数据的收集、分析和利用,改善和提高儿童健康管理服务能力和监管能力。

结构与功能 儿童健康管理系统主要对象是0～6岁儿童。儿童健康管理是根据不同年龄儿童生理和心理发育特点,提供基本保健服务,包括新生儿访视、新生儿疾病筛查、儿童健康体检、高危儿、营养性疾病儿童专案管理、出生缺陷监测报告和5岁以下儿童死亡报告等。

新生儿访视子系统是定期对新生儿进行健康检查,指导家长做好新生儿喂养、护理和疾病预防,并早期发现异常和疾病,及时处理和转诊,降低新生儿患病率和死亡率,促进新生儿健康成长;儿童健康体检子系统是通过定期健康检查,对儿童生长发育进行监测和评价;营养性疾病儿童专案管理子系统是通过健康教育、喂养指导和药物治疗等干预措施,对患有营养性疾病的儿童进行管理,及时矫正其营养偏离,

促进儿童健康成长。

应用 儿童健康管理信息系统通过评价指标体系完成对开展儿童保健服务的绩效进行评价,完成儿童保健常规或专项的干预与提醒工作,包括计划制订、计划执行、检查督导、效果评估等阶段性的工作。支持灵活的进程启动模式,各类人员可在各个监管工作过程中启动或关联进程。该系统的建立对完善儿童健康、儿童保健服务的监管体系,为医改的实施与效果评价提供支撑。

(潘晓平 周立平 衣学梅)

chūshēng quēxiàn jiāncè xìnxī xìtǒng

出生缺陷监测信息系统(birth defects monitoring information system)

对婴儿出生前已经发生的身体结构、功能或代谢异常进行监测的信息系统。国际出生缺陷监测始于20世纪50年代末发生的"反应停"事件。

中国的出生缺陷监测始于1986年的国家"七五"科技攻关课题——《中国围产儿出生缺陷监测及高危高发出生缺陷的病因学探讨》,由原华西医科大学(现四川大学)负责,是一项以医院为基础的监测项目。1986～1987年监测医院有945所,以后医院数调整到500～600所,年监测围产儿60多万,监测对象为妊娠28周至产后7天内的围产儿。1995年原卫生部对监测点进行了调整,调整为分布全国31个省、市、自治区的232个监测点,覆盖人群8000多万和500所县级及以上医院。2006年再次调整监测区县,增加监测样本量,在全国334个区县(其中城市124个区,农村210个县)开展出生缺陷医院监测,覆盖人群最终达到1.4亿。中国出生缺陷监测信息系统的建立始于2005年。

结构与功能 出生缺陷监测信息系统主要包括出生模块、缺陷个案管理模块和统计分析模块。出生模块是为计算出生缺陷发生率提供分母，出生信息可以是汇总的出生数，也可以是出生个案数据。缺陷个案管理主要包括：①患儿基本情况。包括姓名、性别、出生日期、孕周、出生体重、出生地点、转归情况等。②患儿家庭情况。包括父母亲出生日期、民族、母亲孕产史、家族史等。③母亲孕早期情况。包括母亲孕早期疾病、用药、有毒有害物质接触史等。④缺陷类型。包括缺陷的具体种类及详细描述，诊断依据、诊断级别、辅助诊断材料等。统计分析模块可以定时或者实时统计出出生缺陷发生率、某种出生缺陷的发生率、出生缺陷构成及顺位等重点指标。

应用 出生缺陷监测信息系统的使用可以提高出生缺陷监测的准确性和工作效率，系统自动进行 ICD-10 的编码可以避免或减少人为因素造成的缺陷编码不准确现象；降低监测人员的数据统计分析负担，提高工作效率，节省人力成本。统计分析模块可以实时分析某地区出生缺陷发生的现状和变化规律，为制定预防出生缺陷政策提供依据。

（潘晓平　周立平　叶健莉）

tūfā gōnggòng wèishēng yìngjí zhǐhuī
xìnxī xìtǒng

突发公共卫生应急指挥信息系统（emergency command information system for public health emergencies） 基于先进信息技术、信息系统地理信息系统、全球定位系统、遥感遥测系统、电视会议系统等和应急信息资源的多网整合的应急保障系统。加强卫生应急监测报告信息系统、辅

助决策信息系统、应急处置信息系统以及应急储备和保障管理信息系统的建设，是 21 世纪初突发公共卫生事件卫生应急管理的重点工作，突发公共卫生应急指挥信息系统建设是加强应急管理工作开展的重要支撑。

结构与功能 根据国家应急指挥体系的特点，突发公共卫生应急指挥信息系统分别从纵向与横向进行了拓展：纵向与国务院应急指挥系统、省级应急指挥系统、地市级应急指挥系统及县级应急指挥系统相连；横向与其他部委应急指挥系统、联动部门（疾病预防控制中心、卫生监督中心、医疗救治系统等）应急指挥系统和其他综合信息系统相连。从而对各个层面、各个级别的应急事件处置提供了支持。

突发公共卫生应急指挥信息系统应主要包含八个功能（图）：①综合信息门户。分为内网门户和外网门户，根据服务对象不同而所侧重。外网服务门户侧重于信息发布、健康宣教、应急知识等，内网门户侧重于综合决策支持、专业服务、知识库、专家会商等。②地理信息系统。主要有采集处理、显示查询、制图打印；备份/恢复、制图输出、信息标绘；态势信息处理、发布空间信息等。③决策支持系统。主要有知识库管理；专题分析；会议会商等。④业务支持系统。主要有信息监测、值班管理、预警管理；事件管理、任务机制、个人日程；模拟演习、方案管理、资源库管理等。⑤信息管理与监控平台。主要有用户管理、系统配置、系统告警、系统报告；监控管理、系统控制、日志管理、指挥平台管理；指挥平台监控、功能模块管理等。⑥安全管理平台。主要有权限管理、安全监测、认证管理；安全报告、安全设置等。⑦数据交换平台。主要有数据传输、数据转换、数据整合等。⑧基础数据管理平台。主要有数据库管理、元数据管理、即时数据报送等。

应用 各国突发事件卫生应

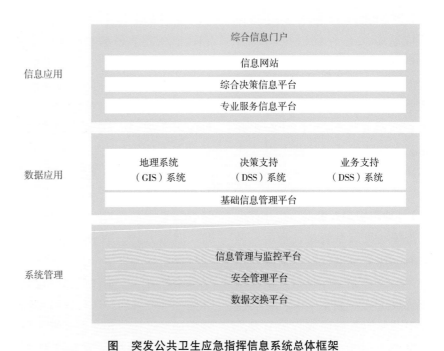

图　突发公共卫生应急指挥信息系统总体框架

急指挥信息系统都是在国家应急反应体系范围内工作，利用公共卫生资源，协调其他部门进行医疗救护和疾病预防与控制。美国突发公共卫生事件的执行系统由相互交错的纵向和横向结构组成。其纵向结构自上而下（联邦）疾病预防控制中心—（州）医院应急准备系统—（地方）城市医疗应急系统三个子系统；横向结构主要包括全国公共卫生信息系统等六大子系统。日本在突发公共事件应急信息化发展方面，不仅建立起了完善的应急信息化基础设施，而且在长期的应急实践中，积累起了丰富的利用现代信息技术实现高效应急管理的经验。印度灾害管理信息系统充分利用互联网、地理信息系统、遥感、卫星通信等形式为代表的现代信息技术，构建了覆盖全国的"印度灾害资源网络"、基于地理信息系统的国家应急管理数据库、国家应急通信计划、远程智能灾害管理系统等系统的建设。

自从 2003 年传染性非典型肺炎事件之后，经过多年的努力，中国突发公共卫生应急指挥信息系统在各部门协调配合的机制已初步形成，国家和地方的突发公共事件卫生应急指挥系统建设也得到了迅速的发展。国家卫生部门自 2006 年开始，相继印发了《突发公共卫生事件应急条例》《国家突发公共卫生事件应急预案》《突发事件应对法》《地市级突发公共卫生事件应急指挥与决策系统建设指南》等政策文件与标准规范，实施和推进突发公共卫生应急指挥信息系统建设工作。截至 2012 年 7 月，一半以上的省份完成省级突发公共事件卫生应急指挥系统建设，个别省份已经建立移动突发公共

事件卫生应急指挥系统。同时，国家、省、地三级卫生应急指挥系统高清视频交互系统也同步开始建设。

（苏雪梅 赵 飞）

diànzǐ jiànkāng dàng'àn

电子健康档案（electric health records，EHR） 深度数字化的、关联的个人终身医疗保健记录，从时间跨度上覆盖个人从生到死的整个生命周期，从内容上强调完整的个人健康信息。又称电子健康记录。2005 年，美国卫生保健信息与管理系统协会年会首次提出电子健康档案概念。健康档案是居民健康管理（疾病防治、健康保护、健康促进等）过程的规范、科学记录，是以居民个人健康为核心、贯穿整个生命过程、涵盖各种健康相关因素、实现信息多渠道动态收集、满足居民自身需要和健康管理的信息资源（文件记录）。电子健康档案属于健康档案以计算机存储的一种表现形式。

记录内容 主要包括个人基本信息和主要卫生服务记录。

个人基本信息 包括人口学和社会经济学等基础信息以及基本健康信息。其中一些基本信息反映了个人固有特征，贯穿整个生命过程，内容相对稳定、客观性强。主要有：①人口学信息，如姓名、性别、出生日期、出生地、国籍、民族、身份证件、文化程度、婚姻状况等。②社会经济学信息，如户籍性质、联系地址、联系方式、职业类别、工作单位等。③亲属信息，如子女数、父母亲姓名等。④社会保障信息，如医疗保险类别、医疗保险号码、残疾证号码等。⑤基本健康信息，如血型、过敏史、预防接种史、既往疾病史、家族遗传病史、健

康危险因素、残疾情况、亲属健康情况等。⑥建档信息，如建档日期、档案管理机构等。

主要卫生服务记录 从居民个人一生中所发生的重要卫生事件的详细记录中动态抽取的重要信息。按照业务领域划分，主要卫生服务记录有：①儿童保健。出生医学证明信息、新生儿疾病筛查信息、儿童健康体检信息、体弱儿童管理信息等。②妇女保健。婚前保健服务信息、妇女病普查信息、计划生育技术服务信息、孕产期保健服务与高危管理信息、产前筛查与诊断信息、出生缺陷监测信息等。③疾病预防。预防接种信息、传染病报告信息、结核病防治信息、艾滋病防治信息、寄生虫病信息、职业病信息、伤害中毒信息、行为危险因素监测信息、死亡医学证明信息等。④疾病管理。高血压、糖尿病、肿瘤、重症精神疾病等病例管理信息，老年人健康管理信息等。⑤医疗服务。门诊诊疗信息、住院诊疗信息、住院病案首页信息、成人健康体检信息等。

应用 电子健康档案有助于促进居民自我保健、改进健康管理、支持健康决策，最终促进提升居民健康水平。

促进自我保健 居民可以通过身份安全认证、授权查阅自己的健康档案。系统、完整地了解自己不同生命阶段的健康状况和利用卫生服务的情况，接受医疗卫生机构的健康咨询和指导，提高自我预防保健意识和主动识别健康危险因素的能力。

改进健康管理 持续积累、动态更新的健康档案有助于卫生服务提供者系统地掌握服务对象的健康状况，及时发现重要疾病或健康问题、筛选高危人群并实

施有针对性的防治措施，从而达到预防为主和健康促进目的。基于知情选择的健康档案共享将使居民跨机构、跨地域的就医行为以及医疗保险转移逐步成为现实。

支持健康决策　完整的健康档案能及时、有效地提供基于个案的各类卫生统计信息，帮助卫生管理者客观地评价居民健康水平、医疗费用负担以及卫生服务工作的质量和效果，为区域卫生规划、卫生政策制定以及突发公共卫生事件的应急指挥提供科学决策依据。

（金水高　冯东雷）

qūyù wèishēng xìnxī píngtái
区域卫生信息平台 （regional health information platform）

连接区域内的医疗卫生机构基本业务信息系统的数据交换和共享平台。2013 年 12 月，卫生部与国家计划生育委员会合并后，区域卫生信息平台又称为区域人口健康信息平台。是不同系统间进行信息整合的基础和载体。从业务角度看，平台可支撑多种业务，而非仅服务于特定应用层面。

通常情况下，区域卫生信息平台是指基于健康档案的区域卫生信息平台，即以区域内健康档案信息的采集、存储为基础，能够自动产生、分发、推送工作任务清单，为区域内各类卫生机构开展医疗卫生服务活动提供支撑的卫生信息平台。

结构与功能　根据建设级别不同，将区域卫生信息平台划分为国家级、省级、地市级、县级四级平台。国家级、省级平台属于综合管理平台，主要对全国、省级医疗卫生信息进行综合分析与管理，为全国、省级医疗卫生管理与决策提供支持。地市级、区县级卫生信息平台主要功能为向区域范围内机构提供各类信息共享和业务协同服务，向辖区居民提供健康服务。基于四级平台对接，可以实现跨区域信息共享与业务协同。

区域卫生信息平台面向业务应用系统提供以下八种基础服务。①注册服务。注册服务包括对个人、医疗卫生人员、医疗卫生机构、医疗卫生术语和字典的注册管理服务，系统对这些实体提供唯一的标识。②健康档案整合服务。健康档案整合服务提供对健康档案的采集服务，包括个案实时的数据采集和批量数据采集。③健康档案存储服务。健康档案存储服务以标准化的方式存储健康档案信息，为健康档案的共享和管理、基于健康档案的协同服务提供支持。④健康档案管理服务。健康档案管理服务包括档案管理、文档注册、事件注册、索引服务等功能。档案管理对健康档案的全生命周期进行管理，包括建档、注销、属地变更等。文档注册根据文档的内容维护每一个注册文档的元数据，并包括在文档库中存储的地址。事件注册，对居民获得的卫生服务活动的事件信息进行注册。索引服务包括居民何时、何地、接受过何种医疗卫生服务，并产生了哪些文档，包括两大类的信息：医疗卫生事件信息、文档目录信息。⑤健康档案调阅服务。健康档案调阅服务用于处理区域卫生信息平台内与数据定位和管理相关的复杂任务。该服务包括相关的组装服务、标准化服务以及数据访问服务。⑥基于居民健康档案的医疗卫生业务协同服务。区域卫生信息平台通过企业服务总线、业务流程管理、业务规则管理、事件管理等机制，实现不同医疗卫生机构之间的信息共享和业务协作。⑦信息安全与隐私保护服务。区域卫生信息平台通过身份认证、用户管理和权限控制、审计追踪、加密服务、知情同意、匿名服务等手段保证信息安全和隐私保护。⑧数据仓库服务。利用平台存储的健康档案数据，向平台应用或业务系统提供数据挖掘与分析的支撑服务，为综合卫生管理提供支撑。

应用　区域卫生信息平台在对业务应用系统的信息整合基础上，提供以下应用。①居民健康档案调阅。授权的医疗卫生业务人员可以使用健康档案浏览器调阅和查询健康档案数据，包括个人基本信息、主要疾病与健康问题摘要、诊疗档案、公共卫生档案等信息。②一卡通应用。一卡通应用，指患者多种类型的卡（社保卡、医保卡、新农合卡、居民健康卡等）在平台上注册后，与其身份进行唯一关联，为全面推进临床病案的交换共享打下基础。③智能提醒服务。基于临床知识库、业务规则库等临床辅助决策知识库，平台中心端对涉及医疗服务安全、质量、效率的业务活动和行为自动监管，并提供相应的提醒服务（消息推送、预警等），实现智能化辅助决策。例如，重复用药提醒、诊疗安全提醒等。④区域卫生业务协同。基于平台载体，互联区域内医疗机构、社区卫生服务机构、公共卫生服务机构，基于健康档案，实现医疗服务和公共卫生的信息共享和业务协作。⑤综合卫生管理。综合卫生管理，通过对医疗卫生服务过程中涉及的人、财、物、业务活动等信息进行汇总，利用数据挖掘分析技术，以图形报表等直观的方式面向卫生计生管理者展示资源利用、业务开展等现状及发展趋势，支持行业管理与辅助决策。⑥公众健康信息服务。基于区域卫生信息平台整合已有的医疗卫生机构的公众服务资源，通过网站门户、手机 APP、有线电视等多种途径向公众提供健康档案查询、健康咨询、预约挂号等多种形式健康服务。

（金水高　冯东雷）

gōngzhòng jiànkāng xìnxīxué

公众健康信息学 （consumer health informatics，CHI）

分析公众对健康信息的需求并研究促使公众获取所需健康信息的方法的学科。又称用户健康信息学、消费者健康信息学。是医学信息学的分支学科。

学科形成与发展史　公众健康信息学的概念最早由美国哈佛大学医学院汤姆·费格森（Tom Ferguson）于 1995 年提出，并将其定义为"通过计算机和无线通信技术的研究、发展和应用，为卫生保健用户建立接口的一门学科"。1997 年，美国赫西（JC Hersey）博士等人发表了题为"公众健康信息学与病人决策制定"的报告，提出应用健康信息学为病人提供决策支持，并对其在医学检查和医学治疗方面对病人产生的决策效益进行了评估，研究了健康信息学对病人的健康结果和健康行为的影响。经过十几年的发展，公众健康信息学形成了一定的学科体系。美国、英国、日本等国的部分高校开设了公众健康信息学相关课程。另外，国际上开始出版以公众健康信息学为主题的专业杂志和专著，如《网络公众健康期刊》、《公众健康信息学：告知公众并完善医疗保健》等。

研究范围　公众健康信息学以公众为健康信息转换过程的核心，旨在将相关的可靠信息恰当地整合到共享的决策环境中，以帮助改善公众对医疗服务的满意度及其健康结果等。主要从公众（即健康信息用户）、健康和信息三个相互关联的维度开展研究，包括从用户维度研究用户分类及其健康信息需求和健康信息素养；从健康维度研究健康信息素养对健康状况或医疗服务利用等的影响，以及公众健康信息学可在健康促进中发挥的作用等；从信息维度研究如何让公众获取、理解和利用真实可靠的健康信息，其中涉及健康信息资源及其建设、健康信息质量管理、健康信息传播、健康信息技术及医疗保险管理信息系统等多个方面，着重研发适合公众的健康信息系统和服务模式，并评价服务效果。

功能模型　公众健康信息学从功能角度来讲是一个信息输入、整合、输出的过程（图）。公众通过人际网络（医务人员、家人、朋友）、目前健康状况、各种健康信息等，"输入"大量健康保健知识，然后通过信息传播渠道，结合公众自身情况进行信息"整合"，理解、应用这些信息知识，改善健康行为、提高健康信息素

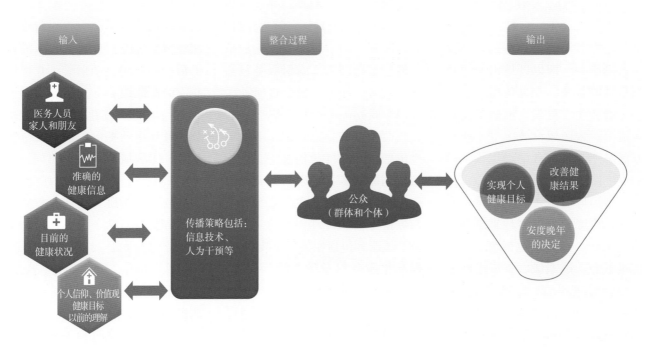

图　公众健康信息学功能模型

养，从而达到实现个人健康信息目标的过程。

研究方法　依据研究对象的不同和数据收集方法的不同而选取、采用不同的方法，也可将多种研究方法结合应用。

调查研究法　在某一特定现场人群中，采用一定的工具和手段收集研究所需资料的过程，主要通过访谈法（面对面访谈、电话访谈和自填表法等）、信访法收集资料。可针对特定人群设计问卷调查表或访谈问题，收集有关健康信息需求、健康信息活动和健康信息服务评价等方面的资料，再应用 Epidata 等软件对资料进行录入，应用 SPSS 等统计分析软件对数据进行分析。

实验研究法　对某一特定问题，根据一定理论或假设进行有计划的实践，经过系统研究得出一定科学结论的方法。主要用于评价公众健康信息服务的效果。

文献研究法　利用已有的文献资料，通过查阅、整理、综合、分析等手段，达到研究的目的。该方法可以在较短时间内了解研究相关的各种情况。主要用于对与公众健康信息学领域相关的政府报告、学术报告、期刊以及书籍等文献资料进行分析，了解公众健康信息学的政策导向、最新研究成果，以及发展趋势等。

观察法　社会学研究的最基本方法之一，可根据研究课题的需要，通过对研究对象活动过程中的行为直接查看等手段，对研究对象的行为信息等资料进行收集并记录。主要用于对健康信息需求者在获取健康信息过程中的行为活动观察，收集并记录信息。

与邻近学科的关系　经过几十年的发展，医学信息学研究逐渐从关注临床医生及医药卫生管理者的信息需求转变为关注患者及其照顾者的信息需求，探索开发出服务于病人及一般公众的信息系统。医学信息学研究角度的转变不仅催生了公众健康信息学，而且医学信息学中已发展成熟的理论与方法体系也为公众健康信息学提供了借鉴和参考。公众健康信息学的发展与循证医学密切相关，循证医学要求医生对病人的诊治决策建立在最佳研究证据、临床经验和病人选择三方面恰当结合的基础上。循证医学思想不仅驱动了医学信息学从以临床医生和医务工作者为中心向以用户为中心转变，也促进了公众健康信息学的产生与发展。与此同时，公众健康信息学的产生和发展，不仅使公众的健康素养得到提升、更主动有效地参与临床诊治决策，也使医生与公众间的关系更加平等密切，在一定程度上促进了循证医学的实现。公众健康信息学作为一门多学科交叉的学科，除医学信息学与循证医学外，其发展还与公共卫生、健康教育、护理信息学、医学图书馆学和信息科学等诸多学科密切相关。

应用　公众健康信息学研究有助于建立健康信息与公众之间的桥梁，提升公众的健康信息素养，最终从整体上提升人群健康水平。通过发展公众健康信息学，深入调查分析公众健康信息需求，利用信息技术实现对健康信息资源的收集、存储、处理、分析、传播等，可促进公众对疾病预防、诊断、治疗、预后和疗效评价等多方面健康信息的获取和理解，增强公众对健康和疾病的认识，进而产生以下作用：①提升公众对健康促进和预防保健的参与度，使临床决策和疾病自我管理更加合理。②改善患者与医务工作者在掌握健康信息上的不对称现状，促使医患关系逐渐由传统的医生家长模式转变为病人参与模式，促使患者更好地监控自己的健康状态，并参与临床医疗决策，从而协助医生进行治疗。③促进消减医疗开支，缓解"看病难，看病贵"问题。

（任慧玲）

jiànkāng xìnxī xūqiú
健康信息需求（consumer health information needs）　公众主动对健康信息的需求。公众感到身体不适，或接触过危险因素、进行过危险行为后对健康状况感到不确定时，为进行健康保健、预防与诊断，主动寻求健康信息的需求，以及患者及其家属在医生确诊疾病后，为进行疾病治疗与护理，主动寻求健康信息的需求。健康信息素养的高低决定了公众对健康信息需求的自我认知、表达和满足能力，提升这一能力也是健康教育的目标之一。

需求主体　健康信息需求的主体分布广泛，可以是专业的医生、医学院学生，可以是患有疾病或身体处于特殊状态的老年人、妇女、儿童，也可以是无限定的普通民众。不同主体群表现出不同的健康信息诉求和信息获取行为。研究发现，癌症患者、心血管疾病患者、糖尿病高血压等慢性疾病患者、老年人、孕产期妇女等弱势群体及其照顾者对健康信息的需求更加强烈。

需求动机　公众存在健康信息需求的原因是公众对健康信息的内容或其载体存在期待。公众通过获取健康信息，满足其利用、传递和交流信息的需求，以达到社会职业和生活中的某种目标。例如，因健康问题，公众产生的对健康信息的必要感和不满足感，或在与医生沟通交流后，公众感受到健康信息的不平衡、不足和不确定。当公众试图消除不平衡、不确定和不满足时，即产生了健康信息需求。

需求对象　健康信息可以是与大众、病患及其家属有关的一切健康和医学资讯，如计划推广的健康促进或预防性健康行为的知识、特殊的疾病或慢性病所需的治疗与服务、医疗救护提供者的硬件设施与各科医学资料及健康保健的相关资料。根据健康信息性质的不同，可将需求对象划为健康信息内容需求、健康信息工具需求与健康信息服务需求。健康信息内容需求包括健康知识、健康消息和健康数据/事实；健康信息工具需求包括数据库、网站、论坛、杂志等检索工具、系统和服务手段；健康信息服务需求包括信息获取、传播和交流服务。

信息来源　健康信息来源包括医生、健康信息手册、报纸杂志、书籍、广告、广播电视和亲友等。不同需求主体群对健康信息获取途径的偏好不同，常与主体群的性别、年龄、教育背景等因素相关。芬兰学者乌拉（Ulla）调查发现，15~29 岁人群的健康信息更多地来自健康手册、广播电视和亲友；50~64 岁人群多将医生作为健康信息的主要来源，较少使用网络和健康手册；医生和医学院学生倾向于从医学教材、医学期刊、数据库和同行中获取健康信息；患者则常在就诊前通过互联网查询相关信息，就诊后通过医生、健康信息手册、书籍和亲友持续获取。

新媒体的崛起使公众获取健康信息的途径发生了巨大变化，互联网成为健康信息的主要来源之一。2006 年美国调查机构对成年人的调查发现，美国互联网健康信息用户占美国所有网络用户的 80%，另一项调查显示美国健康信息查询位居互联网信息查询目的的第 4 位。中国央视市场研究股份有限公司市场研究发现，中国公众对电视、报纸、广播域杂志四大传统媒体的接触时间正在减少，上网时间已超过读报时间，且仍呈上升趋势。第 33 次中国互联网发展状况统计报告数据显示，截至 2013 年 12 月，中国网民规模达 6.18 亿，其中手机网民规模达 5 亿。39 健康网发布的《2010 年第四届中国网民健康状况白皮书》中的数据显示，互联网已经成为中国网民获取健康信息的主要渠道，使用搜索引擎（如百度、谷歌等）和浏览健康网站（如 39 健康网、新浪健康等）了解健康资讯的网友分别占据 69.8% 和 75.6%。21 世纪初，常见的互联网健康信息传播平台包括：专业健康网站、门户网站的健康频道、健康论坛、健康博客等。互联网作为一个兼具大众传播媒介与人际传播媒介优势于一身的传播工具，在传播健康信息，干预健康行为方面具有非常大的潜力，但其可靠性与规范性仍需提升。

（任慧玲）

jiànkāng xìnxī xūqiú diàochá

健康信息需求调查 （consumer health information needs investigation）

通过科学详细的资料收集与分析，了解与健康信息需求相关的问题。根据调查性质，可将健康信息需求调查划分定性调查与定量调查；根据是否有调查对象直接参与，可将健康信息需求调查划分为直接调查与间接调查。定性调查与定量调查、直接调查与间接调查是统一而相互

补充的。健康信息需求调查通常采用实证研究方法，将两种方法相结合，以便从不同角度探讨不同人群的健康信息需求特征。

理论基础　健康信息需求本质上是一种客观需求，由需求主体、社会和自然因素所决定，但需求主体存在对需求的主观认识、体验和表达问题，因此健康信息需求具有一定的复杂性和随机性。同时公众的健康信息需求具有有序性，表现出需求的静态与动态规律。例如，从静态角度来看，公众所需健康信息的分布与健康信息的用户结构均呈现出集中与分散的状态；从动态角度来看，公众信息需求的增长与信息需求内容的变化呈现出一定的规律。

健康信息需求调查即寻找复杂和随机环境下，健康信息需求的特点与规律。调查的问题主要包括健康信息需求的关联分析、健康信息需求状态的层次分析、健康信息需求目标与手段分析和健康信息需求心理与行为分析。通常情况下，健康信息需求调查主要包括调查设计、调查数据收集、调查数据分析与调查结果报告四个步骤（图）。

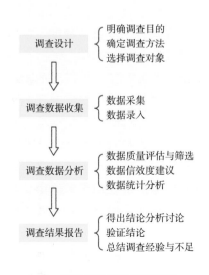

图　健康信息需求调查流程

方法　健康信息需求调查的方法包括问卷调查法、焦点小组访谈法、日志分析法与荟萃分析法等。

问卷调查法　健康信息需求调查最常用的方法之一。首先根据预先确定的调查目标和内容设计问卷。问卷可设计为开放式、封闭式或混合式，结构通常包括卷首语、问题及回答方式、选项及其他资料四部分。其次采用自填或代填的方法收集调查目标的信息。自填问卷可通过送发、报刊、邮递等方式传递，代填调查表可通过访问或电话完成。最后对收集到的信息进行分析研究，得出有益结论。以癌症患者为例，针对其信息需求调查的常用问卷有信息方式问卷、癌症需求问卷、需求评估问卷和癌症患者信息选择问卷等。

焦点小组访谈法　采用小型座谈会的形式，由主持人以无结构、自然的形式与一组应具有代表性的需求群体进行交谈，从而获取对目标问题的深入了解，多用于分析某类特定人群的信息需求。焦点小组访谈法的第一步是进行准备工作，选择合适的测试环境并备齐交流和记录设备。第二步是选择合格的主持人与受访者，优秀的主持人与受访者是访谈成功的关键因素。主持人需要掌握一定的组织、沟通和应变能力，受访者需要有相似的社会经济背景，避免曾经相互接触并避免参加过相似座谈的人。第三步是编制讨论指南并开展座谈，主要包括三个阶段。首先是主持人介绍讨论规则，受访者间相互认识，建立友好关系；其次是在主持人的引导下进行深入讨论；最后是总结座谈得出的重要结论。座谈开展期间要注意时间和主题的把握。

日志分析法　日志是网络设备、系统或服务程序运作时，对时间、使用者、使用行为等操作的客观记录，数量庞大而内容丰富。日志分析法常用于互联网健康信息需求的调查，从日志中挖掘有价值的信息，了解公众对健康信息需求的状况和特点、探求公众的行为模式与偏好，主要包括三个阶段：①预处理。根据研究目的对日志数据进行规范化处理。②模式识别。运用聚类、关联规则等算法对预处理后的数据进行挖掘，识别健康信息的使用情况与用户的行为模式。③模式分析。从上一阶段结果中得出有益结论并进行验证。日志分析法可以客观地记录健康信息的访问人群、访问行为、访问内容，更直观地反映公众对健康信息的需求情况。

荟萃分析法　对健康信息需求调查研究的不同结果进行全面系统的收集、合并、统计分析，得出尽可能客观真实的科学结论。荟萃分析的对象可以是已有文献的结果、已有的综合或合并数据，或独立研究的原始数据。荟萃分析法首先要确定研究的问题，制订研究的纳入和排除标准。其次是检索所有符合标准的相关文献，对每个研究进行记录和描述，并评价各研究的质量高低。最后对研究进行统计分析得出结论。

应用　健康信息需求调查可以了解公众的需求动机与习惯，从而使健康政策制定者、健康信息系统设计者和健康信息服务提供者了解公众的诉求，合理地调整和改进自身工作，是健康信息政策制定、健康信息设施完善、健康信息服务开展等工作的前提，是一项困难却必要的工作。健康信息调查的根本目的是使公众更有效地获取健康信息，提升公众对健康问题的自我认知和决策水平，最终提高公众的健康水平。

（任慧玲）

jiànkāng xìnxī sùyǎng

健康信息素养（health information literacy）　合理地获取、理解、甄别和应用与健康相关的信息的能力。影响着人们对健康和疾病的认识，对健康促进和预防保健服务的参与度，对疾病治疗的临床决策，以及自我疾病管理和保健能力等。

1970年代，"信息素养"和"健康素养"两个概念在不同领域被提出。信息素养（information literacy）指认识到信息需求，并能定位、评价、并有效利用所需信息的一系列能力。健康素养（health literacy）指获取、理解基本的健康信息与服务，并据此做出合理的健康决策的能力。1990年代开始，各国政府纷纷开展本国国民健康素养教育与普及，美国、英国、加拿大等国家陆续将提高公民健康素养作为国家健康人民战略目标之一。2003年，美国医学图书馆学会指出应将"信息"注入健康素养研究，并从健康素养与信息素养两个概念中提取出健康信息素养的内涵。此后，美国、英国、加拿大、中国等国家的政府和研究者逐渐重视健康信息素养的研究与促进。

内涵　健康信息素养包括认识到健康信息需求，识别可能的信息源并应用它们来检索相关信息，评价信息的质量以及在某一具体情况下的适用性，以及分析、理解并利用信息做出正确的健康决策等一系列健康信息能力，以及懂得和遵从所处环境的健康信息伦理。例如，患者应能阐明自己所关注的健康问题，并精确地描述相关症状，理解口头的医疗建议和治疗方法，并具有一定的决策能力；保健医生应能依据患者的年龄等特征提供针对性的健康及医疗信息；医生和患者都应具备进行互联网搜索和评估健康网站内容的能力。

影响因素 健康信息素养的提升是社会和个人共同作用的结果。个人健康信息素养水平与教育、文化、语言、性别等因素密切相关。个人交流和评估能力，媒介沟通能力，市场水平以及政府为公众提供适宜的健康信息获取渠道同样重要。通常，健康信息素养的弱势群体主要包括年龄在 65 周岁以上的老人、移民人口、少数民族人口、低收入人群等。主要原因是：缺乏教育机会、低学历（初中及以下）、有学习障碍、认知能力下降、有阅读障碍等。通常识字水平也影响个体收入水平、职业、教育、住房，以及获得医疗保健的机会。贫困和文盲的人更容易在危险条件下工作，或暴露于环境毒素中，以致影响到其健康。部分高文化程度较高（高中及以上）的人群也体现出较低的健康信息素养。经济发展水平、社会资源分配、环境状况、医疗与信息技术等社会经济因素也会影响公众的健康信息素养水平。

健康信息素养促进 1994 年第一次国际性的健康素质和技能调查显示，超过 45%、约 900 万美国成年人难以获得准确的健康信息。从此各国政府纷纷开展国民健康素养教育与普及。2002 年，健康信息素养教育与普及被纳入美国《健康人类 2010》计划，首次将健康素养教育与获取信息能力结合。2003 年，英国"生活技能"项目调查发现民众健康信息素养水平较低，从此开始大范围开展健康信息素养教育推进项目。2008 年，加拿大等国家也陆续开展国家级别的健康信息素养相关项目。2010 年，国际会议"健康信息素养：促进最大程度的健康"在伦敦召开，从学术层面探讨了健康信息素养与医疗健康问题。

2005 年中国国家卫生部门开始设立"中国公众健康调查与评价体系建立"项目，并于 2008 年发布界定公民健康素养的公告《中国公民健康素养基本知识与技能》和《中国公民健康素养促进行动工作方案（2008—2010 年）》，要求各地充分利用"全国亿万农民健康促进行动"和"全国相约健康社区行"等平台推进中国公民健康素养教育。中国科技部在"十一五"和"十二五"期间持续设立国家科技支撑计划项目，支持公众健康知识筛选、整合、宣传和服务。万方医学网于 2010 年启动"公众健康信息素养教育活动"，旨在通过线上和线下两类活动，促进公众健康信息素养的提升。国家卫生部门于 2008 年和 2012 年分别进行了全国范围的居民健康素养调查，并在 2012 年的调查中纳入了健康信息素养指标。结果显示，2008 年中国居民具备的健康素养总体水平为 6.48%，2012 年提高了 3.2 个百分点，但仍较低，需要大力推进有针对性的健康促进与健康教育工作。

（任慧玲）

jiànkāng xìnxī lúnlǐ

健康信息伦理（health information ethic） 在健康信息的采集、加工、存储、传播和利用等环节中，对其间产生的各种社会关系的道德意识、道德规范和道德行为的规范行为。又称健康信息道德。是通过社会舆论、传统风俗，使人们形成的一定的信念、价值观和习惯，从而使人们自觉地通过自己的判断来规范自己的健康信息行为。它的作用是调节和规范健康信息生产者、加工者、传递者及使用者之间的相互关系，维护健康信息活动的正常秩序，促进公众的健康信息的有效获取和利用。

必要性 信息技术的使用给公众健康信息传播与使用带来了便利，也带来新的伦理问题。如各种健康信息网站会要求用户提供个人信息进行注册登录，一旦用户的病历通过网络传播，许多个人信息，特别是健康状况就会公开，对此感兴趣的第三方可轻易获得这些信息，患者的隐私权就得不到保障。此外，如果网站将患者信息贩售给第三方，除了用户信息的隐私性得不到保障之外，若第三方通过对这些信息进行收集研究，生产出新的药品和医疗设备，生产厂家和健康信息网站会因此获利，而提供基础信息的患者却得不到任何报酬，这对信息的提供者来说是不公平的。因此需要一定的健康信息行为准则来规范健康信息活动。

内涵 健康信息伦理，首先应服从社会整体的基本伦理价值和信息伦理的一般要求，如尊重自主权、公平正义等，在此基础上，由于健康信息伦理特殊的性质，更强调信息的准确性与隐私性。网络环境下健康信息伦理的主体主要包括医护人员、健康信息消费者（即公众）以及健康信息网站相关人员。

从医护人员的角度来看，在进行医疗或研究工作中应遵守的伦理准则包括：①坚持公正、公平、平等、真实的原则，尊重患者的自主权和知情权（告知真实健康状况和治疗方案的情况），传达正确的健康信息，帮助病人理解相关健康信息。②坚持保密原则，自觉保守从患者、同事和他人处获得的私人信息的秘密，尊重病人隐私。

从健康信息消费者的角度来说，在进行健康信息活动中应遵守的伦理准则包括：①不传播未经证实的健康信息。②保护自己健康隐私。③保护他人健康隐私。④不歪曲健康信息。

从健康信息网站开发人员的角度来看，在设计健康信息网站时应考虑的伦理问题包括：①确保健康信息的公正性、准确性、相关性和及时性，这是为用户提供优质的医疗保健的基础。②充分披露网站的赞助商和运营目的。③准确说明资料的出处与版权归属。④保护用户信息的隐私性和安全性。

国际医学信息学会发布了国际医学信息学会健康信息从业人员道德准则，对健康信息专业人员的行为进行规范。该规范在说明健康信息专业人员应遵守的一般伦理和信息伦理之外，还具体规定了其对待用户、医护人员、所属机构、社会及专业等各方面应尽的义务。

（任慧玲）

jiànkāng xìnxī nénglì
健康信息能力 （health information capacity）

认识到健康信息需求，识别可能的信息源并检索、获取相关信息，理解健康信息的内容并评价信息的质量及在某一具体情况下的适用性，以及利用相关信息做出正确的健康决策的一系列能力。是健康信息素养的核心内容。

内涵 健康信息能力包含四个方面：健康信息需求认知能力、健康信息获取能力、健康信息评价能力以及健康信息利用能力。

健康信息需求认知能力 个体能够认识到信息对健康的影响，确认自己对某一方面或几方面健康信息的需求，并识别、明确所需健康信息的种类和程度的能力。它们是构成健康信息能力的基础。基于科恩（Kochen）的信息需求层次理论，健康信息需求包括客观状态、认识状态和表达状态三个层次。客观状态表现为个体对健康信息的客观需求；认识状态表现为个体对健康信息的主观认识和意识；表达状态表现为个体认识到需要健康信息并能够准确、完整地表达出对健康信息的需求。

健康信息获取能力 个体具备制订获取有效的健康信息策略的能力。要应用健康信息，首先必须能够找到需要的健康信息资源，因此健康信息获取能力应该成为健康信息能力的核心能力。传统的健康信息资源获取途径包括图书、报纸、电视、广播和医院专家问询等，随着社会信息化的发展，各类新兴媒体正成为年轻一代公民获取健康信息的新途径，包括互联网、移动终端等。健康信息获取途径的变化呈现出点对点传播、双向互动和即时性等特点，为用户提供了便捷的健康信息获取途径。同时，也要求用户具备较好的信息技术应用能力来使用这些新途径。

健康信息评价能力 包含"理解"和"评价"两个层面，指个体能够正确地理解健康信息的内容，评价健康信息来源和健康信息质量以及评价健康信息对具体情况的适用性的能力。理解是评价的基础，只有对健康信息的正确理解，才谈得上"评价信息"。评价能力是利用健康信息为己服务的重要一环，只有辨别健康信息的真伪、质量和价值，才能遴选出最符合自身需要的健康信息。可以通过充分阅读信息和参考相关健康信息质量评价标准，如HONcode等，来增强对健康信息的理解和评价能力。

健康信息利用能力 个体能够有效组织、管理和应用健康信息，并有选择地将健康信息融入自身知识体系，满足医疗保健需求的能力。健康信息利用能力在健康信息获取能力和健康信息评价能力基础之上，是居民健康信息能力水平的最终表现。具有良好健康信息能力的人能够充分利用有价值的健康信息，综合已有的经验和知识改善自身健康状况，乃至于为他人的健康状况提供参考意见。

作用 具有良好的健康信息能力的人能够清楚认识并表达自己的信息需求，能够利用信息技术来获取所需要的信息，能够理解并准确评价信息的价值及适用性，并能够利用信息来改善自身和他人的健康状况。

良好的健康信息能力能够有效促进公众对健康信息的获取与利用，从而促进公众对疾病的预防和控制，提高公众对自身健康的管理能力；增进医患沟通，缓解医患矛盾；减少卫生资源浪费，缓解健康不公平问题，改善国家的健康产出。

健康信息能力培养 健康信息能力受年龄、受教育程度、信息技术水平及个人健康状况等个人因素影响。调查发现那些教育程度低、健康状况较差和对健康信息不感兴趣的人，在获取和使用健康信息方面能力较弱。公众健康信息能力培养需要公众自身、医护人员及社会的共同努力。

一方面可通过课程培训与知识讲座，向公众介绍各种与健康信息资源获取、加工、分析、利用有关的知识，尤其是促使健康信息以一种通俗易懂的方式传播给公众。通过增强医患沟通，改变传统的"家长式"医疗作风，充分尊重病人的知情权，促使病人提高健康信息需求认知能力，主动获取健康信息，自愿遵循医嘱，并做出正确的医疗决策。由于传统的生物医学模式的影响，医务人员时间所限，阻止了病人或公众向医务人员咨询有关自身疾病信息的主动性和积极性，从而在一定程度上阻碍了病人或公众健康信息能力的提高。另一方面可借助信息技术，营造良好的健康信息环境，构建可靠的健康信息网络资源平台，并提供通俗易懂的使用指南，指导公众获取高质量的健康信息，降低公众获取利用健康信息的难度，减少公众查找到质量低下、不适宜信息的机会。

(任慧玲)

jiànkāng xìnxī zīyuán

健康信息资源 (consumer health information resources) 与健康相关的信息为核心的各类信息活动要素的集合，以预防疾病、促进健康、提高生活质量为宗旨组建的信息资源平台。为了保证人人享有健康，通过健康维护和管理系统，可以在适当的时候进行预防、干预和教育。

随着生活水平的不断提高，国民对自身健康状况的关注程度也在不断提高，越来越多的人利用网络、人际关系、专业书籍等查询与自身相关的医学信息。尤其是随着网络、多媒体平台的迅速发展，公众获取健康信息的渠道不断增多，健康信息资源内容更加丰富、传播方式更加多样，但网络健康信息资源还存在质量良莠不齐的现象，给公众鉴别和正确使用健康信息带来困难。

信息类型 按照信息的载体类型分为：文字、图片、多媒体等。按照信息的呈现内容分为：疾病、症状、诊断检查、医院、医生、药物、保健等信息。按照信息的存储方式分为：纸质存储、光盘存储、本地硬盘存储、网络服务器存储、数据库存储等。按照信息的传播方式分为：书籍出版、宣传册发放、社区展板、光盘传递、网站发布、微博、微信、社交网络、电视媒体等。按照信息的服务人群分为：普通大众、患者、特殊人群、医疗专业人群。

信息来源 健康信息资源内容来源于政府机构、医疗机构、研究机构、图书馆、大众传媒、公众。

获取途径 公众接触医药信息的主要途径是医院（医生）和网络，互联网无地域限制、覆盖面广、信息量丰富、操作便捷，网络已经成为公众获取健康信息资源的主要方式。据《2010 年美国人阅读在线新闻的调查报告》，美国人从网上获得新闻和数字资源比例持续增长，自 2010 年使用手机、平板电脑等移动设备获取信息的人群由 34% 增加到 39%，据《皮尤国际互联网络与美国人生活：2006 健康信息网络查寻报告》自 2002 年以来，美国成年网民使用互联网查找健康信息的比率一直都稳定在 80%。同时，移动技术的飞速发展，智能手机的功能更加丰富，截至 2010 年 8 月 7 日 iTunes 应用程序商店提供医疗和健康约 5200 多个功

能，以及关于检查的 3400 个 iPhone 应用程序，不受时间和空间限制的移动健康缩小公众信息获取的鸿沟。

中国公众获取健康信息的主要平台如，中国公众健康网（http://www.chealth.org.cn），是国内首个面向中国公众、服务于中国公众、公益性、非盈利性的科普健康网站，致力为公众提供与健康相关的新闻快讯、生活保健、寻医问药等全方位、可靠、权威的实用资讯。此外，新浪健康频道（http://health.sina.com.cn/）、搜狐健康频道（http://health.sohu.com/）、39 健康网（http://www.39.net/）、好大夫在线（http://www.haodf.com/）等也是公众熟知的健康信息平台。

特殊人群获取信息的使用行为与普通大众不同，因此为了满足特殊人群的使用需求，建设资源区别于常用的健康信息指南，根据残疾的类型建设残疾人健康信息平台，使残疾人用户群体均可使用到健康信息资源。如视残用户获取信息的途径主要是盲文读物、有声读物或盲人专用电脑，因此健康信息资源的载体以多媒体、具有特殊使用功能的网络平台为主。

质量评价 国内健康信息资源平台很多，由于缺少必要的信息质量控制和筛选机制，使得许多网站存在信息质量良莠不齐、可信度差等问题，增加了公众查找、选择、使用的难度。因此，需要利用网络健康信息质量评价工具，对网站的可信性、内容、公开性、链接、设计、交互性等评估标准进行健康信息质量评价，达到进一步规范健康信息资源平台质量的效果。

信息利用 健康信息资源是

健康信息素养的重要组成部分。健康信息资源利用行为是健康信息素养在实践中的体现，健康信息素养的高低决定了资源利用的程度。健康信息资源有助于建立健康信息与公众之间的桥梁，提升公众的健康信息素养，最终从整体上提升人群健康水平。

（任慧玲）

jiànkāng xìnxī zhǐnán

健康信息指南（health information guideline）

为公众提供健康相关的知识、数据、技术、技能、观念和行为模式的指导性信息。又称健康指南。现代生活给人们带来了极大的方便、自由和享受，但生活节奏的加快，生存竞争的压力，各种有害辐射对人体的伤害给人们带来许多疾病。疾病的发生，与人们的不良生活方式、行为习惯、饮食嗜好和不健康的心理因素有着密切相关性。在人们生活水平改善以后，常缺乏健康生活观念的指导，忽视诸多的致病因素，导致被称为"富贵病"的慢性非传染性疾病持续上升，使老年病提早患病、提早衰老。生活当中有许多有益于健康的科学常识，认识不到位会影响健康。健康信息指南就为大众提供了专业、权威的健康或疾病知识、健康消息、健康数据、事实与资料，有助于提高全民健康素养，预防疾病，保护自身健康。

分类　不同个体或是同一个体在不同人生阶段会表现出对健康信息的不同需求，因此健康信息指南分类众多，按人群，健康信息指南可分为老年人健康信息指南、妇女健康信息指南、儿童健康信息指南、残疾人健康信息指南等。按人群分类的健康信息指向性强，便于不同需求的用户快速找到相关健康信息。例如，《老年心理保健指南》《女性健康指南》等。

按信息内容，健康信息指南可分为知识型、消息型及数据、事实与资料型。知识型既向医生、护士，提供专业的医学领域知识；又为普通大众提供通俗、易用的疾病信息和健康知识。消息型主要是对一些健康信息的及时报道，是动态信息，更新频率快。数据、事实与资料型主要是某些卫生组织机构情况、流行病记载、统计等，具有重要的参考作用。例如，由中国营养学会编写的《中国居民膳食指南》属知识型健康信息指南，向大众介绍了老幼妇孺青的专属饮食准则，特殊人群不同的生理特点对膳食的不同要求。

按信息的发布方式，健康信息指南可分为书籍出版、宣传册发放、电视媒体播放、网络发布，当前，网络成为提供健康信息的重要媒介。例如，《健康指南》是国家卫生计生委员会主管、中国老年保健医学研究会主办的医疗保健科普期刊。在月刊发行的基础上，进军互联网，创建健康信息指南网站，向读者提供从预防保健到临床治疗、康复疾病的广泛知识，特别要重点防治心脑血管病、肿瘤、糖尿病、呼吸系统疾病、肝胆病等发病率很高、危害性极大的慢性病；介绍最佳药物治疗及科学实用的营养、运动、心理调节的知识与方法；挖掘中华传统医学的养生益寿宝藏，传播行之有效的养生保健方法。

应用　健康信息指南将疾病的诊断、治疗、康复及日常保健等信息整合于一体，是全方位健康信息的综合，用户利用提供的健康信息，了解或管理自身、家庭或朋友的健康，满足自身或他人信息需求，改善生活健康状况，实现健康目标。

（任慧玲）

zìwǒ hùlǐ zhǐnán

自我护理指南（self-care guideline）

为公众维持自身生存、健康及预防疾病的实践活动提供权威、易用的指导性信息。自我护理是个体为了维持自身的结构完整和功能正常，维持生长发育的需要，所采取的一系列自发性调节活动，是一个人为了自己的健康而不断努力进行的过程。自我护理，其职能是维持自身健康及预防疾病，包括一般护理和疾病护理。人的自理能力是通过学习以及他人的指导和帮助来完成的。自我护理指南是指导这一过程的说明书，为自我护理提供权威、易用的指导性信息。

1959年，美国护理理论专家奥瑞姆（Dorothea Elizabeth Orem）首次提出了自我护理模式。自我护理模式也称自我照顾模式，其本质是自理。自理是个人为维持生命、健康和完好而需要自己采取的行动，这些行动是连续的、按一定形式进行的。自护能力影响自我护理行为的正常进行。在日常生活中贯穿着许多自理活动，同时个体的自理能力也从每日生活中得到发展。个体需要运用智慧和经验通过不断尝试，或通过向他人学习使自理活动得以更好地完成。

疾病的自我护理指南可分为：循环系统疾病的自我护理、神经系统疾病的自我护理、内分泌代谢疾病的自我护理、呼吸系统疾病的自我护理、消化系统疾病的自我护理、运动系统疾病的自我护理、泌尿系统疾病的自我护理和生殖系统疾病的自我护理等。例如，高血压患者自我护理指南包括保持心情舒畅，避免情绪激动及过度紧张、焦虑，遇事冷静沉着，坚持饮食清淡，控制脂肪的摄入，适量摄入蛋白质，限制盐的摄入，多吃新鲜蔬菜，适量摄入海产品，保证合理休息，起居规律，避免过度劳累，进行适量运动，以活动后不感到疲倦为度，经常测血压，定时服用降压药，节食减肥，控制体重，树立长期治疗的观念等内容。

自我护理指南有助于充分发挥个人在健康维护及防治疾病等活动中的主观能动性，让人们认识到自己在保护健康中的作用和地位，帮助病人调整其生活行为向健康转变及在疾病状态下的自我管理，有效地减少并发症的发生，延长寿命，提高人们的生活质量。此外，自我护理指南还有助于改善医生和病人之间的关系，让病人变被动为主动，建立共同参与的医疗服务模式。促进患者自我护理不仅有助于降低医疗费用，还有助于节约卫生资源。

（任慧玲）

cánjírén jiànkāng xìnxī

残疾人健康信息（disability health information）

一切有关残疾人的健康知识、技术、技能、观念和行为模式的信息。残疾人是指在心理、生理、人体结构上，某种组织、功能丧失或者不正常，全部或者部分丧失以正常方式从事某种活动。

内容 残疾的类型千差万别。残疾人对卫生保健服务方面的缺陷尤其敏感。根据群体和环境情况，残疾人受到继发性疾病、合并病症及与年龄相关的病症伤害的可能性更大，更容易有健康风险行为，而且，过早死亡的比例也更高。因此，与非残疾人相比，残疾人需要得到更多的卫生保健，对健康知识的需求也更大。21世纪初，针对残疾人的健康促进和预防活动，以及方便残疾人获取健康信息的网站较少，残疾人的健康信息需求并未得到有效满足。

残疾人健康信息是一个尚未定义的、新兴的领域，残疾人信息的目标是使残疾人方便地使用、管理、接受有用的信息。残疾人健康信息也通常与其他辅助信息如康复服务及辅助技术相联系（图）。

按残疾的种类，残疾人健康信息可分为视力残疾信息、听力残疾信息、言语残疾信息、肢体残疾信息、智力残疾信息、神经残疾信息和多重残疾信息。使不同需求的残疾人容易获取自身所需的健康信息。例如，残疾人如何进行体育锻炼，如何克服心理障碍，如何做康复训练等。

应用 残疾人健康信息有针对性的为残疾人提供权威的健康支持和生活帮助，使残疾人能够主动地采取有益于健康的行为和生活方式，消除或减轻影响健康的危险因素，预防疾病促进健康，提高生活质量。

（任慧玲）

图 残疾人健康信息与其他专业领域的关系

jiànkāng xìnxī zhìliàng rènzhèng

健康信息质量认证（health information quality certification）

第三方依据程序判定健康信息质量是否符合规定要求并给予书面保证的一种评定性活动。健康信息质量认证对于加强健康信息质量管理、提高健康信息质量水平、提升公众信任度等具有重要作用。

认证程序 健康信息质量认证的程序包括五个方面，首先是出具自我评估报告，即需要健康信息源头网站等出具自我评估报告。其次是认证组考察，根据其自我评估报告，进行实际考察。第三是提出评估报告，认证组依据考察结果提出评估报告，指出是否有需要改进或取缔的地方。第四是作出决定，即是否给予认证许可资格。第五是公布认证结果。在认证结束之后，应该有后期持续的监督审查工作，以保证健康信息的质量和认证结果的实效性、可靠性和权威性。

认证方法和工具 国外比较常用的健康信息质量评价系统及工具如下：①HONcode。HONcode的八条基本的道德行为准则为权威性、补充性、保密性、归因性、合理性、联系网站人员（核心）、赞助商、广告及编辑政策的诚信性等。利用审查认证委员会（URAC）医学网站认证程序其认证标准包括隐私和安全、内容编审、合作者公开、链接政策等50余项内容。只有符合这些标准的网站，才可以获准使用URAC的标识，有权将URAC标识放到网站上。②Discern。Discern是第一个被用户用来评估网络健康信息的工具。它是一种以网络为基础的问卷，共设有16个问题。前8个问题评估了网站所提供的健康信息的可靠性，9~15个问题主要评估与治疗方案有关的信息质量，最后一个问题是对整个健康信息的总体评分。③NetScoring。NetScoring 是由法国鲁昂大学附属医院开发的，是为了提供一套能被用来评估网络健康信息的标准，总共有 49 条标准，分为八类：可信性、内容、链接、设计、交互性、数量属性、道德和可获取性。④美国卫生信息技术研究评估项目。为了对互联网上的健康信息质量进行公正、可接受的评估，美国卫生信息技术研究所成立了卫生高层工作小组。该小组对互联网上的健康信息制订了 7 项评估标准：可信性、内容、公开性、链接、设计、交互性、警告。其中健康信息资源的更新问题是其核心。⑤美国医学会评估项目。创建于 2000 年，是美国医学会为管理下属网站和 Medem 网站而制订的工作准则。该指南从上网内容原则、广告和赞助原则、保密性原则和机密性原则、电子商务原则四个方面提出了具体的指标。其中，上网内容原则为该评估项目的核心原则。医学会下属的网站都要遵循这些指标。

应用 健康信息质量认证可以使公众或者健康信息使用者享受符合标准和技术规范要求的健康信息、产品、服务等。进行健康信息质量认证，可以提高对健康信息质量的管理水平，强化服务质量，保证健康信息质量的准确性和规范化。进行健康信息质量认证可以确保一个网站、一条健康信息是可以让人信任的，从而满足公众的健康信息需求。而对于提供健康信息的网站、人士等信息源头，健康信息质量认证可以促使他们进行自评和自我改进、自我约束和自我监督。

促进措施 做好健康信息质量认证工作，首先，加强对健康信息质量认证的宣传与培训，引导各种健康信息源认真开展质量认证，使公众等了解健康信息质量认证的目的、意义和作用。其次，需要相关部门采取有力措施，规范质量认证市场，是加强健康信息质量认证工作的一项中心工作。做好规范质量认证市场，需要：①加强质量认证机构建设。②对质量认证咨询机构实施备案管理。③对质量体系内审员实施注册管理。④对获证单位实施备案登记。⑤进一步加大对未通过强制性安全认证的产品的查处工作力度。第三，加强对企业质量认证工作的指导，指导工作内容主要包括：①明确认证目的。②选择质量保证标准。③选择产品认证和体系认证。④选择认证机构。⑤慎重选择咨询机构。

（任慧玲）

jiànkāng xìnxī zhìliàng píngjià

健康信息质量评价（health information quality evaluation）

健康信息使用者或者评价主体为实现正确选择、满足自身需求，选取适宜的评价指标和评价方法，对健康信息质量进行评判的过程。主要从健康信息质量本身评价和健康信息质量管理工作评价两方面进行。

评价要素和流程 一个完整而合理的评价流程或者过程应该包括七要素：评价主体、评价对象、评价目标、评价标准、评价指标、评价方法和评价结论。评价主体就是指健康信息的使用者，评价对象就是能够反映健康信息的要素，评价目标是实现使用者的需求和愿望，评价标准是在遵循评价目标的前提下为具体评价过程设立的标杆，评价指标是用来评估被评价对象的具体因素，评价方法是用以评价健康信息质量的措施和手段，评价结论是指得出的是否实现最初评价目标的说法。

评价方法 健康信息质量评价方法大致有四种。第一种是道德规范或法规政策。这些规范政策等多由专业的医护团体或者政府制定，作为健康信息提供方的参考依据对健康信息进行评价。第二种是用户评价方法。可以让公众通过一系列的问题调查等检查并评价健康信息质量。第三种是过滤器。针对特定的对象群体提供有价值信息资源的搜寻方式，使用预设的标准对健康信息自动的或人为的予以接受或拒绝。第四种是第三方认证。由具有权威性的第三方进行相应的认证评价，并颁发相应的标志或证书，以证明该健康信息质量等遵从相应的标准，具有可靠性和使用价值。

评价维度 主要从权威性、真实性、时效性、以理解性、实用性五个维度进行健康信息质量评价。一是提供的健康信息本身内容的正确性、可信性和权威性。二是提供的健康信息其更新情况的评价，是否具有及时性。三是提供健康信息的载体（网站、书籍等等）其架构是否分类，基本数据是否健全，是否满足公众多方面需求，是否具有合理性和方便易找性。四是用户访问量统计分析评价和相关内容链接关系的评价，用户访问量侧面反映该健康信息的质量和提供载体的质量，链接是否具有相关性和有用性也是健康信息质量评价的一个侧面反映内容。

基本的健康信息质量评价指标体系包括 A、B、C 三层，其中 A 层为目标层，即健康信息质量评价指标体系，B 层为准则层，包括权威性、真实性、时效性、易理解性和实用性，C 层为准则层的下位准则，包括客观性、可靠性、准确性、可信性、及时性、完整性、易理解性、简单易读性、有效性、安全性。

应用 高质量的健康信息已经成为当今社会和公众广泛关注的重要内容。对健康信息质量进行评价可以保证健康信息的准确性和可靠性，从而提高公众对各种健康信息的信任度，从而建立健康信息和公众之间的桥梁，提高公众利用健康信息的能力，满足公众对健康信息的需求，实现健康信息质量评价的价值。进行健康信息质量评价可以产生以下作用：①对健康信息质量的好坏对错进行鉴别，确保健康信息质量的准确性，提升公众对健康信息的利用率。②满足公众等健康信息使用者的需求，提升公众对于自身保健和健康促进的参与度，使公众的自我健康管理更加合理，更好的监控评估自身的健康状态。③可以净化健康信息来源，保证健康信息质量。

(任慧玲)

jiànkāng xìnxī chuánbō

健康信息传播（health information communication） 通过各种传播媒介和方法，为维护和促进人类健康而收集、制作、传递和分享健康信息的过程。健康信息传播是信息传播的一部分，信息传播是社会信息的传递或社会信息系统的运行，是在一定社会关系中进行，又在社会关系体系中体现的一种双向信息共享活动。而健康信息传播则以"人人健康"为出发点，其健康信息包含一切有关人的健康知识、概念、技术、技能和行为模式。健康信息传播是健康教育和健康管理的重要手段和策略。

内涵 健康信息传播是一般传播行为在医学领域的具体应用和深化，其传播过程可简单描述为信源-信道-信宿。信源、信道、信宿也是构成信息传播的三个要素。其中，信源是健康信息的发起者、传播者，是健康信息传播的主体，具有收集、制作、传递健康信息，处理反馈信息和评价传播效果等多种职能。信道即健康信息传播的方式和渠道，统称为传播途径，是传播过程赖以实现的中介。信宿则是健康信息的接受者，是健康信息传播活动的目的地和传播内容的归宿。

影响因素 健康信息传播是一个十分复杂的过程，其传播效果与传播过程中的信源、信道、信宿这三个因素均密切相关。①信源方面：传播者发布的健康信息是否科学正确，将直接影响到受众的身心健康，因此传播者是健康信息传播活动的质量保证，传播者的素质包括传播者的信誉、威望、对信息内容的熟悉程度等，另外有无明确的目标人群，内容是否科学、准确、通俗易懂以及传播双方有无共鸣等因素直接影响传播的效果。②信道方面：根据信息的传播形式可将传播途径分为口头交流、文字传播、视觉传播和多媒体传播，其传播效果受到媒介的覆盖区域、受众对媒介的选择性、传播时间等因素的影响。③信宿方面：健康信息传播的受众具有不同的生理和心理特点，也有着不同的健康信息需求，因此传播效果与受众的心理因素、社会文化特征、健康状态等因素相关。

健康信息传播实践 在实际的传播活动中，根据目标受众的不同，健康信息传播常可分为专业健康信息传播和大众健康信息传播。专业健康信息传播则是针对具有特定领域的专业知识的受众，如医学科研人员、医疗服务人员等，这些人群往往既是专业信息传播的受众，又是健康信息的发布者。其传播内容通常是经过特殊处理的用于解决具体健康问题或寻找健康问题解决办法等的专业信息。其传播途径包括通过学术讲座、座谈等形式直接获取专业信息，或利用一定的机器设备或手段间接得到经过转换的健康信息。

大众健康信息传播主要针对普通人群，旨在宣传健康知识，提高公众健康素质。这种类型的传播活动通常由国家政府、医疗机构等部门发起，如构建健康管理系统、疾病管理系统、患者图书馆等平台，实现大众健康信息的管理，促进疾病预防和人群健康保健；提供健康信息咨询、健康信息处方等服务，为消费者提供健康生活的指导，以最大限度实现健康信息公平，提高消费者生活质量。

20 世纪末美国开展了一系列"获得性免疫缺陷综合征（艾滋病）防治"、"拒绝毒品"、"药物滥用预防"、"拒绝暴力"、"拒绝婚前性行为"为主题的传播运动，改善吸烟、酗酒、吸毒、性乱等不良饮食习惯和生活方式，预防行为性疾病。1992 年新加坡成立健康促进局，推出"国民健康生活计划"，提倡促进健康的生活方式，推动国民健康和疾病预防。2005 年中国发起"中国健康知识传播激励计划"，该计划以记者和公众为对象，通过大众媒体进行大规模有针对性的讯息传播，以达到公众预防慢性疾病的目的。同时创立了"中国健康传播研究中心"和"中国健康媒体联盟"，集中全国专家和各级媒体的力量进行健康信息宣传，传播的内容涵盖了糖尿病、心血管疾病、肿瘤、传染病、儿童营养以及预防医学等有关公众健康的各方面内容。

（马敬东）

jiànkāng guǎnlǐ xìtǒng

健康管理系统（health management system）

为实现健康管理的功能，向个人或人群提供健康服务而开发的人机交互系统。健康管理是以预防和控制疾病发生与发展，降低医疗费用，提高生命质量为目的，针对个体及群体进行健康教育，提高自我管理意识和水平，并对其生活方式相关的健康危险因素，通过健康信息采集、健康检测、健康评估、个性化监看管理方案、健康干预等手段持续加以改善的过程和方法。

结构和功能　健康管理系统的设计通常分为客户端和服务器端，客户端主要包括用户管理、个人资料管理、自我检测信息和健康信息查询等功能模块。用户管理用于个人资料的隐私和安全保护；个人资料管理内容包括个人基本信息和个人健康档案；自我检测信息管理包括定期记录血压、血糖、心率、体温等自检数据，用以监测、评估健康危险因素；健康信息查询用于查询健康记录、健康分析评估报告等。服务器端包括个人健康资料管理、自我检测信息管理、体检信息管理、基因检测信息管理、健康评估、健康教育、信息提醒与统计、系统信息管理等功能模块。

特点　可以适应业务不断发展变化的需求，支持多种层次的业务设置；内置专家测评功能，可以自动生成健康评估报告、健康维护计划和建议；具备强大的数据分析统计功能，可对用户的历史健康数据进行统计分析，了解用户的健康状况；极大减轻操作人员劳作压力，有效提高工作效率。

应用　健康管理系统通常是由医院、社区服务中心、体检中心、健康管理企业等机构建立，从遗传、生活习惯、饮食、生活环境、职业行为等方面出发，对用户的身体状况进行监测、跟踪、预测，以实现对疾病的早期预警和全方位健康干预。同时，健康管理系统可以应用手机、浏览器等作为用户接口，动态跟踪用户健康状况，提供健康维护计划、健康预警、健康记录等功能，可以为追求健康生活的个人和家庭提供更加科学、系统以及个性化的健康管理，提高整体的健康水平，具有良好的经济效益和社会效益。

（马敬东）

jíbìng guǎnlǐ xìtǒng

疾病管理系统（disease management system）

为实现针对患有特定疾病如慢性病、传染病及特殊疾病等人群的疾病管理而开发的人机交互系统。疾病管理是一个协调医疗保健干预与病人沟通的系统，它强调病人自我保健的重要性。该系统为疾病管理提供技术支撑，通过改善医患关系，以循证医学方法为基础，对疾病相关服务（含诊疗）提出各种有针对性的建议、策略来改善病情或预防病情加重，并在临床和经济结果评价的基础上力争达到不断改善目标人群健康的目的。体现了生物—心理—社会三个层次干预措施的数字化和实用化，有利于降低不必要的医疗费用，提高病人生活质量。

结构和功能　疾病管理系统主要由服务对象管理、人群干预、个体追踪管理、效果评价等若干有机结合的功能组成。按照疾病的不同种类，常见的疾病管理系统有三种。

慢性非传染性疾病管理系统　主要是对慢性病个案发现和人群慢性病筛查建立健康档案，然后进行健康评估；对运动、膳食的监测及分析，实施健康处方，个体健康教育、健康促进及督导，阶段评估等。主要功能包括个人健康信息采集，建立个人电子健康档案，进行健康评估、干预、追踪、随访等一系列医疗服务，阶段健康效果评估等。系统主要适用于开展慢性非传染性疾病管理业务的各级医疗机构和疾病预防控制机构等。

传染性疾病管理系统　一般作为疾病预防控制信息系统的子系统，其主要功能模块有报卡管理、病案管理、项目管理、季/年度录入报表、统计分析报表、质量统计、提醒功能、个性化管理等。

特殊疾病管理系统　通常包括以下模块：患者信息管理、健康教育管理和随访管理。患者信息管理模块主要指患者的一般资料。健康教育模块包括疾病知识、服药方法、药物作用及不良反应的应对措施、饮食、自我护理、活动与休息、心理护理及复诊时间等健康教育处方。随访信息模块除患者的一般资料外，还包括患者每次就诊的临床资料和随访时所收集到的资料。

应用　疾病管理系统可与各级医院信息系统和疾病预防控制系统、居民健康档案系统进行对接，实现疾病筛查、病人随访与健康干预管理，有利于建立大型医院与社区医院的双向转诊的合作机制，有利于建立慢性病患者的终身电子病历，有利于从多角度对患者的病程变化和治疗效果进行综合评价，有利于患者日常生活管理和个性化患者指导，有利于卫生管理部门科学制订决策。

（马敬东）

jiànkāng xìnxī zīxún

健康信息咨询（health information counseling）

以公众为服务对象，强调通过利用科学的方法和现代化技术手段，对各类信息进行搜集、加工、整理、分析和传递，帮助客户解决健康问题的信息服务。又称健康咨询（health counseling）。

内容　健康信息咨询的服务内容可以分为三类：①直接提供资料信息，提高消费者的信息获取效率。②提供对不同健康管理方案的效益分析，保证健康决策的准确性。③提供进一步解决问题的方案、建议，给予符合用户利益的健康指导。

特点　健康信息咨询具有信息咨询的一般特点：①针对性。咨询服务需要针对特定用户的特定健康需求。②及时性。咨询要求直接来源于用户在健康管理、医疗决策等方面的活动，亟需咨询机构按时提供服务。③独立性。咨询机构在形成某种观点或处理某种业务时不能受到用户以外的利益相关者干扰，同时也不能直接为用户做出决策。④协作性。一方面，健康领域存在着多个细分领域的复杂知识，这要求领域专家在提供咨询服务时相互协作。另一方面，咨询服务过程是咨询人员和用户密切配合的过程，这是服务质量的必要保障。

同时，一般信息咨询与健康信息咨询之间存在着重要区别，一般信息咨询以专业人员和机构组织作为主要的服务对象，而健康信息咨询则以普通消费者个体作为服务对象。一般信息咨询所要解决的主要是科研和业务经营方面的问题。而健康信息咨询的目的更为专一，旨在帮助各类人群认识有关健康的问题，提供解决问题的方法，促进人们自觉遵守健康行为、提高健康管理能力和医患沟通能力，从而维护机体健康。

应用　健康信息咨询企业聚集于发达国家以及中国发达地区。咨询服务分为生活健康服务和诊疗辅助服务两种。提供生活健康服务的企业多数以提高生活质量为主要服务内容，通过与医疗机构合作、建立互联网平台和利用移动健康相关技术，帮助用户减肥、失眠调理、调节生理平衡等。在诊疗服务方面，主要由商业网站以及医疗机构的门户网站提供在线门诊预约和医患互动咨询服务。

在健康信息咨询领域内，存在专门的认证职业，名称为健康咨询师。该职业的从业人员运用营养学、医学和相关学科的专业知识，遵循健康科学原则，通过健康咨询的技术与方法，为咨询者解除健康问题。健康咨询师资格认证分为三个层次：初级健康咨询师（职业等级3级）、中级健康咨询（职业等级2级）和高级健康咨询师（职业等级1级）。

（马敬东）

jiànkāng xìnxī gōngpíng

健康信息公平（health information equity）

在一定的历史时期和社会环境中，消费者在健康信息资源的获取、分配和利用过程中所体现的平衡与对等状态。与之相近的概念是信息不对称（information asymmetry）、数字鸿沟（digital divide）和健康素养。医疗卫生领域的信息不对称强调医疗服务提供方与需求方之间的信息差距，健康信息公平强调社会内部各群体之间的信息水平对比。健康领域的数字鸿沟指由于信息和通信技术的全球发展和应用，造成或拉大社会内部群体之间的差距。医药卫生领域的数字鸿沟则是在信息时代实现健康信息公平的重要挑战之一。

内容　健康信息公平存在信息获取和信息利用两个层面的含义。

在信息获取的层面，健康信息公平代表着信息资源客观配置、信息资源可得性和信息获取能力在不同社会群体之间的平衡状态。要实现这个层面上的信息公平，信息资源的提供方需要合理配置信息资源，有针对性地方便特定人群获取特定信息资源，同时促进提高弱势群体的信息获取能力。

在信息利用的层面，健康信息公平代表着信息资源可用性、对健康信息的批判能力和吸收能力在不同社会群体之间的平衡状态。要实现这个层面上的信息公平，信息资源的提供方需要使健康信息通俗易懂，同时又具有实用价值，以提高全体群众的健康信息素养。

综上所述，健康信息公平的促进侧重于提高社会弱势群体获取健康信息的能力以及提高社会弱势群体对健康信息资源的可得性，从而改变社会内部健康信息资源配置的合理性。这里的弱势群体包括受教育程度、经济收入水平等方面低下的人群，以及特定疾病的易感人群。

影响　健康信息公平是实现健康公平的必要条件之一。促进健康公平侧重于加强社会弱势群体的健康知识吸收。一方面，健康知识的提高直接促进了弱势群体的疾病预防和健康行为普及，进而降低弱势群体对疾病的易感性。另一方面，健康知识有助于提高弱势群体做出医疗决策时的准确性，进而提高弱势群体的医疗产出和医疗费用控制水平。这两方面均有利于缩短弱势群体与其他群体的健康差距，促进健康公平。

（马敬东）

jiànkāng xìnxī chǔfāng

健康信息处方（health information prescription）

医疗服务提供者根据不同病种、不同病人的特点，在饮食、运动、护理、用药、就医等方面制订的有益于病人健康和病后康复的指导性意见。又称为健康教育处方、信息处方（information prescription）、医疗信息处方（prescribing information）。

内容 健康信息处方是对患者健康问题做出判断后，从恢复、维持、促进患者身心健康为出发点所下达的个性化健康管理建议，广泛覆盖了患者与医生、看护人员交流时得到的信息要点，是使患者得到及时、正确、科学护理的一项重要措施。

记录内容 处方记录内容主要包括：①饮食，根据病情需要和患者生活环境开出食物清单和食物量，包括食盐量和饮水量。②活动量及功能锻炼方法，依据科学介绍运动原理及益处，有利于疾病的恢复。③睡眠量，制订作息时间。④体重的控制范围。⑤现服药物，用药注意事项、方法及不良反应和处理办法。⑥矫正不健康行为，如戒烟禁酒等。⑦放松技巧和情绪转移方法。⑧冠心病的发病诱因及加重因素，如劳累、情绪激动、剧烈活动、

饱餐、饮酒、吸烟、用力排便等。⑨疾病恶化或并发症先兆及处理方法。⑩咨询方式，为患者留下咨询电话、负责护士和医生的姓名以便取得联系。

特点 健康信息处方具有以下特点：①个性化。处方信息的提供者同时也是医疗服务的提供者，因此信息内容是在了解患者的具体病情和健康状态的基础上制订的。②权威性。处方内容来自于医疗机构，健康信息处方具有准确可信的特点。③全面性。以促进健康为目标，传统的医疗处方是针对疾病的治疗计划，而健康信息处方则旨在提高患者的生活质量，这不仅包括帮助患者解除健康问题，还包括患者的疾病预防能力以及精神健康的促进。

应用 健康信息处方的具体应用有纸质传递和数字化传递两种方式。在欧美发达国家，健康信息处方主要以网站的形式向患者提供服务，相应的医务人员负责为患者提供健康信息，卫生行政部门负责网站的运营管理，公立医学图书馆等学术机构负责处方格式和元数据的修订。在实际应用的过程中，健康信息处方有利于提高患者的疾病控制水平、生活质量和精神健康，还能起到改善医患关系、减少医疗成本、提高医疗效率的作用。但也存在着一些应用局限，包括：理解和利用信息处方对患者的健康素养要求较高；患者缺少时间和兴趣关注额外的健康信息；信息处方更多是一种建议而不是处方；医生与患者对健康信息处方的理解存在分歧等。

（马敬东）

huànzhě túshūguǎn

患者图书馆（patient library）

在医院开设的图书馆，以患者及

其家属为服务对象，提供以医学科普信息源为主，其他学科及休闲娱乐资源为辅的服务。又称医院患者图书馆（hospital patients' library）。与之相近的概念有图书疗法、阅读疗法。阅读疗法主要是通过书籍文献缓解乃至解决读者的精神健康问题，常用于抑郁症的治疗。

内容 其服务内容包括：①纸质资源服务。为患者及家属提供疾病知识相关的医学纸质资源，包括疾病基本知识、诊断标准与方法、治疗手段、预后以及疾病治疗过程中的用药原则、护理规范等内容。读者可以自己按需借阅，也可以根据医生开出的健康信息处方进行借阅。②数字资源服务。通过网络手段满足读者的信息需求，同时可以购买一些医学相关数据库，以供读者查询。对于部分信息需求更为专业的读者，工作人员可能需要在检索过程中给予指导。③个性化推送服务。图书馆的工作人员有义务根据读者的文化素质、健康状态和信息需求，向读者推荐有益和适宜的阅读资料，包括有利于疾病康复的多媒体资料、通俗易懂的相关疾病小册子以及文艺类期刊和相关报纸。针对不同健康状况的读者人群，改造阅读资料、提供辅助设备和划分特殊区域是患者图书馆实现个性化推送服务的必要条件。④宣传教育。图书馆定期举办知识讲座，内容涉及医学知识、文学艺术、养生食疗、自我护理等方面。

功能 除了具有一般图书馆的丰富知识、刺激思考、促进学习、娱乐消遣等功能以外，患者图书馆还可以提高读者的健康信息素养、丰富读者对疾病的认识、放松读者心情，从而提高患者满

意度、改善医患关系、促进患者配合治疗，并最终改善治疗效果。

应用 国际图书馆协会联合会于 2000 年颁布的《医院患者、长期居住在护理机构中的老年人和残疾人图书馆服务指南》，简称《患者图书馆服务指南》，对建立患者图书馆的各项指标体系、规章制度、经费管理及评估标准等都做出了相应的阐述。在英美及一些亚洲的发达国家，患者图书馆的发展已形成一定规模，各种发展模式也较为完善。相比而言，国内起步相对较晚，有待形成长效运营机制和服务特色。

(马敬东)

jiànkāng xìnxī jìshù

健康信息技术 (consumer health information technology，CHIT)

以促进健康和生活质量为目的，促进信息获取和交换，增强决策能力，提供社会和情感支持，以及帮助行为改变的计算机辅助技术。又称公众健康信息技术、消费者健康信息技术。是"卫生信息技术"的一部分，卫生信息技术是一般信息技术在医疗领域的具体应用，包括所有应用于医学领域、促进卫生信息化的技术。而健康信息技术则是以"健康消费者"为中心，关注消费者的个人健康信息的应用，通过获得消费者健康记录和提供必要的健康知识，帮助消费者参与复杂的医疗决策、实现消费者与医务人员的良好交流，以改善医疗效果，促进个体的健康。

内涵 可简单描述为用于管理和处理消费者健康信息的各种信息技术的总称，根据工作流程中基本环节的不同，可将健康信息技术分为信息获取技术、信息存储技术、信息加工技术、信息传输技术及信息标准化技术。其

中健康信息获取技术延长了人的感觉器官，这类技术如体温计、摄影技术、遥感技术收集个人健康信息，极大增强了人类搜索、感知、接受和过滤健康信息的能力；健康信息存储技术是指跨越时间保存健康信息的技术，包括数据压缩技术、缩微存储技术、光盘存储技术等；健康信息加工技术则是对收集并存储的健康信息进行描述、分类、排序、转换、浓缩、扩充、创新等技术；健康信息传输技术即是跨越空间共享健康信息的技术，通过计算机、终端设备或其他通信设备可实现消费者与医疗服务提供者之间的健康信息交互；健康信息标准化技术则是有机衔接健康信息的获取、传递、存储、加工各环节，并提高信息交换共享能力的技术，如信息管理标准、字符编码标准、语言文字的规范化等，是实现信息有效流通和共享的关键。

特点 健康信息技术应以消费者的需求为中心，具有自身特点：第一，用于采集健康信息的相关设备应简单易操作，尽量轻巧便携，同时具有一定的舒适度，便于普通人群随时随地对健康信息进行监测；第二，消费者健康需求各不相同，健康信息技术应根据消费者的实际情况，为用户个性化健康服务提供支持；第三，健康信息一般涉及个人隐私，在健康信息处理和管理的过程中应注重个人隐私保护和信息安全的问题。

应用 20 世纪中期，随着疾病类型的变化和医疗模式的转变，健康信息技术促进了健康管理、远程医疗、自我护理等概念的产生和发展，这些概念强调个人对自身的身体健康负责以及个人在医疗活动的潜力。在人类追求以

预防性、预测性、个体化、参与性为目标的个性化医疗健康的进程中，从生物医学信息的获取、处理、分析、融合，到医学健康知识的表示、管理和应用，从患者和医生的沟通到医疗机构之间的信息共享，各个环节与健康信息技术都密切相关。

健康信息技术广泛应用于消费者的健康促进、健康维护、健康改善和健康管理过程中。移动健康和远程家庭护理打破了传统医疗在环境、场所、资源的限制，利用可穿戴医疗设备实施个人健康监测，实时收集个人体征参数，让人们能够随时了解自己的身体状况；健康信息技术可将消费者的健康信息传送到另一地方的医疗服务提供者，便于医务人员根据收集的体征参数，对消费者的健康状况实时评估，指导用户建立有利健康的生活方式，以提早对慢性疾病进行监控和预防。该技术还可以帮助医生方便地进行跟踪随访，了解医嘱执行情况或医疗效果，并根据患者的健康状况作出治疗计划的调整或实施紧急救助。

(马敬东)

yídòng jiànkāng

移动健康 (mobile health，mHealth)

移动设备所支持的医疗行为和公众健康行为。又称为无线健康 (wireless health)，是电子健康的一个领域。也就是使用包括手机、平板电脑、个人数字辅助设备在内的一系列移动通讯设备来提供医疗服务和健康干预服务。与之相关的概念有移动医疗、可穿戴医疗设备和物联网。

内容 移动健康运用智能手机、平板电脑等移动终端和多种无线通讯技术，以提高公众健康水平、改善医疗服务质量和促进

卫生研究为目的，向公众和职业医疗人员提供服务。移动医疗指移动设备所支持的医疗行为，属于移动健康的一部分。移动健康的设备载体为手机、平板电脑等具有一般用途的无线通讯设备，因此可穿戴医疗设备不属于本概念的范畴。

技术 移动健康所使用的技术包含媒介、内容、硬件、软件四个层面。①媒介层面，是移动健康的核心技术，既包括移动终端必备的语音通话和短信接发技术，也包括通用无线分组服务、非结构化补充数据业务、第三代和第四代移动通信技术（3G、4G系统）、全球定位系统（GPS）和蓝牙技术等复杂功能。②内容层面，是信息通信的载体，包括音频、视频、图像和文本等四种形式，多数以 XML 的方式加密传输。③硬件层面，即智能终端本身，具体硬件包括摄像头、运动/线性加速度传感器、重力传感器、微型记忆卡（SD 卡）、客户识别模块（SIM 卡）、生理传感器。④软件层面，在智能终端或远程中心上运行的软件应用，具体功能包括数字表格、日程安排、社区讨论、健康决策辅助、生物特征识别、互动式语音应答。

特点 移动健康具有以下特点：①移动便捷，用户随时随地接入无线网络并查询相关健康服务。②智能感知，移动健康设备可以智能感知健康状况，实时采集体征数据和运动状态，并按一定的要求持续更新数据。③个性化服务，移动健康终端往往与个人绑定，能精确了解用户的健康状况、健康需求和行为，并根据实时感知的体征数据，建立个性化的健康模型，开展健康评估，并提供改善健康的建议，从而形

成个性化的健康服务。④用户基数庞大。截至 2014 年 6 月，中国互联网用户量已达到 6.32 亿，而移动互联网的网民数量达到 5.27 亿，手机上网比例达 83.4%，超越了个人电脑上网的规模。

意义 从消费者和医疗卫生行业管理者的角度来看，移动健康都有着重要意义。

对于消费者来说，①在中国以及多个发达国家，由于人口老龄化的问题，居家养老已成为亟待解决的社会问题。②中国医疗行业一直致力于提高服务质量、服务效率、服务安全性，但这三方面的问题一直得不到有效的解决。③中国手机用户分布广泛。因此，利用移动设备向用户提供个性化的医疗健康服务，让用户获得低成本、高便捷的医疗健康资源，可成为缓解人口老龄化和支持慢性病患者自我健康管理的有效途径。根据用户分布广泛的特点，移动健康可以更好地将健康观念灌输给年轻人，更好地将疾病治疗信息传递给偏远地区居民和低收入人群。

对于医疗机构来说，病人在医院经历过的所有流程，从住院登记、发放药品、输液、配液/配药中心、标本采集及处理、急救室/手术室，到出院结账，都可以用移动技术予以优化。因为移动应用能够高度共享医院原有的信息系统，并使系统更具移动性和灵活性，从而达到简化工作流程，提高整体工作效率的目的，同时可以结合物联网的技术减少医疗差错。

功能 总体而言，移动健康的功能分为以下类型：①健康教育，移动医疗服务可以通过短信和移动端软件应用为公众提供健康信息。②信息咨询服务，公众

可拨打特定的电话号码或使用移动端软件应用咨询诊所信息、疾病信息和医药信息。③医疗辅助，移动医疗服务可以为现场急救的医疗人员提供快速的诊断和治疗支持，也可以用于促进医疗人员之间的知识交流，提高医疗产出。④公共卫生监控，移动终端在信息采集方面具有快速、高效、廉价的特点，所采集的地理位置信息和特定疾病信息可以帮助公共卫生机构和卫生行政部门及时准确地检测疫情暴发和进行卫生资源配置工作。⑤居民自我健康管理，智能移动终端在提供健康信息服务的同时，可以帮助居民制订健康管理计划并提醒居民执行计划，促进居民的健康行为改变。

应用 移动健康在以下领域得到应用：①医疗服务强化，移动健康可以加强转诊服务、会诊服务、远程医患沟通、疾病管理、疾病预防、决策支持等服务。②社会行为改变，通过就诊提醒、信息推送、健康咨询等服务，移动健康可以提高患者依从性、促进有益健康的社会行为改变。③卫生信息系统功能增强，移动健康在数据采集方面的优势，可以帮助卫生信息系统跟踪医疗服务进程，保障信息完整性。④卫生人员职业发展，移动健康可以辅助医务人员完成护理工作、拓展员工培训交流的渠道、支持人力资源管理。⑤供应链管理，移动健康的技术可以加强医疗机构、院后患者、医药器械供应商之间的交流，实现高效的库存管理和准确的药物不良反应检测、伪劣产品检测。

在国内，移动健康的应用仍存在不少障碍，包括技术、文化、实施复杂性、监管和商业模式方面的障碍：①在技术方面，移动

健康需要考虑健康信息的隐私保障，其次是如何与已有的信息系统整合，这两方面都是卫生信息化当中的重要难题。②在文化方面，由于行业特点的要求，医疗产业一直对创新持有极其谨慎的态度，传统而保守的医疗技术准入制度限制着移动健康的新型技术融入。③在实施复杂性方面，由于卫生系统的多样性和碎片化，移动健康在不同机构、不同人群等情境下的部署均需要重新规划设计，开发的规模效率低下。④在监管方面，医药卫生和公众健康属于公众利益的敏感区域，也是国家重点监管的行业。对于技术服务提供者来说，进入新兴的移动健康领域存在着较大的政策风险和监管风险。⑤在商业模式方面，缺乏有效的商业模式。尽管移动健康符合健康消费者的利益，但消费者为移动健康应用付费的意愿并不强。而移动健康以及其他信息技术对医疗产业的改造具有一定风险，不容易得到资助。

截至 2014 年，中国的移动健康应用尚处于初级阶段。面向公众的移动健康应用以手机软件为主。软件系统的运营依托于规模较大的移动社交平台，如通过微信、新浪微博等平台提供预约挂号服务、健康咨询等服务。基于医院内部局域网构建的移动健康应用以个人数字辅助设备（PDA）查房和住院病人娱乐为主，但普及程度较低。

在国外，移动健康业务发展迅猛。欧洲、美国、日本、中国台湾等国家和地区均已进入精细化服务阶段。其应用模式为：通过感应系统及诸多物联网技术采集信息，再通过智能手机、平板电脑等移动终端显示、分析和传递信息，最后将此方面的服务应用到紧急医疗救护和慢性病的病情控制中。

（马敬东）

kěchuāndài yīliáo shèbèi

可穿戴医疗设备 (wearable medical equipment; wearable medical device)

整合高级电子技术和计算功能的衣服或穿戴附件。又称为可穿戴健康设备（wearable health device）。与之相近的概念有可穿戴医疗系统（wearable medical system）、个人健康监测。可穿戴医疗设备是个人健康监测的重要技术基础。可穿戴医疗设备与智能用户终端或远程交互中心共同组成可穿戴医疗系统。

内容 该类设备融入了微电子技术，具备计算能力乃至某种程度的人工智能，具备某种通讯能力。"可穿戴"意味着该设备的运作环境是人体或者衣物，多以具备部分计算功能、可连接手机及各类终端的便携式配件形式存在，主流产品的附着部位包括手腕（例如手表、腕带等）、脚（例如鞋、袜子）、头部（例如眼镜、头盔、头带）、躯干（例如背心、短裤）。

特点 可穿戴设备具有以下特点：①便捷性。佩戴舒适，甚至无感。可穿戴设备的效果一般不及专业医疗设备，但轻便小巧，可以随时随地对身体进行保健治疗。②易用性。设备只需要穿戴辅以简单操作即可正常执行功能，充分符合一般人日常习惯，用户不需要专门花费时间学习使用。③适应性。可穿戴医疗设备的外观贴合社会环境，乃至于彰显用户个性，使用户在穿戴过程中不需要担心外观问题。④保密性。可穿戴设备需要保护个人敏感健康数据，防止泄露。⑤安全性。

可穿戴设备与人体接触紧密，因此商家和相关监管部门高度关注产品的潜在健康风险。

功能 可穿戴医疗设备一般具备以下一种或多种功能：①健康监测。通过多种传感器监测用户生命体征，从而确定用户健康状态。②信息通讯。根据来自远程数据中心或用户智能终端的请求，执行相关信息的发送动作和接收动作。③决策支持，简单的提醒功能或预警功能，或配合信息通讯功能支持智能终端的可视化分析预测等高级决策辅助功能。

应用 可穿戴医疗设备的商业价值得到不少国际大型科技企业的关注，截至 2014 年上半年，已有相关商业产品面世。这些产品一般以腕表、衣服、眼镜等形式附着于用户身体上采集健康相关数据，并传输到用户智能终端和远程监控中心进行分析利用。

在国内，可穿戴医疗设备一般与远程监护中心进行交互，为消费者提供健康信息服务，服务模式分三种：①仪器生产企业自行成立远程监护中心和生产可穿戴医疗设备，并申请自办法人医疗机构来出具相关健康分析报告。②医疗机构独立建立远程监护中心，从厂商处购买可穿戴医疗设备。③医疗机构和科技企业联合提供服务，制订明确分工。

（马敬东）

yuǎnchéng jiātíng hùlǐ

远程家庭护理 (telehomecare)

运用家庭护理、远程测量和远程监护技术对家中患者的重要体征参数进行监测，并在发生意外时实施紧急救助的过程。又称远程家庭保健、家庭远程医疗保健、家庭健康监护。

20 世纪后期社会老龄化进程加快、医疗费用日益高涨，人们的健康观念也发生着深刻变化，同时现代医疗的重心由单纯的依赖医院诊治转变为病前预防和保健、病中医院诊治、病后康复的综合治疗方式，这就需要家庭承担病前病后的大部分医疗任务，由此促进了远程家庭护理的兴起。远程家庭护理最早出现于1970年代，被称为"家庭医疗保健工程（home health care engineering, HHCE）"。HHCE提倡医疗进入家庭，在配备先进适宜的医疗设备的条件下，使病人在家中即可实施自我监护、诊断、治疗、康复和保健，同时可借助远程系统还可以不受地域的限制，实现医疗资源共享，提高边缘地区的医疗水平。美国、欧共体、日本、中国等国家均将HHCE作为研究的重点，如日本在1994年制订"促进老年人保健福利10年战略"中，将家庭保健管理系统、疾病早期预报、家庭治疗和康复仪器、家庭急救支援系统等产品及技术作为重点开发项目。同年，中国也启动了HHCE的第一阶段工作——家庭心电/血压监护网系统，以缓解大量老龄人口和医疗费用过高带来的社会问题。

内涵 远程家庭护理大致可分为三部分：①位于多个用户家中的前端监测设备。其功能是对家庭用户的生理和非生理信号进行监测，将监测数据实时传送给健康监护服务中心的医生或护士，并能接收医生的诊断结果和治疗意见。②位于健康监护服务中心的监护站。包括总监控台和信息管理系统，总监控台的主要功能是接收、处理并储存来自多个家庭用户的多种参数，实时的将多个用户的监测数据显示出来供医生参考，同时还具有对监测数据进行自动病类分析、统计功能以及与家中用户的会话功能；信息管理系统的功能是管理家中用户的病历信息，为医生诊断和处理意见提供参考，做出适合患者个体的智能化决策（包括危险报警等）。③通信网络。是家庭用户和健康监护服务中心的信息传递载体，使医务人员能随时掌握家中用户的健康状况，并及时进行干预或提出救助措施。其系统总架构如图。

应用 远程家庭护理是将家庭与医疗联系起来（图），其服务对象包括家中的患者及其家属、残疾人和老年人以及健康人群；通过相关技术得应用，可使用户在和谐、舒适的家庭环境中进行日常保健护理、健康教育和咨询服务，实现健康服务由医院向家庭转移。通过远程家庭护理，一方面用户在平时的家庭生活中可监测自身心电图、血压、血氧等日常生理参数，可以了解自身的健康状态；另一方面健康监护服务中心通过分析家庭用户的监测数据，及时对用户进行干预和指导，从而达到疾病早期预防和治疗、降低医疗成本、提高人群生活质量的目的。

（马敬东）

个人健康监测（personal health monitoring） 利用先进的技术或其他可便携式的医疗设备对个体血压、心电等生理参数进行监测，通过通信网络传递给医疗服务提供者，确定人体的健康状态，从而达到疾病的预防、早期诊断、紧急救助等目的的过程。个人健康监测是健康管理的一个重要方面，通过全面、深入、连续的监测个体的体征参数，了解个体的健康状况并进行健康评估，实施健康干预。

20世纪末，通信技术、计算机多媒体技术、网络技术的发展为个体的健康监测提供了技术支撑。最初的个人健康监测是采用复杂的电极连线，监测患者的心电图、脉搏、体温等参数；随着蓝牙、紫蜂（ZigBee）等各种低功耗短距离无线技术的发展，通过体表的微小型传感器采集监护信号，以近距离的无线方式将数据传输到终端设备上，为被检测者带来极大的便利和舒适度，监测的参数包括血氧饱和度、体温、活动水平、心电图、血压、血糖等多方面的体征信息，更全面地反映被监测者的健康状态。

内涵 一套完整的个人健康监测系统包括两大部分：体征监测设备和通信传递技术。体征监测终端是利用传感器对人的基本体征参数，如心跳、血压、面色以及行为等方面进行监测，采集个体的身体状态资料。针对健康者、老人、患者等不同的目标人群，使用的监测设备也不尽相同，常用的有体能测试设备、血压计、体重计、葡萄糖测量仪、脉冲血氧仪等设备。通信传递技术则是为实现远程医疗所提供的技术支持，根据传递的信息量大小和实

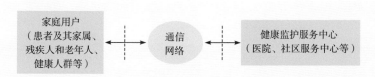

图 远程家庭护理的系统总架构

时性要求的不同，需采用不同的通信技术，传输介质可以采用光纤、电缆、卫星等信道，信号可以通过局域网、广域网、互联网等计算机网络上传输。

应用 在日常生活中人们可通过血压、血糖、心电图和体重等一系列终端测试仪器监测自己的体征参数，随时随地了解自身的健康状况，进行健康管理。一方面，对健康者来说通过及时纠正不良的生活方式和习惯，有效地掌控和维护自身健康，有助于疾病的预防和提高生活质量；另一方面，某些疾病的患者可了解自身健康状况的同时，通过通信网络将监测到的信息传输到医疗服务提供中心，由医务人员进行分析与处理，确定个体的身体健康状态，并通过比较病人的实时数据和历史数据，及时对治疗方式如饮食、药量进行调整，从而达到疾病干预和紧急救助等目的，同时避免病人到医院挂号、排队的麻烦，相应的提升医院的运作效率。

(马敬东)

yīliáo bǎoxiǎn guǎnlǐ xìnxī xìtǒng

医疗保险管理信息系统 （medical insurance management information system） 以提高医疗保险管理效率及决策科学性为目的，由人、计算机技术及数据信息等要素组成，以医疗保险信息收集、传递、贮存、加工维护为功能的有机整体。是基于具体的医疗保险管理政策和制度，服务于医疗保险管理工作。其范围涉及医疗保险管理中心、定点医院和药店、财政部门、银行等单位以及众多的参保单位、参保职工等。

医疗保险管理信息系统的建设随着各国医疗保险政策及信息技术的发展而不断进行完善和升级。在不同的历史阶段，根据当时计算机和网络通信技术、数据库技术、信息存储技术等的发展水平，开发人员研发了符合当时政策和技术水平的医疗保险管理信息系统。医疗保险管理信息系统的发展大体经历了从单机系统、局部网络系统到多个部门统一信息系统的几个阶段。以中国为例，2006年，相关部门提出建设全国统一的"社会保险管理信息系统核心平台"，使中国医疗保险管理信息系统的发展开始进入到整个部门统一信息系统阶段。新的医疗保险管理信息系统的构建应参照相关政策及规范，以目标为导向，兼顾社保业务，以实现全国社会保障机构的互通互连，并满足各级社会保障机构的业务处理需求。

内涵 医疗保险管理信息系统的基本模式是以医疗保险管理局为信息系统的中心，通过数据接口与各定点医疗机构、定点药店、参保单位、银行、财政等部门进行联网，以便于数据交换，由此构成一个庞大的覆盖统筹地区的医疗保险计算机管理网络系统。其中，医疗保险管理信息系统的核心是医疗保险中心管理子系统，该子系统包括业务综合管理、征缴管理、IC卡管理、财务管理、动态报表管理等（图）。

分类 以中国为例，按照参保人群分类，已建立城镇职工基本医疗保险、城镇居民基本医疗保险和新型农村合作医疗三种基本医疗保险，为处理相应的医保业务，医疗保险管理信息系统又可分为城镇职工基本医疗保险管理信息系统、城镇居民基本医疗保险管理信息系统、新型农村合作医疗保险管理信息系统。

应用 通过与定点医疗机构、定点零售药店以及银行、税务等相关部门建立网络联结，医疗保险管理信息系统可以实时监控医疗保险费用支出、规范医疗服务行为，为合理控制基本医疗费用增长和减少医疗资源浪费提供支持。通过对基本医疗保险基金的收入和支出进行动态监控和分析预测，医疗保险管理信息系统可以评估政策执行情况、加快决策科学化进程、支持医疗保险基金长期安全运行。医疗保险管理信息系统能有效地实现业务处理计算机化，为领导决策和各级管理人员提供服务，实现医疗保险机构和各机构的信息资源化、传输网络化、管理计算机化和决策科学化。

(马敬东)

xīnxíng nóngcūn hézuò yīliáo guǎnlǐ xìnxī xìtǒng

新型农村合作医疗管理信息系统 （new rural cooperative medical management information system） 以提高新型农村合作医疗

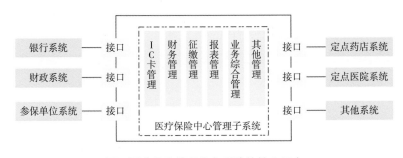

图 医疗保险管理信息系统的核心平台

的工作效率和服务水平为目的、以参保人员信息为基础所建立的以国家级和省级为主、多级（国家、省、市、县）业务网络并存的新型农村合作医疗管理信息网络系统。

结构 新型农村合作医疗管理信息系统是针对中国新型农村合作医疗的业务需求而设计的计算机管理信息系统。以《卫生部关于新型农村合作医疗信息系统建设的指导意见》等一系列国家相关文件为立项依据，为新型农村合作医疗提供费用测算、基金收缴、支付补偿、监督审计、决策分析和政策公告等功能。

新型农村合作医疗管理信息系统的总体结构是以国家、省两级信息平台为主，多级业务网络（国家、省、市、县）并存的模式，提倡按照省级建立信息平台，市级通过平台建立下级虚拟信息管理网络，县级建立业务操作网络的方式建立省以下新型农村合作医疗信息系统（图）。

国家级和省级新型农村合作医疗信息系统的构成可分为决策辅助系统、业务管理系统、基层单位管理平台以及门户网站系统四部分。省级信息平台和中心数据库是各省（区、市）新型农村合作医疗信息系统的核心部分，是服务于各地新型农村合作医疗决策和联系本辖区各级新型农村合作医疗信息网络的中心平台。县级业务操作网络以新型农村合作医疗组织、管理与运行的基础信息收集和业务管理为主。主要实现以县为单位的在线费用审核、即时结算和实时监控功能。

新型农村合作医疗国家级信息平台和数据库是新型农村合作医疗信息系统的核心部分，是直接服务于决策和联系各省级新型农村合作医疗信息网络的枢纽。国家级平台和数据库应具有海量数据存储、实时获取数据、支持数据应用、实现业务监测等多重功能。国家级数据库主要存储全国参合、补偿情况的规范化基础数据；各省级单位上报的反映新型农村合作医疗基金筹集和使用、参合人员费用补偿情况的统计汇总数据；各地新型农村合作医疗管理机构的基础数据；各地社会经济基本情况的基础数据；全国新型农村合作医疗业务开展情况的统计汇总数据和监测、评估数据；在新型农村合作医疗业务管理、监督和决策中所需要的其他数据。国家级平台和数据库建在国家卫生行政部门。国家级平台和数据库通过虚拟专用网与省级新型农村合作医疗数据中心实时

（或准实时）进行新型农村合作医疗业务数据的交换。同时具备必要时通过虚拟专用网捕获基层新型农村合作医疗管理部门业务数据或定点医疗机构业务数据的能力。

省级数据库主要存储辖区内社会经济基本情况的基础数据和统计、汇总数据；辖区内新型农村合作医疗基金筹集和使用情况的全部详细数据和统计、汇总数据；辖区内参合、实际医药费用发生和构成以及补偿情况的全部详细数据和统计、汇总数据；辖区内新型农村合作医疗管理机构的基础数据和统计、汇总数据；向国家级数据库上报的反映新型农村合作医疗基金筹集和使用、参合人员费用补偿情况的统计汇总数据以及反映社会经济基本情况和新型农村合作医疗运行与管理的各项数据；其他需要收集的数据。省级数据库的数据来源为各基层新型农村合作医疗经办机构和定点医疗机构。省级信息平台还应具备对参合农民在省内异地就诊的信息传输和结算功能。县级通过省级信息平台可接收参合农民省内异地就诊数据信息，完成异地间就诊费用的审核、补偿和结算。

功能 应用软件系统包括三个层面的功能。

新型农村合作医疗统一集成门户平台 门户平台是整个新型农村合作医疗信息系统的统一入口，需要实现各级新型农村合作医疗业务管理系统与其他相关的卫生行政管理系统的业务集成，实现各类新旧应用系统和异构系统的业务流程整合与业务数据的集成，完成权限统一控制、业务交互、补偿公示、信息交互等一系列功能。

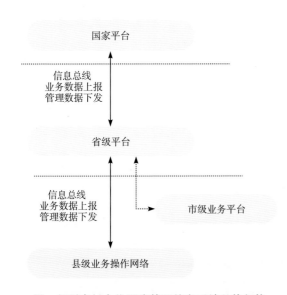

图 新型农村合作医疗管理信息系统总体架构

新型农村合作医疗业务综合处理平台　集中管理各级农民健康信息和新型农村合作医疗信息，实现人的整个生命周期健康信息的完整记录；采用统一规范化、标准化的设计，实现农民的合作医疗参合管理、各类疾病补偿管理、新型农村合作医疗基金的统筹管理、财务会计核算、综合统计与查询、动态配置与维护等。

新型农村合作医疗统一数据中心管理平台　数据中心管理平台实现多数据源存储与管理，各类数据采集，异构数据统一交换等，建立各级新型农村合作医疗基础数据交换平台和建立统一的新型农村合作医疗信息数据库，集中存储管理和利用农民健康信息和新型农村合作医疗信息。

应用　新型农村合作医疗管理信息系统的使用可以提高新型农村合作医疗的科学管理水平，保障和促进新型农村合作医疗制度持续健康发展。在医疗服务过程中的在线审核结算和实时监控功能可规范县级以下卫生机构的医疗行为和减轻农民的经济负担。信息汇总功能可以提高保险信息的利用效率和新型农村合作医疗业务管理的科学化。

(马敬东)

城镇职工基本医疗保险管理信息系统（urban employee basic medical insurance management information system）

用于城镇职工基本医疗保险业务管理和服务的计算机管理信息系统。

结构和功能　城镇职工基本医疗保险是中国医疗保险的组成之一，是为补偿劳动者因疾病遭受经济损失而建立的一项社会保险制度。城镇职工基本医疗保险管理信息系统通过建立计算机管理信息系统，实现业务处理计算机化；通过与定点医疗机构、定点零售药店以及银行、税务等相关部门建立网络联结，改善城镇职工医疗保险费用支出的监控手段，合理控制基本医疗费用增长，为减少医疗资源浪费提供支持；通过在地级以上城市建立资源数据库，实现对城镇职工基本医疗保险基金的收入和支出进行动态监控和分析预测，及对政策执行情况进行评估，可以加快决策科学化进程，支持城镇职工基本医疗保险基金长期安全运行。

根据业务内容和使用对象的不同，可将城镇职工基本医疗保险管理信息系统划分为宏观决策系统和业务管理系统两个部分（图）。①宏观决策系统。包括：对统计性数据进行采集、整理、分析和发布的统计信息管理系统；对基金管理状况进行监控的基金监测系统；利用已有的统计性数据、监测数据和政策参数，对政策进行敏感性分析、对基金支撑能力进行中长期预测的决策支持系统。②业务管理系统。可分为征缴事务处理层、内部事务处理层和医疗费用处理层。征缴事务处理层以基金征缴为主线，包括社会保险业务的登记、申报、缴费核定、费用征集等基本环节。内部事务处理层主要包括医疗保险的个人账户管理、基金会计核算与财务管理等基本环节。医疗费用处理层以医疗保险费用支付为主要内容，包括与定点医疗机构、定点零售药店之间的信息交换、费用审核和费用结算等基本业务环节。宏观决策系统与业务管理系统之间通过资源数据库进行信息交换。资源数据库同时还是系统提供社会化查询服务的基础。

而根据业务需求和功能划分，业务管理系统主要包括基金收缴子系统、医疗保险审核子系统、费用报账子系统、综合管理子系统。基金收缴子系统主要实现医疗保险基本信息管理、信息异动处理、基金收缴管理、年度信息处理；医疗保险审核子系统主要实现医疗费用审核、医疗项目审批、医疗机构审批、定点药店审批；费用报账子系统主要实现个人报账管理、异地安置管理、特殊病情管理、定点医疗机构结算、医疗保险信息查询等功能；综合

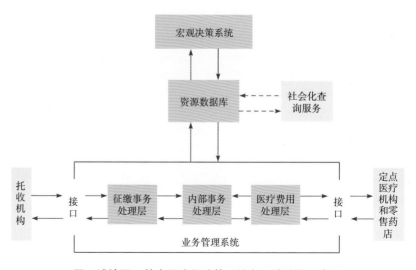

图　城镇职工基本医疗保险管理信息系统结构示意图

管理子系统主要实现医疗保险财务管理、统计分析报表、报销项目管理等功能。

对与城镇职工医疗保险信息系统关联的业务系统，需要通过信息接口进行数据交换。主要考虑的信息交换接口有与医疗保险定点机构医院信息系统的接口、医疗保险定点零售药店的接口、与医疗保险部门以及医疗保险财务管理系统接口。与医院信息系统的接口主要负责与参保病人的基本信息、住院登记信息、医嘱明细、结算情况、出院登记等信息进行信息交换；与零售药店信息系统接口主要负责对医疗保险卡购药信息的即时交换；与发卡部门的信息接口主要负责对参保单位基本信息、参保人基本信息、制卡信息以及个人账户划拨等信息的交换；与财务管理系统的接口主要负责对医疗保险基金财务收支情况、相关统计报表等的信息交换。

应用 城镇职工基本医疗保险管理信息系统的应用可以提高中国医疗保险的现代化水平，通过计算机系统提供城镇职工参保登记及变更、缴费申报、待遇审核和拨付、基金征集及管理、综合统计和决策支持等，实现对城镇职工基本医疗保险高效、准确和智能化的管理，减轻工作人员的负担，提高工作效率，保证城镇职工基本医疗保险工作的顺利开展。

(马敬东)

chéngzhèn jūmín jīběn yīliáo bǎoxiǎn guǎnlǐ xìnxī xìtǒng

城镇居民基本医疗保险管理信息系统 （urban resident basic medical insurance management information system） 为科学、高效地贯彻医疗保险政策和实施医疗保险业务流程而建立的用于城镇居民基本医疗保险业务管理和服务的计算机管理信息系统。

结构和功能 城镇居民基本医疗保险作为中国医疗保险的重要组成部分，是以居民个人（家庭）缴费为主，政府适度补助为辅的筹资方式，按照缴费标准和待遇水平相一致的原则，为城镇居民提供医疗需求的医疗保险制度。城镇居民基本医疗保险管理信息系统作为医疗保险管理信息系统的一部分，其目的是通过建立计算机管理信息系统，实现业务处理计算机化，改善城镇居民医疗保险费用支出的监控手段，合理控制城镇居民基本医疗费用增长，减少医疗资源的浪费，对城镇居民基本医疗保险基金的收入和支出进行动态监控和分析预测，对政策执行情况进行评估，加快决策科学化进程，支持城镇居民基本医疗保险基金长期安全运行。其系统结构与城镇职工医疗保险管理信息系统基本相似。

根据系统的功能特点，系统主要包括以下功能模块：医疗保险中心管理系统，管理医疗保险中心的操作权限；政策监控管理子系统，对城镇居民基本医疗保险的各项政策参数化，提供对医疗保险政策的灵活设置；基金管理子系统，负责单位、人员基本信息的维护，人员异动的处理，基金收缴测算、年末处理；财务管理子系统；费用审核子系统，实现对已结算和正住院的医疗费用进行查询，按照结算政策对医疗机构发生的费用进行审核；费用结算子系统，完成对参保人员、异地安置人员和医疗机构的结算处理；IC卡管理子系统，对有持卡操作要求的实现参保人员IC卡管理；定点医疗机构子系统，对门诊和住院费用信息进行动态管理以备结算。

应用 城镇居民基本医疗保险管理信息系统的使用可以提高工作效率和降低管理成本，为医疗保险管理和决策提供全面科学化的技术保障。城镇居民基本医疗保险的各项政策参数化可以使医疗保险管理系统灵活应对政策变动。IC卡管理功能可以加强医疗信息的隐私保障和结算效率。城镇居民基本信息的追踪维护可以减少报销工作差错、促进机构间的信息交换。在线费用审核和事后费用审核可以提高医疗流程效率和基金风险防范水平。

(马敬东)

shēngwù xìnxīxué

生物信息学 （bioinformatics） 综合运用数学、统计学、计算机科学和生物学等多学科工具，对生物学数据尤其是分子生物学数据进行收集、存储、处理与分析，进而阐明和理解数据所包含的生物学意义、发现生物系统信息规律的交叉学科。

学科形成和发展史 生物信息学的产生一方面是由于生物科学和技术的发展，另一方面则是由于人类基因组计划的实施。早在20世纪50年代，DNA双螺旋结构的发现使得人们能够从分子层面去了解遗传信息的传递机制。尽管当时还没有提出生物信息学的概念，但计算生物学家已开始进行生物数据搜集和分析相关研究工作。到20世纪70~80年代，随着生物化学技术的发展，产生了大量的生物分子序列数据。一些计算机科学家开始研究用计算机与数学理论和方法来进行分子序列的研究，由此产生了一些比较经典的序列比对算法，比如史密斯－沃特曼（Smith-Waterman）算法，诞生了生物信息学和计算生物学学科。20 世纪 90 年代以后，伴随着计算机科学的进步以及基因组测序技术、基因芯片技术及蛋白质质谱技术等的出现，科学家逐渐开始进行大规模的基因组、转录组及蛋白质组的研究，同时产生了一系列的生物信息学分析方法，用于基因功能比较、全基因组关联研究、基因表达数据分析、蛋白质功能与结构的预测、基因调控网络分析等等，生物信息学有了突破性的进展。经过十几年的发展，生物信息学的研究内容几乎覆盖了生命科学的各个领域，形成了学科体系。中国与国外的高校及科研院所一样，均设立了生物信息学专业并授予生物信息学学位。同时，国际上开始出现许多相关期刊、网站、数据库等，用于存储与共享最新的研究成果。比较有代表性的有《生物信息学》《核酸研究》《分子系统生物学》《计算生物学》《BMC 生物信息学》等，同时多数传统的生物学期刊也大量发表生物信息学相关的研究成果。

研究范围 生物信息学以 DNA、RNA、蛋白质等生物分子为核心研究对象，利用各种方法从海量的生物学数据中挖掘出具有生物意义的信息，进而探索生命起源、生物进化以及细胞、个体发育、发生等生命科学中的重大问题。围绕描述遗传信息的转录和翻译过程的中心法则（图），即遗传信息从 DNA 传递给 RNA，再从 RNA 传递给蛋白质，可将生物信息学的研究内容分为基因组

信息学、转录组信息学、蛋白质组信息学等几个层面。另外，计算系统生物学、结构生物信息学、转化生物信息学和生物数据审编也成为生物信息学的重要研究方向。

基因组信息学 获取基因组信息，即细胞中的总 DNA 或者 RNA（反转录病毒）的信息，并采用合理的方法进行分析、存储与管理，发现基因及各种调控元件在染色体上的位置及生物学功能，成为研究基本遗传规律、认识基因与疾病的关系、研究基因序列变异与药物疗效及安全性的关系等的重要科学依据。

转录组信息学 主要针对细胞中基因转录出来的 RNA 分子，通过一定的方法，如基因微阵列技术或者 RNA 测序技术等，获取这些信息，并进行数据存储与分析，有助于探索基因的功能及基因间的转录调控规律，是研究细胞表型和功能、分析疾病发生发展的分子机制等的重要方法。

蛋白质组信息学 研究对象为特定物种或细胞类型表达出来的所有蛋白质及其表达模式。通过分析蛋白质质谱实验的相关数据，预测蛋白质的结构和功能，并提供蛋白质相关数据资源。

计算系统生物学 主要任务是尽可能多的获得和整合生物体每个层次的信息，建立各层次的数学模型，甚至各个组织和器官的整体模型，并与实验相结合，解析复杂生物系统的规律。

结构生物信息学 侧重于研究在原子和亚细胞空间尺度下展示、存储、检索、分析和显示的大分子结构信息。研究对象包含

DNA、RNA 和蛋白质等生物大分子的三维结构，如分子的折叠和局部图案的对比、分子折叠规律、进化规律等。

转化生物信息学 将信息学分析方法应用到生物医学及基因组数据等分析之中，促进生物医学知识的转化，从而提高临床实践及医疗保健水平。例如，整合疾病资源数据，进行健康状况预测及治疗方案选择等，有助于提升人们的健康水平。

生物数据审编 这是 21 世纪初在生物数据日益丰富的背景下产生的一个新兴研究领域，也是一个新兴的职业，可以概括成"把生物数据转化成有组织的形式"。生物数据审编是通过实验团队、生物数据审编人、软件和数据库开发者的共同努力来实现的。

研究方法 依据研究对象及研究目的的不同，将选取不同的方法进行分析，也可以综合多种方法进行多角度的分析。

生物数据库构建 通过建立国际基本生物信息数据库及相关评估及检测系统来进行生物信息的收集、存储、管理与提供。如常见的核苷酸序列数据库、基因表达数据库、蛋白质序列数据库等。数据库具有容量大、更新速度快、用户面广、便于管理等特点。通过数据库可以完善地管理和存储海量的生物学数据，这些数据的共享，极大地促进了生物信息学的发展。

数据库检索 根据用户的特定需求，从构建的相关生物数据库中提取出能解答问题的准确数据。通过数据库检索和信息分析，能极大地提高研究效率，缩短研究周期。如将研究的某段未知基因组的 DNA 序列作为数据库查询需求进行序列检索，获取相关的

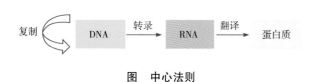

图 中心法则

信息。

序列分析 通过一定的序列处理模型可对核酸或者蛋白质序列进行分析，如进行序列组成、结构特征、潜在功能位点等的分析，以得到有用的信息。常用的方法有基因序列比对、基因序列特征分析、蛋白质结构预测、RNA结构预测等。如通过对基因组中非编码区的序列进行分析，根据信息结构组成，可提出理论模型，阐明该区域的重要生物学功能。

统计模型 运用数学理论及统计方法，对生物学数据进行合理的描述及统计建模，从中挖掘出潜在的信息。例如，隐马尔可夫模型在基因识别、药物设计等方面具有广泛的应用价值；而最大似然模型、最大简约法常应用于计算系统生物学的研究中。

机器学习 寻找和发现复杂生物数据中内含的规律性联系、尤其是分子生物学数据与细胞或个体生理/病理表型直接的联系，是生物信息学研究的一个重要方面，信息科学中的模式识别和机器学习技术在其中发挥着主要的作用。

与邻近学科的关系 生物信息学与很多学科之间存在广泛的、密切的关联。首先，它将会推动21世纪医学模式的变革，促进以细胞病理学为基础的医学模式向分子医学模式转变。如应用生物信息学研究方法能够获得人类疾病相关的基因，逐步建立起人类基因与生理、病理之间的关联图谱，促进疾病的预防、诊断与治疗；此外，能够从个体的DNA、RNA、蛋白质等分子水平研究疾病的发病机制，选取适当的治疗方案，实现个性化医疗。其次，生物信息学是集生物学、数学、统计学、信息学和计算机科学为一体的交叉学科。从广义上讲，生物信息学利用数理和信息科学的观点、理论和方法去研究生命现象，以计算机为主要的手段，组织和分析海量的生物学数据，因此它的发展与这些学科紧密相连。如生物信息学的发展在很大程度上依赖于计算机科学与技术的进步，需要采用计算机提供的算法、数据库、用户界面以及统计学工具辅助处理生物信息，同时对计算技术的发展也是很大的推动。另一方面，生物信息分析不能脱离生命科学的研究基础，同时也促进了生命科学的发展。

应用 生物信息学研究有助于揭示生物分子系统的信息本质，有助于人们了解、掌握遗传信息的编码、传递及表达，加快人类了解自身和环境的发展进程。通过收集、管理和分析生物基因组、转录组、蛋白质组等数据，发现不同生物分子的功能及其相互调控作用，对于研究生命起源、个体的分化发育机制、机体正常代谢及病变时期的调控机制等具有重要的作用。21世纪初，生物信息学的应用已经进入生命科学研究的各个方面，如：①促进人类基因组计划与人类蛋白质组计划的开展与研究。②与药理学、基因组学、蛋白质组学、生物化学等学科相结合，通过信息计算预测药物靶点，促进新药开发。③应用生物信息学方法分析、整合多层次的生物学数据，挖掘对疾病发生、发展起主导作用的关键基因或基因群，寻找疾病的分子标志物，分析疾病发生发展机制，为疾病发病机制的研究提供全方位的支持。④促进中国传统中医药科学的研究，应用生物信息学原理与方法，从基因、蛋白质和生物分子网络等层次寻找症候的内在调控规律，研究中医方剂与生物分子网络的相互作用关系等。

（张学工 李梢 李妓）

jīyīnzǔ xìnxīxué

基因组信息学（genome informatics） 研究基因组信息的获取、处理、存储、分析和解释等的学科。构建基因组的数据库，发展包括算法、软件、硬件在内的基因组信息分析工具，探究基因组上的各种调控元件及其相互作用机制。

自19世纪80年代末人类基因组研究开始后，生物科学的数据资源获得迅猛发展，产生了海量的生物信息数据。人类基因组共有约30亿个碱基对，采用合理的方式对这些基因组信息进行收集、存储、分发与分析显得越来越重要，信息的管理和分析成为人类基因组计划实施过程中的一项重要工作，基因组信息学应运而生。

人类基因组计划是一项规模宏大，跨国跨学科的科学探索工程，正式启动于1990年。该计划的主要目标是测定人类染色体中的约30亿个碱基对所组成的序列信息，破译这些序列中所包含的遗传信息，并绘制人类基因组图谱。在2000年左右，在参加人类基因组工程项目的6个国家（美国、英国、法国、德国、日本和中国）的学者的共同努力下，人类基因组草图的绘制工作顺利完成。早在20世纪80年代末，中国学者就开展了早期的人类基因组研究相关的工作。1999年，中国获准参加人类基因组计划，成为继美、英、日、德、法之后第六个参与国。在随后的两年里，中国学者出色地完成了所承担的测序任务。伴随着中国基因组学的发展，中国的研究人员在基因组信息的获取、处理、分析和解释等方面也相应地开展了大量研究。随着基因组计划的完成及测序技术的发展与完善，基因组信息学的研究由序列数据的获取逐渐转向序列功能的分析之中。

研究内容 基因组信息学主要包括三个方面，一是建立基因组数据库，对基因组信息进行收集、存储、管理与整合；二是对基因组序列信息的提取和分析，来阐明基因的结构和功能，从而帮助人们"读懂"生物的基因组；三是在基因组信息分析的基础上，研究基因组中各种基因和其他功能元件的相互作用关系及各自的生物学功能。

建立数据库是存储基因组相关信息的基础，针对基因组中不同研究领域也形成了不同类型的数据库，比如核苷酸序列数据库、单核苷酸多态性数据库、基因表达数据库、疾病基因数据库等，这些数据库所容纳的信息是相辅相成的，对于生命科学研究具有重要的价值。基因本体提供了一系列的语义，用来描述基因、基因产物的特性，为各种数据库中基因产物功能描述提供了规范化的方法，使得在不同数据库中的数据查询结果能以统一的形式存在。

借助一系列基因组信息分析策略如基因序列比对、基因序列特征分析、基因微阵列分析、基因组注释、全基因组关联研究等，可以帮助揭示生命体内在的遗传规律，以及疾病与基因之间的关系、药物效用或副作用与基因之间的关系等。比如在啤酒酵母的完整基因组中，大约60%的基因是通过信息分析得到的。

应用 基因组信息学主要用于发现和解释具有普遍意义的生命现象背后的分子元件及其内在规律和相互作用关系，而它的复杂性必然导致多学科的引入，需要研究开发更优良的分析方法与模型来研究基因组数据之间的关系，解读生物遗传密码，发现生命现象背后的分子机制。例如，人体中的许多疾病都是与基因相关的，通过寻找、分析这些基因的位置及序列特征，可以帮助人们有效地判定各种疾病相关的分子标记、理解疾病的发生规律和发展机制。又比如，基因组信息学的另一个重要应用是指导新药研发与个性化医疗，即以药效及安全性为目标，通过研究各种基因突变与药效及药物副作用之间的关系，根据每个人独特的基因组成来制订最佳的药物或合并用药治疗方案。这样的研究形成了一个新的学科，即药物基因组学。药物基因组学运用基因组信息学原理和方法改善疾病治疗，是研究高效、特效药物的重要途径，有重要的理论意义和广阔的应用前景。

(张学工 李 梢)

jīyīn běntǐ

基因本体（gene ontology） 定义基因主题领域的基本术语及其关联关系，并结合这些术语和关系定义了词汇表外延表示的规则。是一种标准化的基因知识表示方式。由基因本体联合会于1988年开发，主要目的是解决生物学定义混乱的问题，使各个生物学数据库中基因及产物功能描述一致，便于生物学数据

的查询和共享。

在生物信息学领域，搜寻信息的一个主要瓶颈是不同的生物学数据库可能会使用不同的术语，使信息查找十分复杂，实现机器自动查找更是难上加难。基因本体的构建就是为了解决基因领域术语定义不统一的问题。

结构与内容 基因本体共有三个结构化的网络，用于描述基因及其产物，对基因进行注释。这三个网络分别从细胞组件、分子功能和生物过程对基因进行分类、定义和注释。细胞组件：细胞的每个部分和细胞外环境。分子功能：基因产物在分子级别的主要活动，比如结合以及催化。生物过程：细胞内发生的，可以定义开始和结束的事件或过程，体现了细胞、组织、器官或生物体的功能单元。

基因本体是一个有向无环图型的本体，一个子结点（箭头指向的结点）可以有多个父结点（箭头出发的结点），但没有循环关系，即从父结点到子结点，含义是逐层深入的关系。其中结构数据包含结点和结点之间的连接关系，注释数据包含由数据库成员提交的基因或基因产物与结点间的关联。基因本体中使用 is-a、part-of 和 regulates 三种关系，其中 is-a 表示子结点是父结点的一个实例，part-of 表示子结点是父结点的一个部分（图）。

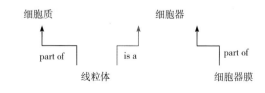

图 基因本体结构示例

注：is a 表示子结点是父结点的一个实例；part of 表示子结点是父结点的一个部分

功能与特点 基因本体是一个支持特定语法规范的术语系统，便于在生物信息学中广泛使用。一方面，基因本体是一个动态的网络，有较高的独立性和描述精准度。基因本体数据库定期将基因组领域的术语更新为成熟的基因本体，存储和积累更多的生物学信息。另一方面，基因本体是可灵活使用和比对的，它可以反映出不同生物的生物学差异。

应用 基因本体应用广泛，主要包括：①规范基因组数据库的数据描述。基因本体的相关术语在果蝇基因组、心血管疾病基因、农作物基因组等多个合作数据库中是统一使用的，促进各种数据库对基因描述的一致性。②指导基于基因表达数据的基因功能预测。基因本体数据库包含了基因参与的生物过程，所处的细胞位置及具有的分子功能三方面功能信息，所以通过基因本体中的注释信息，可以进行基因功能预测。③促进基于基因本体注释体系的基因功能比较。很多基于基因本体的结构化数据库的基因功能相似性算法已经比较成熟，在构建功能网络以及基因功能预测中发挥重要作用，成为生物医学研究中的重要工具。

（李　姣　康宏宇）

bǐjiào jīyīnzǔxué

比较基因组学（comparative genomics） 根据已知的基因序列和基因组图谱，采用信息分析方法提取特征，实现基因结构和功能比较的学科。是研究基因功能、基因相互调控关系以及物种进化等的重要方法。

20世纪80年代，产生了第一次大规模的比较基因组学研究，科学家们系统地比较了两种病毒基因组，其中每个基因组至少包含100个基因。在早期的比较基因组学研究中，模式生物的基因组被大量用于人类疾病基因的功能研究，因为模式生物基因组与人类基因组之间存在相似的结构和序列编码特征。此后，随着不同物种的完整基因组数据的累计，比较基因组学的研究越来越多。21世纪初，高通量测序技术的发展产生了海量的基因组数据，包括很多的基因组变异信息，而这些变异可能是导致基因功能或疾病表型存在差异的关键因素，这也在一定程度上促进了功能基因组学的发展。

方法 基因组学研究产生了大量的序列数据，它们可能来自不同的基因或者不同的样本个体，因而会存在一定的差异。由于基因组序列中存在大量关于生物体遗传性状的信息，这些序列组成能够在一定程度上反映生物体的表型特征或者体现对应基因的功能。因此，相关物种或者相似功能的基因在序列组成及自身结构上会存在一定的相关性，这是比较基因组学的基础。比如，如果两个物种有较大的亲缘关系，那么它们的基因组就会越相似。因此，可以通过分析不同物种基因组间的相关性来判断物种的进化关系。

应用 比较基因组学在生物学研究中得到了广泛的应用，它可以应用于基因序列比对、基因序列特征分析、基因组进化研究等。而在这些研究中，模式生物是一种非常重要的工具，具有重要的意义。例如，由于模式生物的基因组与人类基因组在编码顺序、基因组结构等方面存在很大的相似性，可以利用它们来克隆人类疾病相关的基因，并结合实验手段来研究这些因子在生命活动调控过程中所起的作用。此外，对具有不同亲缘关系的物种的基因组进行比较分析，可以发现物种特有的基因组序列以及共有的序列，而那些特异的序列可用于定义物种的特异性。另一个方面，对同物种的基因组序列进行比对，可以发现常见的变异如单核苷酸多态性、拷贝数变异等，它们可能是决定生物表型的关键因子。

（张学工　郑　思）

jīyīn xùliè bǐduì

基因序列比对（gene sequence alignment） 比较两个或多个基因序列，发现它们的相似性，找出共同区域与差异区域的技术。是了解基因组结构、功能及进化关系的基本途径。

原理 基因序列比对通过插入空位（通常用横短线表示）来模拟基因进化过程中的突变现象（图），寻找保守序列，即在进化过程中基本保持不变的基因片段，进而反映基因序列之间的进化关系。在比对中，错配对应于突变，空位对应于插入或缺失。

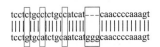

图　基因序列比对

方法 很短或非常相似的基因序列，可以手工对齐。对于冗长的、大量的、充满变化的、不能完全通过人工对齐的基因序列，则可以通过构造算法来进行比对。基因序列比对算法大多基于动态规划的思想，即将求解的问题分解成若干子问题，先求解子问题，然后从这些子问题的解得到原问题的解。根据同时比对的序列数目，基因序列比对可分为双序列比对和多序列比对。

双序列比对 针对两条序列，通过插入空位使两条序列长度相同，并且使尽可能多的字符匹配。根据比对范围，可分为全局比对和局部比对。全局比对考虑序列的全局相似性，局部比对考虑基因序列片段之间的相似性。21世纪初，基于动态规划的基本局部比对搜索工具 BLAST 和史密斯-沃特曼（Smith-Waterman）算法是寻找局部最优相似片段使用最为广泛的算法。

多序列比对 生物信息学领域提出了许多关于多序列比对的方法，如动态规划算法、渐进式算法、迭代算法、基于一致性的算法、遗传算法、模拟退火算法、隐马尔科夫模型、星形比对和树形比对等。其中，渐进式算法是在21世纪初应用较多的方法，它利用两条序列进行动态规划，由两条序列的比对开始，逐渐添加新序列比对，直到所有序列都加入为止。

应用与注意事项 基因序列比对是生物信息学研究中最基本的方法，其应用包括基因序列测定、拼接、功能预测、检索，以及物种进化关系分析等。

基因测序与功能预测 当两个或多个实验室在同时测定某个基因序列时，其结果可能不一样，可通过基因序列比对来比较实验结果，发现差别。基于相似的基因序列具有相似的结构和功能的假设，通过比较结构和功能未知的基因序列与已知基因序列之间的相似性，来进行基因序列特征分析，进而辅助基因功能预测。

基因序列拼接 在大规模基因测序项目中，不同的基因片段测定由不同的单位和人员负责。

要得出完整的基因序列，需要将所测定的基因序列片段进行拼接。可通过基因序列比对判断是否有一条基因序列的前缀是另一条基因序列的后缀。

基因序列搜索 将查询序列与整个数据库中的所有序列进行比对，迅速获取有关查询序列的大量有价值的参考信息，以便进一步分析其结构和功能。

物种进化分析 通过基因序列比对，判断两条或多条基因序列中是否有非常相似的子序列，即寻找在进化过程中基本保持不变的基因片段，从而判断它们是否由同一个祖先进化而来，推测基因序列之间的进化关系。可用于构建物种亲缘树、亲子鉴定等。

需要注意的是，基因序列比对的方法是建立在某个数学或生物学模型之上，因此对序列比对的结果不能得出"正确或错误"的简单结论，只能认为所使用的算法能在多大程度上反映序列之间的相似性关系以及它们的生物学特征。另外，进行基因序列比对时，需着重考虑如何建立一个科学合理的相似性度量准则，如何提高亲缘关系很远、分歧很大序列比对的准确率，以及如何提高算法的运算速度。

(张学工 康宏宇)

jīyīn xùliè tèzhēng fēnxī

基因序列特征分析（gene sequence characteristics analysis）

处理和分析基因序列数据，从中提取有关基因序列特征信息的方法。能够帮助我们从分子层面了解基因的结构特点，了解与基因表达调控相关的信息，明确基因序列与蛋白质序列之间的编码关系。

原理 基因组不仅是基因的简单排列，它具有一定的组织结构和信息结构，这种序列特征是在长期的演化过程中形成的，是基因发挥功能所必需的。真核生物与原核生物的基因结构都是由编码区与非编码区组成，区别在于原核生物的蛋白质编码区是连续的，而真核生物是间断的。基因在序列结构上具有很强的保守性（即在进化过程中基本保持不变），这种结构特征可用于分析基因组的功能序列。比如，基因组上有一些特殊的功能元件如蛋白质编码区，它在碱基的组织排列上与其他部分有一定的区别。可以对序列片段进行特征提取，进而实现对这些特殊元件的探测与定位。

方法 在实际应用中，序列特征分析的目标是寻找基因及其表达调控信息，基本的序列分析方法主要有重复序列发现、基因序列比对、功能位点分析、序列组成分析、综合分析五种。

重复序列发现 重复序列指真核生物基因组中重复出现的核苷酸序列，这种序列不编码蛋白质。其存在对基因功能预测及其他序列特性分析会有很大的干扰。利用适当程序查找并剔除重复序列，能提高基因预测的效率和准确率。常用重复序列查找工具有REPFIND、RepeatMasker 等。

基因序列比对 根据相似序列具有相似结构及功能的原理，通过数据库搜索发现相似或者同源序列，得到关于待分析序列的基本特征。代表性工具是美国国立生物技术信息中心研发的基因开放阅读框发现工具 ORF Finder。

功能位点分析 识别序列上存在的与基因及调控信息相关的特殊片段。如在分析基因组数据时，经常需要预测基因的 RNA 选择性剪切方式，即内含子与外显子的位置和数量。常见的外显子/内含子剪切位点识别工具有 NetGene2、SpliceView、Spidey、GeneSeqer 等。此外，限制性核酸内切酶位点分析也是一种常用的功能位点分析方法，常用的分析工具有 Vector、Webcutter、Watcut 等。

序列组成分析 不同功能区的序列组成明显不同，可通过对序列组成进行统计分析以预测其所属功能区域。所需数据量少，预测速度快，适用于缺少待分析物种的相关数据信息的情况。代表性工具是美国麻省理工学院研发的人类（或脊椎动物）基因开放阅读框和基因结构预测软件 GENSCAN。

综合分析 综合运用基因序列比对、功能位点分析、序列组成分析等方法得到一致性的结果。

应用与注意事项 基因序列特征分析主要应用于基因位置与结构的确定及基因功能预测等。需要注意的是，无论是特殊信号序列的识别还是序列功能结构预测，都涉及"功能序列"的分析和识别，需要对序列识别结果的准确性进行评价。这关系到识别算法是否可行、识别程序是否可用、识别结果是否可信等，只有通过科学的评价才能对同类程序进行比较。

（张学工　郑　思）

jìnhuà jīyīnzǔxué

进化基因组学（evolutionary genomics） 通过比较分析不同生物或不同阶段的基因组数据，理解和发现生物进化的过程与规律的学科。是比较基因组学的重要组成部分，对于从微观的基因组层次来研究宏观的生物体表型具有重要的意义。

原理 基因组中存储大量的遗传信息，对生物体表型具有决定性的作用。而在细胞的分裂过程中，由于一些环境因素等的影响，可能会发生基因突变、同源重组（非姐妹染色单体之间或同一条染色体上含有同源序列的 DNA 分子之间或分子之内发生的重新组合）等，使得细胞丧失原有功能或者获得新功能。这种基因型的变化会对生物体的表现型产生一定的影响，导致表现型的多样化。同时，在自然选择过程中，只有那些适应环境的基因型会被保留下来。因此，对不同物种的基因组数据进行比较分析，可以构建物种之间的进化图谱。此外，不同基因和基因组都是由固定的基本结构单元，通过不同的方式组合而成的。尽管在进化过程中，早期的基因经过一系列的突变累积，已经发生了巨大的变化。而通过分析不同阶段的基因组的结构和组织形式，发现其中的规律，能够发现基因组的进化历程。

方法 对于从海量的基因组数据中发现潜在的基因组进化规律，比较分析是一个比较常用的策略。常用的方法有序列比较分析、序列差异分析、分子进化分析等。

序列比较分析 对源于同一祖先 DNA 序列的两条 DNA 序列进行比较分析，获得两者的差异。其中的相同点可以用来探索基因组在进化过程中保持不变的东西；而其中的不同点则说明两者进化程度的差别。比如，在进化过程中，进化越近的两条序列应该有越相近的亲缘关系。

序列差异分析 可以用于分析进化过程中分子突变的痕迹。在进化过程中，原始基因会发生一系列的突变事件，进而演变成不同的基因，编码具有不同生物学功能的蛋白质。通过分析序列的差异来获得这些突变的信息，并进行一定的统计分析，有助于分析进化规律。

分子进化分析 以累计在 DNA 分子上的历史信息为基础，研究分子水平的生物进化过程与机制。

应用及注意事项 主要应用于物种进化规律的研究与基因组本身进化规律的研究，有助于理解生物功能和生命现象。比如，进化基因组学可以用于野生群体的生态和功能适应研究，通过分析发现物种进化过程中具有生长优势的基因或者基因组。此外，可以根据基因组数据来构建生物的系统发育树，这对于解决生物界的系统发育问题具有重要的作用。

（张学工　郑　思）

jīyīnzǔ zhùshì

基因组注释（gene annotation） 利用生物信息学方法和工具，结合蛋白质组信息学、转录组信息学等，从原始基因组序列中识别出基因，并对它们进行生物学功能注释的技术。有助于了解基因的功能，认识基因之间的相互作用关系，掌握基因的产物及其在生命活动中的作用等。

20 世纪 90 年代，基因组计划的实施开创了以图谱制作与序列测定为目的的序列基因组学时代，产生了大量的基因组序列数据。同时关于基因位置、基因结构特征以及基因功能的知识越来越丰富，这些知识已被生物学家共享。如何提供一个结构化的标准生物学模型，便于计算机程序进行分析，成为从整体水平研究基因及其产物的一项基本需求。这项需求促使大量的基因注释软件与基因注释数据库的产生，促进了基因组注释的研究与发展。

内容 基因功能预测是基因组注释的基本内容，即对全基因组序列中所有基因的位置、组成元素等进行识别，之后对这些基因展开生物学功能的注释。例如，通过评估未知 DNA 片段的编码可能性，来预测基因组的全部编码区，识别基因组的结构特征等。对于有实验证据的基因功能，将该功能描述与相应基因关联即可；对于无相关实验证据的基因，则需要从生物信息学角度对它的功能进行预测。在基因功能预测的基础上发展起来的有基因集富集分析与基因功能比较等。它们不仅对于研究生命的起源、进化等具有重大作用，而且具有很大的实用价值。例如，通过细菌、真核生物的基因功能比较研究，有助于筛选出在细菌中保守的基因，作为广谱抗生素的药物靶标。

影响因素 由于基因结构和基因组组成不同，原核生物与真核生物的基因组注释存在区别。在原核生物中，基因密度（单位长度 DNA 上存在的基因个数）很高，没有内含子。而在真核生物中，由于生物体变得复杂，基因的密度下降，且存在内含子。比如，在哺乳动物和高等植物中，基因密度只有 1%~3%。因此，相对而言，原核基因组的基因识别率比较高，而在高等真核生物（尤其是人类）基因组中查找基因是非常困难的。

此外，基于计算机进行基因查找都会受到一定数学方法的限制，不能达到 100% 的准确性。比如，许多基因存在可变剪切，根据一般的编码规律来进行注释基因常常会发生错误。因此，每个注释结果都需要结合实验手段来验证。

意义 基因组注释是一个不断完善的过程，需要根据不同数据逐步进行验证和检测。快速而有效的基因注释对进一步识别基因，研究基因的表达调控机制，探索基因产物在生物体代谢途径中的地位等具有重要的意义。

（张学工 郑 思）

jīyīn gōngnéng yùcè

基因功能预测（gene function prediction） 在确定基因序列之后，预测其表达的产物蛋白质及生物学意义的技术。一个基因所含的遗传信息，需要通过一系列复杂的反应，最终转变成具有生物学活性的蛋白质分子，参与到各种生命活动中（这个过程称为基因表达）。随着基因组计划的实施，产生了大量功能未知的基因。在全基因组范围内对基因功能进行预测是生物信息学的重要任务之一，有助于人们从根本上了解那些控制正常机体代谢及疾病发生的分子与生物化学过程。

原理 在研究基因功能之前，往往需要通过基因克隆试验等方法获得全长目标 cDNA 序列片段（纯粹包含基因表达序列的 DNA 片段）。这些序列携带基因的一些特征与信息，可能与基因潜在的功能存在一定的联系。可以利用生物信息学的方法，从这些序列片段出发进行基因功能的预测。

方法 主要包括以下三种基本的方法：基于序列同源性预测分析，基于编码产物预测分析，基于蛋白质功能域预测分析。各种方法都有自己的优缺点，需要根据具体情况进行合理选择。

基于序列同源性预测分析 如果两条基因序列相似性达到 80%，则可视为具有序列同源性，

也可称为同源基因。反之，如果基因 A 与基因 B 是同源基因，那么基因 A 与基因 B 有相似的功能。因此，可以将待检测的基因序列在核苷酸序列数据库和蛋白质序列数据库中进行同源搜索，找到该基因的同源基因或者片段，根据相关性可从已知的同源基因来推测新基因的功能。例如，如果从同源性分析中初步确定新基因属于某一个基因家族的一个新成员，可进一步运用多重序列比对来获取更多提示信息。但这种方法依赖于搜索同源序列算法的可靠性，仅限于将新基因归类到已知功能的基因类别中。

基于编码产物预测分析 基因编码的最终产物是蛋白质，可以根据编码产物来推测基因的功能。在获取全长 cDNA 片段之后，对序列组成进行一些特征分析，进而推断其编码的蛋白质氨基酸序列。然后进行信号肽预测，初步判定亚细胞定位。最后根据氨基酸组成、分子质量等蛋白质的基本理化性质来进行蛋白质结构预测。从蛋白质结构可以得到其功能机制的信息，进而实现对基因功能的预测。

基于蛋白质结构域预测分析 蛋白质是基因功能的体现者和实施者，大部分的蛋白质是由一些连续的相同或不同的蛋白质结构域所组成的。蛋白质整体功能是通过各个结构域之间的协同作用实现的，结构域的组成提供了蛋白质功能解读的关键信息。可以通过一些数据库对新基因所编码蛋白质的结构域进行分析，推测新基因的功能。

应用 基因预测对于进一步识别基因，研究基因的表达调控机制，研究基因在生物体代谢途径中的地位，分析基因、

基因产物之间的相互作用关系，进行蛋白质功能预测，揭示生命的起源和进化等具有重要的意义。例如，在复杂疾病的研究中，可通过基因功能预测得到与疾病相关功能的基因，再采用实验生物学手段进行后续的验证。被证实的相关基因对于疾病的风险预测及诊断治疗具有重要作用，可进一步收集到疾病基因数据库中。

（张学工 郑 思）

jīyīn fùjí fēnxī

基因富集分析（gene set enrichment analysis）

通过研究从属于某个生物学过程或者生物学功能的一系列基因（统称为一个基因集合）在特定条件下的表达状况，来确定此生物学过程是否发生变化或者生物学功能是否受到影响的技术。又称基因集合富集分析。

早期的基因数据分析方法以单基因为基本单位。而在生物体中，基因与基因之间存在一定的相关性，孤立地分析单个或者少数基因的作用，难以识别出与生物现象最相关的生物学过程。例如，与细胞活性调控相关的，不是个别基因，而是参与某项功能的一群基因。针对单基因分析策略的缺陷，21世纪初，生物学家提出基因集富集分析的方法，相对而言，这种方法能降低数据分析的维度，提高分析结果的可靠性，并且使得分析过程紧贴生物学现象。

原理 基因集表现为一个基因列表，是依据生物学知识事先确定的，其中的基因具有相同或者相似的生物学属性，如参与到同一个代谢途径、编码相近的功能产物等。此外，基因集也包括数据分析过程中出现的一组相关基因，如基因调控网络中位于同一模块中的基因，或者基因微阵列分析中处于同一类别的基因。可从一些常用的基因集数据资源，如GO数据库、KEGG数据库等获取相关的基因集合信息，再结合统计学方法分析一组基因在某个功能节点上是否过度出现，评估基因集富集的程度，基本流程如图。

方法 主要分为基因列表分析和基因集合分析两大类。

基因列表分析 通过比较某个基因集合和背景基因集合中差异表达基因的比例，判断差异表达基因是否更倾向于在指定的基因集合中。这种方法的前提是差异表达基因可通过表达变化率的倍数变化、t检验、方差分析等统计方法得到。在找到差异表达基因之后，对每个基因集合，构建列表进行统计检验。基因列表分析原理简单，运算速度快，容易实现。但也存在可能丢失大量信息，分析结果对基因集合数目以及差异表达基因个数的依赖性较高等不足。

基因集合分析 试图避免寻找差异表达基因，直接对指定基因集合中的基因表达情况进行分析，是对基因列表的一种改进。2003年分析一组2型糖尿病的微阵列数据时，使用单基因分析方法无法找到任何结果，而应用基因集富集分析方法后，发现氧化磷酸化过程被显著抑制。以后，各种新的基因集合分析方法不断涌现出来。

应用 基因集富集分析是探索基因功能的重要方法。对一些关键疾病基因集合进行基因集富集分析，发现这些因子对白血病细胞的生长具有调控作用。此外，基因集富集分析还可应用于微小RNA靶基因预测和基因调控网络分析中。比如，通过分析小RNA靶基因所组成的基因集合，可以研究在某个组织或者生理条件下，小RNA是否发挥了作用。对于转录调控网络，使用基因集富集分析有助于寻找功能相关并在网络上紧密连接的一组基因，对于进一步理解生物体内的转录调控机制具有重要意义。

（张学工 郑 思）

jīyīn gōngnéng bǐjiào

基因功能比较（gene function comparison）

基于信息理论体系中的相似性概念，来比较基因间的功能相似性，进而发现相似特征和差异特征的技术。通过基因功能比较，可以了解未知基因的功能，认识基因与疾病的关系，掌握基因的产物及其在生命活动中的作用等。

自从林奈提出分类系统理论和达尔文提出生物进化论，比较和分类的研究已经成为生物学的中心支柱。比如，对于复杂的生物学知识，通过合理的比较研究可以发现相似特征与差异特征，进而发现生命活动的规律。基因本体（GO）的产生为比较基因产物的功能提供了良好的基础：如果两个基因被注释在同一个体系中，那么我们可以比较它们所注释功能术语的相似性来判断两个

1）对基因进行分类，归属到不同的基因集合中

2）计算每个基因集合表达变化的显著性

3）设定阈值，筛选出显著的基因集合

4）生物学分析

图 基因富集分析流程

基因产物的相似性。2002 年提出把语义相似性理论应用到 GO 分类体系中，后来逐渐产生许多基于 GO 等结构化数据库的基因功能相似性算法，促进基因功能比较研究的发展。

原理　如果两个基因产物（即基因所表达的蛋白质）的功能相似，它们在 GO 中注释的功能术语就相近。因此，利用语义相似度计算方法得出基因本体中功能术语对的相似度，就可以近似估计两个基因产物的功能的相似程度，进而实现基因功能的比较。

在 GO 这种层级结构的词汇分类系统中，随着层级的深入，功能术语就越具体，包含的信息量也越大。因此，可以将每个层级的术语赋予一个信息含量值。所有术语间的比较和区别都依靠这个信息含量进行计算。

方法　可分为两种常用的方法，单基因功能比较和基因集合功能比较。这两种方法基于不同的研究目的，存在各自的优缺点，需要合理选择使用。

单基因功能比较　在 GO 系统中，可以计算得到任意两个功能术语的相似性值，并根据基因在 GO 中的注释术语来计算两个基因之间的功能相似性。最简单的方法是取两个基因所注释术语对的最大值或平均值，来作为两个基因的功能相似性度量。

最优分配法是被广泛应用的一种方法，对于两个基因 A 与 B。首先计算基因 A 中的每个节点与基因 B 中所有节点的语义相似性最大值，再求平均得到 A_score；再对另一个基因的节点也采取这种做法，得到 B_score。最后取 A_score 与 B_score 的平均即得到两个基因的最优功能相似性。

基因集合功能比较　随着基因组信息学的发展，产生出大量的基因集合数据，这些基因集合常常与特定的生物学表型或者生物学功能相关。对于基因集合间的功能比较和量化，研究者们已经开发出了很多基于语义相似性的方法。比如常见的有利用单个基因间的功能相似性的整合分析，利用基因集的全局功能的整体分析等。

应用　基因功能比较是进行基因功能预测、疾病基因预测、重复基因集检测等的基础。

基因功能预测　通过基因功能比较评价基因间功能相似性，再根据功能相似性得分来预测未知基因的功能。

疾病基因预测　通过数据挖掘获取疾病相关基因的 GO 功能注释术语，同时利用基因功能比较来分析基因与疾病之间的相关程度，进而识别致病基因。

重复基因集检测　对于具有相关但又不完全相同的条件下测得的基因集，可通过基因功能比较，检测是否为重复的基因集。

（张学工　郑　思）

quánjīyīnzǔ guānlián yánjiū

全基因组关联研究（genome-wide association study）

对全基因组范围内的常见遗传变异基因进行总体关联分析的方法。其在全基因组层面上，开展多中心、大样本、反复验证的基因与疾病的相互联系的研究，全面揭示疾病发生、发展与治疗相关的遗传基因。

1996 年，发现在常见复杂疾病的遗传学研究中，关联研究具有很好的效果，从而提出了全基因组关联研究的概念。随着人类基因组单体型计划的完成，大量人类基因组中常见的遗传变异（如单核苷酸多态性和拷贝数变异）数据被收录，使得全基因组关联研究的应用成为可能。2005年癌症基因组的全基因组关联研究计划开始实施，陆续产生了关于肺癌、食管癌、白血病等几十种疾病的全基因组关联研究的报导，确定了一系列疾病的致病基因、相关基因突变等。随着全基因组关联研究的不断开展，美国的一些研究机构对发表的全基因组关联研究文献进行汇总，公布在网站上，并进行定期更新，供世界各地的研究人员查询。

原理　在全基因组范围内找出存在的序列变异，主要是单核苷酸多态性与拷贝数变异等，并从中筛选出与疾病相关的变异。比如，通过比较患者和正常人群的单核苷酸多态性位点，找到疾病特异性的遗传标记，从而识别某种疾病的发病机制。根据不同的研究对象，主要分为基于无关个体的关联分析与基于家系的关联研究。基本的分析步骤如图。

方法　全基因组关联研究的研究方法与传统的"候选基因-对照"关联分析类似。比如，如果人群基因组中一些单核苷酸多态性与某种疾病相关，那么这些单核苷酸多态性在疾病患者中的发生频率要比未患病人群高。主要有两种分析方法：单阶段研究与多阶段研究。

单阶段研究　选择足够多的样本，一次性在所有研究对象中对目标单核苷酸多态性进行基因分型，再分析每个单核苷酸多态性与疾病的关联，并统计该关联的强度。

多阶段研究　在第一阶段采用覆盖全基因组范围的单核苷酸多态性进行"病例-对照"关联分析，统计后筛选出较少数量的阳性单核苷酸多态性。对这些单

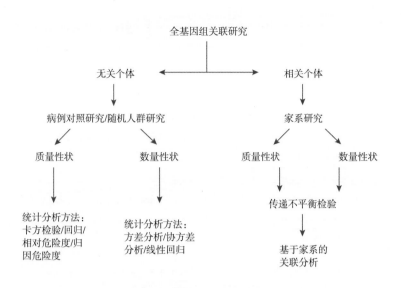

图　全基因组关联分析流程

核苷酸多态性在随后阶段中采用更大样本量的"病例–对照"人群进行基因分型，再结合多个阶段的结果进行分析。在多阶段研究中，两阶段方法是比较常用的。

应用　全基因组关联研究为全面系统研究复杂疾病的遗传因素掀开了新的一页，为了解人类复杂疾病的发病机制提供了更多的线索。同时，全基因组关联研究在研究个体性状与疾病治疗中也具有重要应用。

研究复杂疾病　科学家在视网膜黄斑、乳腺癌、糖尿病、肺癌等一系列复杂疾病中进行了全基因组关联研究并找到疾病相关的易感基因，也就是在适宜的环境刺激下能够编码遗传性疾病或获得疾病易感性的基因。这些易感位点的发现促进了复杂疾病发病机制的研究，也为针对不同患者的个性化治疗奠定了理论基础。

研究个体性状　人类的一些常见性状如身高、体重、肤色等受到遗传和环境共同影响，呈现多基因遗传模式。这些性状有些是种族特异的，有些在同种族中也存在差异。通过全基因组关联研究分析，发现了很多性状相关的基因，促进揭示人类性状遗传基础的进程。此外，有些性状与复杂疾病有着密切联系，如肥胖与 2 型糖尿病、肤色与皮肤肿瘤等。

疾病治疗　将全基因组关联研究应用到疾病治疗研究，发现与药物治疗反应以及药物副作用相关的一些基因。根据这些研究的结果，可以根据患者的基因型，选取合适的用药及治疗方案，促进个性化医疗。

（张学工　郑　思）

jīyīnzǔ shùjùkù

基因组数据库（genome database）　收集和整理基因、基因组相关生物学数据，并提供相关数据查询、处理等服务的数据库的总称。

自 20 世纪 80 年代开始，随着高通量生物科学技术的发展、人类基因组计划和千人基因组计划的启动，有关生物基因组及其表达、变化等信息急剧膨胀，成为生物医学领域大数据的重要组成部分。为了便于收集、整理、存储、分析和共享这些基因组数据，人们陆续建设了多种基因组相关数据库。这些基因组数据库为分析和解释基因组数据蕴含的重要生命科学意义提供了极大的便利。研究人员可以在对基因组相关信息分析的基础上，研究生物的遗传、进化和变异等，以便从遗传角度和分子水平了解疾病的发生和发展机制，从而帮助疾病预防和治疗。

分类　按照所存储的基因组内容，可分为核苷酸序列数据库、单核苷酸多态性数据库、基因表达数据库、疾病基因数据库等。这些数据库分别存储与基因相关的不同数据，如核苷酸序列数据库主要存储 DNA 或 RNA 中碱基的排列顺序，单核苷酸多肽性数据库主要存储由单个核苷酸 A、T、C 或 G 的改变而引起的 DNA 序列的改变，基因表达数据库主要存储遗传信息转录成 RNA 的数据，疾病基因数据库主要存储疾病相关的基因信息。

根据访问权限的不同分为公开访问数据库和订阅数据库；根据收录内容的不同分为特定内容数据库和整合数据库；根据数据加工程度的不同分为原始数据库和加工整理数据库。

数据库检索形式　基因组数据库的集成检索系统主要有美国国立生物技术信息中心研制的 Retrieve 系统、Entrez 系统，以及欧洲分子生物学实验室研制的序列检索系统 SRS。

Retrieve 系统　查询美国国立生物技术信息中心数据库最简单的方法。可通过关键词检索数据库，一次可以针对一个可用的数据库检索。

Entrez 系统　允许对数据库进行集成的访问，即可以一次查询美国国立生物技术信息中心多个子库的信息。主页提供两种检索方式，一是通过下拉式菜单选择任意一类数据库，二是通过输入关键字，包括作者姓名、序列号、基因或蛋白质名称进行检索。

序列检索系统（SRS） 一个开放的数据库检索工具，可以根据需要安装不同的数据库。检索方式有三种：一是标准检索，即给出适当的查询条件查询；二是快速检索，即通过关键词查询；三是扩展查询，即输入的关键词可在物种、说明、作者、日期、序列长度等所有范围内。

（李 姣 郭海红）

hégānsuān xùliè shùjùkù

核苷酸序列数据库（nucleotide sequence database）

以核苷酸碱基顺序为基本内容，并附有注释信息的数据库。对于了解生物体结构、功能、发育和进化具有重要作用。

常用的核苷酸序列数据库

国际上最重要的公共核苷酸序列数据库主要有三个，分别是美国的 GenBank、欧洲的 ENA 和日本的 DDBJ。这三大数据库接收世界各国实验室和测序机构提交的核苷酸序列数据，并组成了国际核苷酸序列数据库联盟（INSDC），实现了三者之间的每天同步更新和数据共享。

GenBank 由隶属于美国国立卫生研究院的美国国立生物技术信息中心建立并维护。建立于1982年，收录实验室单独提交的核苷酸序列和大规模测序项目批量提交的高通量数据的核酸序列数据库，每天更新、每两个月发布一个新版本。序列以索引文件和序列文件的方式进行存储管理。其中，索引文件记录序列的作者和文献报道等信息，用于数据库查询；序列文件记录序列的位点、

物种、碱基链、注释、测序数据来源等信息。用户可通过以下方式获取数据：①利用关键词和限定检索字段进行查询。②利用基本局部比对搜索工具 BLAST 进行序列相似性搜索，输入一段序列进行查询。③通过文件传输协议批量下载。其网址为：http://www.ncbi.nlm.nih.gov/genbank。

ENA 由隶属于欧洲分子生物学实验室的生物信息学研究所创建并维护。建立于1982年，有一套独立的核苷酸序列数据格式：按核苷酸序列数据层级分为测序片段、片段拼接和序列标注三个层级；按数据类型分为样本、物种和项目三种类型；按数据种类分为表达序列标签、高通量基因组序列、专利序列、第三方标注序列、全基因组测序序列等不断更新的种类。根据不同的数据层级、类型和种类，定义了相应的数据结构。用户可通过以下方式获取数据：①利用关键词检索序列数据。②利用序列相似性检索核酸序列。③通过编写程序（REST URLs 和 CRAM），批量获取序列数据。④通过文件传输协议批量下载。其网址为：http://www.ebi.ac.uk/ena。

DDBJ 由日本国家遗传学研究所创建并维护。建立于1987年，99%的日本研究者的测序数据通过该数据库提交。用户可通过以下方式获取数据：①利用唯一标识符检索。②利用关键词检索。③针对物种的检索。④利用基本局部比对搜索工具 BLAST 进行序列相似性搜索，输入一段序列进行查询。⑤通过文件传输协议批量下载。其网址为：http://www.ddbj.nig.ac.jp/。

GenBank、ENA 和 DDBJ 存储了大量的原始序列数据。一个序

列片段可能被多个实验室测定和提交至数据库。为去除冗余序列数据，美国国立生物技术信息中心对原始提交的序列进行了人工审阅和标注，为每个物种建立了DNA、RNA 和蛋白质参照序列，并存储于 RefSeq。其网址为：http://www.ncbi.nlm.nih.gov/refseq/about/。

应用 GenBank、ENA 和 DDBJ 收录了世界各国发布的核苷酸序列数据。这些全面而完整的核苷酸序列数据被广泛地应用到基因序列测定、基因序列比对、基因序列特征分析和基因功能预测等研究中，促进生物进化与系统发育分析、生物遗传学等多个领域的发展。

（李 姣 郭海红）

dānhégānsuān duōtàixìng shùjùkù

单核苷酸多态性数据库（single nucleotide polymorphism database）

存储关于单个碱基的替换、插入和删除等引起 DNA 序列多态性的数据库。在人类基因组中，大约在500~1000个碱基长度范围内，就会出现一次单个碱基的变异。这些单核苷酸多态性对于人类种群遗传学的研究、疾病易感性分析、药物基因组研究和个性化医疗等具有重要的作用。

1998年，美国国立生物技术信息中心与人类基因组研究所合作创建了单核苷酸多肽性数据库dbSNP。它收集了大规模人类基因组计划（如千人基因组计划）测得的单核苷酸多态性数据，同时包括了不同物种在不同实验条件下的基因变异信息。截至2013年4月，单核苷酸多态性数据库dbSNP 已经更新至138版，包含131个物种的5亿多个单核苷酸多态性，编码区的单核苷酸多态性约为8200万，表现型相关的单核

苷酸多态性约为 8700 万，具有频率信息的单核苷酸多态性约为 3600 万。

结构与功能 单核苷酸多态性数据库 dbSNP 为每个单核苷酸多态性分配一个唯一的标识符，并建立与其他数据库的映射和关联关系。以人类载脂蛋白 E 基因相关的一个单核苷酸多态性（rs769452）为例，该数据库记录的基本信息包括：该单核苷酸多态性所属物种、等位信息及其临床显著性、人类基因组变异研究协会 HGVS 对它的命名等。

单核苷酸多态性数据库 db-SNP 提供单核苷酸多态性在基因上分布情况的可视化浏览功能，包括：该单核苷酸多态性所参照的基因序列，所在基因序列的位置及其邻近的单核苷酸多态性，所产生的微小 RNA 碱基变化和蛋白质残基变化。并且提供从该单核苷酸多态性到美国国立生物技术信息中心的其他数据库的链接。用户可通过以下方式查询：①限定单核苷酸多态性所属物种、所在染色体、所在染色位置范围、功能分类、标注信息等，进行批量查询。②输入关键词或单核苷酸多态性的唯一标识符进行查询。③通过文件传输协议 FTP 批量下载。

应用 单核苷酸多态性数据库在生物医学研究中具有重要作用，为全面和精准地构建人类全基因组遗传多态图谱，进而探寻遗传多态性与人种分布、患病风险、生活环境等的相关关系奠定了基础。

（李 岐 郭海红）

jíbìng jīyīn shùjùkù
疾病基因数据库（disease gene database） 存储与疾病相关的基因信息的数据库。数据内容包括

基因名称、疾病信息、基因相关蛋白质、相关领域专业文献链接等。对研究基因与相关疾病，以及两者之间的相互关系具有重要作用，从而促进疾病基础研究和临床研究。

常用疾病基因数据库 主要有 NCBI 疾病基因数据库、基因卡片等综合性疾病基因数据库，癌症基因组剖析计划数据库、人类孟德尔遗传在线数据库等专科疾病基因数据库。

NCBI 疾病基因数据库 美国国立生物技术信息中心的一个分支数据库，收录了疾病表型与基因的相关信息。存储内容包含每类疾病的基本信息、相关基因在基因组上的分布、基因序列和组成信息、基因相关蛋白信息、基因相关研究文献、人类孟德尔遗传在线数据库相关链接等。该疾病基因数据库已与 GenBank、人类孟德尔遗传在线数据库、医学文献检索服务系统（PubMed）、位点特异突变数据库（Locus-Link）等同属美国国立生物技术信息中心的数据库建立了有效的链接。用户可以根据疾病种类或者染色体种类来进行查询，其网址为：http://www.ncbi.nlm.nih.gov/books/NBK22183/。

基因卡片 关于基因及其产物以及两者在疾病中的作用的数据库。由以色列魏茨曼（Weizmann）研究所维护。该数据库以卡片的形式给出结果，列出所查询基因的官方名称、基因代符、染色体定位、蛋白质产物的功能，还提供相关基因家族、相关疾病列表、相关研究论文、医学应用等。其中大部分信息来自其他数据库，包括：SWISS-PROT 蛋白质序列数据库、人类孟德尔遗传在线数据库、国际基因数据库等。

用户可通过关键词、基因符号、基因接受号等进行检索。可键入的关键词包括基因库序列号、基因位点序号、核苷酸序列等。其网址为：http://www.genecards.org/。

癌症基因组剖析计划数据库 重点介绍肿瘤细胞分子水平分析方面的信息和技术工具的数据库，用于鉴别人类基因在癌症不同阶段的表达状况，测定正常、癌前、已癌变细胞的基因表达谱，最终提高检测、诊断、治疗癌症患者的能力。由美国国家癌症研究所和美国国立生物技术信息中心及众多癌症实验室建立。通过该数据库可以获取来自人类和鼠类的遗传信息学数据，查询数据的多种工具，如查询基因、检测基因表达、检测染色体等工具。其网址为：http://cgap.nci.nih.gov/。

人类孟德尔遗传在线数据库 以分类目录的方式列举出人类的基因和由基因变异引起的遗传疾病。由约翰霍普金斯大学的麦库西克（Dr Victor A. McKusick）及其同事设立。数据库包含了关于显性遗传疾病基因的详细资料，如基因符号、病变的名称、对病变的描述（包括临床的、生物化学的、细胞遗传学的特征）、遗传模式上的细节（包括图谱信息）、临床说明等。人类孟德尔遗传在线数据库和美国国家生物技术信息中心所提供的在线资源检索器 Entrez 整合在一起，统一使用 Entrez 的界面检索。人类孟德尔遗传在线数据库可以进行三种途径的检索：文档检索、病例细胞遗传学图谱检索和基因图谱检索。例如，用户可以选择特定的染色体，浏览染色体上相关的基因及病变信息。其网址为：http://omim.org/。

应用 疾病基因数据库可帮助人们从基因层面了解疾病的发

病原因，研究致病基因、基因产物和相关蛋白质的名称、结构等信息，获取疾病相关领域的临床资源、最新的临床研究进展等。疾病基因数据库的不断扩充，增强了人们从分子水平认识疾病的能力，为从分子水平预防和治疗疾病奠定基础。

（李　姣　郭海红）

zhuǎnlùzǔ xìnxīxué

转录组信息学 （transcriptome informatics）

研究细胞中转录组数据的信息获取、存储与分析、注释，并探索其中转录调控规律的学科。是生物信息学的重要组成部分。

转录是以基因组中部分 DNA 片段为模板复制出对应的 RNA 分子的过程，是包含在基因组中的遗传信息发挥生物功能的一个关键环节。转录组是一个活细胞所能转录出来的所有 RNA 转录本的总和，有时也指一个物种所有可能的转录本的总和。从转录水平研究基因的表达情况，是探索细胞表型和功能的重要手段之一。自 20 世纪 90 年代中期以来，基因微阵列（亦称基因芯片）技术被应用于大规模的基因表达水平研究，转录组数据呈爆炸式增长。在 21 世纪的前十年中，随着第二代测序技术的产生及发展，转录组测序技术提供了一个对转录本进行更准确的定量的新方式，也常常被称作 RNA 测序。转录组数据的收集、存储与分析显得越来越重要。转录组信息学针对在特定细胞类型或组织内产生的 RNA 分子，借助计算机、数理模型及生物学实验等进行信息获取与信息分析，探索在感兴趣的细胞群体内基因转录的情况及转录调控规律。

内涵　转录组信息学的典型工作包括两个方面，一是转录组数据的获取、处理与分析；二是建立转录组数据库，对转录组数据进行信息收集、存储、管理与提供。转录组信息学重在研究基因和基因组上其他功能元件的定量表达、发现生物体内基因的功能、基因之间相互调节机制、不同物种之间转录调控模式的差异等。比如，分析确定癌症相关基因在不同时刻表达量的变化，可以帮助我们研究这些基因对癌症发病的影响，进而对疾病进行有针对性的治疗。另一方面，建立数据库对于存储转录组相关信息具有重要的作用。根据不同研究领域的不同需求，产生了不同种类的数据库，包括基因表达数据库、微小 RNA 数据库、微小 RNA 靶基因数据库、非编码 RNA 数据库、转录调控因子数据库、可变剪切数据库等，这些数据库之间是相辅相成的。由于基因主要是通过转录发挥功能的，转录组信息学也常常被称作功能基因组学。

应用　转录组信息分析对于理解基因在一定条件下的具体功能具有重要作用。比如，基因表达是指基因携带的遗传信息转变为生命体表型的过程，构建基因表达图谱可以提供不同条件下不同基因的表达信息。通过分析正常人群和患病人群的转录组差异，筛选出与疾病相关的特异性表达基因，对于疾病发病机制的研究是很有帮助的。此外，每个转录因子的结合位点通常具有特定的模式，找到这些特殊的位点对于研究基因的转录

调控模式有着重要意义。而通过构建转录调控网络，则能从多基因层面对基因的相互调控关系进行分析研究。

转录组信息对基因组向蛋白质组转化具有重要的意义，对于理解基因组中不参与编码蛋白质的序列的功能有重要意义。而随着转录组数据的不断累积及研究内容的不断扩展，需要开发更多精确实用的模型，来从这些数据中提取出有价值的信息。

（张学工　李　梢）

RNA jiégòu yùcè

RNA 结构预测 （RNA structure prediction）

利用生物信息学手段，通过计算机模拟和运算，来预测 RNA 分子的序列组成和空间结构的技术。RNA 结构的稳定性对于 RNA 功能的行使至关重要，RNA 结构预测有助于人们深入了解基因调控和蛋白质产物表达的机制。

原理　与蛋白质结构类似，RNA 的结构一般分为三个层次：一级结构指 RNA 的核苷酸序列组成和排列顺序。RNA 分子一般为单链结构，这一特性使 RNA 在结构上比 DNA 更灵活；二级结构指 RNA 分子序列在自然条件下盘绕、卷曲、借助碱基间的氢键相互连接形成部分碱基配对和单链交替出现形成的双螺旋、凸环、内部环及茎环结构（图），它们是高级结构的基本元件。二级结构进一

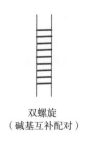
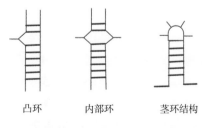

双螺旋
（碱基互补配对）　　凸环　　内部环　　茎环结构

图　RNA 二级结构

步折叠形成三级结构，成为有活性的分子。RNA 一级结构的信息可通过测序技术获取。依据 RNA 二级结构的特征，可采用动态规划类的算法，通过软件计算方式预测 RNA 二级结构。而三级结构很难通过一级序列直接得到，必须通过预测二级结构来获得相关信息。

方法与工具　主要有两种：一种是基于热力学的预测方法，另一种是基于系统发生学的预测方法。

基于热力学的预测方法　以分子热力学为基础，即当 RNA 处于稳定的环境中时，自由能最低的结构是最稳定的。通过动态编程算法来计算 RNA 序列不同构象的自由能，找到最低自由能的构象，进而预测 RNA 的二级结构。

基于系统发生学的预测方法　在 RNA 分子中，结构保守性大于序列保守性。通过多重序列比对，根据相似序列具有相似结构的原理进行 RNA 二级结构预测。在具有多个同源 RNA 序列结构的情况下，该预测方法的准确度超过基于热力学的预测方法。

一些常用预测软件和数据库，如本地软件 RNAstructure、RNAViz、RNA-SSPT 等，在线工具 eRNA 及 CompaRNA 等，可以用于 RNA 二级结构的预测。

应用　作为转录组信息学中一种重要的研究方法，RNA 二级结构预测在寻找非编码基因组、病毒研究等方面具有重要的应用价值。

寻找非编码基因组　生物信息学中的一种应用是使用预测的 RNA 二级结构来搜寻用作 RNA 功能形式而非编码的基因组。因为，小分子 RNA 有着由小内环中断的长茎环结构，它能够作为一种标志。

病毒研究　一些病毒的 RNA 序列形成茎环、假结等高级结构，能作为不同的调节因子，对病毒的转录、复制、翻译起到调控作用。对这些 RNA 的结构进行预测，不仅可以深入了解病毒复制的机制，也有助于寻找抗病毒的靶点。

（李梢　郑思）

wēixiǎo RNA bǎjīyīn yùcè

微小 RNA 靶基因预测（microRNA target prediction）

利用生物信息学方法对微小 RNA（microRNA 也称为 miRNA）的靶基因及其相互之间的作用规律进行预测分析的技术。对于研究 miRNA 功能，以及 miRNA 参与的相关生物学过程具有重要的意义。

原理　miRNA 和靶基因的相互作用具有一定的规律性（图）即 miRNA 通过与其靶基因 3'UTR 区域碱基互补配对，对靶基因起调控作用。因而可以通过观察分析 miRNA 序列与潜在靶基因 3'UTR 区域的序列的特征，进行靶基因预测。在植物中，miRNA 与靶基因位点是完全匹配的，因而可以精确地预测 miRNA 靶基因。而在动物中，miRNA 与靶基因不完全匹配，需要利用一些复杂模型结合生物资源对 miRNA 靶基因进行预测。

方法与工具

在 21 世纪初，陆续产生了一些 miRNA 预测工具：第一代靶基因预测软件的算法大多数是基于种子互补规则，再考虑 miRNA 靶基因在物种间的差异程度及 mi-RNA-靶基因二级结构的热稳定性；第二代靶基因预测软件采用机器学习方法进行靶基因预测。

第一代靶基因预测软件　①miRanda，在 2003 年发布的一个靶基因预测软件，它依据 miRNA 与靶位点的序列匹配程度、miRNA 二级结构热稳定性及靶位点保守性进行设计。miRanda 使用范围较广且不受物种限制。②TargetScan，是依据物种间保守的 miRNA-靶基因二级结构热力学特征开发的，用于预测哺乳动物间保守的 miRNA 靶基因，2005 年改进为 TargetScans。③ RNAhybrid，是经典 RNA 结构预测软件的推广，从 miRNA 和靶基因形成稳定二聚体的视角入手，进行 miRNA 靶基因预测。

第二代靶基因预测软件　区别于第一代预测软件，它不依赖物种间保守性，并结合机器学习算法提取特征参数。①PicTar，开发于 2005 年，是第一个结合机器学习对 miRNA 靶基因进行预测的软件。它首先预测 UTR 序列上 miRNA 的潜在结合位点，再预测其是否落在多物种序列比对后的保守序列位点上，最后检测其 miRNA 和靶基因二聚体是否符合结合能标准。②miTarget，将支持向量机算法（一种机器学习方法）融入靶基因预测模型中，该方法

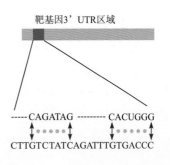

靶基因3' UTR区域

----- CAGATAG --------- CACUGGG
CTTGTCTATCAGATTTGTGACCC　miRNA部分序列

图　微小 RNA 靶基因

的运用不需要考虑跨物种保守性。

应用 对于调控 miRNA-靶基因结合，研究疾病发生机制，疾病诊断研究等方面具有重要的应用价值。①调控 miRNA-靶基因结合 miRNA。一般都结合到靶基因的 3'UTR 的二级结构不稳定区域，而提高这个区域的稳定性能够大大降低 miRNA 对靶基因的作用。这对于控制 miRNA 所参与的一些生物学过程如细胞增殖、凋亡、分化、代谢以及肿瘤转移等具有重要的意义。②研究疾病发生机制。通过预测 miRNA 调控的靶基因，从其下游靶基因的功能特征来预测 miRNA 本身在生命活动中的作用，进而了解其诱导疾病发生的机制。③ 疾病诊断研究。miRNA 可以通过精细化地调节基因表达进而参与细胞发育、分化以及应激反应等生物学过程，且 miRNA 能够参与几乎所有癌症相关的生物学过程。对 miRNA 及其靶基因的功能进行干扰，有助于促进疾病的诊断与治疗。

(李 梢 郑 思)

zhuǎnlù tiáokòng yīnzǐ jiéhé wèidiǎn yùcè

转录调控因子结合位点预测

（transcription factor binding site prediction） 预测与转录因子结合的 DNA 片段，认识和研究转录因子对基因的转录调控特征的技术。转录因子结合位点预测是生物信息学中的研究热点，有助于研究基因的调控系统。

原理 在分子生物学和遗传学中，转录因子是一个能与特异 DNA 序列结合的蛋白质，而转录因子结合位点是与转录因子结合的 DNA 序列片段，它的长度通常在 5～20 bp 范围内。转录就是遗传信息从 DNA 传递到 RNA 的过程，真核细胞的基因表达受到转

录因子的精确调控。借助计算方法及序列比对方法，对编码转录因子的基因序列及转录因子潜在结合位点的序列进行分析，预测转录因子结合位点。

方法 主要有基于一致性序列的方法，基于位置权重矩阵的方法，de novo 预测算法，ChIp-seq、ChIP-chip 等高通量实验方法。这些方法可综合应用。

基于一致性序列的方法 对每个位置选择一个最可能出现的核苷酸，再将这些核苷酸组成一个一致性序列来表示转录因子结合位点。比如某个转录因子有 5 个潜在结合位点 TACGAT、TATAAT、GATACT、 TATAGA、 TATGTT，那么它的一致性序列就是 TATA-AT。因为第一个位置中 T 出现得最多，而第二个位置中 A 出现得最多，以此类推。这种方式容易丢失敏感性与特异性，因为每个转录因子的结合位点都有特定的模式（也称为模体）。

基于位置权重矩阵的方法 对于长度为 L 的转录因子，利用一个 4 行 L 列的矩阵表示它的位置权重矩阵。矩阵中的每行对应一个核苷酸，每列对应转录因子结合位点中的一个位置。比如，第 i 行第 j 列就是转录因子结合位点第 j 位上出现核苷酸 i 的概率。各个位置概率之和越大，说明该序列组成与转录因子结合能力越强。

de novo 预测算法 输入一组共调控的基因，用特定算法搜索这些基因的上游调控序列中富集的模体，以此推断转录因子结合位点。常用的搜索算法有：基于期望最大化算法的 MEME，基于词穷举法的 Seeder，基于吉布斯抽样的 AlignACE、BioProspector、MotifSampler 等。

高通量实验方法 ChIp-seq 技术是采用染色质免疫共沉淀技术获得转录因子结合的 DNA 片段，之后进行大规模测序，再将序列片段定位到全基因组上。ChIP-chip 采用类似的技术获得转录因子结合的 DNA 片段，之后直接检测 DNA 片段来预测结合位点。

应用 转录因子与 DNA 序列片段结合，并帮助启动一个负责基因转录增加或减少的程序。转录因子结合位点预测可应用于细胞周期调控机制研究，发病机制研究，基因调控机制研究等。①细胞周期调控机制研究。许多转录因子对于调节细胞周期和细胞分裂起重要作用。比如，转录因子 Myc 对细胞增殖和凋亡过程有一定影响。研究这些转录因子的具体结合位置，能够深入探索它们对于细胞周期的影响机制。②发病机制研究。转录因子可用于改变宿主细胞的基因表达，促进疾病发生。分析转录因子具体的结合位点，是进一步了解疾病机制的基础，而对这些结合位点进行一定的干扰，能够促进疾病诊断及治疗研究。③基因调控机制研究。基因与基因之间的相互调控包含直接调控作用与间接调控作用。转录因子结合到靶基因的启动子区是一种直接调控方式，也是生命活动中比较普遍的调控方式之一。

(李 梢 郑 思)

jīyīn wēizhènliè fēnxī

基因微阵列分析 （gene microarray analysis） 对不同条件下，成千上万个基因的表达数据所构成的数据矩阵进行分析的技术。又称基因芯片分析。生命活动的正常进行源于基因在不同时间与空间上的特异性表达，基因表达

水平的变化能够反映一定的生物学意义。如对癌变组织与正常组织的基因表达数据进行比较分析，找出其中表达情况有明显差异的基因，可以帮助人们理解疾病的形成机制，进而发现有效的诊断和治疗策略。

20 世纪末，随着生物化学技术与计算机领域高密度芯片生产技术的进步，产生了能够同时测量成千上万个基因的 mRNA 表达量的新技术。即在一个几乎平方厘米的芯片上放置对应于成千上万个基因的 DNA 探针，从而同时测定这些基因在样品中的表达。这类技术通常称作 DNA 微阵列、基因微阵列或基因芯片。美国昂飞（Affymetrix）公司在 1989 年研制出了世界上的首张基因芯片，后来陆续产生了一系列的产品并广泛应用于生命科学领域的研究。1995 年斯坦福大学研制出 cDNA 微阵列并成功应用于基因表达分析。微阵列技术的出现，促使生物学研究由针对单基因的研究迅速扩展到针对全基因组的计算系统生物学研究。

原理 基因微阵列主要基于 DNA 的碱基互补配对原则，即利用 4 种核苷酸（腺嘌呤 A，胸腺嘧啶 T，鸟嘌呤 G，胞嘧啶 C）之间两两配对互补的特性，使两条在序列上互补的单核苷酸链形成双链，这个过程称为杂交。根据实验制备与技术的不同，可分为 cDNA 微阵列与寡核苷酸微阵列。一次微阵列实验能获得不同条件（细胞周期不同阶段、不同药物作用时间、不同肿瘤类型及不同病人等）下全基因组的表达信息，可构成一个数据矩阵。通过分析这些表达数据，可以研究哪些基因的表达发生了改变、基因之间有何相关性、在不同条件下基因

的活动是如何受影响的等。

方法 基因微阵列分析的基本流程如图。通过图像处理将高通量的荧光信号转化成基因表达数据后，先进行预处理，再将其用于后续的分析。数据预处理包括去除异常数据、处理缺失值、标准化等，目的是降低实验过程中可能存在的系统误差、实验误差等。而高层处理主要是侧重于分析生物学意义，主要的分析策略包括基因差异表达分析、基因表达谱聚类分析、基因表达数据的分类分析及基因调控网络研究等。

应用 主要应用于疾病分类、基因表达分析、模式生物状态分类研究等。其中，疾病分类研究是基因微阵列分析应用较多的领域，例如根据已知肿瘤类型的样本数据来构建分类器，利用它对新的表达数据进行分类分析，确定肿瘤类型。此外，还可以从基因表达数据出发，建立基因相互作用的网络模型，了解生物体内的分子调控机制。这方面的研究不仅需要有效的数据挖掘方法来整合海量数据，还需要对基因调控的生物学知识有深层次的理解。

（李梢 郑思）

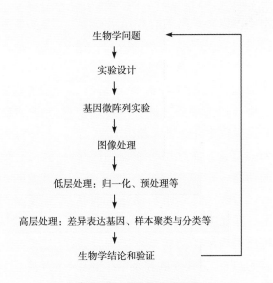

图　基因微阵列数据处理流程

zhuǎnlùzǔ cèxù shùjù fēnxī
转录组测序数据分析（transcriptome sequencing data analysis）

对细胞在某一特定状态下转录出的所有 RNA（包括 mRNA 和非编码 RNA）序列信息进行检测并分析的技术。是从转录水平研究基因的结构及生物学调控功能的重要方法，已经被广泛应用于生命科学的基础研究、疾病的临床诊断及新药的研发等领域。

转录组在连接包含遗传信息的基因组与行使生物学功能的蛋白质组中发挥着重要的作用。人类基因组计划的开展促进了大量基因组序列数据及相关的基因组数据库的诞生。然而，如何进一步去挖掘基因的功能、基因之间的相互调控关系以及基因在不同状态下的表达机制等，仍然是一个新的挑战，需要从转录水平进行深入的研究。21 世纪初期，随着二代测序平台的产生及测序成本的降低，在单核苷酸水平对任意物种的整体转录活动进行检测（大规模转录组测序）成为转录组研究的重要方法。相对于基因芯片技术，转录组测序技术不需要基因的先验信息来设计杂交探针，它可以在全转录组水平对任意序列进行测定，并且具有更高的检测精度。因此，转录组测序逐渐代替基因芯片技术成为转录组研究中的一个重要工具。

原理 转录组测序数据包含由基因组转录出来的RNA序列片段的数量及结构信息，因此，通过分析这些信息可以得到基因的表达量、转录本序列变异情况、可变剪切情况等。此外，转录组测序数据中还包含非编码RNA序列的信息，能够用于非编码区域的功能研究。

方法 转录组数据分析的基本方法如图。通过二代测序平台，可以得到原始的转录本序列片段（即具有一定长度的转录本序列片段），之后需要对这些原始数据进行预处理，再将序列片段比对到参考基因组上，再进行后续的分析。

应用及注意事项 通过转录组测序可获得核酸序列的信息，进而用于基因表达情况分析、RNA结构及结构变异的检测、新转录本的发现、非编码RNA功能研究等。例如，通过转录组测序分析基因在疾病状态和治疗状态下表达水平的变化情况，找出变化显著的基因，可以发现药物的作用机制及潜在的药物靶标。此外，对同一个基因在不同细胞中的转录本进行比较分析，可以发现该基因不同的可变剪切情况所对应的不同功能。在癌症及一些复杂疾病的发生发展过程中，细胞内基因的表达模式会发生显著改变，通过转录组测序数据来分析这些变化，对于疾病的诊断及治疗具有重要的作用。

然而，也存在一定的问题与挑战，比如，转录组测序过程所涉及的一些实验操作会对测序数据质量产生较大的影响，进而影响后续数据分析的结果。同时，二代测序技术可一次性获得数百万甚至数十亿的序列数据信息，而且这些序列的处理过程是比较复杂的，如何设计合理有效的信息分析策略仍然是一个难点。

（李梢 郑思）

zhuǎnlùzǔ shùjùkù

转录组数据库 （transcriptome database） 存储从活细胞的基因信息转录而来的各类RNA和一些转录过程相关因子的数据库的总称。是转录组信息学的重要组成部分。

转录是遗传信息从DNA流向RNA的过程，而以DNA为模板合成RNA的转录过程是基因表达的第一步，对基因表达起着关键的作用。其中真核生物的转录过程非常复杂，需要一些转录调控因子（特定基因表达的蛋白质产物）的协助，共同参与转录起始过程。

转录组是指在某一生理条件下，细胞内所有转录产物的集合，包括信使RNA、核糖体RNA、转运RNA、非编码RNA等。非编码RNA又包括在数量上占多数的长链非编码RNA，以及具有调节功能的短链非编码RNA（如微小RNA，小核仁RNA，小核RNA等）。

转录组数据库中存储的不同类型的RNA以及转录过程相关因子均在基因的转录过程中发挥重要作用，如微小RNA数据库提供在转录过程中发挥一定调控作用的微小RNA信息；存储在微小RNA靶基因数据库中的靶基因转录体在转录后通过特定机制来调节基因的表达，分别是对微小RNA的切割或展开翻译；RNA除了能起到直接转录调控作用或翻译成蛋白质后发挥生物学功能外，还能在RNA水平上直接行使生物学功能，具有这种功能的RNA称为非编码RNA，存储于非编码RNA数据库中；基因转录过程中，起到正负调控作用的因子称为转录调控因子，存储于转录调控因子数据库中，对基因的表达起抑制或增强的作用；另外，一个基因的转录产物可能通过一定的方式最后形成多种蛋白质，这个过程称为可变剪切，其相关信息存储于可变剪切数据库中，这些信息有助于从起源上研究蛋白质功能的多样性。

转录组信息是研究细胞表型和功能的一个重要资源。转录组数据库在整体水平上促进了细胞中基因转录的情况及转录调控规律的研究，是功能基因组研究的重要信息来源，为基因功能及结构研究提供了一定的基础，已经被广泛应用于生物学、医学、农

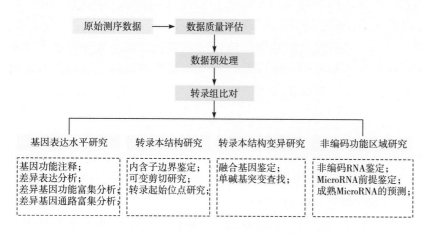

图 转录组测序数据分析流程

学等许多领域，对生物体的生长发育、细胞凋亡、癌症发生、基因转录调控等方面的研究具有重要作用。

（李 姣 郭海红）

wēixiǎo RNA shùjùkù

微小 RNA 数据库（microRNA database）

存储微小 RNA（miRNA）基因数据及相关信息（如 RNA 序列、靶基因、靶向位点等）的数据库。miRNA 是一类长约 22 个核苷酸的非编码小 RNA 分子，最早在线虫中发现，并广泛存在于许多真核生物中。miRNA 数据的存储可用于研究细胞分化、生物发育及疾病发生发展过程中的基因表达调控，有助于将高等真核生物基因表达调控网络的理解和研究提高到一个新的水平，并促进新的非编码 RNA 以及 miRNA 的发现。

常用数据库 常用的 miRNA 数据库有：miRBase 数据库、Deepbase 数据库、miRGen 2.0 数据库等。

miRBase 数据库 提供包括 miRNA 序列数据、注释、预测基因靶标等信息的全方位数据库，是存储 miRNA 信息的主要公共数据库之一，其中的信息涵盖了多个物种的 miRNA 前体序列和 miRNA 成熟序列。该数据库提供便捷的网上查询服务，允许用户使用关键词或序列在线搜索已知的 miRNA 和靶标信息。其网址是：http://www.miRBase.org。

Deepbase 数据库 通过整合高通量测序数据并获得发现 miRNA 以及其他一些非编码 RNA 的数据库，主要包括 miRNA、siRNA，以及一些 piRNA 的信息。该数据库提供了一个整合性的、交互式的通用网络图形界面，可用于探索 miRNA 及非编码 RNA 的表达模式，从测序数据中发现新的非编码 RNA 及 miRNA 等。此外，DeepBase 数据库还允许从不同的技术平台对数据进行映射、存储、检索、分析、整合和注释，并能对不同生物体的高通量测序数据进行可视化展示。其网址是：http://deepbase.sysu.edu.cn/。

miRGen 2.0 数据库 旨在提供有关人类、小鼠等的 miRNA 编码的转录本位置信息以及转录调控因子对它们的调控信息，是将人为预测结果和实验验证数据综合编译的信息数据库。此外，它提供了很多预测的或者实验支持的数据，包括 miRNA 在不同组织及细胞系中的表达数据、单碱基多态性位点数据、miRNA 靶基因预测信息、miRNA 靶基因富集的生物学通路信息等。其网址是：http://www.microrna.org/microrna/home.do。

其他常用的微小 RNA 数据库有存储实验发现 miRNA 表达模式及其靶基因的 microRNA.org 数据库、存储哺乳动物 miRNA 基因及其靶基因的 miRNAMap 数据库、存储植物体 miRNA 信息的 PMRD 数据库等。

应用 miRNA 基因在动植物生长发育、动物细胞凋亡、癌症发生以及植物应答胁迫等方面发挥重要作用。miRNA 数据库的出现为这一类的研究提供了数据来源和理论依据，它已经被广泛应用于各类调节途径的研究中，包括发育、病毒防御、造血过程、器官形成、细胞增殖和凋亡、脂肪代谢等。

（李 姣 康宏宇）

wēixiǎo RNA bǎjīyīn shùjùkù

微小 RNA 靶基因数据库（microRNA target database）

存储微小 RNA 及其靶基因数据的数据库。靶基因即目的基因，在分子遗传中具有识别结合功能，及与位点结合后表达生物体所需功能的作用。miRNA 的功能涉及多种生物学过程，与肿瘤的发生、发展和多种疾病密切相关，而靶向作用过程涉及如发育、新陈代谢等许多重要的生物进程。miRNA 靶基因数据库提供了受 miRNA 调控的靶向基因的数据，对生物学研究具有重要意义。比如，将 miRNA 靶基因数据库内容与基因靶向技术（对于特定的基因，从分子水平设计实验，将基因去除或者用其他相近基因代替）相结合，能够改善或者改变免疫调节细胞基因型，更好地发挥免疫调节细胞对特定疾病的作用，从而达到疾病治疗的目的。

常用数据库 常用的 miRNA 靶基因数据库有：starBase 数据库、TargetScan 数据库、Tarbase 数据库、RepTar 靶标预测数据库等。

starBase 数据库 解码和存储从紫外交联免疫沉淀结合高通量测序（CLIP-seq）和肿瘤样品中获取的长链非编码 RNA、miRNA 等数据；同时开发蛋白质-RNA 以及 miRNA-靶向相互作用的相关数据集。紫外交联免疫沉淀结合高通量测序是在全基因组水平揭示 RNA 分子与 RNA 结合蛋白相互作用的技术。该数据库已收集来自不同科研项目中的高通量测序研究数据。其网址是：http://starbase.sysu.edu.cn/。

TargetScan 数据库 通过搜索与每个微小 RNA 匹配的靶向位点来预测微小 RNA 的生物靶标作用。对于不同的生物种类，数据库中靶基因预测结果的排序方法是不同的：果蝇和线虫序列，根据靶向基因保守性排序；斑马鱼序列，根据靶向位点数据、类型、内容以及影响靶向位点可访问性排序；哺乳动物序列，用户可以依据自己的关注点选择序列排序方式，如根据靶向位点的数量、类型、数据来源等。其网址是：http://www.targetscan.org/。

Tarbase 数据库　收集已被实验验证可用的 miRNA 靶基因的数据库。可在线使用的 6.0 版是一个较大的手工辅助靶基因数据库，其索引内容包括 miRNA 基因序列与其靶基因信息，以及 miRNA 与靶基因的靶向作用关系。用户可以对该数据进行下载和上传操作。其网址是：http://diana.cslab.ece.ntua.gr/tarbase/。

RepTar 靶标预测数据库　在 RepTar 算法的基础上预测微小 RNA 靶向作用的数据库。该算法独立地考虑了进化的保守性，并且不局限于发现配对位点。数据库包括人类 miRNA 靶标预测数据，人类 EB 病毒、巨细胞病毒的 miRNA 靶标预测数据，鼠类 miRNA 靶标预测数据，鼠类巨细胞病毒的 miRNA 靶标预测数据。该数据库网址为：http://reptar.ekmd.huji.ac.il/。

Diana-microT 数据库、miRecords 数据库、PicTar 数据库、PITA 数据库、RNA22 数据库、miRTarBase 数据库、miRwalk 数据库等也是比较常用的微小 RNA 靶基因数据库。

应用　微小 RNA 靶基因数据库的数据具有多样性和完整性，使其广泛地应用于多个科学领域的研究中，如：微小 RNA 靶基因预测、转录调控因子结合位点预测等，进而应用于疾病通路中新靶基因的预测和验证中，帮助研制出新的疾病治疗策略。

(李　姣　康宏宇)

fēibiānmǎ RNA shùjùkù

非编码 RNA 数据库（noncoding RNA database）　存储生物体转录过程中的非编码 RNA 及其相关信息的数据库。是转录组数据库的一部分，便于系统地研究和发现并分析非编码 RNA，阐明哺乳动物细胞内非编码 RNA 调控的表观遗传学机制，以及它们在正常细胞以及疾病状态下的交互作用。

非编码 RNA 是指不编码蛋白质的 RNA，从基因组上转录形成，但不翻译成蛋白质，在 RNA 水平上行使各自的生物学功能。按照非编码 RNA 片段的长度，可将它们分为两大类，即长链非编码 RNA 和短链非编码 RNA。长链非编码 RNA 调节与它们邻近的 mRNA（信使核糖核酸，携带遗传信息，在蛋白质合成时充当模板的 RNA）的转录和翻译，短链非编码 RNA 有多种，如 miRNA，siRNA，piRNA 等。

常用数据库　按照非编码 RNA 的种类可以将数据库分为两类，分别是长链非编码 RNA 数据库和短链非编码 RNA 数据库。长链非编码 RNA 数据库有 lncRNA-Base、ChIPBase、LNCipedia、lncRNAdb、MONOCLdb、NONCODE、lncRNome 和 NRED 等。短链非编码 RNA 以微小 RNA 为主，其常见数据库有 miRBase 数据库、Deepbase 数据库、miRGen2.0 数据库等。

lncRNABase 数据库　从 108 个紫外交联免疫沉淀结合高通量测序（CLIP-seq）数据集中收录数据，数据内容包括微小 RNA-长链非编码 RNA 交互网络，微小 RNA-竞争性内源 RNA（ceRNA）交互网络，蛋白质-RNA（包括长链非编码 RNA 和 mRNA）交互网络，微小 RNA、竞争性内源 RNA 的功能预测，以及 Pan-Cancer 分析平台（用于分析 14 个癌症类型中的 6000 多个肿瘤样品中长链非编码 RNA、微小 RNA、竞争性内源 RNA 等之间的交互网络关系）。其网址是：http://starbase.sysu.edu.cn/mirLncRNA.php。

ChIPBase 数据库　存储生物体的转录因子表达谱、长链非编码 RNA 转录调控模式，以及微小 RNA、非编码 RNA、蛋白质编码基因等相关数据。数据来源均为紫外交联免疫沉淀结合高通量测序数据集。数据库提供基于 Web 网络的工具和浏览器，可检索基因调控网络的相关内容。其网址为：http://deepbase.sysu.edu.cn/chipbase/。

LNCipedia 数据库　整合了不同数据库中含注释信息的人类长链非编码 RNA 序列和结构数据，共 32 183 条 RNA 序列。除了包含 RNA 序列转录物的基本信息和结构外，还包含一些统计类信息，如：RNA 二级结构信息，蛋白质编码能力和微小 RNA 结合位点等。数据库信息公开，用户可根据不同的搜索条件完成长链非编码 RNA 序列和结构的查询和下载。其网址是：http://www.lncipedia.org/。

lncRNAdb 数据库　含有真核生物中已被证实的具有生物学功能或与生物学功能相关的长链非编码 RNA 信息，以及具有调控作用的 mRNA 相关信息。每个 RNA 条目包含的数据项有：RNA 序列信息、结构信息、表达转录方式、亚细胞定位、功能性证据和其他相关参考信息。可以通过查询核糖核酸名或别名、序列、物种和相关蛋白质编码基因来搜索相关联的疾病。此外，lncRNAd 数据库与加州大学圣克鲁兹分校基因组浏览器（UCSC）相关联，能将非编码 RNA 数据可视化。其网址是：http://www.lncrnadb.org/。

应用 非编码 RNA 在表观遗传学修饰中扮演了重要的角色，能在基因组水平及染色体水平对基因表达进行调控，决定细胞分化的命运。非编码 RNA 数据库为研究非编码 RNA 的重要调控作用提供了数据支持，被广泛地应用在生命规律研究的各个领域，如生长、分化、发育、免疫以及肿瘤的形成等。

（李 姣 郑 思）

zhuǎnlù tiáokòng yīnzǐ shùjùkù

转录调控因子数据库（transcription factor database）

收录调控基因表达过程的蛋白质分子及其不同研究层面数据信息的数据库。促进对转录调控因子的研究，特别是对与转录调控因子相关的分子生物学、系统生物学等研究具有重要作用。

常用数据库 为了系统收集基因转录调控领域研究产生的大量数据信息并进行相关的生物信息学研究，产生了不少转录调控因子相关数据库，如：转录因子数据库、转录调控区域数据库、真核生物启动子数据库等。

转录因子数据库（transcription factor，TRANSFAC） 基于真核生物转录调控过程中顺式调控元件和反式作用因子所建立的数据库。顺式作用元件包括启动子、增强子、调控序列和可诱导元件等，它们的作用是参与基因表达的调控；反式作用因子是指能直接或者间接地识别和结合在各类顺式作用元件上参与调控靶基因转录效率的蛋白质。主要包括六类数据：①位点类数据是关于真核基因的不同调控位点信息。②基因类数据描述具有多个调控位点的基因信息。③因子类数据描述结合于这些位点的蛋白质因子信息。④细胞类数据说明蛋白质因子的细胞来源。⑤分类数据包含转录调控因子分类的基本信息。⑥矩阵类数据以矩阵的形式描述结合位点核苷酸的统计分布。网址是 http://www.gene-regulation.com。

转录调控区域数据库（transcription regulatory regions database，TRRD） 收集基因转录调控区域注释信息。由俄罗斯科学院西伯利亚部的细胞与遗传学研究所提供技术支持及日常维护。每一个条目对应一个基因，包含了特定基因的各种结构和功能特性，如：转录调控因子结合位点、启动子、影响基因转录水平的增强子和沉默子。转录调控区域数据库由 8 个子数据库所构成，分别是基因的基本信息和调控单元信息，调控区定位信息，调控区的启动子、增强子、沉默子等具体信息，转录起始位点相关信息，转录调控位点信息，转录调控因子信息，基因表达模式的信息和数据库涉及的实验出版物信息。

真核生物启动子数据库（eukaryotic promoter database，EPD） 提供从欧洲分子生物学实验室中得到的真核基因的启动子序列。目标是帮助实验研究人员、生物信息学研究人员分析真核基因的转录信号。数据库中所有的启动子均经过一系列的实验验证：如是否为真核 RNA 聚合酶启动子、是否在高等真核生物中有生物学活性、是否与数据库中的其他启动子有同源性等。因此，该数据库是评价各种预测软件预测效果的标准之一。数据库以层次结构组织数据，并与其他相关的数据库建立了链接，如 SWISS-PROT、转录调控因子数据库等。网址是 http://www.epd.isb-sib.ch/。

常用的转录调控因子数据库还有 JASPAR 数据库、鼠类转录调控因子数据库 TFDB、转录调控元件数据库 TRED 等。

应用 转录调控因子是基因转录过程中起重要作用的一种蛋白质分子。转录调控因子数据库中的数据已经广泛地应用于生物体基因转录过程的研究中，如：基因在转录水平上调控方式的复杂性和多样性分析等，为继续分析复杂的生命活动过程奠定基础。

（李 姣 康宏宇）

kěbiàn jiǎnqiē shùjùkù

可变剪切数据库（alternative splicing database）

存储生物体转录过程中基因的可变剪切过程及相关信息的数据库。可变剪切是基因的一个 mRNA 前体通过不同的剪切方式（选择不同的剪切位点）产生不同的 mRNA 剪切异构体的过程；mRNA 剪切异构体最终被翻译成不同的蛋白质，即一个基因可能编码为多种蛋白质。基因的可变剪切信息对人类种群遗传学的研究、遗传性疾病分析等具有重要的作用。

常用数据库 常用的可变剪切数据库有：ASPicDB 数据库、人类转录可变剪切数据库（human-transcriptome database for alternative splicing，H-DBAS）、ECgene 数据库以及可变剪切和转录物多样性数据库（alternative splicing and transcript diversity database，ASTD）等。

ASPicDB 数据库 提供人类具有可变剪切性质的基因，以及预测出的基因亚型的功能注释，具体包括可变剪切基因信息、转录物信息、蛋白异构体信息、外显子信息以及内含子信息等。此外，数据库中还包括了正常组织以及癌细胞特异性剪切模式的相关数据。用户可以根据需求对指定基因、tRNA 等转录产物、外显子、内含子等进行查询和下载操作。查询结果以表格和图形视图的形式呈现，并提供针对可变剪切基因的全面评估。该数据库网址是：http://srv00. ibbe. cnr. it/ASPicDB/。

人类转录可变剪切数据库 专门存储人类可变剪切基因的数据库。数据库中每条完整的序列对应一个可变剪切基因，基因注释信息均为人工手动完成，包括：可变剪切模式、基因本体条目、亚细胞定位预测信号以及跨膜位点等，其基因注释信息均是可下载的。其网址是：http://jbirc. jbic. or. jp/h-dbas/。

ECgene 数据库 是在考虑基因可变剪切性的基础上对基因的结构和功能进行注释。ECgene 数据库除了提供可变剪切基因组信息外，还提供全转录组的注释信息，其中包括人类、大鼠和小鼠的基因组信息。数据库提供了相应的浏览器和应用，为用户提供针对转录结构和基因表达的服务。其中，摘要服务浏览器给出基因摘要信息和其他注释信息；基因组浏览器和转录物浏览器可用于对比剪切异构体之间的功能差异。其网址是：http://genome.ewhaac. kr/ECgene/。

可变剪切和转录多样性数据库 收录了与可变剪切相关的转录起始异构体、多聚腺苷酸化（指多聚腺苷酸与 mRNA 分子的共价链结，在蛋白质生物合成的过程中，这是产生准备作翻译的成熟 mRNA 的方式的一部分）以及剪切异构体数据。可变剪切和

转录多样性数据库的前身是转录多样性数据库（alternative transcript diversity，ATD）和可变剪切数据库（alternative splicing database，ASD），在后续发展过程中两者合二为一，共同收录人类、大鼠、小鼠的基因信息。用户可以使用多种浏览器和查询工具检索到可变剪切和转录多样性数据库。其网址是：http://www.ebi. ac.uk/asd。

应用 可变剪切数据库可用于研究真核生物基因表达的复杂程度和蛋白质功能的多样性等，进而促进控制生物体生长、调节发育等方面的研究，尤其是神经系统和免疫系统的研究。另外，许多遗传疾病都与剪切方式紧密相关，可变剪切数据库便于了解人类疾病的产生机制，进而有助于预防和控制疾病的发生和发展。

（李梢 李姣 康宏宇）

jīyīn biǎodá shùjùkù

基因表达数据库（gene expression database） 存储有关基因中 DNA 序列生产出蛋白质的过程的数据库。基因表达数据可反映生物个体在特定组织、器官、生理状态或发育阶段的分子水平差异，为疾病标志物的发现、药物靶标的筛选、复杂疾病的病理研究等提供全基因组水平视角，进而促进疾病的分子诊断、治疗和个性化医疗。

基因芯片（也称基因微阵列）技术是 21 世纪初常用的高通量检测基因表达的生物技术，广泛应用于生命科学研究、药物研发、临床医学等领域。在一张芯片上可以设计 700 万个序列探针，完成对人类所有编码 RNA 和非编码 RNA 的定量分析，由此产生了大规模的基因表达谱数据。美国国立生物技术信息中心创建了基因

表达数据库 GEO，收录了世界各国研究机构提交的基因芯片数据、新一代测序数据以及其他形式的高通量功能基因表达数据。其网址为：http://www. ncbi. nlm. nih. gov/geo/。

结构与功能 基因表达数据库 GEO 的数据分为原始提交的数据记录和人工审编的数据记录。

原始提交的数据记录 ①基因表达数据测定平台（platform，在数据库中的标识符以 GPL 开头）：由基因芯片的简要描述和用来确定基因芯片模板的数据表构成。②单个样本的基因表达信息（sample，标识符以 GSM 开头）：由所检测的生物材料的描述、所遵循的实验协议和包含检测丰度值得数据表构成。③单次提交的全部样本信息（serial，标识符以 GSE 开头）：由数据提供者提交给该数据库的一次实验的基因芯片数据组成，是用户在使用该数据库时经常采用的一种数据查询和下载方式。

人工审编的数据记录 在上述原始提交数据记录的基础上，美国国立生物技术信息中心对数据进行了遴选和处理，将来自不同提交者的基因表达数据重新组合，构建了基因表达数据集（dataset，标识符以 GDS 开始），并提供对数据集的基因表达谱二维聚类分析、单基因表达谱的可视化展示等功能。

数据获取功能 ①利用关键词或以 GDS、GSE、GSM、GPL 等标识符，进行直接检索。②利用 GEO DataSets 检索服务，分别查询审编后的数据集和基因表达谱。③利用基本局部比对搜索工具 BLAST，输入基因序列，查询对应的基因表达谱。④利用 GEO 浏览器，对全部数据进行浏览、

访问和批量导出。⑤通过程序批量下载。⑥通过文件传输协议批量下载。

应用 基因表达数据库可应用于广泛的生物学和生物医学研究，包括基础研究、疾病、代谢、药理学、药学、免疫学、生态学等的研究和实验质量控制等。例如，研究者可从数据库中搜索数据集并分类下载，再对不同实验室的同类实验数据进行对比分析、信息整合、可视化作图等，进一步挖掘其中所包含的生物信息；通过检测空间和时间上的基因表达模式，可用于基因功能预测、基因功能比较、基因调控网络探索等；通过交互比较类似的数据集，可帮助确认在单独实验中可能被忽略的重要信息。

（李　妓　康宏宇）

dànbáizhìzǔ xìnxīxué

蛋白质组信息学 （proteome informatics）

以某种生物所能表达的所有蛋白质及其表达模式为研究对象，分析其质谱实验的相关数据，预测未知蛋白质的结构和功能的学科。

DNA 是遗传信息的载体，蛋白质则是生命功能的最终体现者和执行者。1994 年，澳大利亚麦格理大学的两位研究人员首先提出蛋白质组（proteome）的概念，它源于蛋白质（protein）和基因组（genome）两个词的结合，指一个基因组、一个细胞或组织乃至一个生物体在特定生理或病理状态下所表达的全套蛋白质以及它们的表达模式。这些蛋白质由基因转录为 RNA、剪辑后选择性拼接和修饰产生，其数量比基因编码数目多得多。如何合理的使用蛋白质组学中的大量数据，并利用数据分析结果进行进一步的研究和预测成为研究人员关注的焦点。20 世纪 90 年代中期，蛋白质组信息学在人类基因组计划研究及功能基因组学的基础上产生，为认识生命活动规律提供理论基础，也为多种疾病机制的阐明及攻克提供理论依据和解决途径。

内涵 蛋白质组信息学研究的主要内容包括蛋白质质谱数据分析、蛋白质结构预测、蛋白质功能预测、蛋白质组数据库等。

蛋白质质谱数据分析是使用质谱分析的基本原理，研究氨基酸序列、多肽序列等的一项生物大分子分析的技术，是对蛋白质结构的测量。在此基础上，利用蛋白质一级序列信息和已知蛋白质的空间结构信息预测未知蛋白质的空间结构，即蛋白质结构预测。由于蛋白质结构决定功能，相似序列具有相似的功能，通过结构相似的蛋白质，预测其同源蛋白质的功能，实现蛋白质功能预测。此外，为了存储和利用这些蛋白质组相关的信息，需要进行进一步构建蛋白质组数据库。蛋白质组数据库可用于收集、处理、存储、共享和分析蛋白质相关知识，包含各种已鉴定的蛋白质信息，如蛋白质序列、蛋白质三维结构、蛋白质家族数据等。

意义 分子生物学的中心法则确定了 DNA 与蛋白质氨基酸序列间的关系，称为第一套密码子；确定了蛋白质氨基酸序列与三维结构间的关系，称为第二套遗传密码子。因此，发掘蛋白质序列中决定高级结构的信息和高级结构中决定功能的信息，是深入解析中心法则的关键。另外，蛋白质的某种精细的局部结构通常可用于实现某种局部的生物化学功能。因此，对蛋白质高级结构的特征信息的研究，是理解蛋白质行使其生物功能的机制、认识蛋白质与蛋白质，或蛋白质与其他分子间相互作用关系的基础。利用蛋白质结构-功能研究领域的方法和技术，研究生命活动过程中蛋白质的物理性质、空间结构、功能片段和相互作用，有助于探索基于蛋白质结构表征的生物学意义，得到新的预测性知识，进而为食品改造、疫苗开发和生物制药等提供重要依据。

蛋白质数据库的快速积累和高通量结构技术的应用加快了结构生物信息学的发展，从而促进了蛋白质结构预测、基于结构的蛋白质功能预测、以蛋白质为靶点的配体类药物设计等基础与应用研究的快速发展。

（张学工　李　梢）

dànbáizhì zhìpǔ shùjù fēnxī

蛋白质质谱数据分析 （protein mass spectrometry analysis）

运用质谱分析的基本原理，将质谱数据用于研究蛋白质结构、多肽序列等的生物大分子分析技术。是研究生物大分子的主要支撑技术之一。

原理 通过质谱分析仪的电离源将蛋白质分子转化为带电离子，然后利用电场、磁场将具有特定质荷比（即离子质量与带电电荷数的比值）的蛋白质离子分离开来，以分析鉴定未知蛋白质。质谱分析仪检测出各个离子的质荷比及其丰度后，再利用实验获得的质谱数据，分析鉴定出实验样品中的各种蛋白质序列及其翻译后出现的具有特定化学功能的修饰结构基团。此外，还可以鉴定全新可变剪切、变异或个体多态性蛋白质产物。

方法 质谱数据往往会包含很多噪音信号，所以典型的质谱数据分析过程包括消除噪音、校正基线（即反映仪器噪音随时间变化的曲线）、识别峰值、优化峰值、图谱比对或全新预测蛋白质序列。其中，前四步属于数据预处理。图谱比对或全新预测蛋白质序列包括五种方式。

基于一级质谱图谱的蛋白质鉴定 一级质谱图谱能够提供蛋白质分子水解后的多肽片段质量。由于多肽片段序列及其质量分布具有特异性，所以将实验得到的肽段片段质量分布与已知蛋白组数据库中氨基酸序列进行比对，即可实现蛋白质的鉴定。

基于串联质谱图谱的蛋白质鉴定 在完成一级质谱监测之后，选取某个肽段离子进行裂解成碎片，再次进行质谱检测，得到该肽段的碎片质量分布图谱，即串联质谱图谱。然后通过已知蛋白质组数据库构建理论串联质谱图谱，并与实验图谱进行比对，从而鉴定出肽段序列，并通过该肽段实现蛋白质鉴定。

基于质谱数据的蛋白质序列从头预测 质谱图谱中峰的质量分布反映了肽段及其碎片的质量分布，因此通过计算相邻峰之间的质量差，可以推测出对应的氨基酸残基，然后应用模型推导出整张图谱所对应的肽段序列。

基于质谱数据的蛋白质翻译后修饰鉴定 一是基于已知蛋白质组数据库搜索的方法，即设定可能的翻译后修饰作用位点及基团质量，通过调整该氨基酸残基质量来构建理论图谱，并与实验图谱进行比对，从而鉴定蛋白质及其翻译后修饰。二是从头预测法，即不依赖于蛋白质组数据库，直接预测肽段序列，并考虑指定的翻译后修饰基团队氨基酸残基质量造成的偏差，最后预测得到肽段序列及其修饰位点。三是盲搜法，即在不指定修饰类型的情况下实现对未知翻译后修饰基团的鉴定。方法一准，方法二快，方法三全，在实际分析中三者常结合使用。

基于质谱数据的变异或个体多态性及可变剪切鉴定 设计算法来构建特定的蛋白质序列数据库，并利用质谱数据对其检索，从而实现对变异或个体多态性及可变剪切的鉴定。

应用 蛋白质质谱数据分析在生物信息学研究中的主要应用有：蛋白质相对分子质量测定；蛋白质结构预测；蛋白质功能预测；蛋白质和多肽纯度的测定；天然和生命合成蛋白质突变体分析；蛋白质翻译后修饰的测定；配位体结合的研究；酶的活力部位研究；蛋白质折叠高级结构研究；蛋白质相互作用预测；基因组注释等多个方面。

（李 妓 康宏宇）

dànbáizhì jiégòu yùcè

蛋白质结构预测（protein structure prediction）

利用未知蛋白质的一级序列信息和已知蛋白质的空间结构信息来预测未知蛋白质的空间结构的技术。有助于理解和研究蛋白质结构与功能之间的关系，是了解分子运输、信号传导、生化反应等生物体功能和电子传导、神经传递、学习记忆等生命活动过程的重要途径，是进行蛋白质功能预测与蛋白质分子设计的基础。

原理 蛋白质是一种生物大分子，具有特定的、复杂的空间结构。人们为了便于认识和分析，将蛋白质结构分为四个层级。一级结构指蛋白质序列，即多肽链上氨基酸的类型和顺序；二级结构指部分多肽链折叠形成一些通用的空间结构，是蛋白质主链氨基酸的局部空间排布；三级结构指在二级结构的基础上进一步折叠，形成的整条肽链特有的三维结构。一般蛋白质仅有一条多肽链，部分由多条多肽链组成，这些多肽链间的构成和排列称为四级结构。

一般认为，蛋白质一级结构决定二级结构，二级结构决定三级结构。二级结构预测依据每段相邻的氨基酸具有形成一定二级结构的倾向，可通过统计和分析发现这些规律来进行结构预测。三级结构预测根据蛋白质结构决定功能及相似序列具有相似的结构和功能，通过同源蛋白质（序列相似度高）的结构预测其相似性结构。

方法 按照预测的任务划分，蛋白质结构预测主要可分为二级结构预测和三级结构预测。

二级结构预测 蛋白质结构预测的第一步，预测方法的发展历程可分为以下几个阶段：第一阶段指基于单个氨基酸的统计分析方法，即分析单个氨基酸残基在不同二级结构构象中出现的概率来进行预测，如 Chou-Fasman 方法。第二阶段指基于单序列的统计分析方法，综合考虑单个氨基酸及其周围残基对二级机构构象的影响，代表方法有 GOR。第三阶段指基于蛋白质序列的长程信息和进化信息的预测方法，并引入更为先进的机器学习方法，代表方法有 PSIPRED。与前两种方法相比，第三阶段的方法的预测准确率更高。而在实际应用中，会综合考虑实际情况，将不同种类的方法进行混合使用。

三级结构预测 方法可分为三类：①同源建模。是发展最为成熟的蛋白质结构预测方法，主要基于蛋白质序列和结构的进化关系，即两个蛋白质如果具有足够的序列相似性，则它们具有相似的空间结构。因此，通过寻找与待测序列同源的、结构已测定的蛋白质，并将其作为模板，可实现对待测蛋白质的结构预测。②折叠识别。根据蛋白质空间结构比序列结构保守，即两个序列相似性很低的蛋白质也有可能存在很高的结构相似性（弱同源性）。因此，可以通过寻找与待测序列弱同源的蛋白质的结构作为模板进行结构预测。③从头计算。根据蛋白质的天然构象对应其能量最低的构象，通过构造合适的能量函数及优化方法，可以实现从蛋白质序列直接预测其三维结构。

应用　蛋白质的生物学功能在很大程度上取决于其空间结构，蛋白质结构的多样性决定了其不同的生物学功能。蛋白质结构预测主要应用于结构生物信息学、药物设计和蛋白质设计等领域。

在结构生物信息学中的应用　结构是功能的基础，蛋白质三维结构的解析是研究功能基因组的必要途径。对蛋白质结构信息的分析，对于研究蛋白质的功能作用机制具有重要意义。

在药物设计中的应用　蛋白质是药物作用的靶标，联合运用基因编码信息和蛋白质结构信息，药物设计者可设计出抑制疾病相关蛋白质的小分子化合物，进而达到治疗疾病的目的。

在蛋白质设计中的应用　蛋白质设计是指通过计算机辅助算法生成符合目标功能的蛋白质三维结构的氨基酸序列。然而蛋白质只有在自然条件下才能发挥最佳功能，使人们在利用蛋白质时受到限制，因此需要对蛋白质进行改造使其能适应特定条件发挥功效。通过蛋白质结构预测了解

天然蛋白质结构与功能之间的关系，有助于设计出与天然构象具有相似折叠同时又具有特定功能的蛋白质。

（李　妓　康宏宇）

dànbáizhì gōngnéng yùcè

蛋白质功能预测（protein function prediction）

基于已有的蛋白质数据信息，对未知功能的蛋白质进行功能分类的技术。是探索未知蛋白质的基本途径，有助于揭示蛋白质参与的诸如机体生长、发育和代谢调控等生命活动规律，为从分子水平上探讨人类疾病的诊断、防治和新药开发提供重要的理论基础。

原理　一般认为蛋白质间序列相似性高于40%时，该蛋白质同其相似序列蛋白质可能有某些相同的生物化学作用；蛋白质间序列保守性低于40%时，可通过蛋白质高级结构的相似度来预测未知功能。蛋白质往往有多个功能域，从高级结构预测功能实际上是预测蛋白质的某些局部的基本生物化学作用，而不是全部生物化学功能。

方法　根据预测原理的不同，蛋白质功能预测的方法可分为基于结构分类的方法、基于序列的方法、基于表面的方法、基于相互作用的方法、基于学习的方法。

基于结构分类的方法　蛋白质在进化过程中保守的高级结构通常对应某些特定的生物化学功能，因而结构相似的蛋白质会有某些相似的生物化学功能。可以对已知结构与功能的蛋白质进行分类，从中搜寻结构相似的蛋白质，并用该蛋白质的功能预测目标蛋白质的功能。

基于序列的方法　通过识别功能相关的蛋白质中保守的三维

基序（生物大分子中的基本保持不变的序列），并建立这些保守的基序和保守的蛋白质功能间的映射关系，可预测目标蛋白质的某些生物化学功能。

基于表面的方法　对给定蛋白质进行表面模型化，即识别出蛋白质表面的特征基团。分析这些基团与功能之间的联系，利用这些特征来推断蛋白质功能。

基于相互作用的方法　利用多个蛋白质序列中相互作用和关联进化的信息，或者从蛋白质相互作用数据库中提取信息进行预测。

基于机器学习的方法　利用有效的分类方法，从最相关的结构特征中识别最合适的功能类别。该方法以蛋白质结构特征作为分类依据，功能分类作为样本标签，通过数据模型进行结构与功能关系的评估。

应用　对未知蛋白质功能的预测是蛋白质组信息学的基本研究内容，同时也是设计蛋白质的基础，在制药、食品、农业、环境等领域都有广阔的应用前景。

在蛋白质组学中的应用　在同源蛋白质结构相似的基础上对蛋白质的功能进行分析和预测，促进了蛋白质组信息学中对生命活动过程中大量蛋白质表达、合成、调控和相互作用的研究。

在蛋白质设计中的应用　蛋白质设计是指通过计算机辅助算法生成符合目标功能的蛋白质三维结构的氨基酸序列。蛋白质功能的分析预测是设计蛋白质的基础，根据蛋白质功能预测的研究结果，有助于设计出与天然构象具有相似折叠同时具有特定功能的蛋白质。

在制药、食品、环境等领域的应用　蛋白质是药物作用的靶标。联合运用基因密码（在 DNA 翻译过程中有序排列的三联体密码子）知识和已知蛋白质的功能信息，设计者可以设计出小分子化合物，在制药、食品、环境等领域发挥作用。例如：设计出可抑制与疾病相关的蛋白质的小分子化合物，促进疾病治疗；设计出具有特定功能、有保健疗效的蛋白质类食品等。

（李　姣　康宏宇）

dànbáizhìzǔ shùjùkù

蛋白质组数据库（proteome database）

存储蛋白质组相关知识的数据库。包含各种已鉴定的蛋白质信息，如蛋白质的序列、蛋白质三维结构、翻译后修饰、蛋白质家族等。利用这类数据库对蛋白质相关信息进行分析是生物信息学的重要内容。

分类　根据数据库中存储数据的处理程度，可将蛋白质组数据库分为蛋白质一级数据库和蛋白质二级数据库。

蛋白质一级数据库　包括蛋白质一级结构数据库和蛋白质三维结构数据库。蛋白质一级结构数据库主要存储序列测定产生的蛋白质一级结构，即氨基酸序列，因此又称蛋白质序列数据库。三维结构数据库主要存储 X 射线衍射和核磁共振结构测定产生的蛋白质二级结构和三级结构，包括蛋白质螺旋、折叠、片层、不连续的结构或功能域等结构区域，因此又称蛋白质结构数据库。一级数据库是生物信息学的基本数据资源，又称基本数据库、初始数据库。

蛋白质二级数据库　根据生命科学不同领域的实际需要，对蛋白质序列、蛋白质结构以及文献等数据进行分析、整理、归纳、注释，构建具有特殊生物学意义和专门用途的数据库，如蛋白质家族数据库、通用蛋白质资源等。蛋白质家族数据库提供已知蛋白质家族区域和功能的全部信息，并且将这些信息应用到新的蛋白质序列的分析中；通用蛋白质资源集中收录蛋白质资源并能与其他资源相互联系，是收录蛋白质序列目录较为广泛、功能注释较为全面的数据库。

特点　蛋白质组数据库具有以下特点：①种类多。②更新和增长快，如通用蛋白质资源数据库等是每天更新的，数据规模呈指数级增长。③复杂性增加，层次加深。许多数据库的内容和信息是相关的，数据库之间有相互引用关系，如蛋白质序列数据库与文献库、酶学数据库、蛋白质家族数据库、蛋白质结构数据库、蛋白质折叠库等直接关联。④网络化。越来越多的蛋白质组数据库与因特网连接，其中的信息资源可以免费检索或下载使用，为蛋白质组信息学的研究提供了便利。⑤能实现数据接收、在线查询和空间结构的可视化浏览等功能。

意义　蛋白质组数据库有效地促进了蛋白质信息资源的交换和共享，既推进了分子生物学及其相关学科的发展，又为疾病的诊断以及治疗提供了宏观水平上的信息。研究人员可以利用互联网上的资源信息设计实验方案，避免重复劳动，促进蛋白质组信息学的发展。

（李　姣　康宏宇）

dànbáizhì xùliè shùjùkù

蛋白质序列数据库（protein sequence database）

应用计算机的运算法则，比较蛋白质序列的结构、功能和序列之间的进化关系的数据库。是重要的蛋白质信息资源，对于研究和预测基因的功能具有重要作用。

20 世纪 60 年代中期到 80 年代初，美国国家生物医学研究基金会霍夫（Dayhoff）领导的研究组将搜集到的蛋白质序列和结构信息以"蛋白质序列和结构地图集"的形式发表。1984 年，"蛋白质信息资源"（protein information resource，PIR）计划正式启动，蛋白质序列数据库 PIR 由此诞生。与核苷酸序列数据库的国际合作相呼应，1988 年，美国国家生物医学研究基金会、日本国际蛋白质信息数据库和德国慕尼黑蛋白质序列信息中心合作成立了国际蛋白质信息中心（PIR-International），共同收集和维护蛋白质序列数据库 PIR。随着蛋白质序列分析的需要，各国生物信息学研究机构相继建立各自的蛋白质序列数据库。

常用数据库　常用的蛋白质序列数据库包括 PIR、SWISS-PROT、PROSITE 等。

PIR 数据库　国际上最大的公共蛋白质序列数据库，由国际蛋白质信息中心、慕尼黑蛋白质序列信息中心和日本国际蛋白质序列数据库共同维护，每季度更新一次。存储来自几十个完整基因组的经过注释的、非冗余的蛋白质序列。超过 99% 的序列已按蛋白质家族分类，一半以上序列还同时按照蛋白质超家族分类。其注释包括对序列、结构、基因组和文献数据库的交叉索引，以及该数据库内部条目之间的索引。这些内部索引可以帮助用户在包括复合物、酶-底物相互作用、活化和调控级联等多种条目之间进行便捷的检索。网址：

http://pir.georgetown.edu/。

SWISS-PROT 数据库 经过注释的蛋白质序列数据库，由欧洲生物信息学研究所维护。存储蛋白质序列条目，每个条目包含蛋白质序列、引用文献信息、分类学信息、注释等。注释包括蛋白质的功能、转录后修饰、特殊位点和区域、二级结构、四级结构、与其他序列的相似性、序列残缺与疾病的关系、序列变异体和冲突等信息。该数据库尽可能减少了冗余序列，并与其他三十多个数据库建立了交叉索引，其中包括核苷酸序列数据库和蛋白质结构数据库等。其网址是：http://web.expasy.org/docs/swiss-prot_ guideline.html。

PROSITE 数据库 收集具有显著意义的蛋白质位点和序列模式的数据库。涉及的序列模式包括：酶的催化位点、配体结合位点、与金属离子结合的残基、二硫键的半胱氨酸、与小分子或其他蛋白质结合的区域等。根据这些位点和序列模式可快速准确地鉴别一个未知功能的蛋白质序列所属的蛋白质家族。另外，PROSITE 数据库还包括由多序列比对构建的蛋白质轮廓，能更敏感地发现蛋白质序列与某些蛋白质轮廓的相似性。该数据库网址是：http://prosite.expasy.org/。

应用 随着蛋白质序列数据库内容的丰富和完善，PIR、SWISS-PROT、PROSITE 等蛋白质序列数据库已广泛应用于蛋白质结构预测、蛋白质功能预测、序列对比、序列转录、序列变异研究等方面。

（李　姣　康宏宇）

dànbáizhì jiégòu shùjùkù

蛋白质结构数据库（protein structure database） 描述蛋白质三维空间结构的数据库。晶体衍射技术、电子显微镜技术等的发展推动了蛋白质结构测定领域的发展，产生了大量的蛋白质结构相关数据，相应的数据库随之出现，为蛋白质结构预测、蛋白质功能预测等研究提供了便利。

常用数据库 包括存储蛋白质结构的蛋白质数据银行（PDB）、进行蛋白质结构比较的蛋白质结构分类数据库（SCOP）和蛋白质分类数据库（CATH），以及存储二级结构的蛋白质二级结构构象参数数据库（DSSP）。

蛋白质数据银行（PDB）由美国布鲁克海文（Brookhaven）实验室于 1971 年建立。是国际上唯一的生物大分子结构数据档案库，收集的数据来源于通过 X 射线单晶体衍射、磁共振和电子衍射等实验手段确定的蛋白质、多糖和核酸等生物大分子三维结构数据。数据库中的记录都有唯一的编码，包括 4 个字符串，可由大写字母 A～Z 和数据 0～9 组合而成。数据库以文本文件的方式存放数据，每个分子各用一个独立的文件，包括原子坐标、物种来源、化合物名称、结构以及有关文献等基本注释信息。用户可按具体的查询项目对数据库进行检索，如提交数据、作者姓名、结构表达等。其网址是：http://www.rcsb.org/pdb/home/home.do。

蛋白质结构分类数据库（SCOP） 对已知结构蛋白质进行分类的数据库。建立于 1994 年，主要由穆尔津（Alexdi G Murzin）和其同事每年更新。SCOP 根据蛋白质的氨基酸组成及三级结构的相似性，详细描述已知结构蛋白质间的结构及进化关系，并按照从简单到复杂的顺序从六个层次对蛋白质进行分类。位于分类层次顶部的是类，之后依次为家族（描述详尽的蛋白质进化关系）、超家族（描述远源的进化关系）、折叠子（描述空间的几何关系）、蛋白质结构域、单个 PDB 蛋白质结构记录。用户可通过分类结构导航进行浏览，也可用关键字、标志码查询，或通过一个蛋白质序列进行同源搜索。该数据库的网址是：http://scop.mrc-lmb.cam.ac.uk/scop/。

蛋白质分类数据库（CATH）由英国伦敦大学于 1993 年开发和维护。名称 CATH 分别代表数据库中四种蛋白质分类类别的首字母，即蛋白质的种类（class，C）、二级结构的构架（architecture，A）、拓扑结构（topology，T）和同源超家族（homologous superfamily，H）。用户可通过伦敦大学的生物分子结构和模拟实验室的网络服务器进行数据查询和分析。网址：www.cathdb.info。

蛋白质二级结构构象参数数据库（DSSP） 根据蛋白质数据银行 PDB 中的原子坐标，计算每个氨基酸残基的二级结构构象参数，包括氢键主链和侧链二面角、二级结构类型等。网址：http://www.cmbi.ru.nl/dssp.html。

应用 蛋白质结构数据库提供了蛋白质的空间结构，其数据内容已成为后基因组时代的研究重点，也是结构生物信息学研究的基本任务。同时，对蛋白质空间结构的了解，有助于对蛋白质功能的确定。

（李　姣　康宏宇）

dànbáizhì jiāzú shùjùkù

蛋白质家族数据库（protein families database） 将蛋白质序列和结构信息进行二次处理，根据序列相似性和结构相似性形成统一

的家族分类的数据库。这些数据库为蛋白质结构预测、蛋白质功能预测等研究奠定了基础，进而促进了生物大分子、生命活动规律的研究以及蛋白质组信息学的发展。

常用数据库　包括以结构域为分类标准的蛋白质家族结构域数据库 Pfam、存储具有相似结构蛋白质的蛋白质结构二次数据库 FSSP 和按照同源性分类的同源蛋白质数据库 HSSP。

蛋白质家族结构域数据库（Pfam）　以蛋白质结构域为线索，收集了大量的蛋白质家族。蛋白质结构域是指蛋白质的一个或多个功能区域，结构域的不同组合是导致蛋白质多样性的重要原因之一。数据库由两个部分组成：Pfam-A 和 Pfam-B。Pfam-A 是人工收录的蛋白质家族，数据质量较高，涵盖了大部分底层蛋白质序列数据库中的蛋白质序列。为实现数据库的全面覆盖，研究人员利用澳大利亚的数据库开发协会 ADDA 开发的相关数据库对蛋白质序列进行了补充，自动补充的序列存储于 Pfam-B。Pfam-B 系列可用于识别未被发现的功能保守区域。蛋白质家族结构域数据库将数据质量高的蛋白质家族整合在一起（称为族），包含蛋白质的序列、结构和轮廓等信息。其网址是：http://pfam.xfam.org/。

蛋白质结构二次数据库（FSSP）　具有相似结构的蛋白质家族的数据库。把蛋白质数据银行 PDB 中的蛋白质通过序列和结构比对进行分类，通过三维结构对比，得到用一维同源序列比对无法获得的结构相似性。该数据库中列出了相似结构蛋白质的三维结构对比参数，并给出了序列同源性、二级结构、变化矩阵等

结构叠合信息。其网址是：http://srs. ebi. ac. uk/srsbin/cgi-bin/wgetz?-page + LibInfo +-id + 5Ti2u1RffMj+-lib+FSSP。

同源蛋白质数据库（HSSP）　将已知结构的蛋白质数据银行 PDB 的蛋白质与 Swiss-Prot 数据库的数据进行序列比对，形成的具有同源性的蛋白质数据库，对未知结构蛋白的同源比较有很大帮助。该数据库不但包括已知三维结构的同源蛋白家族，而且包含未知结构的蛋白质分子，并将它们按同源家族分类。网址是：http://swift.cmbi.kun.nl/swift/hssp/。

应用　蛋白质家族数据库集中存储了以家族为单位的蛋白质数据，已经广泛地应用在蛋白质结构预测、蛋白质功能预测研究中，如研究同一蛋白质家族的模体特征、蛋白质进化过程中的保守区域，蛋白质之间的亲缘关系等。

（李　姣　康宏宇）

tōngyòng dànbáizhì zīyuán

通用蛋白质资源（universal protein resourse，UniProt）

集中收录蛋白质资源并能与其他资源相互联系的数据库。是收录蛋白质序列目录较为广泛、功能注释较为全面的数据库。由欧洲生物信息学研究所、蛋白质信息资源以及瑞士生物信息研究所等机构共同组成的通用蛋白质资源协会编辑、制作，旨在为从事生物学与生物医学研究的科研人员提供一个蛋白质序列及其相关功能方面广泛的、高质量的并可免费使用的共享数据库。用户可通过文本查询数据库，利用基本局部比对搜索工具 BLAST 搜索数据库，也可直接通过文本传输协议下载数据。网址为 http://www.uniprot.org/。

内容　通用蛋白质资源数据

库由通用蛋白质资源知识库（UniProtKB）、通用蛋白质资源档案（UniParc）、通用蛋白质资源参考资料库（UniRef）、通用蛋白质资源元基因组学与环境微生物序列数据库（UniMES）构成。

通用蛋白质资源知识库（UniProtKB）　蛋白质序列、功能、分类、交叉引用等信息存储中心。包括两个部分：Swiss-Prot 和 TrEMBL。TrEMBL 是 Swiss-Prot 数据库的增补本，数据库中增加了 Swiss-Prot 数据库中没有的欧洲分子生物学实验室核苷酸序列，分为 SP-TrEMBL 和 REM-TrEMBL。SP-TrEMBL 中的条目最终归并到 Swiss-Prot 数据库中。而 REM-TrEMBL 则收录其他剩余序列，包括免疫球蛋白、T 细胞受体、少于 8 个氨基酸残基的小肽、合成序列、专利序列等。其网址为：http://www. uniprot. org/help/uniprotkb。

通用蛋白质资源档案（UniParc）　关于蛋白质序列的全面数据库，储存了大量的蛋白质序列源，并反映所有蛋白质序列的历史。由于蛋白质可能在不同的数据库中存在，并且可能在同一个数据库中有多个版本，为去除冗余，UniParc 对每条唯一的序列只存一次。无论是否为同一物种的序列，只要序列相同就被合并为一条，每条序列提供稳定的、唯一的编号。该数据库只含有蛋白质的序列信息，而不含注释数据。其网址为：http://www. uniprot.org/uniparc/。

通用蛋白质资源参考资料库（UniRef）　通过序列同一性对最相近的序列进行归并，加快搜索速度。对来自通用蛋白质资源知识库（UniProtKB）的各种数据进行了分类汇总，并从通用蛋白质

资源档案（UniParc）中选取部分数据以求完整的、没有遗漏的收录所有数据，同时保证没有冗余数据。根据序列相似程度形成三个子库：UniRef100（即100%相似）、UniRef90（即90%相似）和UniRef50（即50%相似）。其网址为：http://www.uniprot.org/help/uniref。

通用蛋白质资源元基因组学与环境微生物序列数据库（UniMES）收录了来自全球海洋取样考察计划得到的海洋微生物DNA序列、蛋白质序列数据。其网址为：http://www.uniprot.org/help/unimes。

应用　通用蛋白质资源收录了世界各国发布的蛋白质序列目录以及序列相关的注释。这些蛋白质资源数据被广泛地应用到蛋白质序列测定、蛋白质结构预测和蛋白质功能预测等研究中，进而促进蛋白质结构-功能研究领域、生命活动过程研究领域地发展。

（李　姣　康宏宇）

jìsuàn xìtǒng shēngwùxué
计算系统生物学（computational systems biology）　引入计算机、数学及工程技术等研究方法，通过实验数据和计算模拟相结合建立生物系统各部分相互作用的数学模型，以期定量地揭示生物体整体功能的交叉学科。

人体本身是一个庞大的复杂系统，包括DNA、RNA、蛋白质到信号转导、转录调控、细胞功能再到组织器官、疾病、表型等多个层面，每一水平上都是复杂的生物网络，而不同水平上相互串联和交互构成了更加复杂的网络调控系统，如基因调控网络、蛋白质相互作用网络、代谢网络、信号传导网络等。计算系统生物

学的任务是尽可能多的获得和整合每个层次的信息，建立起各个层次的数学模型，包括上述生物分子网络及细胞循环模型，甚至各个组织和器官的整体模型，并以实验来证实可预测的生物体表现。计算系统生物学研究有助于从整体上理解生物体的内在功能和特性，如从整体上考察疾病涉及的基因和蛋白质，并结合转录调控、代谢通路等多层面信息，更有助于揭示复杂疾病的发病规律。

发展历史　20世纪中期的生命科学在分子水平上仅能针对单个蛋白质分子进行研究。以"高通量"为特色的研究工具的发展使得对整个细胞乃至对整个生物个体的研究成为可能。加拿大理论生物学家贝塔朗菲（Bertalan-ffy）于1950年发表《物理学与生物学中的开放系统理论》，创立了一般系统论，为系统生物学的产生奠基了基础。

20世纪70~80年代，系统论与生物学、系统生物学等概念逐渐出现在学术文献中，如在Pub-Med数据库中检索"系统生物医学（systems biomedicine）"、"系统生物学（systems biology）"等，可发现在1993年之前已有相关文献。20世纪90年代，中国科学院曾邦哲（又名曾杰，J. Zeng；BJ. Zeng）发表系统遗传学及其应用的系统医药学、系统生物工程等概念，提出细胞发生动力学、细胞仿生工程等研究领域，生物科学的系统论、系统科学研究体系形成。

1999年中科院曾邦哲在德国建立系统生物科学与工程网，2000年美国学者勒鲁瓦·胡德（Leroy Hood）建立系统生物学研究所、日本索尼（Sony）公司北

野宏明（H. Kitnano）主办国际系统生物学会议、美国学者库尔（E. Kool）重新定义合成生物学为基于系统生物学的遗传工程。2003年、2008年中科院曾邦哲在第19届、20届国际遗传学大会发表系统遗传学，探讨"基因型-表现型"复杂系统的细胞发生信号传导与基因调控网络的非线性系统动力学。2008年美国国立卫生研究所设立肿瘤的系统遗传学研究专项基金。21世纪伊始，系统生物学的发展进入细胞信号传导与基因表达调控研究的细胞、分子系统生物学时期，国际、国内的系统与合成生物学、系统遗传学等研究机构纷纷建立而进入了系统生命科学时代。

内容　随着人类基因组计划的完成，生物信息学的蓬勃发展，为从分子水平和系统观念来研究复杂疾病，以及研究模式从"序列→结构→功能"向"互作→网络→功能"的转变提供了契机。人类基因组计划的发起人，美国学者勒鲁瓦·胡德（Leroy Hood）提出：经典分子生物学是一种"垂直型"学科，即采用多种手段研究个别基因和蛋白质，在DNA水平上寻找特定基因，通过基因突变、基因敲除的手段研究基因的功能，又在基因功能的基础上研究了蛋白质空间构象，蛋白质修饰以及蛋白质之间的相互作用等；而基因组学、蛋白质组学和其他各种"组学"都是"水平型"研究，系统生物学的特点是把"垂直型"研究和"水平型"研究相结合，形成一种"三维"立体式的研究。

信息是计算系统生物学的基础。生物学上的信息是有等级和方向次序的，一般以"DNA→RNA→蛋白质→蛋白质相互作用

→细胞→器官→个体→群体"的方式进行信息传递，计算系统生物学的重要任务是要尽可能多的获得每个层次的信息，并将其整合。

整合是计算系统生物学的灵魂，主要体现在三个方面：一是要通过 BioPax 通路描述语言等数据标准整合系统内部不同性质的构成要素（基因、mRNA、蛋白质、生物小分子和大分子等），形成分子网络数据库，并进行生物分子网络分析，构建不同层面的生物分子网络；二是要实现从基因到细胞，到组织，再到个体各层面信息的整合；三是要实现研究思路和方法的整合，即将"水平型"研究和"垂直型"研究相结合，形成"三维"立体式研究。

工作流程 计算系统生物学的基本工作流程包括四个步骤（图1）。首先，对选定的某个生物系统的所有组分进行了解和确定，描绘出该系统的结构，包括基因相互作用网络和代谢网络，以及细胞内和细胞间的作用机制，以此构造出一个初步的系统模型。第二步，系统地改变研究对象的内部组成成分（如基因突变）或外部生长条件，然后观测在此情况下系统组分或结构所发生的相应变化，包括基因表达、蛋白质表达和相互作用、代谢途径等的变化，并把得到的相关信息进行整合。第三步，把通过实验得到的数据与根据模型预测的结果进行比较，并对初始模型进行校正。第四步，根据修正后的模型的预测或假设，设定和实施新的改变系统状态的实验，重复第二步和第三步不断地通过实验数据对模型进行校正和精炼。目标是得到一个理想的模型，使其理

论预测能够反映出生物系统的真实性。

在实际应用中，计算系统生物学主要包括以下几个方面（图2）：首先，数据收集与分析，即将实验得到的或者文献中已有的生物数据整合，对某一选定的生物系统进行了解和确定，描绘出该系统的结构，以此构造出系统模型的大体框架；其次，通过一定的计算方法对数据进行整合，建立起可预测的生物系统相互作用的网络模型，并对各组分进行定量描述；最后，将模型得到的结论与实验数据进行比较，对模型进行评价和修订，并根据修正后的模型做出预测或假设，设定和实施新的实验，重复上述步骤获得系统性的生物网络规律，为建立新的生物学理论框架奠定基础。

应用及注意事项 整合多层面信息，构建二部网络甚至多部网络是 21 世纪初利用计算系统生物学方法研究复杂疾病的重要方

式。大部分的研究工作结合两个层面的信息，如结合疾病和基因、疾病和通路、疾病和单核苷酸多态性、疾病和 miRNA、药物和靶蛋白、单核苷酸多态性和基因表达等，构建整合两层面信息的二部网络，分析二部网络或重构网络的特点，从而对复杂疾病过程中的某些规律进行整体研究和分析。

计算系统生物学在药物研发中的作用受到制药企业和医药研究机构越来越多的重视，并产生了许多基于计算系统生物学的药物研发平台，如整合基因干涉-药物-疾病信息的分析平台 Connectivity Map，研究体外药物刺激对疾病细胞环境影响的模拟系统 BioMap，具有准确功能注释的生物通路数据库分析平台 IPA，以及进行"虚拟患者"模拟的病理学预测平台 PhysioLab Platform。这些药物研发平台已被许多国际制药企业成功应用到早期靶标验证、药物活性测定和后期临

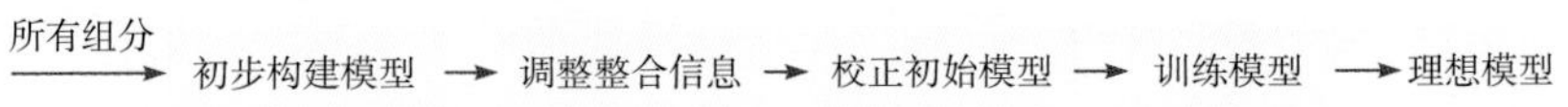

所有组分 —→ 初步构建模型 —→ 调整整合信息 —→ 校正初始模型 —→ 训练模型 —→ 理想模型

图 1　计算系统生物学的基本工作流程

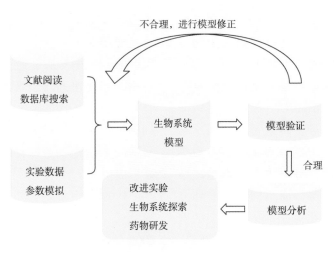

图 2　生物系统建模的过程

床药理学评价当中，可更好地预测候选物的临床作用和潜在的不良反应。

计算系统生物学是一个多学科交叉的新领域，各思想的交汇、各方法的应用使计算系统生物学处于一个"百家争鸣"的繁荣时代。不同领域研究者的关注和努力促进了系统生物学的理论发展和实际应用，但同时面临的挑战也是多方面的，例如数据的分析和整合、建模方法的局限性、生物模型的交换和整合等。

（张学工 李 梢 李 姣）

shēngwù fēnzǐ wǎngluò

生物分子网络 （biomolecular network）

描述生物分子间的相互作用关系的网络。网络是复杂系统存在的普遍形式。通过已有的经验和知识重构知识网络，并把其作为工具进一步分析复杂网络系统的内在规律，是研究复杂系统的有效和重要途径。生物体是一个复杂系统，各种分子、细胞、器官、组织间存在广泛、复杂的协调联系。为揭示数量巨大的生物分子及其之间的相互作用如何在复杂的生存环境中行使生物学功能，需要采取不同于传统生物学研究手段的新技术，因此出现了生物分子网络。生物分子网络包括通路、模块、整体三个层次，通过整合分子信息，研究网络成分和功能相互作用，并以图画或数学方法建立能描述生物系统结构和行为的模型，从而在分子层面揭示生物体的生长、发育、衰老和疾病等基本过程和规律。

内涵 通常用图 G=（V，E）表示网络，其中 V 是网络的节点集合，每个节点代表一个生物分子，或者一个环境刺激；E 是边的集合，每条边代表节点之间的相互关系。

网络中的一些基本概念包括：度、度的分布、距离、直径、平均距离等。度是一个节点连接的边个数，是网络中节点最基本的属性；度的分布指具有相同度的节点数占节点总数的比例，表示为 p（k），即用度为 k 的节点个数除以总的节点个数；距离指两个节点之间最短路径的长度，其中路径的长度指从一个节点到另一个节点需经过的边数；直径指任意两个节点之间最长路径的长度；平均距离指的是任意两个节点之间路径长度的平均值。如图所示，节点 A 的度为 3，p（3）= 3/7，节点 A 和节点 B 之间的距离为 2，直径为 4，平均距离为 2。

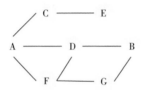

图 网络的距离和直径

类型 生物分子网络有不同的类型，其中基因调控网络、蛋白质相互作用网络、代谢网络与信号传导网络几种比较常见。

基因调控网络 在生物体生长发育和分化过程中，各个基因以一定的形式构成一个相互作用网络，共同调节生命活动的有序进行。在真核生物中，基因的表达调控主要是通过编码蛋白质的 mRNA 的产生以及 mRNA 行使生物学功能的调节与控制过程。

蛋白质相互作用网络 蛋白质是生物学功能的体现者，蛋白质通过物理或者遗传方式进行相互作用，参与各项生命活动的调节过程。

代谢网络 代谢网络则是指由细胞内的代谢反应以及调节这些反应的调控机制所组成的，用于描述细胞内代谢活动和生理过程的网络。

信号传导网络 信号传导是指细胞将一种类型的信号或者刺激转化为其他的生物信号，并刺激靶标细胞产生反应。各种信号传导通路通过一些信号蛋白形成相互作用，维持机体内细胞之间的信号传递。

（李 梢 李 姣）

jīyīn tiáokòng wǎngluò

基因调控网络 （gene regulation network）

以细胞内的基因及其他相关生物分子作为节点，以节点间的相互调控关系作为边的有向网络。是一种连续而复杂多变的动态网络系统，表征活细胞内基因及相关生物分子间复杂的相互作用关系。研究基因调控网络有助于更系统地从分子层面去解剖细胞的功能，认识各项生命活动调节功能的本质，有助于发现疾病机体紊乱的具体机制，为治疗复杂疾病提供有效的方法。

结构 基因调控网络类似于一个由边（调控作用，如转录因子对靶基因的调控）和节点（调控元素，如基因、蛋白质）组成的有向图结构。网络中节点和边的数目庞大，类型多样，并在特定时期或状态下存在变化。各个元素（如基因、蛋白质以及其他生物分子）之间产生全局性的相互作用关系，它们以团队的形式去完成单个蛋白质所不能完成的生物学过程，如生物代谢、解毒作用、对不同环境的响应等。

基因调控网络在分子水平上分为三个层次：DNA 水平、RNA 水平和蛋白质水平。DNA 水平主要是研究基因在空间上的关系影响基因的表达；RNA 水平上，也就是转录水平上的调控，主要研究代谢或者是信号转导过程决定转录因子浓度的调控过程；蛋白质水平主要研究蛋白质翻译后修饰，从而影响基因产物活性和种类的过程。

基因调控网络中节点间的调控作用是有向的，有促进和抑制两种。根据调控因子是促进还是抑制受调控基因的表达，分为正调控和负调控两种关系类型。正调控即指导网络结构，研究网络功能；负调控包括已知刺激响应关系或输入-输出关系、探测网络结构等。

特点 网络中节点和边数目庞大，类型多样，并在特定时期或状态下存在变化。其特征主要包括结构范围自由、组成超微小世界（信号在节点间的传导比较快捷）、网络特征模块多样性等。

结构范围自由 体现为一种分等级（具有层次性）的结构。网络中大部分节点的功能关系比较简单；而少数中心节点包含有非常多的功能关系，对细胞行使特定的功能起重要作用。

超微小世界 任意两个节点的关联比较便捷，只需要很少的步骤，有助于信号在不同节点间的传递与整合。

网络特征模块多样性 描述了单个节点与其邻近节点间的相互作用。在网络分析中，往往可以通过大量模块的特征来划分相似的网络结构，减少网络模型的复杂性。

（李 梢 李 姣）

dànbáizhì xiānghù zuòyòng wǎngluò

蛋白质相互作用网络 （protein-protein interaction network）生命有机体内所有蛋白质之间相互作用构成的网络。又称蛋白质互作网络。

蛋白质是组成生物体并行使生物功能的重要物质，一般需要通过彼此之间的相互作用形成大分子复合物后才能完成其生物学功能，如生物信号传递、遗传物质复制、新陈代谢、细胞增殖、细胞凋亡等过程和活动。因此，蛋白质相互作用关系对于理解生命活动中细胞组织、过程和功能，以及疾病发生发展的基础至关重要。

随着生物技术和计算机技术的发展，蛋白质相互作用数据集越来越多，此后图的概念被引入，以从全局水平了解蛋白质之间的相互作用关系，由此形成了蛋白质相互作用网络。构建蛋白质相互作用网络最重要的数据来自于蛋白质相互作用数据库。

结构 蛋白质相互作用网络从小到大划分为五个层次：蛋白质个体、蛋白质之间的相互作用、模体、模块直到整个网络。模体和模块都是由多个蛋白质及其相互作用组成。模体一般包括 3~5 个蛋白质，模块更大一些，可能包含模体作为其结构成分。

蛋白质相互作用网络可以看作无向图 G =（V，E）（图 1），其中点集 V 是由蛋白质组成，如果两个蛋白质存在相互作用，则它们之间有一条边连接，所有的边组成边集。

特点 蛋白质相互作用网络具有无尺度分布、小世界性质和模块化结构等特点。

无尺度分布 网络的节点度的分布服从一个幂律分布，即 p（k）~k$^{-\gamma}$。在这种网络中，大部分节点与少数节点连接，只有少数节点与很多节点相连接（图 2）。在蛋白质相互作用网络中，与很多节点互联的少数节点称为关键蛋白质节点。这些关键蛋白质是蛋白质相互作用网络的中心，对细胞生存起重要作用，它们的破坏对蛋白质相互作用网络将是致命的。

小世界性质 网络中的平均最短路径较短，而平均聚类系数较高。

模块化结构 通过提供一些可重复使用的部分用于组成新的功能，又可通过减小基因多向性（指单基因影响多性状的程度）促使性状能够被自然选择，以个体为单位优化。同时功能模块的形成，能够使网络具有更好的稳定性来抵御突变和化学攻击。

（李 梢 李 姣）

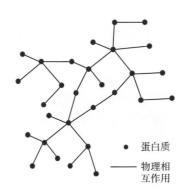

图 1 蛋白质相互作用网络

● 蛋白质
— 物理相互作用

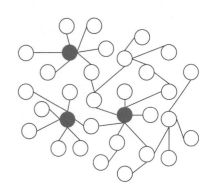

图 2 无尺度网络

dàixiè wǎngluò

代谢网络（metabolic network）

由生物体内的代谢反应或通路，以及相关的调节过程所构成的复杂网络。又称代谢整合。细胞中的代谢物会在酶的作用下转化为新的代谢物，这一过程中所发生的一系列生物化学反应形成代谢通路。

结构　根据观察层次的不同，可将生物体的代谢网络分为细胞水平、器官水平和整体水平三个层次。代谢网络包含大量不同的生物分子之间的多种生理和化学反应，通常应根据研究需要构建不同程度的代谢网络，具体包括：①完全网络，最完整的保存代谢通路中各个反应，以及每个反应中的底物、产物和酶。②多反应物网络，包括参与生物通路的代谢物，即底物、产物和酶的有向网络，其中每种代谢物只由一个节点表示，边由底物指向产物，酶与底物、产物之间的边则可以由双向边来表示，也可以作为边的属性。③主要反应物网络，在部分研究中，研究者不关心代谢反应中的酶和其他一些如提供能量与磷酸键的 ATP 等的共反应因子，由此就得到了只包含主要代谢产物的网络。

特点　代谢网络具有整体性、复杂性、可调性、特异性和无尺度性等特点。

整体性　一是组成和结构的整体性：代谢网络包括了体内所有的代谢物、酶促进反应、调节反应和物质转运反应。二是代谢活动和调节的整体性：食物中的混合营养成分经消化吸收到体内后的代谢是同时进行的，且各种物质代谢之间和各条途径代谢之间彼此相互联系，或相互转变，或相互依存，或相互制约，从而构成统一的整体。三是代谢来源的整体性：体内各种代谢物无论是从外界摄入的还是体内产生的，均混合在一起构成各自的代谢池，分布于全身各处进行代谢。

复杂性　一是网络结构的复杂性：代谢网络由不同的代谢途径构成，包括直线途径、分支途径、循环途径、反馈途径、交叉途径等。二是功能属性的复杂性：代谢网络表现出不同于单一代谢途径的新的功能属性，以及自适应性。

可调性　由神经、体液、细胞内酶等组成的一套调控系统，对代谢网络进行精细、完善而有复杂的调控。目的是保证体内各种物质代谢有序进行，保证机体能获得适当的物质流和能量流并适应内外环境的变化，保证机体内环境的相对恒定和动态平衡。

特异性　包括组织细胞特异性和发育阶段特异性。由于构建不同器官组织细胞的种类和数量不同，细胞分化也存在差异，使得细胞中酶的种类和含量各有不同，从而使各组织细胞、器官具有不同的代谢特点。

无尺度性　在代谢网络中，代谢物参与反应的不均等性，个别代谢物处于更为重要的地位。

（李梢 李妓）

xìnhào chuándǎo wǎngluò

信号传导网络（signal transduction network）

由不同的信号传导通路之间发生交叉调控而形成的网络。

信号传导指细胞外的信号（例如光、电、化学分子等）与细胞表面受体发生作用，并经过细胞内部信号转换系统的转换，影响细胞内部信使的变化，进而引起细胞应答反应的过程。细胞的这种接受外界信号并进行应答反应的一整套机制称为信号通路。细胞内部各种信号传导分子相互识别、相互作用，将信号进行转换和传递的过程称为信号传导通路。不同的信号传导通路交叉调控，形成复杂的信号传导网络（图）。信号传导网络的研究有助于构建信号传导的时间和空间模型，揭示更多信号传导通路的作用机制和规律，从而进一步了解生命活动过程。

结构　由于信号传导网络的复杂性，从拓扑角度分析网络的结构属性有助于揭示生物网络的共同特征以及信号传导网络的特有属性，帮助人们了解信号传递的生化过程和一般规律。

网络拓扑属性　信号传导网络具有无尺度性质，少数节点连接度非常高，可以与很多节点发生作用，而大部分节点具有较低的连接度，只能同少量的节点发生作用。与蛋白质相互作用网络相比，信号传导网络的连接更加紧密，具有大量的冗余通路，节点之间具有复杂的激活、抑制和调控关系。

结构模块　信号传导网络存在大量的结构模块，例如前馈和反馈回路等。信号传导网络中的前馈模块存在更加广泛，可以实

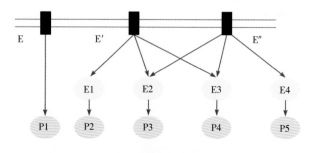

图　信号传导网络

注：E，受体；P，目标蛋白质

现信号的多通路传递，保证部分分子缺失时系统的稳定性。信号传导网络的网络模块划分非常复杂，组合方式异常繁多，需要使用多种专业工具进行分析。

特点 信号传导网络具有如下特性：动态性、复杂性、网络化和专一性。

动态性 细胞信号在细胞、组织之间动态穿梭，不会仅在同一个位置发挥作用。同时各个反应相互衔接，形成一个连续而又有序的反应过程，完成动态的信号传递。

复杂性 蛋白质相互作用复杂，构成复杂的信号反馈系统，包括正反馈和负反馈。

网络化 信号通路通常由多个分支相互连接形成复杂网络。信号通路很少是孤立的，它们通常有多个分支并相互连接组成复杂的网络。

专一性 不同的刺激能产生特定的细胞响应。为了保证对不同的刺激能够产生特定的细胞响应，需要信号传导具有专一性。而信号分子的结构特点是细胞信号传导专一性的重要基础。

这些特点为完成信号传导的重要功能提供了必要条件，也给信号传导网络的生物信息学分析和处理提出了挑战。

（李梢 李妶）

BioPax tōnglù miáoshù yǔyán

BioPax 通路描述语言 （biological pathways exchange language）

遵循万维网联盟 W3C 所制订的本体网络语言 OWL 格式的一种在分子和细胞水平描述生物通路的标准化语言。目的是促进生物通路数据的整合、交换、可视化和分析。

生物通路是细胞中产生某种物质或细胞变化的一系列分子间活动。通路数据有助于人们理解生物过程，但由于其快速增长，需要通过数据库和计算工具来帮助人们分析和理解数据含义。然而，在 19 世纪末 21 世纪初，通路数据分散在不同数据库中，格式互不兼容，阻碍了其有效利用。为解决这个问题，研究人员、软件开发人员和相关组织机构组成了研究团体，共同创建了 BioPax。通过支持通路数据组之间的数据交换，并提供公认的通路数据标准格式，以降低不同数据格式转换的难度，从而简化通路数据的收集、索引、解释和共享。通过BioPax，多种生物体的数百万个相互作用被组织成数千个通路，并以可计算的格式存储于日益增长的数据库中，从而支持可视化、分析和生物学发现。

格式 BioPax 实体是关于生物通路的抽象概念与相互关系的展现，通路描述语言以 BioPax 实体为基础，整合了一系列用于描述该实体的标签。这些标签的定义比较抽象，只给出一个宏观的概念。例如，所有参与通路的物质统一定义为"物理参与实体"。如果要了解更详细的信息，需通过标签的属性来进一步识别。

特点 与PSI-MI、SBML、KGML等生物分子网络数据存储常用标准语言相比，BioPax 更注重通路数据，且数据灵活性更高。PSI-MI人类蛋白质组学研究所下属的数据标准化小组创立的一种标准数据格式，主要用于小规模蛋白与蛋白相互作用实验数据的整合及大规模相互作用数据的存储。SBML一种基于 XML 的标记语言，侧重于生物模型的构建，将相关的生化反应映射到一系列的数学模型中，可以描述代谢网络、信号传导通路、基因调控网络以及计算系统生物学领域的其他系统。KGML 一种基于 KEGG 数据库（一个常用的通路数据库）开发的标记语言，主要用于记录与代谢通路相关的各组件与组件之间的联系。相比于 PSI-MI 和 SBML，BioPax 更注重生物通路的数据，详细地记录生物通路中每一步反应的相关数据，包括酶、反应条件等信息。相比于同样注重生物通路数据的 KGML，BioPax 的数据灵活性更高，其抽象定义可增加语言的兼容性，使不同的反应类型、不同的生物通路可以统一定义成相同的大类，以便于整合与通路相关的任何数据。BioPax多用于构建有向的网络，而且一般带有明确的时间参数。

应用 主要用于一些分子网络数据库的通路数据存储与交换。支持以 BioPax 格式导出数据的数据库包括 SGMP、Reactome、Bio-Cyc、INOH、BioModels、Nature/NCI Pathway Interaction Database 等；支持 BioPax 格式数据处理的软件包括 Paxtools、Sybil、BioPAX Validator、BioPAX-pattern 等。

（李妶 陈松景）

shēngwù fēnzǐ wǎngluò fēnxī

生物分子网络分析 （biomolecular network analysis）

从不同的层次、不同的角度进行整合，同时分析网络调控的特点，找出关键节点，阐明网络调控机制及系统发病机制，从而达到对生物发生机制整体的、协调的理解和认知的技术。分析生物分子网络的结构和探索关键节点主要包括生物分子网络的拓扑属性分析、无尺度特性分析、网络模体搜索、网络模块识别、动态性分析等几个方面。

拓扑属性分析 拓扑属性是描述网络本身及其内部节点或边

结构特征的测度（即测量几何区域的尺度），包括连通度、聚类系数、介数、紧密度、拓扑系数、直径、平均距离等方面。

连通度 描述网络中某个节点的连接数量，整个网络的连通性可以用平均值表示，如由 N 个节点和 L 条边组成的无向网络，平均连通度为 2L/N。

聚类系数 用于测量部分节点间的密切连接程度，如果节点 v_1 连接于节点 v_2，节点 v_2 连接于节点 v_3，那么 v_3 很可能与 v_1 相连接，衡量网络中这种现象的程度，可使用聚类系数。

介数 节点出现在其他节点间最短路径中的比例，可用于衡量该节点对网络中其他节点间彼此连接的过程中所起到的作用。介数越高，说明该节点在保持网络紧密连接性中越重要。

紧密度 描述一个节点到网络中其他所有节点平均距离的指标，衡量节点接近网络"中心"的程度。紧密度越小，节点越接近中心。

拓扑系数 衡量相互作用的节点间共享连接比例的指标，即节点的邻居间被其他节点连接在一起的比例。

无尺度特性分析 无尺度网络指网络中连通度的分布符合幂指数分布。在无尺度网络中，大部分节点通过少数中心节点连接到一起，意味着节点在网络中的地位是不平等的，中心节点在连接网络完整性方面起更重要的作用。

网络模体搜索 网络模体是网络中的一组节点按照特定形式组成的结构，并且该结构的出现次数远超过随机期望。在生物分子网络中包含有这些特殊的网络模体，搜索它们有助于深入理解生物分子网络执行生物功能的基本形式，也有助于进一步从网络中发现节点间的功能联系。

功能模块识别 网络模块指网络中由许多节点相互结合形成的，具有稳定结构和功能的复合体。生物分子通常以模块化的形式行使功能，如蛋白质往往结合成复合物来行使生物学功能。因此，识别生物分子网络中的模块是分析其功能的重要途径。可从不同的角度通过一些特定的算法来识别生物分子网络中的模块：①连通组分模块，由能够彼此连通的节点和节点间的边构成。②基于 hub 的模块，包含一个中心 hub（连通度高的节点）和与它距离小于等于某个阈值的节点。③完全图模块，即每对节点都直接连接的图。④基于介数的模块识别。⑤最大化模块化测度，即使模块内的边更多，而模块间的边更少。

动态性分析 生物分子间发生相互作用关系需要特定的时间和空间条件。在不同的时间和空间，生物体执行不同的生物过程。要揭示生命活动的真正过程，必须要考虑生物分子网络的动态特性，包括含有时空信息的生物分子网络，进行生物分子网络的动力学分析等。

分析软件 可用于生物分子网络可视化展示和网络分析的软件很多，其中部分可以通过通用公共许可证协议免费使用，如 CytoScape 软件、CFinder 软件、MAVisto 软件、BGL 软件、基于 BGL 开发的 Matlab 工具包等。

（李 梢 李 妶）

fēnzǐ wǎngluò shùjùkù

分子网络数据库（molecular network database）

收集和整理生物分子网络信息的数据库。主要包括蛋白质相互作用数据库、通路数据库等。基于这些数据信息，利用计算机技术重新构建网络，有助于综合分析数据，利用网络计算方法挖掘相关信息，从系统上分析生物分子网络。

网络重构的方法 描述相互作用关系是生物网络最简单的功能，同时也是生物分子网络重构的简单方法。对于细胞内分子间的相互作用关系，如生物实验证实的转录因子对靶基因的调控、基因之间的相互作用、药物分子对靶标蛋白的控制等，可以将这些分子作为节点，它们间的关系作为边，通过收集相关数据并进行信息计算来重构分子调控网络。例如，对于蛋白质相互作用网络的重构，21 世纪初已有大量的蛋白质相互作用数据。由于蛋白质互作数据本身可以提供蛋白质-蛋白质相互作用关系的信息，网络的构建会比较简单。只需要将蛋白质作为网络中的节点，蛋白质-蛋白质相互作关系作为网络中的边，即可实现蛋白质互作网络的重构。值得注意的是，在实际计算中，由于一些物种涉及的蛋白质及蛋白质-蛋白质相互作用关系的个数比较多，可能需要采用更为复杂、高效的方式进行网络分析。

分类 生物分子网络数据库中存储许多与生命调节过程相关的分子网络，根据分子网络的节点及边所代表的分子类型的不同，可以分为两个大类：蛋白质互作网络数据库与通路数据库。其中通路数据库中又包含了基因调控、信号传导及代谢调控相关的生物分子网络。蛋白质互作网络数据库中存储大量蛋白质互作信息。蛋白质是构成生物体的重要物质，对生物体功能的行使具有重要的作用。比如，生物体内的信号传导、物质代谢、基因表达等生命活动过程，往往是由多蛋白质通过特定的组织形式来共同完成的。此外，通路数据库中存储的生物分子网络与蛋白质相互作用网络可能存在一定的联系，从不同层面反映了生物机体的分子调节机制，同时又共同构成了一个整体，因此，两个数据库是相辅相成的。

生物分子网络作为一种描述生物分子之间相互作用关系的方法，对于从微观层面研究生物体的生长、发育、衰老具有重要的作用，同时也为揭示疾病个体中的异常分子调控机制提供了新的思路。是系统生物学研究中的重要数据资源及工具，已经被广泛应用于生命科学的各项研究领域之中。

（李　妓　郭海红）

dànbáizhì xiānghù zuòyòng shùjùkù

蛋白质相互作用数据库（protein-protein interaction database）

存储有关蛋白质之间相互作用信息的公共数据库。又称蛋白质互作数据库。随着生物技术和计算机技术的发展，越来越多的蛋白质相互作用数据被收集形成了各种各样的数据库，成为生物分子网络和通路构建的主要资源。截至2006年，与蛋白质相互作用相关的数据库已超过224个，并且还处于增长中。

常用数据库　主要包括蛋白质相互作用网络数据库（BIND）、蛋白质相互作用数据库（DIP）、哺乳动物蛋白质相互作用数据库（MIPS）和相互作用数据集的生物通用仓库（BioGRID）等。用户可以通过网络工具查询这些数据库中的信息，也可以将信息下载到本地进行处理。

BIND *数据库*　生物分子对象网络数据库（BOND）中最重要的组成部分之一。主要记录蛋白质相互作用等生物分子间的相互作用信息，并将其中的信息分为经人工检测的可靠信息和高通量数据信息。网址为：http://bind.ca/。

DIP *数据库*　专门存储蛋白质相互作用信息的数据库。用于建立一个简单、易用、高度可信的蛋白质互作公共数据库。数据库中包含了人工检查的可靠信息和自动计算方法获取的高通量数据。可以按照不同的物种选择下载不同格式的蛋白质互作信息。网址为：http://dip.doe-mbi.ucla.edu/dip/Main.cgi。

MIPS *数据库*　一个跨物种的综合性数据库，含有多种数据库信息。比如，其中的GYGD数据库提供了比较完整的酵母蛋白质互作信息，而它的哺乳动物数据库MPPI提供了经过人工检查的哺乳动物蛋白质互作信息。网址为：http://www.helmholtz-muenchen.de/en/mips/。

BioGrid *数据库*　一个包含多物种蛋白质相互作用关系的数据库。数据库中包含来自多个物种的互作信息，如：物理互作信息、遗传互作信息。网址为：http://www.thebiogrid.org/。

应用　蛋白质相互作用数据库是构建蛋白质相互作用网络的最重要的数据来源。通过蛋白质相互作用数据，可方便的按照蛋白质相互作用网络的特点，构建以节点和边表示的蛋白质及蛋白质-蛋白质相互作用关系的网络，以便从不同的角度和层次提取蛋白质在生物体功能行使中的重要作用。蛋白质互作相关的数据库从不同的角度描述蛋白质相互作用网络，为实验研究提供素材和线索。但是，蛋白质相互作用网络涉及生物学过程的方方面面，相互作用模式也比较复杂，需要借助更加精准的模型及更完整的数据去进一步挖掘更多的信息。此外，数据库之间存在数据重复冗余、数据结构不一致等问题，这些成为蛋白质相互作用数据库发展的难题和重点。

（李　妓　陈松景）

tōnglù shùjùkù

通路数据库（pathway database）

收集和整理信号传导通路、代谢通路、基因调控通路等生物学通路数据的数据库。是构建信号传导网络、代谢网络和基因调控网络的基础。

常用数据库　常用的通路数据库包括KEGG数据库、ERGO数据库、BioCyc数据库、GeneDB数据库、Biocarta通路数据库等。

KEGG *数据库*　关于基因、蛋白质、生化反应和通路的综合生物信息数据库。该数据库是一个生物系统的数据库体系，包含了代谢通路数据库（PATHWAY）、功能层次化数据库（BRITE）、基因数据库（GENES）和配体数据库（LIGAND）。PATHWAY数据库中包含有大量物种代谢与生物信号传导通路信息。BRITE数据库中存储了生物系统各方面知识的功能层次，与PATHWAY数据库一样，经过了人工整理。GENES数据库实际上包含多个子库，包括直系同源基因集、专家注释的基因集、表达序列标签EST数据的基因分类、多物种全基因组数据信息、基因相似性信息。LIGEND数据库也包含多个子库，包括化合物数据库、药物数据库、多糖数据库、生化反应数据库、反应物化学结构构型模式数据库和酶数据库。网址为：http://www.genome.jp/kegg/。

ERGO 数据库　关于多个物种基因组信息的综合数据库。其中包含有关于代谢通路和非代谢通路的综合信息。网址为：http://ergo.integratedgenomics.com/。

BioCyc 数据库　收集不同物种单独构建的代谢通路数据库。根据数据的可靠程度，分为三个等级，第一层为细致确认的数据库，最重要的是针对大肠杆菌的 EcoCyc 数据库和针对多物种的 MetaCyc 数据库；第二层为初步确认的计算通路数据库；第三层为未经确认的计算通路数据库。网站为：http://biocyc.org/。

GeneDB 数据库　关于多物种基因信息的综合数据库，当用户输入相关基因查询时，GeneDB 会提供该基因所参与的通路信息。网址为：http://www.genedb.org/。

Biocarta 通路数据库　"开源"数据库的典型代表，通过从社区论坛上不断整合蛋白质组信息迅速发展壮大。总结了多个物种的基因信息，并提供目录查询。网址：http://www.biocarta.com。

还有一些免费的公共通路数据库也收集了大量的生物学通路的结构和成员分子，如：通路相互作用数据库、NetPath 等数据库，但在规模上都不及 KEGG 数据库。另外，一些商业公司也开发了大规模的通路数据库，如：美国 Ingenuity 公司开发的信号传导通路分析软件 IPA 包含了一个经专家验证的通路数据库。

应用　疾病的发生和发展通常与机体本身的系统功能紊乱紧密相连。复杂生物学通路不仅承载着多种生物学功能，维系机体正常运转，而且与许多疾病过程的发生、发展密切相关。机体通过复杂生物学通路中分子之间的相互识别、联络和相互作用实现整体功能上的协调统一。生物学通路中的任何异常都可能引发生物过程的失调，导致疾病的发生，如糖尿病或癌症。因此，通路数据库为研究疾病相关复杂生物学通路提供依据。

（李　姣　陈松景）

jiégòu shēngwù xìnxīxué

结构生物信息学（structural bioinformatics）

通过解析结构来预测大分子功能以及大分子之间相互作用的可信度的学科。对蛋白质、RNA 和 DNA 等生物大分子的三维结构进行分析和预测的研究领域，是生物信息学的分支之一。有助于实现新药开发。

研究范畴　侧重于在原子和亚细胞空间尺度下展示、存储、检索、分析和显示大分子结构信息。研究对象涉及 DNA、RNA 和蛋白质等生物大分子三维结构的各个方面，如整体的折叠和局部图案的对比、分子折叠规律、进化规律、有约束力的相互作用、分子结构与功能的关系等。研究方式包括运用实验手段获得分子结构数据和运用计算方法预测分子结构模型等。目标是建立通用的生物大分子信息数据库和分析方法来解决新问题及获得新知识。例如：蛋白质结构分类、蛋白质结构可视化、蛋白质结构预测、蛋白质结构模拟等。"结构决定功能"已经成为所有生物学家的共识，也是蛋白质科学的首要法则。各式各样的蛋白质结构决定了特异性化学基团在三维空间上的特异性排列和分布。蛋白质结构的多样性决定了功能多样性。蛋白质功能多样化还可以通过与小分子以及其他蛋白质相互作用得到很大扩展。对于任何研究蛋白质结构的科学家来说，这种多样性是一种巨大的挑战。

数据获取方法　获取分子信息的方法很多，主要思想都是通过一系列实验来获得分子结构中各个原子的三维直角坐标，以表示分子在三维立体空间中的位置。21 世纪初流行的数据获取方法如下：X 射线晶体学，即利用电子对 X 射线的散射作用获得晶体中电子密度的分布情况，再从中分析获得原子的位置信息，即晶体结构；核磁共振波谱法，即通过原子核对射频辐射的吸收，定性和定量的研究大分子结构；电子显微镜，即利用电子与物质作用所产生的信号来鉴定微区域晶体结构，获得大分子结构信息。

数据分析方法　在获得分子信息之后，可以通过各种手段进行分析。常见的方法如下：①图像显示方法，即通过计算机图形学生成一系列图像，直观地显示大分子的架构。②分类法，即通过将相似的分子架构归为一类，运用类别之间的相似性与差异性来定性地分析大分子的结构。③预测，即通过已有的大分子结构数据，预测未知的大分子结构及序列。④模拟，即通过获得的静态数据去模拟分析大分子动态运动过程。不同数据分析方法有各自的优劣，共同推动了结构生物信息学的发展。

应用　结构生物信息学在药物研发、分子进化研究等有广泛应用。在药物研发中，结构生物信息学可以广泛运用于从靶标蛋白的确认到基于结构的药物设计等多个方面，以获取具有生物活性的药物。

（张学工　李　梢　李　姣）

zhuǎnhuà shēngwù xìnxīxué

转化生物信息学（translational bioinformatics）

通过整合分子生物学基础研究与临床研究的信息，

利用计算机科学和统计学等方法，促进基础医学研究成果向临床应用转化的学科。

转化生物信息学是新兴的领域，在 20 世纪 90 年代中期作为一种变革性的方法推进了生物医学研究。在 2000 年初人类基因组测序完成第一部分后，转化生物信息学作为一种连接生物发现和临床信息学的突出手段得到了快速发展，为生物学和医疗保健行业提供了许多发展机遇。其中表达谱分析、文本挖掘的趋势分析、基于人群的数据挖掘等提供的生物学见解，和基因本体论的发展与确立，进一步支撑了转化生物信息学的发展。

研究领域 包括四个主要研究领域：临床基因组学、基因体医学、药物基因组学和遗传流行病学。21 世纪初主要的研究课题如下：基因组学和基因组基础设施；生物标记和表型的代表；药物和基因研究的不良事件，相互作用和药物的再利用；有序、科学和系统地用药；转化生物信息学的计算和分析方法；应用桥接基因研究和临床实践。

研究方法 转化生物信息学涉及对生物信息的存储、集成、分析等多个方面，各环节采取的主要方式如下：①存储方面，为了应对生物信息膨胀带来的巨大数据存储挑战，转化生物信息学引入了一系列存储数据的方法，例如数据整合、数据联邦和数据仓库等方法。②数据集成方面，转化生物信息学涉及使用生物信息开发临床设置、授权临床医生使用数据访问、知识发现和决策支持等工具，利用现有信息学上的丰富数据，改善患者的健康和安全。③分析方面，转化生物信息学使用高通量（对大量样本的

同时处理，例如：并行地对几十万到几百万条 DNA 分子序列进行测定）的技术将生物数据翻译成临床相关信息。

应用 转化生物信息学在医学领域特别是转化医学方面具有很大潜力，主要应用包括促进基础医学实验结果向临床医学研究转化，基础医学与临床医学研究的证据向具体医疗实践转化。转化生物信息学直接面对的是生物医学数据，而不是病人或实验。从错综复杂的生物医学数据中得到具有实际意义的健康指导方案，给人类提供健康参考，促进全民健康，是转化生物信息学的重要使命。

（张学工 李 梢 李 姣）

shēngwù shùjù shěnbiān
生物数据审编 （biocuration）
遴选、分析、审核、编辑生物信息，以规范的、易理解的形式存储于数据库中的方法。生物数据审编的核心是在一个公认的生物学框架中对研究数据与结果进行注释和连接，以增加其价值。这样的整合不仅给广大科研团体使用生物数据带来便利，而且有利于他们借助计算机进行数据的计算分析。

内涵 生物数据编审是 21 世纪初在生物数据日益丰富的背景下产生的一个新兴研究领域，也是一个新兴的职业，可以概括成"把生物数据转化成有组织的形式"。生物数据审编是通过实验团队、生物数据审编人、软件和数据库开发者的共同努力来实现的。实验团队通过实验获取生物数据；生物数据审编人对数据进行组织和整理；软件和数据库开发人员实现数据的公开可用。

分类 生物数据审编可以分为两类：专家级审编和社区审编。

传统的生物数据审编指的是专家级审编，即生物数据是由该领域的专家汇集，手动管理。随着生物数据的日益多样化和信息文献的数量迅猛增长，专家审编变得费时费力，越来越落后于知识创造的速度。为了解决这个矛盾，集合社区智慧及知识管理手段的社区审编应运而生。社区审编可以开发出科研团体对知识审编的全部潜力，可以满足知识日益增长的需求。截至 2015 年已建成多个生物维基百科社区，同时也开发出了构建生物维基百科的软件工具。

生物数据审编国际联盟（International Society for Biocuration，ISB）成立于 2009 年，是一个非盈利性的组织，代表了对生物数据编审感兴趣的生物数据编审、软件工程师、开发人员和研究人员等。目标是推动生物数据编审之间的交流、促进和描述他们的工作、向全世界突出生物数据编审的附加值。其使命包括定义数据编审工作；提出讨论和工作论坛；组织会议和研讨会；建立与期刊和出版商的联系，以提高期刊和数据库之间的联系；提供文档和金标准；建立与用户团体的联系，以确保数据库满足他们的要求；以及努力提高筹资机构对生物数据编审和生物数据库的认识，以帮助确保其对生物数据编审长期的资金支持。

发展及挑战 21 世纪初，生物数据审编的发展仍然落后于生物数据生成的速度，是生物数据审编面临的核心问题。解决该问题的发展方向有三种：论文作者、期刊编辑和生物数据审编者联合工作，保证生物数据审编的及时与准确；培养生物数据社区专家，推动社区审编的发展，以应对大量的生物数据生成；生物数据审

编的职业化发展，培养专业的生物数据审编人，推动专家审编的发展，以应对专业需求。

生物数据审编的发展面临很多挑战，具体如下：管理和维护生物数据库的基金缺乏；生物数据迅猛增长带来的审编困难；很多科学家意识不到生物数据审编的重要性，投入的资金不足；当生物数据审编跟不上数据生成的脚步时，生物数据审编会被认为无关紧要，进而影响生物数据审编的发展。

（李 妓 章 张）

yàoxué xìnxīxué

药学信息学（pharmacoinformatics）

通过运用信息技术及计算分析方法对药物研发、药品生产及管理、药物临床应用等过程进行数据收集、管理、分析以及处理进而指导药物研究、规范药品生产以及指导合理用药的学科。

学科形成与发展史 药学信息学最早由美国南加州大学医学院的罗格（Roger W. Jelliffe）博士于1993年提出。印度普拉萨德（Prasad V. Bharatam）教授于2003年在国立药学研究与教育研究所建立了药学信息学研究中心，并提出药学信息学通过整合不同信息学分支（如生物信息学、化学信息学、健康信息学等）的研究内容和方法，为药物研发全程提供无缝连接的信息平台服务。2009年欧盟启动了来自6个国家的7个研究机构组成的药学信息学博士培养计划 EuroPIN 项目，以提升药学信息学的教育层次。中国药科大学、沈阳药科大学等也开设了药学信息学的相关课程，并设立了硕士点和博士点。

研究范围 药学信息学的研究范围涵盖了整个药学领域，包括药物研究、药品生产、药品供应、临床用药和药学教育等各个方面，但主要集中在药物发现和药事服务两大领域。在药物发现领域，通过信息学技术，将生物信息学、基因信息学、免疫信息学、毒理信息学、化学信息学、代谢组学信息学的知识和技术进行整合，对实验数据进行获取、加工、存储与分析，指导药物发现研究和新药开发。药学信息学在药事服务领域主要是以信息学的理论和方法研究和处理药物商品化、上市后的药品监管、市场管理及临床用药等各环节的信息内容，以改善及规范社会的药品服务，保证患者的用药安全性及有效合理性。

研究方法 根据研究内容和研究方向的不同而选取、采用不同的方法，也可将多种研究方法结合使用。

计算模拟法 以化学信息学和生物信息学为基础，应用生物信息学技术发现药物作用靶点，通过对大量基因和蛋白质数据进行分析和计算，发现新的功能基因或蛋白质的结构；利用获得的蛋白质结构和功能信息，采用以多样性分析为基础的小分子虚拟化合物库和以模式识别为基础的计算机虚拟筛选技术可以进行虚拟的药物筛选；通过计算机模拟和预测药物分子在体内的代谢动力学性质及其毒性等，可以进一步设计和优化新药先导化合物。

统计分析法 利用统计分析学的方法，对药学信息和获得的药学实验数据进行分析、处理和归纳，用于评价药学实验研究结果，发现药学研究的规律。

文献研究法 利用已有的药学文献信息资源，通过查阅、整理、分析和综合等手段，可以了解药学研究相关领域的政策导向、最新研究成果、专业研究进展以及发展动态等。

与交叉学科的关系 药学信息学是应用人类基因组计划产生的大量数据和分子生物学研究的结果，探讨发现药物的新靶点、新方法，促进药物研究进程的新兴学科，涉及医学信息学、生物信息学、化学信息学、计算化学、组合化学等多领域学科，并包括药物代谢动力学和毒性预测、高内涵筛选及代谢模型的应用等综合技术，在新药发现和发展中起到了重要的作用。大量医学信息学、化学信息学及生物信息学技术在药物发现领域的应用，为药物研究提供了新的方法，加快药物研究的速度，提高药物研究的水平。同时，信息技术在药学研究领域中的数据统计分析、计算机辅助药物设计、药物研发信息数据库检索等工作中发挥越来越大的作用，而药学科学的现代化发展给计算机信息科学相关领域也提出了更高要求，信息技术和药学科学的发展因此互相渗透，不断深入拓展。

应用 药学信息学的应用贯穿于药物研究的全过程，包括药物的临床前研究和临床研究等各个环节，在探索发现药物的新靶点、认识药物的作用机制、解释药物的药理活性，对其成药性进行评价，确定药物的应用前景等各个方面，利用药学信息学技术和方法对于提高新药开发的成功率、节省药物的研发费用、加快新药的研制都有积极的促进作用。此外，药学信息学的研究使药学信息的处理更加科学化、规范化，加速了药学信息的标准化和药物信息共享平台的建设，有助于药学工作者了解药学研究进展掌握更准确的药学信息，如新药研究和开发信息、药物专利信息、药物生产和上市信息、药物市场的价格信息、药物经济学信息、药事管理信息、药学教育信息、药学各专业学科研究进展信息、药物不良反应和药物相互作用等临床药学信息等。总而言之，药学信息学的作用主要体现在两个方面：第一，药学信息学技术的发展对新药的发现带来革命性的变革，可大大提高新药的研发效率、缩短新药的研发周期、减少新药研发费用、降低研发风险；针对突发、新发传染病可快速提供新的防治药物，维护国家公共卫生安全；促进新医药产业的发展，降低用药成本，通过提供质优价廉的药物，降低老百姓用药负担，节省国家医保所需财政资源。第二，在满足社会对药事服务的需求方面，可推动药物信息产业的行程和药学信息经济的发展，为更多患者提供更加充分便捷的药事服务和健康服务。

(毛雪石 盛崴欣)

yàowù yánfā xìnxī

药物研发信息 （drug discovery information）

与药物研发环节有关的由消息、情报、数据形成的资料和数据库。药物研发具有长周期、高投入、高风险的特性，因此药物研发的成功有赖于收集全面及时的药物研发信息。是药学信息学中一个重要的信息领域。

信息内容　主要包括药物研发立项的调研信息、临床前药物研究信息、临床药物研究信息、药物评审信息等。

立项调研信息　新药研发项目立项之前，需要对其可行性进行详细论证，将新药研发的风险降到最低。在论证时，首先要做好充分的市场调研，包括对研发项目的基础研究状况、历史背景和当前国际研究进展等进行调研和详细论证；通过药物研发数据库，如药学情报数据库、药学文献数据库、药物临床试验数据库、药物专利数据库等进行检索，对该项目的创新性进行判断；了解相关疾病发病率，现有治疗药物品种及其疗效情况，明确待研发新药可能的剂型和疗效是否更佳，或对已有的治疗药物是否存在专利侵权行为，以及预测可能的销售额等。

临床前药物研究信息　新药研发项目立项后，首先要进行临床前的研究，获得的大量研究数据，包括药物靶点信息、药物吸收、分布、代谢、排泄信息，药物制备工艺、理化性质、纯度、检验方法、处方筛选、剂型、稳定性、质量标准、药理、毒理等研究信息，均可通过数据的收集、管理、分析以及处理形成资料、数据库，不仅可供自身项目的深入研究使用，也可以通过共享平台，在一定的研究范围内使用。

临床药物研究信息　包括临床试验信息和生物等效性试验信息。药物临床试验分为Ⅰ、Ⅱ、Ⅲ、Ⅳ期。Ⅰ期临床试验主要观察人体对于新药的耐受程度和药动学过程，获取初步的临床药理学信息及人体安全性评价试验信息，为进一步制订临床试验给药方案提供依据。Ⅱ期临床试验为随机盲法对照临床试验，获取新药有效性及安全性的初步评价信息，并提出推荐临床给药的剂量。Ⅲ期临床试验为扩大的多中心临床试验，进一步获取药物的有效性及安全性信息。Ⅳ期临床试验为对新药上市后的监测，即在广泛使用条件下获取疗效信息和不良反应信息，有利于新药的再评价。临床研究产生大量的信息与试验药品的有效性和安全性有关，这些数据收集、管理、分析以及处理形成的资料、数据库不仅可用于申报和批准药品的生产，也可用于该项目的后续研究有关。

药物评审信息　在新药进行临床研究前和生产上市前均需要进行药物的申报与审批。新药进行临床研究前的申报需要提供临床前药物研究的全部信息，以供有关专家对其有效性、安全性和可获得性进行评价，审批通过后方可进入临床研究。临床研究的数据是申报和批准该药品生产时的重要信息，需要完成一期试验后，将获得的大量数据进行收集、分析及处理后，作为依据申请下一期临床试验。

应用　药物研发信息涵盖了从药物市场调研、新药发现、筛选设计到药学研究、药理学和毒理学评价、临床研究以及药品审批等大量信息，是药学科研人员了解药学学科发展态势、跟踪国内外科研热点、及时获取学科前沿知识、掌握同行科研动态的重要信息来源。

(唐小利　阿丽塔)

yàowù bǎdiǎn shùjùkù

药物靶点数据库 （drug target database）

获取、处理、分析与药物靶点相关的生物信息并经过科学整理形成的数据库。是药物研发信息研究中重要的数据库。数据库内容包括药物靶点名称、靶点类型、靶点相关疾病、靶点相关药物、晶体结构、基因序列、氨基酸序列、活性位点、来源、参考文献等信息。药物靶点数据库不仅为新药研发工作者开展药物设计、计算机虚拟筛选、同源模建、序列比对等提供了重要信息，也成为新药研究工作的重要基础。

随着生命科学和生物信息学的发展，越来越多的靶点结构得到解析，国内外学者将分散于不同文献或相关数据库的靶点结构信息、药物信息、配体信息及相互作用信息等，按照一定的数据制作标准构建了药物靶点数据库。截至 2010 年代，已建立的药物靶点数据库主要有两类，一类针对已证实的药物靶点进行整理及管理；另一类则除了包含已证实的药物靶点，还有潜在的药物靶点。常用的药物靶点数据库见表。

药物靶点数据库的应用主要体现在新靶点发现、药物筛选、药物设计以及药物作用机制等研究领域。

活性化合物作用靶点的预测

药物靶点数据库不仅提供了丰富的靶点信息，而且通过使用数据挖掘及分子模拟技术，将研究的化合物与药物靶点数据库中的数据进行相关研究，可以发现与靶点相对应的配体（即活性化合物）信息，为进一步研究药物的作用机制，预测其代谢途径、毒副作用等提供了研究的基础。

虚拟筛选模型的建立以及活性化合物的预测 在制药产业中，新化合物实体的发现越来越耗时、耗力。许多新技术、新方法已经

应用到新药开发过程中，有望提高新药发现速度，降低研发成本。基于药物靶点结构，研究建立虚拟的筛选模型，可以用于大规模的化合物活性预测，从而减少新药研发的盲目性，降低研发成本，提高研发速度，虚拟筛选技术的发展和应用也得到长足的发展。

（毛雪石 刘艾林）

yàowù dàixièdònglìxué yùcè

药物代谢动力学预测（pharmacokinetics prediction） 利用计算机及信息技术，研究小分子化合物的化学结构与其药物代谢动力学过程等的方法和技术。是药物研发信息中的重要的应用领域。在药物研发的初期阶段，同时优化药物的药效学和药物代谢动力学性质，可显著提高药物研发的效率，降低研发费用。采用传统的实验方法虽然可以测定化合物的药物代谢动力学性质，但实验成本高，评价速度相对较慢。利用信息学方法和技术，依据化合物的结构预测化合物的药物代谢动力学性质，可以与实验测定方法联合使用，相辅相成。采用计算方法预测化合物的药物代谢动力学性质起始于 1960 年代，由美国汉斯（Hansch）教授提出了可以将定量构效关系方法应用到

预测药物代谢动力学模型中的研究思路；在生物大分子晶体结构和物理学经典原理的基础上，发展起来的分子模拟技术在预测化合物的 ADME 性质研究中得到了普遍应用，使得该领域的研究结果在新药研发中受到越来越多的重视和应用。

原理 药物代谢动力学性质可反映药物分子在人体血浆和体内各组织中的分布浓度以及随时间的变化情况。按照药物在体内运转的不同阶段和不同的生理作用时期，药物和人体的相互作用可以划分成四个环节：吸收、分布、代谢和排泄。药物分子的药物代谢动力学性质是由药物分子的微观结构所决定，使用各种定性或定量的参数可以对化合物的分子结构加以表征，通过信息学的方法，探求这些参数与药物分子的药物代谢动力学性质之间的关系，从而可以间接地反映出药物分子结构对药物代谢性质的影响情况。

研究方法 计算机模拟药物代谢动力学预测的方法主要有两类：一类是基于药物分子结构的构效关系预测方法；另一类是基于药物作用于与药物代谢动力学相关的靶标的分子模拟方法。传统上，人们用数据建模的方法，

表　国内外主要药物靶点数据库

药物靶点数据库名称	网址	开发单位
TTD	http://bidd.nus.edu.sg/group/ttd/ttd.asp	新加坡国立大学（National University of Singapore）
BindingDB	http://www.bindingdb.org/bind/index.jsp	加州大学圣地亚哥分校斯卡格斯药学院（Skaggs School of Pharmacy & Pharmaceutical Sciences at the University of Califemia, San Diego）
SuperTarget	http://bioinf-apache.charite.de/supertarget_ v2/	德国生理学结构生物信息学研究所（Institute for Physiology Structural Bioinformatics Group）
GRAC	http://www.guidetopharmacology.org/GRAC/index.jsp	英国药理学会（British Pharmacological Society, BPS）、国际基础药理学与临床药理学联合会（International Union of Basic and Clinical Pharmacology, IUPHAR）
DTD	http://pharmdata.ncmi.cn/	中国医学科学院药物研究所
PDTD	http://www.dddc.ac.cn/pdtd	上海药物研究所，中国科学院

如专家系统和定量构效关系研究方法等，来研究化合物的药物代谢动力学性质。由于化合物的药物代谢动力学性质依赖于蕴含在分子结构中的简单的物理化学性质，可通过使用统计学习手段、分子描述符以及可靠的实验数据，对复杂的生物过程，如口服生物利用度、肠吸收、渗透性和致突变性等，进行数学建模，从而预测化合物的药物代谢动力学性质。但这种仅依赖于化合物分子物理化学性质进行药物代谢动力学预测的方法，过度依赖于高质量的实验数据，未考虑和药物的代谢动力学性质密切相关的蛋白质的结构信息，如代谢酶 P450、药物外排泵 P 糖蛋白等的结构信息，因此具有一定的缺陷性。在药物的药物代谢动力学预测过程中，由于存在小分子和受体蛋白之间的相互作用，通过模拟药物分子与药物代谢动力学相关蛋白之间的相互作用，预测化合物的药物代谢动力学性质应当更为准确。随着人们在分子水平上对参与药物代谢动力学过程的重要蛋白的认识不断加深，以生物靶标为驱动、三维结构模型为基础的分子模拟方法逐渐成为一种预测药物代谢动力学性质的有力的研究手段。这种基于蛋白结构的药物代谢动力学性质预测方法，是以量子力学或分子力学为基础，利用计算化学方法，如分子对接、分子动力学模拟等方法，模拟药物分子与药物代谢动力学相关蛋白的结合，预测药物分子的药物代谢动力学性质。

应用 药物代谢动力学性质的预测和评价是新药研发过程中成药性评价的重要内容。利用信息学的方法和技术进行药物代谢动力学预测，对于减少新药研究失败的风险、降低研究成本具有重要意义。多种药物代谢动力学预测的软件被广泛应用于药物研究的各个不同阶段。

(毛雪石 徐柏玲)

jìsuàn dúlǐxué

计算毒理学（computational toxicology） 应用数学及计算机模型来预测、阐明化合物的毒副作用及作用机制的学科。是药物研发信息中一个重要的应用领域。

计算毒理学的研究开始于1980年代，快速增长的化学毒理学研究提供了大量的化学结构及其毒性数据，为药物毒性的计算预测提供了可靠的基础。通过计算机和人工智能技术进行数据挖掘，建立计算机毒性预测模型，进而可以根据模型对正在研究的化合物的毒性、毒性作用部位等进行预测。美国环境保护署于2006年成立了国家计算毒理中心。有关毒性预测研究的系列国际性学术交流会分别于2001、2003和2005年在法国、希腊和中国上海召开。中国863计划（2006年度）生物和医药技术领域的生物信息与生物计算技术专题也明确提出了支持药物毒性预测技术的研究。

研究方法 化合物毒性预测方法可分为两大类，一类是以化合物的结构为基础的计算方法，包括规则推理法和统计数值法。规则推理法指从现有知识中提取关于毒性-化合物结构相互关系的规则或规律，并用这些规则对未知毒性的化合物进行毒性的预测，其核心是集合毒理学领域内专家的知识和经验，模拟人类专家处理问题的思维和推理能力，应用人工智能和计算机技术来达到毒性预测目的的计算机程序系统。美国环境保护署开发的 Oncologic 和商业软件包 DEREK 是专家系统软件的代表。统计模型法是通过计算化学结构的参数（如原子数目、量子化学指数等），用不同的统计学方法建立参数与毒性之间的数学模型，即定量结构-毒性关系（quantitative structure toxicity relationship，QSTR），进而对未知毒性的化合物进行毒性的预测。常用毒性预测软件有 TOPKAT、CASE/Multi-CASE 等。另一类是以毒性靶分子结构为基础，利用靶分子的三维模型来评价小分子与大分子在分子水平上的相互作用，这一方法要求毒性机制清楚，在生物体内与化合物起作用并引起毒性作用的生物大分子明确，主要用于药物发现过程中先导化合物的模拟筛选。

应用 药物毒性评价是新药临床前安全性评价的重要内容，用于药物毒性评价的常规毒理学实验方法因周期长、耗资多、灵敏度低、需消耗大量实验动物等缺陷而难以满足现代药物开发中进行高通量筛选的需求。利用计算毒理学的研究方法与技术可以在新药开发的早期及时、准确、快速地评价药物毒性，对于缩短试验周期、降低开发成本、提高新药研发命中率及保护人类健康具有至关重要的意义。

(毛雪石)

wǎngluò yàolǐxué

网络药理学（network pharmacology） 基于系统生物学、多向药理学、生物信息学等多学科的理论，对生物系统的网络分析，选取特定信号节点进行多靶点药物分子设计的新学科。是药物研发信息研究中发展起来的一个新领域。21世纪初，在单靶点、高选择性思想指导下的药物设计，特别是针对复杂性疾病的药物设计，临床试验失败率高，使得传统描述疾病治疗的疾病-药物"锁钥"关系受到质疑。功能基因组学、蛋白质组学、系统生物学、网络药理学等新兴学科由此应运而生，为困境中的新药研发带来了新的希望。

网络药理学一词由英国学者安德鲁（Andrew L. Hopkins）于2007年提出。随后，网络药理学的概念得到广泛的认可，相关论文数量逐年增加，刊载杂志主要为《循证补充与替代医学》、《中国中药杂志》等，发表相关论文较多的国家依次为中国、美国和英国等。美国学者穆罕默德（Muhammed A Yildirim）等人发现，药物与作用靶点之间并非是孤立的对应关系，而倾向于组成富集的网络，大多数药物通过多靶点发挥作用，超过40%的药物靶点与多种疾病相关，这样药物、疾病和靶点之间就形成了复杂的交叉网络。将生物分子网络与药物作用网络整合，分析药物在网络中与节点或网络模块的关系，就形成了网络药理学。

研究方法 一方面，根据公共数据和公开发表的已有数据，建立特定疾病及其防治药物靶点预测的网络模型，预测在研药物的作用靶点，进而构建在研药物-靶点-疾病网络，解析在研药物的网络药理学机制，并通过相应的实验进行机制的验证。另一方面，利用组学技术以及高内涵、高通量技术，观察药物对模型（细胞和动物）的作用或模型对药物的作用，针对所产生的大量数据，采用生物信息学的手段分析和构建药物-靶点-疾病网络，进而可以解析在研药物的网络药理学机制。

应用 网络药理学因建立在系统生物学和网络生物学的基础之上，能够在系统的分子水平上更好地理解细胞以及器官的行为对其功能表型的影响，推动对药物作用机制的重新认识，为药物重定位提供理论依据和技术支撑，为临床合理用药及多药组合使用提供科学依据，并可系统地预测和解释药物相互作用、优化药物的使用，预测及发现影响药物有效性和安全性的因素，加速药物靶点的确认以及发现生物标志物。

网络药理学的研究发现，同一疾病在不同发展阶段，其相关功能基因或功能蛋白发挥的作用不同，因此可以采用同病异治的原则。而有些功能蛋白在多个疾病中起中枢调控作用，因此可以采取异病同治的原则。网络药理学的发展与应用为中医药作用机制阐明提供了中西医均认可的方法，有利于中医药理论的发展和作用机制的研究，有利于中医药的国际化。对于西药的研发与机制研究也有重要作用。

（毛雪石　刘艾林）

yàowù yánfā shùjùkù

药物研发数据库（drug disco-very database） 涵盖了从药物市场调研、新药发现、筛选设计到药学研究、药理学和毒理学评价、临床研究等信息的数据库。是药物研发信息应用中形成的重要的一类数据库。药学研发数据库资源具有类型多样、收录范围广、检索功能强大、数据时效性强和更新及时等特点，是了解药学学科发展态势、跟踪国内外科研热点、及时获取学科前沿知识、掌握同行科研动态的重要信息来源。

内容 由于长期以来药物研发主要由药物化学和药理学所驱动，寻找新药的过程起始于新化合物的合成，因此早期的药物研发数据库主要以化学数据为主。随着分子遗传学、功能基因组学、蛋白质组学和生物信息学的迅猛发展，药物研发正在向以药物靶标为起点转变，化学制药领域的研究对生物信息的需求迅猛增长，药物研发数据库收录的生物信息可以满足广大药学工作者的需求。随着信息分析、评价理论的发展和信息分析工具的完善，药物研发数据库在不断完善检索功能的基础上，结合信息分析评价的理论和方法对检索结果进行分析，已可提供更有价值的药学信息。结合数据库收录的文献类型不同和适应于药学科学研究的流程需要，国内外药物研发数据库可以分为六类。

综合型药物研发数据库 主要包括药学情报数据库和药学文献数据库，如国内外文摘型数据库、部分药学期刊数据库、事实型数据库和引文数据库，以及药物专利数据库。

药物项目调研数据库 主要包括在研药物数据库和商业情报、市场信息数据库。可供科研人员在项目立项之前进行详细、全面的调查，规避药物研发过程中的风险，最大限度的提高成功率。

药物筛选与设计数据库 依据药物发展的不同阶段，涵盖了筛选与设计化学药物、生物药物、天然药物所需的数据库。根据收录数据内容的不同，主要包括药物靶点数据库、化学物质数据库、化学合成数据库、化学结构数据库、蛋白质数据库、基因和基因组数据库、生物药物结构数据库、中药化学成分数据库和传统中药数据库等数据库。

药物临床试验数据库 药物上市前需通过健康志愿者或患者进行药物的系统性研究，以证实或揭示试验药物的作用、不良反应及试验药物的吸收、分布、代谢和排泄，从而确定试验药物的疗效与安全性。根据收录数据内容的不同，主要包括药物临床试验数据库、毒性数据库、代谢数据库，为科研人员顺利开展药物临床试验提供所需信息。

药物评审信息数据库 由于药物的特殊属性，药物在评审、上市环节受到各国政府的严格监管。药物评审信息数据库涵盖药物评审政策信息、药物审批上市信息、上市后安全监测信息等，美国食品药品监督管理局、欧洲药品评审管理局、日本厚生劳动省等各国药物监管官方网站都具有相应的药物评审信息数据库。

其他药物数据库 主要包括多糖、脂类、酶数据库，手性药物、色谱数据库等。这些数据库对药学科研工作者进行药物研发具有同等重要的作用。

（唐小利　阿丽塔）

yàoxué qíngbào shùjùkù

药学情报数据库 （drug intelligence database）

经过收集、分析、加工、整合的有关医药行业竞争性信息资源的数据库。是药物研发数据库中的一个重要分支数据库。信息包括了市场规模、技术水平、竞争企业情况、竞争产品结构、性能以及准备进入的国家、地区和市场的文化背景、政治、经济环境等。是企业制订扩大生产规模、开发新产品、引进技术设备等战略决策时需要依赖的科学依据。

药物情报已经成为医药行业的重要竞争性信息，在医药行业各个领域和环节发挥着重要的作用。医药行业是一个高投入、高风险的领域，政治的、经济的、技术的变化都可能会给医药企业的利益乃至生存带来重大影响。在以信息为基础的全球经济一体化环境下，市场竞争由过去的产品竞争发展为技术竞争，又到知识竞争，竞争性情报的使用已成为以知识经济为主体的企业一个重要的竞争工具，而医药企业正是知识经济的代表之一，竞争性情报的重要性不言而喻。国际上著名药企在机构内部都设有专门的竞争性情报服务机构，如美国辉瑞制药公司把竞争性情报设在计划部门内，其收集、分析的有关信息在保证企业在新产品研发、生产及市场开发等各个环节起到了强大支持的作用。

药学情报数据库包含竞争企业的数量、地区分布、生产规模、产品结构、市场占有率、产品及服务质量、价格定位、营销策略、新产品开发动向、职工素质等相关信息，从而可以辅助医药企业分析评价自身的竞争优势、劣势以及竞争模式，制订出适合本企业的竞争战略，发现市场中的威胁与机会，领先于对手采取应对措施，避开威胁，争取主动地位，创造新的发展机遇。

利用药学情报数据库，可以帮助医药企业掌握国内和国际市场药品的需求和消费情况，包括药品的市场占有率、社会购买力、药品的产品结构和质量、药品价格水平等，以帮助企业正确选择准确的市场目标，调整产品的开发方向，加强那些具有科技优势和资源优势项目的研究，逐步形成在医药领域的优势产品和优势技术，在世界医药市场占据一席之地。

（唐小利　阿丽塔）

yàoxué wénxiàn shùjùkù

药学文献数据库 （pharmacy literature database）

将药学图书、期刊、会议、科技报告等各种类型的出版物信息经在计算机贮存设备上按一定方式存贮，并相互关联后的数据集合。是药物研发数据库中一个重要分支数据库。该库包含内容比较广泛，涵盖了药物研发的各个时期和阶段，是全面获取药学信息的直接途径，是药物研发立项时获取最新研究成果的主要信息来源。

药学文献数据库可分为药学论文数据库、药物专利数据库等。药学论文数据库中包含有中国药学文摘、美国化学文摘、荷兰医学文摘等；中国药学文摘收录了国内公开发表的相关期刊的中西药学文献，内容涉及药学理论、生药学、中药材、药理毒理、药剂学等药学各个学科的信息。美国化学文摘由美国化学学会下属的化学文摘服务社编辑出版，收录和报道一百五十多个国家和地区的多种期刊、论文、科技报告、会议等信息，是最重要的化学信息数据库。此外专利数据库也是药学文献数据库的重要组成部分，如中国药物专利数据库等。

药学文献数据库的检索方法是用户将需要查找的药学信息赋予一定的检索标示，按照一定的要求输入到计算机中，由计算机进行处理，最后按要求的格式输出检索结果。利用计算机技术检索药学文献需要采用计算机检索系统制订的检索技术，如布尔逻辑检索，截词检索，原文检索，加权检索和聚类检索。药学文献数据库的检索入口有标题、主题、作者、关键词等常规检索入口。由于药学学科的特殊性和复杂性，有的药学文献数据库还有提供了化学结构式检索、分子式检索等入口，大大提高了数据库检索的查全率和查准率。

对药学科研人员和医学工作者来说，通过对药学文献数据库的检索可以获取和研究药物的研发信息、产品信息，药物和医药公司的市场信息等。使用药学文献数据库进行药学文献检索可以提高药学文献检索的有效性，避免由于地域、文献量、时间等因素的限制而影响检索结果，有效降低检索工作负担，提高工作效率，大大节省人力和时间成本。

（唐小利　阿丽塔）

yàowù línchuáng shìyàn shùjùkù

药物临床试验数据库（drug clinical trial database）

系统记录药物临床试验中相关信息的可供公众和药物研发人员查询的数据集合。是药物研发数据库中一个重要的分支数据库。药物临床试验是研究处于研发阶段的药物在人体（患者或健康志愿者）内的药物有效性和安全性，是新药研发上市前研究的重要环节。药物临床试验的数据是组织者根据药物临床试验方案，对符合临床试验设计要求的受试者进行药物的有效性和安全性研究过程中产生的实验数据。美国的临床试验数据库是公开化、国际化临床试验注册的典范，符合国际医学期刊编辑委员会标准，它被包含在世界卫生组织国际临床试验注册平台的搜索入口中，在业界影响力最大。中国临床试验注册中心，是世界卫生组织和国际临床试验注册平台的一级注册机构，接受在中国和全世界实施的临床试验注册。

内容　药物临床试验数据库由临床试验的资助者或者项目负责人将临床试验名称、试验代码、目的、受试者条件、实验方案、受试者纳入标准、受试者排除标准、实施时间、干预措施、实验地点等信息登记到药物临床试验数据库，并将收集到全部试验信息通过分析、管理后加入到数据库。美国临床试验数据库中的信息由临床试验的资助者或者项目负责人注册登记，并要求注册人自身要保证登记在数据库中的数据真实可靠。美国临床试验数据库不对登记注册的数据库信息进行审核与检验，只有收到国内、国际卫生机构的试验真实性证明时，才将此项临床试验对公众进行公布，这就保证了该数据库中临床试验的真实性。美国临床试验数据库中的登记的药物临床试验信息来自美国境内和世界上170多个国家。

中国临床试验注册中心规定所有在人体中和采用取自人体的标本进行的研究，包括各种干预措施的疗效和安全性的有对照或无对照试验（如随机对照试验、病例-对照研究、队列研究及非对照研究）、预后研究、病因学研究和包括各种诊断技术、试剂、设备的诊断性试验，均需注册并公告。

通过使用药物临床试验数据库，用户可以方便地对数据库中的临床试验信息进行检索和浏览。美国临床试验数据库检索方式较为灵活，并且可自动对检索词的同义词进行扩展检索；检索结果采用条目化的结构进行展示，内容清晰明确，便于阅读查找。美国临床试验数据库的信息每天更新，包括公开新研究的结果或更新已有研究的数据。中国临床试验注册中心的检索途径主要有注册题目、注册号、课题研究代号、注册状态、联系人、研究疾病名称、研究阶段、实施地点等入口。此外，中国临床试验注册中心的数据库还可以按照国家、疾病、试验主办单位、经费来源、注册状态、干预措施、研究类型提供的信息进行统计分析。

应用　药物临床试验数据库是查询药物临床试验信息的专业性数据库。通过检索药物临床试验数据库可查询到国际上各类药物临床试验的进展，可对全球或某一地区的临床试验进行统计分析，掌握不同类别、不同功效药物研发的进程，参考这些数据可进而对自己准备进行或正在进行的新药研究做出科学的决断。

（唐小利　刘晓婷）

yàowù zhuānlì shùjùkù

药物专利数据库（pharmaceutical patent database）

将药物专利文献格式化并储存到计算机，进而可进行检索的数据集合。是药物研发数据库中一个重要分支数据库。药物专利作为创新药物信息重要的载体，全面准确地获取药物专利信息是促进新药研发、避免重复研究和规避侵权风险的最基础和最重要的工作。由于药物专利种类较为复杂，利用综合型数据库检索药物专利的查全率和查准率均不高，因此药物专利信息检索必须依靠深度加工的专业数据库才能保障查全率和查准率。

专利数据库通常包括发明专利，实用新型以及外观设计三种专利。其中发明专利是新药研发、仿制药研究的核心部分。药物发明专利包括物质（产品）发明专利和方法（用途）发明专利，即一个新药可以申请多项专利，其中化合物专利是新药专利中最基础最重要的专利。医药公司通常会围绕新药的基本化合物专利在化合物的衍生物、化合物中间体、化合物制备方法、药物组合、药物制剂、药物用途等多方面申请专利，形成专利壁垒。因此在新药研发和仿制药研究中，从专利数据库中全面准确的检索药物专利是发现专利漏洞和规避侵权风险的重要前提。为此中国国家知识产权局于 2000 年启动了中国中药专利文献深加工标引项目，2003 年启动了中国化学药专利文献深加工标引，使中国药物专利数据库成为有代表性的经过深加工的数据库。中国药物专利库收录了 1985 年以后公开的全部医药发明专利。该数据库最大的特点是对收录的专利进行了深度的标引加工，内容包括：建立了专利发明主题标引，医疗应用标引，文摘分类，文摘改写，化学物质信息标引，中药方剂信息标引等。在主题标引中，药物主题又细分为：分析方法，制剂方法等八个范畴；治疗作用标引又分为治疗作用、诊断作用等五个方面；药物范畴主要根据其治疗应用范畴制订的分类。中国专利数据库实现了药物信息的全面专业化检索，除了常规题录信息检索外，还包括药物范畴分类、药物主题、治疗应用、化学物质信息、化学物质结构等相关检索入口。

专利文献的检索与调研是药物研发课题立项的主要依据。创新药物的研究需要知识产权的保护；对已有专利保护的药物进行仿制，需要发现其专利的漏洞；对已有药物的新用途研究需要申请专利来延长对原药物的保护期等，因此需要通过查询药物专利数据库了解药物的化合物、制备、用途等知识产权保护情况。通过检索药物专利数据库还可了解各国在世界范围内的药物申请、授权情况。通过对药物专利的整理分析，了解某个领域内技术的发展历史，摸清这个领域的技术水平和发展动向，利用先进技术指导科研、生产，同时可相互借鉴，避免重复研发，少走弯路。

（唐小利 刘晓婷）

yàopǐn jiānguǎn xìnxī

药品监管信息 （drug regulatory information）

药品监督管理部门在履行药品监管职责中对药品的研制、生产、流通和使用等环节进行管理而制订、获得或者拥有的法规、文件、政策、数据等信息。是药学信息学中的一个新兴领域。除了药品研发、生产、流通等各个环节的政策、法规外，还包括药品相关数据库，使药品监管信息越来越系统化和专业化。

内涵 药品监管信息主要包括国家相关的法律法规、药品相关标准、药品研发、生产、上市等环节的评价和批准文件等。①药品监管的政策文件，如药品（含中药、民族药）、医疗器械监督管理的法律法规，政策规划，部门规章、药品研制、生产、经营、使用质量管理规范、执业药师资格准入制度、国家基本药物制度等。这类监管信息可从国家药品监督管理部门网站中的法规文件栏目中获取。②药品相关标准包括药品注册标准，国家药品标准信息、药品批准文号、药品电子监管码应用标准等。③药品审批信息涉及药物申请临床试验，申请上市销售，药品注册，药品生产等各个环节。药品申请上市的程序、资料、申请受理情况、受理进度查询以及申请结果这些信息均可以从药品评审信息数据库获得，如药物临床试验数据库、药品批准文号与在审品种信息库、国家药品监督管理部门批准的药品数据库等。

标准体系 药品监管信息化标准体系包括总体标准、应用标准、信息资源标准、网络及通信标准、信息安全标准、工程管理标准六个标准分体系。①总体标准包括国家药品监管信息化标准的总体规划内容、基础术语、标准编写规则等。②应用标准是指各级药品监管部门业务应用系统需要使用的技术标准。③信息资源标准包括信息分类与代码标准、数据元和代码集标准、数据集元数据标准。④网络标准主要采用国家信息安全主管部门制订的相关标准和国家电子政务标准化总体组推荐的相关技术标准。⑤信息安全标准分体系主要包括信息安全总体标准、密码算法标准、密钥管理标准等。⑥工程管理标准指信息化建设过程中工程管理相关规范。通过药品监管信息化标准研究为药品监管的信息化打下基础。

信息化 2013 年，国家药品监督管理部门在药品监督管理数据的共建共享方面进行统一规划，形成互联互通、信息共享、业务协同、统一高效的药品监管信息系统，2015 年进入逐步完善阶段。药品监管信息系统包括：①建设六大平台。建成覆盖药品、医疗器械、保健食品的行政执法、信息监测、应急管理、公共服务、决策支持和内部管理六大业务平台。②建设药品监管数据中心。建设国家、省两级数据中心，加强数据的采集、整理、分析、应用、发布等统一管理。③加强信息化基础设施和安全保障体系建设。加大网络及网络安全基础设施投入，建成覆盖各级药品监管部门的统一网络；各级药品监管部门应制定并落实信息安全管理制度，建立健全信息系统安全等级保护工作机制。④强化公共服务体系建设。推进政府信息公开和信息资源共享。

随着国家药品监督管理部门信息公开的范围不断扩大，内容不断丰富，公众对更及时准确地获取药品监管信息的需求不断增加，加强药品监管部门的信息化建设，是增强药品监管部门公共服务能力，提高服务质量和水平的重要途径之一。

（唐小利　刘晓婷）

guójiā yàopǐn biāozhǔn

国家药品标准（national drug standard）

国家为保证药品质量所制定的质量指标、检验方法以及生产技术要求的信息。是药品生产企业和各级检所对药品质量实施技术监测、共同遵守的法定依据。是药品监管信息中的一个标准领域。

中国国家药品标准包括药品注册标准、《中国药典》、局颁标准、部颁标准和其他药品标准。《中国药典》收载范围是：医疗必须、临床常用、疗效肯定、质量好、副作用小、优先推广使用并有标准规定能控制或检定质量的品种。药品注册标准是国务院药品监督管理部门批准给申请人特定药品的标准，生产该药品的药品生产企业必须执行该注册标准。部颁标准和局颁标准均是由国家药典委员会组织制定和修订，是药典的重要补充。其他药品标准是指未列入《中国药典》的地方标准。

2015年版《中国药典》分四部。一部收载药材和饮片、植物油脂和提取物、成方制剂和单位制剂等。二部收载化学药品、抗生素、生化药品以及放射性药品。三部收载生物制品。四部收载通则，对各部药典共性附录进行整合，将原附录更名为通则，

包括制剂通则、检定方法、标准物质，试剂试药和指导原则。药典的检索主要通过以下四种途径：①正文品名目次。按照笔画笔顺查到药物名称。②中文索引。中文索引的药品名称按照汉语拼音顺序排列，第一个字拼音相同，按第二个字的拼音排。③英文索引。英文索引将药品的英文名称按照英文字母顺序排列。④拉丁学名索引。按照拉丁学名字顺排列。

国家药品标准能反应药品质量、生产技术水平和管理水平。国家药品标准必须坚持质量第一，充分体现"安全有效、技术先进、经济合理"的原则，能促进对药品的研发、生产。

国家药品标准信息不仅是一个国家药品质量控制水平的体现，是国家监管药品质量的基础，也是国家药品监管的技术依据，能够综合体现出国家医学、药学的科研水平、国家药品监管管理水平及整个医药产业的发展现状。国家药品标准信息对药品质量控制水平、上市药品的安全有效有直接影响。

（唐小利　刘晓婷）

yàopǐn zhùcè biāozhǔn

药品注册标准（drug registration standard）

国家药品监督管理部门批准给药品生产申请人特定的药品标准。是药品监管信息中的一个标准领域。药品生产企业生产该种药品时必须执行该注册标准。药品注册标准的项目及其检验方法的设定，应当符合中国药典的基本要求、国家药品监督管理部门发布的技术指导原则及国家药品标准编写原则。

药品注册标准首先是一个药品标准，包括性状、鉴别、含量测定、规格等项目。药品注册标

准是针对每个生产该药品的企业"特定"的标准。2016年，国务院办公厅发布的《国务院办公厅关于开展仿制药质量和疗效一致性评价的意见》中规定：化学药品新注册分类实施前批准上市的仿制药，凡未按照与原研药品质量和疗效一致原则审批的，均须开展一致性评价。化学药品新注册分类实施前批准上市的其他仿制药，自首家品种通过一致性评价后，其他药品生产企业的相同品种原则上应在3年内完成一致性评价；逾期未完成的，不予再注册。在参比制剂的选择上，首选原研药品，也可以选用国际公认的同种药品，在评价方法上，药品生产企业原则上应采用体内生物等效性试验的方法进行一致性评价。对于新药，因尚无国家药品标准可参考，因此该标准完全由企业依据新品种的生产工艺、特性等情况来制定。新药的检验方法应当符合中国药典的基本要求、国家药品监督管理部门发布的技术指导原则及国家药品标准原则，并交由国家药品监督管理部门批准。

对于进口药品来说，经国家药品监督管理部门审查批准注册后，其复核后的质量标准即为这种进口药品的注册标准，并将其作为这种进口药品的法定检验标准。该标准由中国药品生物制品检定部门按统一格式编号。公众查阅进口药品注册证可以获取以下信息：①药品的进口地区，医药产品注册证表示该药品是中国香港、澳门、台湾的生产厂商申请注册的药品。②进口药品的种类，第二个字母代表不同的药品种类。其中X代表化学药品，Z代表中药，S代表生物制品。

在药品的注册申报过程中，

药品生产企业必须向国家药品监督管理部门提交所申报产品的质量标准，经评审通过后，所提交的质量标准就可作为该企业生产该产品的注册标准，因此药品注册标准是由药品注册申报人制定的、由国家药品监督管理部门批准的药品生产标准。当企业需要对注册标准进行修改时，必须向国家药品监督管理部门提交申请。

药品注册标准是对企业生产药品的安全性、有效性、质量可控性等进行监督的依据。药品注册标准的制定以国家药品标准和药典为基础。因各企业自身条件不同，因此各企业的药品注册标准也各有不同，但是药品生产企业的注册标准不得低于中国药典的规定。

国家药品标准是为保障药品质量、实现安全有效的法定质量标准，是最基本的要求。国家药品注册标准是控制药品市场准入的前置性管理，即是对药品上市的事前管理。生产企业应该在国家标准的基础上建立更加严格的质量要求，以保证其产品质量在有效期内均能符合法定要求。

(唐小利　刘晓婷)

jiěpōuxué-zhìliáoxué jí huàxué fēnlèixìtǒng

解剖学治疗学及化学分类系统

（anatomical therapeutic chemical classific ation system） 世界卫生组织对药品的官方分类系统。由世界卫生组织药物统计方法整合中心制定，是采用将解剖学、治疗学和药物化学结合的分类方法将药物进行分类，并且规定药物的日剂量。研究人员可以通过该分类方法高效地对数据进行检索、管理和分析。1976 年发布了第一

版，最新版是 2006 年版。1996 年版的解剖学治疗学及化学分类（anatomical therapeutic chemical，ATC）系统成为国际标准。是药品监管信息中可应用于药物警戒研究的重要基础。

内容　解剖学治疗学及化学分类系统代码共有 7 位，其中第 1、4、5 位为字母，第 2、3、6、7 位为数字。该系统将所有药物按照其治疗的解剖学器官/系统，及它们的治疗学，药理学和化学特点进行五级分类：ATC01 级是一位字母，表示解剖学上的分类，共有 14 类，如 A 代表消化道和与新陈代谢相关的用药；ATC02 级是两位数字，代表在第一级的基础上，再根据药理学/治疗学进行的分类，如 10 代表治疗糖尿病药物；ATC03 级为一位字母，表示在第二级基础上的化学/药理学/治疗学的亚分类，如字母 B 代表治疗学上的亚分类口服降糖药；ATC04 级为一位字母，表示在第三级基础上的化学/药理学/治疗学的亚分类，如字母 A 代表双胍类药物；ATC05 级为两位数字，表示化合物上的分类，如 02 代表二甲双胍。

功能与特点　ATC 系统是将解剖学，治疗学、药物化学分类统一结合在一起的一种分类方法。ATC 系统具有如下特点：①将解剖学、治疗学以及化学结合起来，这是其他药物分类所欠缺的。②除对药物产品进行分类外，如该药物有不同的剂量，该分类法还定义相关剂量。③其结构具有可扩展性。当两个以上的新化学物质同时归类到同一个 ATC04 类别时，就可以创建一个新的 ATC04 类别。④一种药品可有多种编码。ATC 分类代码主要涉及药品的药理分类及代码，不包括

药品剂型、规格、包装等编码体系，ATC 系统涉及的药物较局限，不能覆盖产品组合、中成药、部分生物制剂、改剂型产品等。

应用与意义　ATC 系统是世界卫生组织编写药物词典的应用基础。世界卫生组织采用 ATC 系统编写了世界卫生组织药物词典，包括：世界卫生组织药物词典、世界卫生组织药物词典增强版、世界卫生组织草药词典和综合词典。ATC 系统在药物警戒的研究中发挥着重要的作用：如不良反应数据库中的药物名称经过 ATC 编码后，研究人员可对不同 ATC 层级以及同一层级不同药品的不良反应数据进行数据挖掘及药物安全分析。ATC 系统越来越多的应用于药物流行病学、药物安全以及药物风险管理研究。

(唐小利　刘晓婷)

yàopǐn diànzǐ jiānguǎnmǎ

药品电子监管码（electronic drug supervision code）

为药品提供的身份验证电子标识。是药品监管信息的一种应用方式。通过对药品电子监管码的读取，可实现药品信息存储与采集、物流统计等信息服务的功能，便于国家药品监督管理部门对药品生产、流通、使用、召回进行系统监管。

内容　药品电子监管码共有 20 位编码组成，前 7 位是产品资源码，包含企业信息、药品名称、剂型、批准文号、包装规格等信息，方便数据存贮，可应用于物流、零售结算环节的使用。药监码 8 到 16 位是单件产品序列号，最后 4 位是校验位，校验位由特殊加密算法生成。

药品电子监管码有三种样式，可根据不同形状包装的需要任选其一使用。

药品电子监管码的印刷标准

是国家标准 GB/T 18347-2001。条码类型是 Code128C，数据长度为 20 位，条码密度必须 ≥7mils，高度 ≥8mm，条码质量等级须在 C（1.5）级以上。条码中竖条颜色为黑色，空条颜色可为白色、黄色、橙色、或者红色，推荐采用黑白搭配。药品的最小包装、中包装和大包装均需加印（贴）统一标识的药品电子监管码。企业可根据药品包装大小的实际情况自主选择 A、B、C 三种样式的一种。

公众可登陆中国药品电子监管网，在首页中输入 20 位的药品电子监管码，点击查询。查询结果可显示该监管码的查询次数、药品通用名、剂型、制剂规格、包装规格、生产企业、生产日期、产品批号、有效期、药品批准文号以及这个药品的流通状态。

功能与特点 与一般的商品条码相比，药品电子监管码更方便查询、监管和追溯。主要表现在：①实行一件一码。药品电子监管码是国家实施规定的任何一个独立包装上均带有药品电子标签标识，具有药品"电子身份证"的作用。②信息容量大。编码中前 7 位是产品资源码，可支持 1 千万个编码容量；第 8~16 位是单件产品序列号，支持数量为 10 亿件产品编码。③根据电子监管码可进行全程跟踪。可对药品生产出厂，流通，运输、储存、患者使用的全过程进行跟踪，是产品的质量追溯、召回和执法打假等药品监管工作的重要信息支撑。④方便消费者查询。消费者可以借助短信、电话、网络等终端，根据电子监管码便利的查询药品的真实性和质量信息。

应用与意义 药品电子监管码的建立和应用，使得药品从生产出厂，流通、运输、储存、患者使用的全过程信息得以标准化、规范化，已成为国家药品电子监管平台的重要应用基础。公众可从中国药品电子监管网站中输入药品电子监管码，来判断药品的真假。

（唐小利　刘晓婷）

Měiguó guójiā yàopǐn biānmǎ

美国国家药品编码（U. S. national drug codes，NDC） 美国识别、报备人用药品的一种三段式结构的编码。是美国《联邦食品、药品、化妆品法案》要求药品生产企业依法申报提供，由美国食品药品监督管理局负责确认、维护和发布的通用产品标识。是美国对药品申请、上市、上市后安全监测进行统一管理的药品监管信息的基础。

内容 NDC 编码是一种独特的 10 位数码，是美国人用药品的产品识别码。NDC 编码由标签码、产品码和交易包装码三部分组成。每个部分所含的阿拉伯数字位数不同，也不是固定不变的，有三种形式：4-4-2、5-3-2 或者 5-4-1。

第一部分是标签码，由 4 位或者 5 位阿拉伯数字组成。标签码由美国食品药品监督管理局负责分配，可识别药品生产商，药品包装企业和药品分销商。

第二部分是产品码，由 3 位或者 4 位阿拉伯数字组成，由药品生产商分配，可识别某一特定药品生产商所生产的药品的剂量、剂型（胶囊、片剂、液体制剂）、制剂。不同的制剂或者同一制剂的不同剂量需要分配不同的产品码。同一制剂在体内代谢的活性成分的剂量不同也需要分配不同的 NDC 码。如果两种相同制剂的药品具有可以区分两者的产品特性，若标签码相同则需要不同的

NDC 产品码。

第三部分是包装码，由 2 位或者 1 位阿拉伯数字组成，由药品生产商分配，可表示包装规格与类型。不同的包装码仅区分产品包装的数量和质量特征。

功能与特点 NDC 码是一种对具体产品进行识别的编码，采用了可扩展标示语言，并使用结构化的产品标签。其功能与特点主要表现在：①编码由美国食品药品监督管理局和药品生产公司共同分配，标签码由美国食品药品监督管理局进行分配，产品码和包装码都是由药品生产公司进行分配。②NDC 编码仅对具体药品进行识别。③NDC 编码并没有涉及产品信息分类，也没有药品商品名和通用名的参照表。

应用与意义 NDC 编码是美国食品药品监督管理局强制申请报备的，在美国销售的药品必须具有 NDC 编码。美国食品药品监督管理局定期编辑 NDC 系统索引，用户通过输入 NDC 号和注册信息进入其官方网站的药品注册列表系统数据库，可查询所有的处方药和部分经筛选的非处方药及胰岛类药品。NDC 编码是美国食品药品监督管理局对药品申请、上市、上市后安全监测进行统一管理的基础。

（唐小利　刘晓婷）

Zhōngguó guójiā yàopǐn biānmǎ

中国国家药品编码（China national drug codes） 中国在药品生产、经营、使用和监督管理中，由计算机使用的表示特定信息的编码标识。国家药品编码以数字或数字与字母组合形式表现。国家药品编码包括本位码、监管码和分类码三类。是中国对药品生产、经营、使用及安全监测进行统一管理的药品监管信息的

基础。

内容 中国国家药品编码适用于生产、经营、使用和监督的管理等各个领域以及电子政务、电子商务的信息化建设、信息处理和信息交换。国家药品编码本位码由国家局统一编制赋码，药品在生产上市注册申请获得审批通过，在生产、经营过程中使用。国家药品编码本位码共14位，由药品国别码、药品类别码，药品本体码和校验码依次连接组成，不留空格，其结构如下：国家药品编码本位码的国别码为"86"，代表在中国境内生产、销售的所有药品；国家药品编码本位码的类别码为"9"，代表药品；国家药品编码本位码的前5位为药品生产企业标识；国家药品编码本位码的后5位为药品产品标识。校验码是国家药品编码本位码中的最后一个字符。

用于国家药品注册信息管理，在药品包装上不印刷药品本位码，印刷电子监管码。药品注册信息发生变更时，国家药品编码本位码进行相应变更。公众可在国家药品监督管理部门网站的数据查询栏目中的国产和进口药品数据库通过输入药品名称、商品名、药品生产企业名称等关键信息可查询药品本位码，同时可获取药品生产国别，药品生产类别以及药品生产厂商的信息。

功能与特点 中国国家药品编码遵循科学性、实用性、规范性、完整性与可操作性的原则，同时兼顾扩展性与可维护性。①中国国家药品编码的本位码可显示药品生产国别、企业名称信息。②中国药品编码的电子监管码可以查询生产流通情况等。③国家药品编码覆盖范围广，所有在中国境内生产、销售的药品

都必须有相应的国家药品编码。

应用与意义 中国国家药品编码适用于生产、经营、使用和监督管理等各个领域以及医学信息化、电子政务、电子商务等。实行药品统一的标准化编码，可以进一步加强国家对药品的各个环节的流通和监督管理、为医药行业信息化建设、实现药品信息资源共享、规范和整顿医药市场、打击假冒伪劣药品、保障用药安全奠定了基本条件。

（唐小利 刘晓婷）

yàopǐn pīzhǔn wénhào

药品批准文号 （drug approval number）

药品监督管理部门对特定生产企业按法定标准、生产工艺和生产条件对某一药品生产的法律认可凭证。是实施药品监管的药品监管信息的一种方式。每一个生产企业的每一个品种都有一个特定的批准文号。药品生产企业必须在取得药品批准文号后方可生产。

内容 药品批准文号提供了被批准生产的药品品种、辅料、批准文号的代码等信息。药品批准文号分"国药准字"格式和"国药试字"格式两种。国药准字代表国家批准正式生产的药物；国药试字代表国家批准试生产的药品。药品批准文号格式为：国药准字+1位字母+8位数字；试生产药品批准文号格式为：国药试字+1位字母+8位数字。两种格式中第1位字母：H表示化学药品，Z表示中药，B表示通过国家药品监督管理部门整顿的保健药品，S表示生物制品，T表示体外化学诊断试剂，F表示药用辅料，J表示进口分包装药品。8位数字中。第1、2位数字为原批准文号的行政来源代码，其中"10"代表原卫生部批准的药品，"19"、

"20"代表2002年1月1日以前国家药品监督管理部门批准的药品，其他使用各省行政区划代码前两位的，为原各省级卫生行政部门批准的药品，如11代表北京市，12代表天津市。8位数字中的第3、4位为换发批准文号之年公元年号的后两位数字，但来源于卫生部和国家药品监督管理部门的批准文号仍使用原文号年号的后两位数字。第5～8位为顺序号。

通过阅读药品的批准文号"国药准字 H11020001"，可以获取如下信息：该药物为批准生产的药品，类别是化学药品，由北京市卫生行政部门批准，2002年换发的批准文号。

在国家药品监督管理部门网站的数据查询栏目中，打开查询国产药品和进口药品数据库，通过输入药品的产品名称、生产厂商等信息查询药品的批准文号。药品批准文号一般印制在药品的包装盒与药品说明书上。通过阅读，可以分辨出是正式批准生产的药品还是试生产的药品；国家药监部门中的数据查询中国产药品和进口药品数据库可辨别药品批准文号的真实性。

功能与特点 药品批准文号的特点主要表现在：①一种药品的每种规格均具有一个批准文号。②药品批准文号能反应药品种类（化学药品、中药、保健品、生物制剂等）和批准的信息（原药品批准部门、批准年份等）。③通过药品批准文号可获取药品信息量有限。

应用与意义 药品批准文号是药品合法生产的标志，是进行药品生产、存储、流通等电子化监管的重要信息基础。统一和规范的药品批准文号，对于药品的

监督管理工作和保证药品评审顺利进行意义重大。国家药品监督管理部门通过给药品生产厂商颁发药品批准文号，将分散于全国药品生产审批权集中于国家药品监督管理部门，便于对全国的药品生产企业进行统一的管理和监督，保证药品质量。

（唐小利　刘晓婷）

yàowù píngshěn xìnxī shùjùkù

药物评审信息数据库 （drug evaluation information database）

国家药品监督管理部门对药品研发、注册、上市等环节进行技术审评、质量监督和技术指导的信息查询系统。是一种药品监管信息的数据库。

药物评审是对药品研发、生产、上市监督、管理与监测，特别是药品申请上市前的重要环节。药物评审主要对包括新药临床申请、新药生产申请、已上市药品改变剂型申请、仿制药申请、补充申请、进口再注册申请等的审批过程。针对药物评审的不同环节，国家药品监督管理部门药品评审中心建立了相应的药物评审的数据库。国家药品监督管理部门药品评审中心的网站的"信息公开"栏目中，即可查询到药品的收审情况、评审概述、评审结论以及评审进度等信息。

药品在上市前需要做临床试验。药物评审中心的药物临床试验登记与信息公示平台对在中国国家药品监督管理部门申请的所有的药物临床试验进行社会公示。公众可通过点击该网站的"申请人之窗"的"临床试验登记"，即可查询到在 2013 年后中国进行的临床试验（含生物等效性试验、药物代谢动力学试验、Ⅰ、Ⅱ、Ⅲ、Ⅳ期试验等）相关信息。检索途径分为快速检索和高级检索。

高级检索的检索途径有登记号、适应证、药物名称、药物类型、申办者和临床试验参加机构等。信息公示平台还具有简单的信息统计功能，可进行药物类别统计分析、年度申请分析以及国内试验和国际多中心试验的统计分析。

国家药品监督管理部门对药品生产过程的生产辅料、药品体外溶出度试验、药品批准文号与在审品种信息、批准上市、对已经上市说明书的修订进行严格审批，并建立了数据库。常用药用辅料数据库包含了辅料的名称、功能与应用、安全性、常用量及最大用量等相关信息；日本厚生省药品体外溶出试验信息库收载了药品有效成分、制剂类型、制剂规格、溶出度试验条件、4条标准溶出曲线、该制剂的溶出度试验质量标准、该原料药的理化学性质等信息。公众可通过点击国家药品监督管理部门药品评审中心的网站的数据查询可获取相关信息。

药物评审信息数据库的使用可提高生物医药公司、科研院所、高等院校进行药物研发生产的科学性，避免不科学的因素造成的药物研发失误、药品生产不合格事件发生，降低药物研发、生产成本。药品生产商和药品研发人员可通过查询药物评审信息数据库获取药品评审进度等信息。

（唐小利　刘晓婷）

yàowù shìchǎng xìnxī

药物市场信息 （drug market information）

在一定时间和条件下，与药物商品交换以及与之相关的生产与服务的各种消息、情报、数据和资料的信息。是药学信息学研究中的一个领域。药物市场信息是药物商品经济的产物，是医药企业的重要资源。这种资源包括药物供求信息、药物价格信息、药物研发信息、药物新产品信息及新技术采用信息等。

现代医药产业是高技术、高投入、高风险、高回报的技术和知识密集型产业，国内外均保持了持续高速增长的势头。在强大的研发力量推动下，医药产业发展势头迅猛，已经成为全球经济构成中仅次于信息技术、银行金融和电传视讯的第四大创利支柱产业，在国际上被公认为"永不衰落的朝阳产业"。同时医药产业也是全球竞争性产业，竞争非常激烈。药物市场信息在企业经营活动的成败中所起的作用越来越大，甚至起决定性的作用。

信息内容　药物市场信息包括药物市场销售额、药物销售利润、药物产品结构、药物市场占有率、药物产品及服务质量、药品价格定位、药物营销策略、药品研发管线、未来新产品开发动向、竞争企业的数量、地区分布、生产规模、职工素质等相关信息。药物市场信息是企业经营活动的起点。在市场经济环境中，医药企业的经营活动要根据社会需要、市场供求关系的变化来进行。因而经营活动要以市场为依据，及时掌握市场动态，根据市场信息作出判断。

获取渠道　医药企业可以通过多种途径获取药物市场信息：

公开渠道信息　公开的书刊、会议资料、企业广告、样本说明书、网络，还可以通过私人关系获得，从这方面所得到的信息往往是关键性的。

药业公司（厂商）信息　包括公司概况、地址、电话、传真、邮编、业务范围、负责人姓名、营业额及利润等、财政资产状况、人力资源、经营活动等。

药品销售信息 包括医药产品供应商、价格、同类产品规格、性能与特点的比较、市场细分、市场目标、库存情况、药品进出口贸易情况、药品市场的展望及其发展态势等。

药物国际金融信息 外汇汇率变化、国际医药证券市场行情、国际医药金融界动态、贸易对象国的国家财政支出、货币发行盘、利息率、投资、信贷、通货膨胀等。

医药工业信息 包括产业结构、工业（行业）的发展趋势与预测、新的科研成果在工业生产中的应用及其对市场的影响、新的生产能力、产品的更新换代趋势等。

特点与功能 药物市场信息是经营决策的前提。医药企业的经营决策直接关系到企业的兴衰。如果没有市场信息，企业就无法作出正确的决策，就会失去许多市场机会，使企业遭受损失。药物市场信息是企业进行综合平衡的依据。企业的生产经营活动，实质上是寻求经营目标、自身条件与企业外部环境三者的平衡。只有通过市场的收集，才能进行综合平衡。药物市场信息是医药企业搞好内外协调的工具。医药企业必须使自身的生产经营活动与市场变化相协调，只有及时掌握市场信息，才能有效地改变与外界变化不相适应的环节，使企业在协调中发展。

应用 中国医药产业在整体水平上与欧美、日本相比存在着较大差距。中国医药企业必须掌握国内和国际市场药品的需求和消费情况，包括药品的市场占有率、社会购买力、药品的产品结构和质量、药品价格水平等，才

可帮助企业选择准确的市场目标，调整产品的开发方向，加强那些具有科技优势和资源优势项目的研究，逐步形成中国在医药领域的优势产品和优势技术，在世界医药市场占据一席之地。

（唐小利　阿丽塔）

临床用药信息（clinical drug information） 在临床使用药物过程中产生、传递、使用的信息。是药学信息学研究中的一个重要的信息领域。药物是双刃剑，既治病也致病。有效是治病用药的目标，追求安全是达到理想疗效的保证；但世界上没有绝对安全的药物，合理用药也是相对的，而且新的用药风险还会不断出现。世界卫生组织提出合理用药的标准为：处方药应为适宜的药物，用药剂量、用法、疗程正确无误，供药适时、价格适当、配伍准确，确保药物质量安全有效。但是在临床上，有一些较为常见的不合理用药表现，如无指征用药、治疗药物种类、剂量选择错误、超剂量用药，重复用同类药，药物用法不合理，存在用药禁忌、联合用药不合理如存在不良相互作用、药物配伍禁忌等。临床不合理用药的处方会降低医疗质量并导致资源浪费，甚至产生药疗事故、药源性疾病。因此在临床用药过程中无论是医生还是患者，都应该了解和掌握用药相关的信息，提高用药安全意识，保障自身权益。

内容 临床用药信息主要包括药物说明书、药物相互作用信息、药物不良反应性息、药物禁忌证信息等。①药物说明书是药品生产企业印刷并提供的包含药理学、毒理学、药效学、医学等药品安全性、有效性、重要科学

数据和结论，用以指导临床正确使用药品的技术性资料。它与药品的研发、生产、销售、贮运、使用等众多环节密切相关。药品说明书是药品获准上市后的重要证明文件之一，是对被批准的有关药品的有效性和安全性等重要信息的详细说明，是医患用药的重要依据。②药物相互作用信息是对患者在使用一种药物同时或在一定时间内先后使用另一种药物、食品添加剂或某些食品后出现的复合效应信息。结果造成药效改变或毒性加大，也可使疗效降低或毒性减轻。临床上掌握药物药物相互作用信息可以通过利用药物相互作用提高疗效和（或）减轻毒性，而避免降低疗效和（或）加大毒性。③药物不良反应信息是对合格药品在正常用法用量下出现的、与用药目的无关或意外的有害反应的信息。药物不良反应有时会对患者造成极大伤害，因此在临床用药时医生必须熟悉药物不良反应相关信息。④药物禁忌证信息是对某种药物不适宜应用于治疗某些疾病、使用情况或特定的人群（儿童、老年人、孕妇及哺乳期妇女、肝肾功能不全者）的信息。患者在应用某种药物后会引起严重的不良后果，在具体给药上应予禁止或顾忌。

由于临床用药信息对医生和患者都非常重要，因此其覆盖范围一方面反映出药物提供者的专业性和责任性；另一方面在相当程度上反映出了药物信息提供者是否能站在药物需求者的角度来提供药物信息的应有内容。直到90年代末，中国多数临床用药信息主要包括使用说明书、用药指南、过量中毒之后的急救措施等内容，而从21世纪初开始，随着

公众对药物服务有更多更高的要求，需要获得更多的关于所用药物的知识，包括不良反应、用药禁忌等，加之市场监管措施的完善，药物提供者逐渐增加了适应证、不良反应、禁忌证、配药禁忌、用药剂量及方法、药物过敏表现及过敏记录等方面的信息。药物信息还逐渐覆盖了饮食等日常活动与用药的相互作用、药品的价格、药物的专利等信息。药物服务模式的内容越来越丰富，药物信息的内容也逐渐全面。

应用和意义　随着医药技术的迅速发展，医务工作者对疾病发病机制认识也不断深入，临床用药数量和种类也日益增多，用药既有普遍性原则，也有对个体的不同要求。用药的选择性、合理性以及联合用药的应用效果等都是用药前需要考虑得较为复杂的问题。基于以上原因，对用药的监测和评判将具有重要的意义。因此广大医务工作人员在临床实践工作中要充分利用和掌握临床用药信息，同时要借助现有的临床用药信息系统，如临床用药参考（系统）、合理用药系统、药物不良反应监测系统等，及时获取临床用药信息，提高临床用药决策的准确度。

（唐小利　阿丽塔）

yàopǐn shuōmíngshū
药品说明书（drug label）　药品生产企业印刷并提供的包含药理学、毒理学、药效学、医学等药品安全性、有效性的重要科学数据和结论，用以指导临床正确使用药品的技术性资料。是临床用药信息中一种常见的表述方式。它与药品的研发、生产、销售、贮运、使用等众多环节密切相关。药品说明书的具体格式、内容和书写要求由各国药品监督管理部门制定并发布，并由各国药品监督管理部门予以核准。

内容　药品说明书是药品获准上市后的重要证明文件之一，是对被批准的有关药品的有效性和安全性等重要信息的详细说明，是医患用药的重要依据。为保证药品说明书的客观性，正确引导药品消费，各国政府纷纷采取措施对药品说明书进行法制化管理。如在美国现行与药品说明书相关的法律包括：1906 年《纯食品和药品法》；1938 年《联邦食品药品化妆品法》；1951 年《处方药修正案》；1962 年《药品修正案》；1966 年《正确包装和标志法》；1988 年《处方药市场营销法》；1997 年《食品和药品管理现代化法》等。在中国与药品说明书相关的法律包括《中华人民共和国药品管理法》《中华人民共和国药品管理法实施条例》《药品说明书和标签管理规定》及一系列《药品说明书规范细则》。

中国药品说明书法定格式在《中华人民共和国药品管理法》和《药品说明书规范细则》中均对中国药品说明书及其相关内容做了明确规定和要求，具有法律和医学上的意义。药品说明书包含的信息包括警示信息、基本信息、规格和用法用量信息、安全信息、药理药效信息、贮藏包装信息、生产企业信息等多项。①警示信息主要包括药品的核准和修改日期、特殊药品、外用药品标识、警示语等。②基本信息主要包括药品名称、药品成分、药品性状、药品适应证。③规格和用法用量信息主要包括药品规格、药品的服用方法及用量。④药品安全信息主要包括不良反应、禁忌、注意事项，特殊人群用药，如孕妇及哺乳期妇女用药、儿童用药、老年用药。⑤药理药效信息主要包括药理毒理、药代动力学、药物相互作用信息、药物过量、临床试验等。⑥贮藏包装信息主要包括贮藏、包装和有效期信息。⑦批准标准信息主要包括药品批准文号、执行标准。⑧生产企业信息主要包括企业名称、生产地址、邮政编码、电话和传真号码（须标明区号）网址等。

应用和意义　药品说明书包含的药品安全性、有效性的科学数据、结论和信息，是广大医务人员与患者选择、购买和使用药品的依据，是安全、合理使用药品的重要依据。药品说明书除具有指导药品安全、合理使用基本作用外，还有着更加广泛而重要的法律上的作用，可以作为假药劣药、缺陷药品、虚假药品广告和药品召回对象的认定依据。

（唐小利　阿丽塔）

yàowù xiānghù zuòyòng xìnxī
药物相互作用信息（drug interaction information）　患者在使用一种药物的同时或在一定时间内，先后使用另一种药物、食品添加剂或某些食品后出现的复合效应的信息。结果可使该药物疗效提高或毒性加大，也可使疗效降低或毒性减轻。临床上期望获得提高疗效和（或）减轻毒性的相互作用，而避免降低疗效和（或）加大毒性的相互作用。药物相互作用信息是临床用药信息中一种重要的信息。

内容　按作用机制的不同，药物相互作用可分为药物代谢动力学相互作用和药物效应动力学相互作用。药物的药物代谢动力学相互作用是指联用两种或两种以上药物时，因其相互作用可影响药物进入机体后的各个阶段的效应，包括阻碍了其中一种药物的吸收、两种药物竞争性地与转运药物的血浆蛋白结合、影响了原来的药物代谢以及排泄过程。药物效应动力学相互作用可分为两种情况，即：①药物相互协同作用：合并用药后药物作用增加称为协同作用。②药物相互拮抗作用：合并用药后药物效应减弱称为拮抗作用。临床上药物相互作用的例子不胜枚举。如患者由于甲状腺功能减低常年服用左旋甲状腺素，后为了预防脑栓塞又加用了抗凝药物华法林，由于这两种药物体内的相互协同作用增加了药物的效用，因此在常规剂量时患者发生了心悸、出汗等左旋甲状腺素过量的现象，血凝时间延长提示华法林也过量。经调整减低药物剂量后患者症状消失，血凝监测时间也符合要求。

随着现代医学的发展，药物研发人员已经研发出数以千计的药物用以治疗疾病，同时由于疾病治疗的复杂性，患者可能同时服用多种药物。因此无论是患者还是医护人员，都需要了解不同药物在体内相互作用的过程，这对于保护患者用药安全具有非常重要的意义。在欧美发达国家中，药物相互作用研究模式已较为成熟，建立了内容全面的药物相互作用信息数据库，为医生、药师等专业人员可提供准确、全面、实用的信息，帮助他们为患者选择合适的治疗方案。国外有关药物相互作用的数据库主要有 Lexi 药物相互作用信息数据库、Medscape 数据库、Facts & Comparisons 药物相互作用数据库、VantageRx 数据库、DTMS 药物相互作用信息数据库、MedicinesComplete 数据库、Micromedex 数据库等。近年来随着安全用药意识的提高，中国也开发了一些含有药

物相互作用研究信息的数据库，主要有："PASS 合理用药监测系统"（提供约 187.5 万条药物相互作用数据浏览和审查）、"临床药物咨询系统"（提供约 17 万条药物相互作用数据浏览和审查）、"新编临床用药参考"（提供基于药品说明书和《临床用药须知》的药物相互作用数据浏览）。

应用和意义 药物相互作用信息主要围绕用药安全性、有效性、经济性的目标展开，患者和临床医生在用药过程中，在药物相互作用数据库和相关信息查询工具的帮助下，可以更好地指导临床合理用药，减少因为药物相互作用而导致的不良反应，降低医疗风险，提高医疗资源的利用效率。

（唐小利 阿丽塔）

yàowù bùliáng fǎnyìng xìnxī

药物不良反应信息（adverse drug reaction information） 合格药品在正常用法用量下出现的与用药目的无关或意外的有害反应的信息。是临床用药信息中一种重要的信息。世界卫生组织对药物不良反应的定义为是指一种有害的和非预期的反应，这种反应是在人们预防、诊断或治疗疾病，或者为了改变生理功能而使用正常药物剂量时发生的。20 世纪 50 年代以后，随着医药产业的发展，新药研发取得了快速的进步和发展，研发出一大批创新性的药物。随着药物数量和药物品种的增多，联合用药和用药疗程的不断增加，药物不良反应的严重性也逐渐显现，引起了世界各国密切的关注。

在新药发展史上，由于在进行药物临床前药理学/毒理学研究及临床研究时的认识水平的局限性和药品监管系统的不尽完善，造成了一些患者在临床用药后出

现了中毒、致残、甚至死亡的现象。20 世纪典型的重大药害事件有 30 年代的磺胺酏剂事件，即 1937 年在美国名为"磺胺酏-马先吉尔"的药品，上市仅 2 各月，就造成用药的 358 人中 107 人死亡（多数是儿童）。其主要的药物不良反应为尿毒症和肾功能衰竭等。以及 60 年代的反应停事件，即 1960 年前后沙利度胺（反应停）被作为治疗妊娠呕吐的药物，但使用不久就发现孕妇服用后生产出的婴儿有短肢缺指，伴有心脏、胃肠道、泌尿道、生殖器官等畸形，这种畸形婴儿在当时被称为"海豹肢畸形儿"，该事件被称为"反应停事件"。由此人们意识到，药物上市后对药物进行监测，掌握药物不良反应信息，对保证用药安全具有非常重要的意义。

药物不良反应信息种类主要包括副作用信息、毒性反应信息、变态反应信息等。药物副作用是指正常治疗剂量下的药物所产生的与防治目的无关的作用。如服用阿托品治疗肠胃痉挛时常出现口干的副作用。药物毒性反应是指由于使用者较长时间使用某种药物或者使用的药物剂量相对过大，对人体造成某种功能性或器质性损害的反应。如氨基糖苷类抗生素具有耳毒性，可导致耳聋等。变态反应即过敏反应，如某些人使用青霉素存在过敏反应，严重时可危及生命。其他不良反应包括致癌作用、致畸作用、致突变作用等。

继反应停事件后，世界各国意识到药物不良反应的严重性，各国政府纷纷通过立法，完善药品监督管理措施，加强药物不良反应信息的收集和监管。因此通过对药物不良反应信息的分析评价和风险评估，及时终止高危药

物的开发，保护受试者的权益；或必要时提出并发布预警信息，指导公众安全用药，最大程度地减少药害事件的发生。

（唐小利　阿丽塔）

yàowù jìnjìzhèng xìnxī

药物禁忌证信息（drug contraindication information）　药物不适宜应用于治疗某些疾病、情况或特定的人群（儿童、老年人、孕妇及哺乳期妇女、肝肾功能不全者）的信息。是临床用药信息中一种重要的信息。患者应用某种药物后会引起不良后果，在具体给药上应予禁止或顾忌。对用药时需禁止的指征应绝对禁止使用；对顾忌的指征应适当的顾忌，尽量不用或改换药物替代；对慎用的指征应谨慎小心使用，并在用药后密切观察药物的不良反应和身体情况。

信息内容　不同种类的药物在临床应用时具有各自的禁忌证。在临床治疗疾病时医生应充分了解药物相关的禁忌证信息，对于不适宜使用的患者应避免给药，以防出现药物不良反应等。如糖皮质激素类药物具有抗炎、抗毒、抗休克和免疫抑制作用，在临床各科多种疾病如感染或变态反应类疾病中广泛应用，但临床不合理使用时会给患者的健康乃至生命造成重大影响。因此该类药物的禁忌证包括严重的精神病史或癫痫病史；活动的胃、十二指肠溃疡，新近的胃肠吻合术后；骨质疏松症；糖尿病；严重高血压、动脉硬化；青光眼、白内障、角膜溃疡；未能用抗菌药物控制的病毒、细菌和真菌感染；早期妊娠；对糖皮质激素类药物过敏者禁用。因此在临床治疗中对于患有上述疾病的患者，不能给予糖皮质激素治疗。

中国是乙型肝炎大国，乙型肝炎的自然病程具有长期性、复杂性和难治性特点。拉米夫定是在全球和中国第一个批准的口服抗乙型肝炎药，1998 年以来迄今已有数十万患者接受了拉米夫定药物治疗。但是并不是所有乙型肝炎患者都能服用该药物。其禁忌证包括核苷类药物有过敏史者；明显骨髓抑制、器质性神经系统和精神病、急慢性胰腺炎、器质性进行性疾病、孕妇和哺乳妇女。肾功能不全可影响药物排泄，肌酐清除率低于 50ml/min 者应减量。患有尿毒症或尿毒症者前期禁用。酗酒和吸毒者，宜戒酒、戒毒后才可应用。患者不合作，不能定时服药者禁用。合并其他急性病毒性肝炎、急性传染病、药物性肝患者暂不宜使用，需待急性疾病恢复后再考虑。

雌激素治疗的适应证非常广泛，因雌激素水平降低而出现的相关症状和疾病都有使用指征。但使用前必须严格掌握激素治疗的禁忌证。研究表明激素治疗的禁忌证包括以下几项：已知或怀疑妊娠、原因不明的阴道出血或子宫内膜增生、已知或怀疑患有乳腺癌、已知或怀疑患有性激素相关的恶性肿瘤、6 个月内患有活动性静脉或动脉血栓栓塞性疾病、严重肝肾功能障碍、血卟啉病、耳硬化症、系统性红斑狼疮、与孕激素相关的脑膜瘤。

应用和意义　药物禁忌证信息是非常重要的用药指导信息。广大医生、患者在服用某种具体药物时，一定要提前了解药物的禁忌证信息，确保用药安全。

（唐小利　阿丽塔）

línchuáng yòngyào cānkǎo

临床用药参考（clinical drug reference）　针对疾病合理用药，尽量减少由于用药信息缺乏而造成的不合理用药而编辑和整理的临床药物信息书籍、软件或数据库。是临床用药信息中一种重要的信息。

随着医药技术的快速发展，药物的新品种逐年增加，新剂型不断涌现，一药多名的现象非常普遍；同时，随着临床实践的不断深入，老药新用及各种药物不良反应的数量也在不断增长。随着医疗环境的不断完善和患者健康素养的提高，对合理用药、安全用药提出了更高的要求。由此对医生、护士、药师全面、准确掌握药物信息提出了更高的要求。

内容　临床用药参考广泛地收集和整理了临床用药信息，采集的信息源包括国家药品监督管理部门的审批信息和监管信息、药品生产企业说明书、药典、临床药学权威专著及医药学核心期刊等，收集的信息包括药品的药名、研发公司、适应证、用法用量、不良反应、禁忌证、注意事项、医疗保险等信息。临床用药参考包含的药物种类广泛，涵盖了临床中常用的西药、中成药、中药材、方剂、生物药物的用药信息，还包括最新的国家基本药物信息，医保信息，非处方药，麻醉药品、精神药品、医疗用毒性药品、放射性药品等信息。

临床用药参考中的西药信息包括通用名，商品名，研发代码等其他名称，医疗保险限制与支付要求，剂型规格，适应证，用法用量，不良反应，药物相互作用，禁忌，慎用，特殊人群如老年人、婴幼儿、孕妇、哺乳期妇女用药安全与注意事项，药物过量出现的症状及处理，药物体内过程及药物代谢动力学参数，肝肾功能不良时的剂量调整等临床用药信息。

临床用药参考中的中药信息包括国家药品监督管理部门批准的名称，其他名称，医疗保险限制与支付要求，剂型规格，适应证，用法用量，不良反应，禁忌，慎用，特殊人群如老年人、婴幼儿、孕妇、哺乳期妇女用药安全与注意事项等临床用药信息。中药剂型规格有别于西药，具有自身的特色。中药剂型规格主要包括丸剂、散剂、膏剂、贴剂、搽剂、片剂、胶囊、注射剂、颗粒剂等。其中丸剂包括蜜丸、水丸、糊丸、浓缩丸、蜡丸、滴丸和微丸；片剂包括口服片剂、糖衣片、薄膜衣片、肠溶片等。

应用和意义　中国临床中有很多临床用药参考相关的书籍、手册，如2009年上海交通大学出版社的《国家基本药物用药手册》、2009年中国协和医科大学出版社的《临床用药速查手册》、2012年人民卫生出版社的《循证用药手册》等。同时随着计算机网络的发展，研发出了针对临床用药参考的计算机软件，如《新编临床用药参考》《临床药物咨询系统》等。临床用药软件具有检索功能，使用方便，同时数据更新及时，方便了广大医务人员的使用。

（唐小利　阿丽塔）

línchuáng yòngyào xìnxī xìtǒng

临床用药信息系统（clinical drug information system）

利用计算机和网络通讯技术，把收集、整理的药品有效性、安全性、剂型、包装、品名、用法用量、不良反应、禁忌、相互作用、配伍等信息创建成的临床用药数据库。从而为临床安全、有效、经济、合理地使用药品服务。临床用药信息系统是临床用药信息中一种应

用方式。

在计算机、网络信息技术普及以前，临床用药信息主要是通过纸质媒介传递给广大临床工作人员。随着信息技术、网络技术、现代远程通讯工具技术的发展，这些现代技术被应用于医疗卫生事业，特别是用于保障药物的安全性方面。临床用药信息系统主要包括合理用药系统、药物配方系统、药物不良反应监测系统等。如合理用药系统是根据临床合理用药专业工作的基本特点和要求，通过将科学、权威和更新的医学、药学及相关学科知识进行信息标准化处理后，应用于医嘱审查和医药信息查询，从而可预防药物不良事件发生，实现合理用药的应用软件系统。药物不良反应监测系统是使药品不良反应监测工作系统化、现代化，实现快捷方便的信息传递，实现相关数据的收集、分析处理，提供全面、深入、科学、权威的药物信息系统。

随着医药技术的迅速发展，医务工作者对疾病发病机制认识也不断深入，临床用药数量和种类日益增多，用药既有普遍性原则，也有个体的不同需求。用药的选择性、科学性、合理性以及联合用药的应用效果都将是较为复杂的问题。基于以上原因，用药的监测和评判将具有重要的意义。自20世纪60年代以后，计算机在美国医药卫生领域得以广泛应用，运用药物治疗监测软件如计算机逻辑判断健康评价系统、药房报告为主的药物相互作用监测和评价系统、药物相互作用药房自动审查系统、药物治疗审查系统等监测和指导临床用药成为保证并提高合理用药水平的有效途径之一。这些软件的功能主要是监测药物相互作用、审查药物

的使用剂量、检查是否会有药品不良事件发生等。中国也开发了多种临床用药信息系统，如临床决策支持系统、药物处方计算机审查系统及合理用药监测系统等。因此广大医务工作人员在临床实践工作中可以借助临床用药信息系统，如临床用药参考系统、合理用药系统、药物不良反应监测系统等，充分利用和掌握临床用药信息，提高临床决策的准确度。

（唐小利　阿丽塔）

hélǐ yòngyào xìtǒng

合理用药系统（rational drug use system）

采用计算机数据库组织原理和技术，将科学、权威和最新的医学、药学及相关学科知识进行信息标准化处理，应用于医嘱审查和医药信息查询的应用软件系统。目的是预防药物不良事件发生，实现合理用药。是临床用药信息系统中的一个分支系统。

临床用药应做到五个正确：即正确的时间、正确的剂量、正确的药物、正确的给药途径、正确的病人。随着临床用药数量和种类的日益增多，用药的选择性、科学正确的合理性以及联合用药的应用效果都将是较为复杂的问题。因此对用药的监测和评判将具有重要的意义。合理用药系统按照范围和规模的不同，主要分为医院层面使用的合理用药系统和全国层面宏观的合理用药系统。

临床合理用药系统采用计算机数据库等技术，按照医学、药学的专业审查原理，以医学、药学专业知识为标准，在录入医嘱时能提供相关药品资料信息，并对医嘱进行药物过敏、药物相互作用、药物禁忌、不良反应、注射剂体外配伍等审查，协助医生正确地筛选药物和确定医嘱，并在发现问题时能及时进行提醒和

警示，以减少错误发生的可能。临床合理用药系统可以对接到门诊医生工作站、住院医生工作站、护士工作站、静脉输液配置工作站等医院信息管理系统平台。临床合理用药系统能将原来由医疗人员借助查阅书本或者依靠大脑记忆来完成的合理用药检查交给计算机系统来完成，可以弥补记忆的不足和人工失误所导致的用药错误，同时也提高了审查效率，让患者从中受益。如在门诊住院医生工作站界面中嵌入"合理用药系统"的功能，医生可以进行药物咨询，医生开药时有相应的药品要点提示。当医生同时为患者开庆大霉素和氯胺酮时，系统提示二种药物存在相互作用，会产生一定不良反应。

全国合理用药系统包括药物临床应用子系统、处方监测子系统、用药（械）相关医疗损害事件监测子系统、重点单病种用药监测子系统。通过统一公共网络信息平台、在线网站、上报数据系统以及中央数据库、标准库等信息技术、网络技术、计算机等技术的支持，进行数据清洗、规范、分析、查询、检索、评估、发布、交换。形成了中国医疗机构完整的上报与监测、分析与评估、检索与发布、预警与防控、交互与共享的临床用药安全及药物相关医疗损害机制与系统。

合理用药系统的使用可减少和避免药源性疾病，使临床用药趋向科学、合理、经济的方向发展。

（唐小利　阿丽塔）

yàowù pèifāng xìtǒng

药物配方系统（drug dispensing system）

中药领域有关方剂组成及应用的检索系统。是临床用药信息系统中的一个分支系统。该系统中收集了整理的中药古籍及现代文献中的古今中药方剂，对药物方剂根据其药物组成、配伍特点、主治病症等要素进行编辑标引，系统整合为数据库系统，可供医生、药师等医护人员根据方名、书名、药名、药味、功效等内容进行检索。中药配方系统为人们学习、应用、研究、传播中医药知识提供了方便，为广大中医药临床工作者的临床诊疗工作提供了支持。

系统内容　中药方剂是中医临床治疗的基本形式，中药方剂通过配伍发挥临床疗效和降低毒性。中药的配伍原则，即组方的规律性，主要包括"君、臣、佐、使"或称"主、辅、佐、使"的原则。君药或主药针对病因、病机与体质，是起主要治疗作用的药物；臣药或辅药的作用是协助与加强主药的功效；佐药是协同主药发挥对主症的治疗作用，监制主药的毒性或烈性；使药即引经药，或调和药性的药物。中药方剂的物质基础就是方剂组成药物，即组方药物决定了中药方剂的功效。一首方往往由几味到几十味药物组成，每味药物都有自身特定的功效集合。组成方剂后，组方药物功效之间，有的是相互协同，有的是相互制约，有的既有协同又有制约。因此，方剂功效不是组方药物功效的总和，而是组方药物之间综合作用的结果。

中药配方的特点　中药方剂中的每一种药物都具有一定的名称、性状、颜色、气味、作用范围、适应证、用量范围及配伍禁忌等。临床医生只有很好地掌握上述各方面的药物知识，才能很好地完成配方工作。就药物名称而言，由于每一种药物除植物名外，还有别名、土名，医生在处方时又有处方名，一种药物往往有几个甚至十几个名称。如七叶一枝花又叫重楼、金线重楼、蚤休、灯台七、铁台七、草河车、白河车、枝头花、海螺、螺丝七等。除此之外还有药物不同而名称相同，如川贝母、浙贝母同叫贝母；白芍、赤芍同叫芍药；南沙参、北沙参同叫沙参等。在中药方剂中药物构成复杂、中药方剂种类数量庞大、患者病情复杂的情况下，医者能否有效地组织实施合理用药，使其达到药到病除的效果，是考验每位医生基本功的重要环节。

作用　为了便于广大中医药临床工作者更好地获取中药方剂配方信息，借助于计算机技术和网络技术，信息科技人员开发了中药方剂配方相关的系统和数据库。收集整理了从古至今的中药方剂信息，以及每一方剂的不同名称、处方来源、药物组成、功效、主治、用药禁忌、药理作用、制备方法等方面信息。同时通过对相关信息的标引，临床医生等医务人员可通过方名、别名、处方来源、药物组成、功效、主治、用药禁忌、药理作用等途径来查询所需的方剂，并可进一步对组成方剂的药味数量加以限定。

中药配伍规律是中医药理论的精华之一，中药配方系统对继承和发展中医药理论有着重要的意义，同时也为有效地指导临床和中药新药研制提供依据。

（唐小利　阿丽塔）

yàowù bùliáng fǎnyìng jiāncè xìtǒng

药物不良反应监测系统（adverse drug reaction monitoring system）

利用先进的计算机及信息技术手段，系统化、现代化监测药品的不良反应，实现相关数据的收集、分析处理，提供全面、深入、科学、权威的药物信息。安全、合理用药，直接关系着人们的生命安全和身体健康，保证药品的安全有效是药品监督管理工作的最终目标，药品的不良反应监测是各国药品监督管理工作的一个重要组成部分。

内容 随着药物数量和药物品种的增多，联合用药和用药疗程的不断增加，药物不良反应的严重性逐渐引起了世界各国的注意。1963 年世界联合国建议各国建立药品不良反应监测系统。1964 年英国开始建立药物不良反应自查报告制度，即黄色卡片制度。1967 年日本建立药物不良反应监测制度。1968 年世界卫生组织成立药物不良反应国际联合监测中心，其主要职责是收集药物不良反应信息、药物不良反应监测方法的研究和开发、信息反馈和教育和培训等。欧盟药品管理局药物不良反应监测系统主要由药物不良反应信息报告、定期安全性更新报告、药物上市后安全研究和药物利益-风险评估四部分组成。美国食品药品监督管理局药物不良反应监测系统主要包括药物不良反应信息自愿报告系统 Medwatch、药物不良反应信息强制报告系统、药物不良事件报告系统。

中国的药物不良反应监测于 20 世纪 80 年代末开始进行试点，1999 年颁布《药品不良反应监测管理办法（试行）》，标志中国正式实施药品不良反应报告制度。2001 年中国国家药品不良反应监测信息网络系统正式开通。2004 年卫生部和国家食品药品监督管理局联合发布的药物不良反应报告和监测管理办法是全面实施药

物不良反应监测的专门性规章，表明中国药物不良反应报告制度趋于完善。中国实行药物不良反应报告制度，并规定了药品生产、经营单位和医疗机构在报告药物不良反应方面的责任及政府监管部门处理紧急药物不良反应的权限。中国国家药品不良反应监测系统功能实现了实时数据分析和药品风险预警管理，建立了国家和省两级信息共享、高效联动的不良反应/事件预警机制，药品安全紧急事件的发现和处置能力进一步提高。

应用和意义 中国药品不良反应监测体系进一步健全，覆盖面持续扩大。2013 年，基层药品不良反应监测机构建设得到进一步加强，药品不良反应报告县级覆盖率达到 93.8%。全国每百万人口平均报告数量达到 983 份，高于世界卫生组织的推荐数量，表明中国发现和收集药品不良反应信息的能力大幅增强。通过对药物不良反应信息的分析评价和风险评估，及时终止高危药物的开发，保护受试者的权益；或必要时提出并发布预警信息，指导公众安全用药，最大程度地减少药害事件的发生。

(唐小利 阿丽塔)

zhōngyīyào xìnxīxué

中医药信息学 (traditional Chinese medicine informatics)

对中医药系统可体现本质的现象产生的信息，研究其获取、传递、存储、处理、输出的规律及其应用的一门新兴学科。是中医学与多学科相互交叉协同所产生的新兴学科领域，是中医学的一个分支，研究目标是通过提高中医药信息获取、转化、传播与利用的能力，推动中医学继承与创新的发展。

学科形成与发展史 中医学是根植于中华文化、基于中国哲学、以天人合一的整体观及辨证论治的个体化诊疗思想为特征的一门研究人体生命运动的科学。信息科学是基于西方哲学与西方科学而产生的一门以一般信息为研究对象，研究一般信息过程基本原理与基本规律的科学。中医药信息学是基于中医学理论体系，遵循信息科学的原理，利用信息科学的方法与技术，研究中医药领域信息过程基本原理与基本规律及其作用，建立中医药信息学研究方法，研发相关技术，以解决中医药信息产生、获取、转化、激活、控制与传播等问题的一门交叉学科。

中医学虽然没有明确的对物质、能量与信息的认识，但对人体精、气、神等的认识，就是将其分别作为非相同的因素认识的。只是由于中医学的整体性与系统性，其物质、功能与信息的概念与现代科学所讲的物质、能量、信息相比有更广泛的含义，及更复杂的包含，需要重新认识。

因此，中医药信息是一组特殊信息，其处理方法的研究，有可能促进信息科学方法学的发展，中医药信息处理方法的进步对促进中医药学发展可能具有重要的意义，中医药信息学理论与方法论的发展对中医药学理论与方法论的发展可能具有促进作用。

2008 年，崔蒙在《论建立中医药信息学》中系统地论述了中医学和信息学结合的基础和必然趋势，及在理论和方法学上的结合点，中医药信息学学科的基本框架、主要研究领域和研究方向的确立，是中医药信息学发展成熟和建立的标志。

学科建立以来，在资源建设、

文献检索、情报研究、网络建设、数据库建设、信息标准研究、医院信息系统、电子病历、信息诊断技术、信息工程建设、信息学学科、信息素养教育的各个研究领域都取得了较快发展，包含中医药信息标准、中医临床信息学、中药信息学、中医药情报学、中医药图书馆学、中医药知识工程、中医药数据等多个研究方向和下级学科。

研究范围　中医药信息学以中医药系统信息运动规律及其作用为研究内容。

中医药信息的特征　主要是：相对重视主客融合的体验信息的变化状态；相对重视系统时间上的延续变化状态；相对重视系统包含了大量稳定与不稳定关系的、包括本质在内的现象变化状态；相对重视系统相互间影响后产生的整体变化状态。由此使得数字化的中医药信息，即中医药数据，具有如下特点：包含了大量古汉语成分，难以与现代数据共同处理；名词术语不规范，一词多义、一义多词、近义词难以区分的现象十分普遍，造成数据清洗的困难；数据多为定性，缺少量化表达，使得现有计算机程序处理困难；非结构化数据较多，且由于相互关系复杂（包含大量不稳定的关系），结构化难度较大，给数据分析造成困难；数据内容体现人文科学与自然科学的结合，不利于逻辑推理与一般数据分析工具的应用；数据所具有的高维小样本及个性化特征需要特殊处理等。因此要研究中医药信息标准体系框架以及中医药数据标准、中医药信息分类编码、中医药术语系统。

中医药系统及其全部子系统的系统模型的建立　研究中医药

及其子系统信息运动规律及其作用，首先，要建立起包含中医药系统及其全部子系统的系统模型，发现、理清中医药及其子系统之间的信息联系；其次，要在系统模型的基础上展开中医药信息学的原理研究，研究中医药系统及其子系统包含了本质的现象信息，以及这些信息产生、获取、转化、激活、控制与传播的原理。其关注的要点是系统及其子系统随时间延续，空间改变，具有主客融合特点的动态现象信息是如何形成，怎样被感知和识别，如何转化成经验性知识，如何形成解决问题的方法，又如何通过信息反馈实现对系统运动的控制，最后是通过什么途径实现了这种有关复杂巨系统经验知识的传播。

中医药信息获取、存储、处理、输出、反馈方法与技术的研究　要在原理研究的基础上开展相关方法与技术的研究，即中医药信息获取、存储、处理、输出、反馈方法与技术的研究。其研究的重点是包含大量不稳定联系的现象信息如何尽可能全面、准确地获取；源于古代并含有大量歧义的现象信息如何规范化存储、具有系统性及整体性特点的现象信息如何结构化存储；现象信息中所含有的大量具有个性化特征的隐性规律如何发现，并使其服务于中医理论信息模型建立、中医临床决策支持与中药新药辅助开发；处理后含有大量隐性知识的信息如何在最恰当的时间、以最合适的方式、服务于最需要的人群；对系统运动具有关键作用的反馈信息如何迅速获得并准确判断其与系统目标间的差异等。

研究方法　中医药信息学以中医药信息学方法论为研究方法。

中医药信息学方法论体系主要包括一个方法和两个准则：即中医药信息方法和中医药信息功能准则与整体准则，信息方法是核心，功能准则和整体准则是保证信息方法能够正确实施的法则。

中医药信息学方法，就是把中医药及其子系统的运动过程看作是信息传递和信息转换的过程，通过对各系统信息流程的分析和处理，获得对中医药及其子系统、以及多个子系统相互作用运动过程规律性认识的一种研究方法，特点是以中医理论和信息方法作为分析和处理中医药系统（包括子系统）运动过程中所产生问题的基础，不侧重中医药及其子系统实体及其具体结构的改变，将中医药及其子系统运动过程抽象为信息变换的过程，通过信息流动过程特别是干预后产生的综合性反馈信息，使得中医药及其子系统运动按照预定目标实现控制。中医药信息学的方法论遵循了信息学的整体准则和功能准则，揭示了中医药及其子系统运动状态之间的信息联系，从而在一定程度上能够帮助中医学更准确地从整体上把握中医药及其子系统的运动状态。

与有关学科的关系　中医药信息学是中医学的一个分支，是中医学与信息科学交叉融合产生的一门新兴学科。中国哲学是中医药信息学的基础，其时空观、主客体观、现象本质观、整体观都来源于中国哲学。计算机科学的发展则为中医药信息学的发展以及中医药信息工程学的建立提供了技术支撑。管理学尤其是新兴的信息管理学与知识管理学，为中医药信息管理学和中医药知识管理学建立与发展提供了支撑，并且对中医药信息学的形成产生了重大影响。

意义与应用 中医药信息学的研究能够提高中医药信息获取、转化、传播与利用能力，产生了中医临床信息学这一新的研究领域，建立了中医电子病历系统、中医传承辅助系统，形成了临床科研一体化系统和中医专家系统。在中药信息学研究领域，出现了计算机中医处方优化、计算机中药组分配伍以及中药毒性分析系统。

中医药发展的瓶颈之一是信息获取、转化与共享能力不足，中医药整体现象信息（体验信息）获取手段落后，现象信息转化为经验性知识困难，经验性知识只可意会不可言传，传播难度大，现象信息中所包含的规律很难发现与总结。中医药信息学通过引入现代信息技术，将有效提高中医药信息获取、转化与利用的能力；而知识管理与知识服务方法和技术的引进可以拓展隐性知识向显性知识转化的途径，数字化技术与网络技术的引进可以明显加快中医学知识的传播速度，从而明显提高中医药信息传播的能力，以及海量数据利用的效率；中医药信息获取、转化、传播与利用能力不足问题的改善，将极大地推动中医理论研究与临床实践的发展。

（崔 蒙 高 博）

zhōngyīyào xìnxī biāozhǔn

中医药信息标准 (traditional Chinese medicine informatics standards) 中医药信息领域的标准化。中医药信息化的基础是中医药信息标准化。中医药信息标准开发框架国际标准中明确了"中医药信息标准"的研究范围，即：中医药信息标准主要指中医药信息领域的标准化，包括对中医医疗保健领域信息、中医药管理信息、中医药科学研究信息（如临床试验记录）、中医药文献信息、中药资源以及生产、流通信息等相关的信息系统可采标准进行研究，目的是使中医药信息和数据达到兼容和一致，减少信息和数据的重复和冗余，促进各个独立信息系统间的"互操作"，以及与其他健康信息系统之间的兼容与协调。

自2008年以来，中医药信息标准的国际化研制取得了较大进展，特别是在国际标准化组织（International Standardization Organization，ISO）以及世界卫生组织中。2010年，世界卫生组织研制的第11版国际疾病分类法中新增了一个章节"传统医学国际疾病分类"。2012年，国际标准化组织健康信息技术委员会（ISO/TC 215）与中医药技术委员会（ISO/TC 249）建立了ISO/TC 215-ISO/TC 249联合工作组，其名称是"中医药（暂定名）信息联合工作组"，主要承担中医药信息标准项目的评估、研制与开发工作。截至2014年11月，ISO正式发布的中医药信息国际标准有两项：① ISO17938 健康信息学-中医药学语言系统语义分类框架，该标准为中医药术语系统和本体创建提供了语义标准。② ISO17948 健康信息学-中医药文献元数据，该标准为中医药学的文献资源提供了一套通用的描述元素。ISO正在研制的中医药信息标准项目有六项，包括：①ISO 18790-1 健康信息学-中医药信息标准框架，该标准提出一套中医药信息标准体系的三维描述框架，为中医药信息标准开发与管理提供顶层设计。②ISO18668-1 中医药-中药编码系统-第一部分：中药编码规则。③ISO18668-2 中医药—中药编码系统-第二部分：饮片编码。④ISO20333 中医药-中药供应链编码规则。⑤ISO20334 中医药-方剂编码系统。⑥ISO 19465 中医药-中医临床术语系统顶层分类，该标准主要应用于中医电子病历临床数据的采集及信息传递。

（崔 蒙 李海燕）

zhōngyīyào xìnxī biāozhǔn tǐxì kuàngjià

中医药信息标准体系框架 (traditional Chinese medicine informatics profiling framework, TCMIPF) 描述中医药信息标准体系的组成及相互关系的表现形式。中医药信息标准体系是中医药信息标准按其内在联系形成的科学有机整体。它的具体表现形式是中医药信息标准体系框架和体系表。为实现中医药信息标准开发与管理的顶层设计，达到中西医信息标准的兼容和一致，ISO/TC215提出了中医药信息标准体系的三维描述框架。中医药信息标准的三维框架由业务域维、信息化要素维以及特异度三个维度构成（图）。"业务域"主要指中医药信息涉及的业务主题域范围，包括中医医疗保健信息、科研信息、中药资源监测信息、中药生产流通信息、中医药管理信息、文化教育信息等。"信息化要素"按照重要性的次序，将其划分为中医药术语系统标准、中医药数据标准、中医药信息系统标准以及中医诊疗设备通信标准四个类别。"特异度"指从抽象概念模型过渡到具体操作规范的水平，分为概念层、逻辑层、物理层。"概念层"不考虑具体细节，但涉及共享的基础认识，包括概念模型、战略层面的信息规划与管理等；"逻辑层"要考虑附带的细节但不受技术上的约束，关注的是

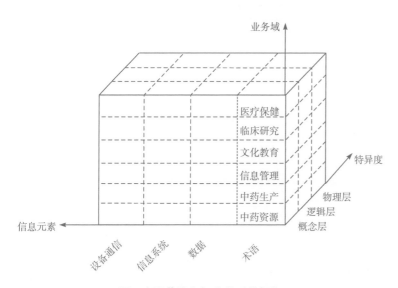

业务域

医疗保健
临床研究
文化教育
信息管理
中药生产
中药资源

特异度

物理层
逻辑层
概念层

信息元素

设备通信　信息系统　数据　术语

图　中医药信息标准的三维框架

设计层次上的信息规划与管理；"物理层"指在技术约束下的模型或方案，关注的是操作层次上的信息的管理；从概念层到物理层，中医临床术语标准的开发需求包括：中医临床术语语义范畴结构、中医临床术语概念模型、基于本体方法的中医临床术语分类框架以及中医临床术语系统（词汇和编码）等；中医电子病历数据标准包括中医药信息模型、数据结构标准、中医药数据元标准、中医药元数据标准、中医药数据集分类标准以及文档规范类标准；中医临床信息系统标准主要是指系统开发以及运行的整个生命周期内所涉及的包括从业务需求、规划设计、体系结构、功能模型到系统测试、程序接口以至系统安全等一系列相关标准规范；中医诊疗设备通信标准主要涉及中医四诊的通信标准，如脉诊仪、舌诊仪等。

中医药信息标准的三维框架具有较大的容量，又避免过于抽象。在实际应用于中医药某一具体领域时，可以将三维框架转化为二维框架应用。该框架可以体现各个标准构件之间的系统性联系，可用于指导中医药信息标准的规划、开发与推广利用。

（崔　蒙　李海燕）

zhōngyīyào shùjù biāozhǔn

中医药数据标准（traditional Chinese medicine data standards）　运用数据库领域的理论和方法，针对中医药数据的表示、格式、定义、结构、标记、传输、处理、使用和管理等内容所制定的中医药信息标准。能有效促进中医药数据在医疗机构、研究机构、管理部门等中医药领域组织之间的共享，是实现中医药数据标准化的基础。

中医药行业数据库建设起源于 20 世纪 80 年代，已建设了近百个规模不同的中医药数据库，初步实现了中医药信息数字化。然而，这些数据资源在数据结构、数据编码和数据语义等方面仍然存在着巨大差异，不利于数据在组织之间的共享。为加强数据建设的顶层设计，实现中医药数据资源的有效整合，迫切需要构建中医药数据标准体系，实现中医药数据资源的标准化。

数据标准化（data standardization）是按照预定规程对共享数据实施规范化管理的过程。在医学领域，数据标准化所带来的互操作性将使合作者以及组织之间能够共享数据，从而极大地改善医疗卫生保健工作的质量以及公众的健康与安全。数据标准化的核心工作是研究、制定和推广统一的数据分类分级、记录格式及转换、编码、数据元以及元数据等技术标准。

内容　中医药领域的数据标准主要包括中医药元数据标准、中医药数据元标准和中医药数据集分类标准等，它们可用于中医药数据的采集、管理、交换、利用与发布等工作。

元数据标准　元数据是"定义和描述其他数据的数据"；元数据以数据集作为描述对象，描述数据集的外部信息。元数据标准为各种形态的数据资源提供规范和统一的描述方法，在数据资源的管理与利用中发挥着日益重要的作用。其中，中医药文献元数据标准是国际标准化组织于 2014 年发布的，它反映了中医药文献的特点，对于中医药文献资源的系统保护和深度利用具有重要意义。

数据元标准　数据元（data element）是用一组属性描述其定义、标识、表示和允许值的数据单元。数据元标准为数据交换提供了在"数据"层面上统一的、可以共同遵守的数据交换规范。中医专家已开始借鉴相关行业的数据元标准，遵循 WS/T303-2009《卫生信息数据元标准化规则》、WS 363-2011《卫生信息数据元目录》等卫生行业标准，研究中医药信息数据元的提取规则与分类方法，从各种中医药数据库、住院病案中提取数据元，从而构建面向中医药领域的数据元目录。

中医药数据集分类　规定了对特定领域中的数据集进行分类和编码时要遵循的原则与方法，对于数据集的分类管理以及数据分类导航具有重要意义。中医专家已开始参考相关标准和分类方法，研制中医药数据集分类标准，为中医药数据资源的调查与规划，以及数据集的组织、整合、汇交、发布和目录查询，提供系统、规范、实用的分类和编目办法。

（崔　蒙　于　彤）

zhōngyīyào wénxiàn yuánshùjù

中医药文献元数据（traditional Chinese medicine literature metadata，TCMLM）

采用数据建模方法和语义技术，规定中医药文献元数据标准化的基本原则和方法，以及中医药文献元数据基本内容的中医药数据标准，用于支持中医药文献资源的规范化描述与检索。由中国中医科学院中医药信息研究所于 2013 年编制完成，由国际标准化组织健康信息学技术委员会于 2013 年审议通过，2014 年正式发布。

文献元数据标准可为各种形态的文献资源提供规范和统一的描述方法，在文献管理、检索与利用中发挥重要作用。国际上应用最广、影响最大的元数据标准是都柏林核心元数据元素集。但中医药文献具有内容宏博、医理深邃、字词古奥、版本藉藉、抄刻误多等鲜明的特色，都柏林核心元数据元素集等通用的文献元数据标准在专指度与精深度上尚显不足，无法充分揭示中医药文献的特征。因此需要建立一套专门面向中医药领域的文献元数据标准。

内容　TCMLM 是一套专门针对中医药文献的元数据技术规范，覆盖中医药学领域具有共性的全部元数据内容，为中医药学的文献资源提供了一套通用的描述元素。

TCMLM 的元数据模型是由元数据子集、元数据实体、元数据元素以及元数据元素的细化等四个层次所构成。保留了都柏林核心元数据元素集的元数据元素集，又包括中医药领域的特征元素。它的设计原则包括：①重用都柏林核心元数据元素集元数据元素。②根据中医药领域逻辑，对 DC 元数据元素进行细化。③添加具有中医药特色的元数据元素。

TCMLM 中包含 24 个元数据元素，其中 15 个源自都柏林核心元数据元素集，9 个为面向中医药领域的特征元素，它们被分为 7 个元数据子集：①标识信息子集，提供关于中医药文献外部特征的描述信息，包括题名、创建者、贡献者、类型、格式、标识符、描述、出版者、出版地点、印刷地点和日期 11 个元数据元素。②内容信息子集，提供关于中医文献内部特征的描述信息，包括主题、历代医家、中医各家、来源、覆盖范围、语种 6 个元数据元素。③分发信息子集，提供关于用户获取和收藏文献资源的信息，包括存储地点、收藏历史两个元数据元素。④质量信息子集，提供关于文献资源保存状态的质量信息，包括文献破损级别、珍稀程度两个元数据元素。⑤限制信息子集，提供对文献资源进行获取和使用的限制信息，包括权限这一元数据元素。⑥维护信息子集，提供关于维护保养文献资源的信息，包括保存方式这一元数据元素。⑦关联信息子集，提供资源之间关联关系的参考信息，包括继承于、后续、替代、被替代、译自、包含等关系。

功能与特点　TCMLM 反映了中医药文献的特点，能够规范、科学、合理地描述中医药学文献，提供有关中医学科学文献的标识、内容、分发、质量、限制和维护信息，以支持中医药文献的收集、存储、检索和使用，促进中医药文献资源的交流与共享。

意义与应用　TCMLM 为中医药文献资源的规范化描述奠定了基础，在中医药文献标引、中医药文献库构建以及中医药文献检索中将起到支撑作用，有助于构建明晰、周全、简单、易懂的文献描述性记录，能有效支持中医药文献的收集、保管和利用，对于中医药文献资源的系统保护和深度利用具有重要意义。

（崔　蒙　于　彤）

zhōngyīyào xìnxī shùjùyuán

中医药信息数据元（data elements for traditional Chinese medicine）

适用于中医药信息数据使用和解释而制订的由一组属性描述其定义、标识、表示和允许值的数据单元。又称中医药数据元。

内容　数据元是数据的基本单元，具有数据元名称、数据类型、数据元值等多个属性，是一组可识别和可定义的数据基本单元。一个数据元由数据元概念和表示两部分组成：数据元概念，是能以一个数据元的形式表示的概念，其描述与任何特定表示法无关；表示，由值域、数据类型、计量单位（如果需要）、表示类（可选）组成。一个数据元概念由对象类和特性两部分组成：对象类，可以对其界限和含义进行明确的标识，且特性和行为遵循相同规则的观念、抽象概念或现实世界中事物的集合；特性，一个对象类所有成员所共有的特征。

《GB/T18391.1-2009 信息技术 元数据注册系统（MDR）第1部分：框架》中描述了数据元的模型（图），数据元概念和数据之间存在一对多的关系（1：N），即一个数据元概念可对应多个数据元，而一个数据元必须对应一个数据元概念。

国家中医药管理局于2012年开始进行中医药信息数据元标准的研制。中医药信息数据元是中国卫生信息数据元的重要组成部分，是中医药特定领域内具有特色的数据元。

功能与特点 作为中国卫生领域信息数据元目录的组成部分，中医药信息数据元与已颁布标准《WS 363-2011 卫生信息数据元目录》一致。

中医药信息数据元提取 采取两种方式提取，一是中医理论研究，即通过对中医药基础理论知识的梳理和分类研究，从相关国家标准、临床技术规范和教材中提取中医药基础数据元。二是临床实践研究，即通过不同地区、不同专科的大量临床电子病历中提取临床常用的数据元。通过对中医药基础数据元和中医临床常用数据元进行比较验证，提取出共识的、基础的中医药信息数据元，既符合中医基本理论，又能满足中医临床实际应用需要。

中医药信息数据元分类 遵照卫生信息数据元分类（表），采用线性分类法，共有两级结构：第1级为大类，包含9项，第2级为小类，包含16项内容。

中医药信息数据元属性 中医药信息数据元属性参照《WS 363.1 卫生信息数据元目录第1部分：总则》，统一规定采用5类

13项属性，并按通用性程度分为数据元公用属性和数据元专用属性两类。数据元公用属性包括7项：版本、注册机构、相关环境、分类模式、主管机构、注册状态、提交机构。数据元专用属性包括6项：数据元标识符、数据元名称、数据元值的数据类型、表示格式、数据元允许值。

中医药信息数据元编码 中医药数据元标识符有卫生信息数据元标识符和中医药标识符两类。卫生信息数据元标识符由主题分类代码、大类代码、小类代码、顺序码和附加码组成（如图）。①主题分类代码：用2位大写英文字母表示。卫生信息领域代码统一定为"DE"。②大类代码：用2位数字表示，数字大小无含义。③小类代码：用2位数字表示，数字大小无含义；无小类时则小类代码为00。小类与大类代码之间加"."区分。④顺序码：用3位数字表示，代表某一小类下的数据元序号，数字大小无含义；从001开始顺序编码。顺序码与小类代码之间加"."区分。⑤附加码：用2位数字表示，代表一组数据元的连用

关系编码；从01开始顺序编码，附加码与顺序号之间加"."区分。无连用关系的数据元其附加码为"000"。

中医药标识符，为了在卫生信息数据元体系中标识中医药信息数据元，在卫生信息数据元值域代码表的编码方法和分类的基础上，提出了如下编码规则：代码表结构中顺序码在000~500之间的是卫生信息数据元值域代码；顺序码在501之后的是中医药信息数据元值域代码。

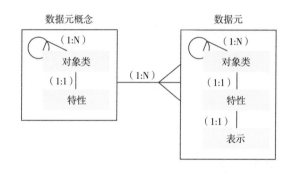

图 数据元模型

表 卫生信息数据元分类

大类	小类
标识类信息	标识类
卫生服务对象信息	人口学及社会经济学特征
	健康史
健康危险因素	健康危险因素
医学观察信息	主诉与症状
	体格检查
	临床辅助检查
	实验室检查
诊断与评估信息	医学诊断
	医学评估
计划与干预信息	计划与干预信息
卫生经济信息	卫生费用
卫生资源信息	卫生机构
	卫生人员
	药品、设备与材料
卫生管理信息	卫生管理信息

应用 中医药数据元标准可帮助数据用户和数据拥有者对数据元的含义和标识有相同的理解，从而正确、恰当地使用和解释数据。数据库中准确、可靠、可控且可检验的数据记录能保证数据处理以及电子数据的交换和不间断地应用。

(崔蒙 董燕)

zhōngyīyào shùjùjí fēnlèi

中医药数据集分类 （classification of traditional Chinese medicine datasets）

以中医药数据资源为对象，以中医药各个业务领域活动产生的信息主题划分，可区分、判别、抽取、归纳、制作其同类属性数据集的方法。又称中医药数据资源分类。有独立主题，格式规范，能够通过计算机采集、整合、存储和展现，可应用于中医药临床、科研、管理和公众服务等方面的相关数据的集合，它能为各种用户所共享，具有最小冗余度，数据间联系密切，而又有较高的数据独立性。其目的是为中医药数据共享与服务工程的资源调查与规划以及数据集的组织、整合、汇交、发布和目录查询提供系统、规范、实用的分类和编码方法，以方便用户进行信息查询。

中国中医科学院中医药信息研究所编制完成的中医药数据集分类编码（草案），制订适用于中医药数据资源的分类原则，对相同属性的数据集进行组织，借助分类提供中医药数据集元数据标识信息中数据集分类的信息，借助编码提供数据集唯一的元数据标识符，从而实现数据集元数据汇交，发布信息，实现网上服务。

分类原则 遵循系统性原则、科学性原则、可扩充性原则及实用性原则。①系统性原则：根据中医药信息资源的特征或特性，以学科分类为基础，结合数据类型，按其内在规律系统化地进行排列，旨在形成一个层次清晰，结构合理，类目明确的分类体系。②科学性原则：尽量选择中医药信息资源相对最稳定的本质特征或特性作为分类的基础和依据，使由此产生的分类结果具有相对最佳的稳定性。③可扩充性原则：在类目种类和层级的设置上留有扩充和延拓的余地，以保证在中医药信息资源分类对象增加时，仍可保持原有的分类体系。④实用性原则：兼顾信息提供者和信息查询者两类用户，使分类法具有可操作性。

分类方法 采用面分类法和线分类法相结合的混合分类法进行分类。应用面分类法将中医药领域现有或可能产生的数据集的属性或特征视为若干个"面"，在每个"面"下，应用线分类法，分别依学科体系或分类对象的特有属性，将分类对象分成若干级层的类目，并排成一个有层次的、逐级展开的分类体系。在这个分类体系中，同位类的类目之间存在着并列关系，下位类与上位类的类目之间存在着隶属关系，同位类的类目不重复，不交叉。

中医药数据集分类体系中，一级类目6个：中医药事业、中医、中药、针灸、民族医药、古籍。二级类目（主类）45个，三级类目（亚类）79个。

(崔蒙 李海燕)

zhōngyīyào xìnxī fēnlèi biānmǎ

中医药信息分类编码 （traditional Chinese medicine information classification and coding）

通过对中医和中药的信息进行科学、统一的分类，根据信息对象的特点来赋予分类结果特定代码的一种规则。就中医药信息分类编码而言，其主要包括传统医学国际疾病分类以及中药编码系统两大组成部分。

传统医学国际疾病分类是属于第11版国际疾病分类法（ICD-11）修订稿中新增的一章内容，后者是一项用于发病率与致死率统计的国际性标准。

中药编码系统旨在通过建立标准的、可以共享的中药编码体系，实现复杂的中药的物、名以及码的统一，为中药材的种植、生产、贸易等各个环节提供质量控制的国际标准。

要确保信息分类与编码结果适用于不同的中医药信息系统所共享共用，就必须建立统一标准体系的信息系统。如 Liver yin deficiency pattern （TM）肝阴亏虚证在 ICD-11 的编码是 SC90。

信息分类编码是信息化建设的基础性工作，是解决中医药信息化建设进程中数据格式不统一的"瓶颈"问题的重要方法，是中医药领域进行信息交换和实现信息资源共享的重要前提，是中医药标准研制中不可分割的组成部分，对于满足中国中医医院医案管理和医疗质量评估的需要具有重要作用，是实现管理工作现代化的必要条件，具有巨大的经济效益和社会效益。

(崔蒙 朱玲)

chuántǒng yīxué guójì jíbìng fēnlèi

传统医学国际疾病分类 （international classification of traditional medicine，ICTM）

世界卫生组织组织修订的第11版国际疾病分类法中用于传统医学疾病发病率与致死率统计的国际性标准。是中医药信息分类编码的重要组成部分。

内容 传统医学国际疾病分

类到 2014 年为止所涉及的疾病和证候都来自于中国、日本、韩国以及周边国家使用的传统医药。

疾病 传统医学国际疾病分类将疾病分为心系疾病、肺系疾病、脾系疾病、肝系疾病、肾系疾病、脑系疾病、精神神经疾病、眼耳鼻和咽喉系统疾病、骨关节及肌肉疾病、皮肤黏膜疾病、气血津液病证、外感病证、生育相关疾病、儿童及青春期相关疾病、其他特定疾病共 15 个类别。

证候 证候部分包括证的诊断原则、人体基本物质证、气相关证、六淫证候、经络证候、六经证候、三焦证候、卫气营血证候、阴阳相关体质证候、方证 10 个部分。

病因 传统医学的病因解释包括，气候因素（也就是传统医学中的外因），情感因素（也就是传统医学中的内因），或其他病理因素、过程或产物。

病程及预后 疾病发生后特定的发展过程及预后。

治疗反应 传统医药干预后的治疗反应。在一个特定的传统医学疾病中，症状和病因是必须包括的。病程、预后以及治疗反应则不是必须包括的。

体质 个体的特征，包括结构和功能的双重特征，以及适应环境变化的能力或对不同健康状况的身体敏感度。这是一个相对的水平，而这部分可能是由遗传基因决定的。

功能与特点 通过本体加工软件记录相关的传统医学术语，并建立其与国际疾病分类法和常用术语标准的映射，最终形成一个可以与其他健康分类产品相连接的产品，比如可与健康干预国际分类之间建立连接，最终为提升传统医药的世界地位提供保障。

在记录流行病学中关于传统医药的数据时可选择性地使用传统医学国际疾病分类中的内容，但其不用于致死率的统计。

应用与意义 构建传统医学术语的标准化分类系统并纳入世界卫生组织国际疾病分类法中，可以为数据规范化的收集与比较奠定基础，为各个系统的交流提供支撑，同时也为卫生保健系统提供便利，为传统医学发展提供了难得的机遇。

传统医学国际疾病分类的建立，将完成传统医药实践与全球标准的链接，并且推进健康信息系统的标准工作发展，提升国际公众健康任务的全球统计监督和病人安全，使其在更大范围内被接受和认可。这项工程也将为分享知识和保护传统文化创造一个国际化的平台及网络，不仅有利于传统医学的发展，也有利于现代医学的推进。

（崔蒙 朱玲）

zhōngyào biānmǎ xìtǒng

中药编码系统（coding system of Chinese medicine）

用数字传输、表达中药信息信号的编码系统。其特点是简短、安全、传输准确。中药编码系统是根据《深圳经济特区中医药条例》有关规定起草制订的，依照《中华人民共和国药典》和有关省市地方中药饮片炮制规范，以 2005 年原深圳市卫生局组织编写的《中药处方与调剂规范》和 2011 年《深圳市人民政府公报》发布的《深圳经济特区中医药系列标准与规范》为蓝本起草制订而成。该编码系统于 2014 年重新修订，由《深圳市人民政府公报》2014 年 4 月 11 日发布，5 月 1 日起实施。

中药编码规则及编码 依据《中国药典》（2010 版一部）及其增补本，结合全国有特色中药饮片和广东道地、习用药材及饮片的文献研究，确定了编码规则。用 10 层结构 17 位阿拉伯数字信息依序表达国际物品编码、中国物品编码、药品标准和校验码四个部分，承载了中药来源、用药部位、加工炮制方法、规格要求等信息；适用于中药饮片、中药材、中药配方颗粒、中药超微饮片、中药超微配方颗粒的编码，运用于生产经营、临床用药、科研教学、中药供应链（物流）、统计和监督管理等工作的信息处理和信息交换，以及政府对药品生产经营企业、医疗机构及医药市场的监督管理。

中药方剂的编码规则及编码 从 206 本中医经典著作的内、外、妇、儿、骨伤等 9031 首方剂中，遴选出临床各科常用 851 个经典中药方剂进行溯源求证后，进行了编码。在中药方剂编码段中，以数字语言承载了中医辨证论治、理法方药、临证加减、中药调剂、医疗技术水平以及医疗管理质量信息。本部分适用于中药方剂的临床用药、科研教学、统计和管理，以及电子中药处方、中医病历等工作的信息处理和信息交换。

供应链管理中的中药编码与表示 规定了中药产品、规格、产地、单位、等级、生产日期、批次号、数量等产品标识内容信息的编码与表示。本部分适用于中药在供应链管理流程中产品质量溯源与监督的信息处理和信息交换。

特点与功能 中药编码系统具备唯一性、科学性、可扩展性、一致性及稳定性等特征。它以数字化为基础，以标准化、规范化为推手，以信息化为平台，创新了"保基本、固基层、建机制"

的中药供应保障体系新模式，填补了中药流通、服务等领域的空白，构建了中药供应保障、中医医疗服务体系的新模式、新制度、新秩序。

与此同时，中药编码系统对1503 种中药饮片、1026 种中药材、1499 种中药配方颗粒、1480种中药超微饮片、1480 种中药超微配方颗粒进行了编码。实现了"一物一名"、"一名一码"，物、名、码统一，从此拥有了固定统一、全国唯一的"身份证"代码，既有利于指导医生规范合理用药，提高处方质量，又有利于减少因同名异物、同物异名和炮制方法不同等因素引起的民生安全用药与有效的问题。

（崔 蒙 廖利平）

zhōngyīyào shùyǔ xìtǒng

中医药术语系统 （traditional Chinese medicine terminological system） 运用计算机与信息技术等工具，对中医药学各领域中的事物、现象、特性、关系和过程进行标记和概括，并为每个概念赋予名称，形成概念体系，具有管理中医药术语研究、制作、更新、维护等功能，根据不同需求形成的系列术语管理体系。正确认识、规范使用中医药术语，对中医药学知识的科学传播有着非常重要的现实意义。中医药术语系统主要包括：中医药学主题词表、中医药学语言系统（包括古籍语言系统）、中医临床术语系统、中国中医药学术语集成、中医古籍后控词表。

中医药术语系统研究起步于20 世纪 70 年代，发展于 80 年代。早在 1976 年，国家科委领导的七四八工程《汉语主题词表》中，将中医药学内容置于重要的位置。这部大型综合性词表的中医药学

部分是由中国中医科学院王雪苔教授等人经过数年的努力编制的，它首开中医药学术语研究的先河。1984 年，中国中医科学院中医药信息研究所开始着手进行中医药学专业主题词表的编纂，《中医药学主题词表》于 1987 年问世，1996 年以机读版和印刷版形式出版了修订版，更名为《中国中医药学主题词表》。2004 年 12 月，国家中医药管理局将修订 1996 年版《中国中医药学主题词表》列为标准化研究项目，出版了《中国中医药学主题词表》2008 版（第 3 版），收录 13364 条主题词（正式主题词 8878 条，入口词 4286条）。《中国中医药学主题词表》网络版将于 2015 年投入使用。

中医药学经过几千年的发展，由于历史沿革等原因，其术语存在着很多不规范、不统一的现象，给中医药信息数字化造成了很大的困难，建立中医药学语言系统成为发展的必然。2002 年，中国中医科学院中医药信息研究所开始研制中医药学语言系统。中医药学语言系统由基础词库系统和语义网络两部分组成，其作为中医药领域的一个权威术语系统，对各种概念术语做了规范定义，提高了计算机程序解读和理解用户提问的能力，并利用这种理解帮助用户检索和获取相关的机读情报。其主要可应用于数据处理、知识检索、自然语言处理、专业词表编制、本体建设等。

中医临床术语系统 2005 年由中国中医科学院中医药信息研究所开始研制。该术语系统参照SNOMED-CT 的结构，依据中医临床特色，建立了中医临床术语分类结构，确定中医临床术语的概念、术语间的语义关系。目的是明确概念定义、概念分类，并建

立概念之间的语义关联，实现中医临床术语系统化与规范化。可应用于中医医疗机构信息化建设，支持中医卫生管理部门获取不同来源的数据，支持对不同医院临床数据的自动化提取、聚集与分析。

（崔 蒙 刘 静）

Zhōngyīyàoxué Zhǔtící Biǎo

中医药学主题词表 （traditional Chinese medicine subject headings，TCMeSH） 由中医药学领域语义相关、族性相关的术语组成的规范化动态词典，是将中医药自然语言转换成规范化名词术语的一种术语控制工具，属于中医药术语系统的一种。

中医药学主题词表是中国第一部中医药专业词表，以其科学性、适用性以及与 MeSH 词表的兼容性被国内外医学及中医药学界广泛采用。它的诞生，标志着中医药学信息处理和信息服务跨入了计算机信息时代。《中国中医药学主题词表》的研究起步于20 世纪 70 年代，发展于 80 年代，《中医药学主题词表》第一版于1987 年问世，1996 年以机读版和印刷版形式出版了词表的修订版，更名为《中国中医药学主题词表》。2008 年出版了《中国中医药学主题词表》第三版，收录13364 条主题词（正式主题词8878 条，入口词 4286 条），《中国中医药学主题词表》网络版将于 2015 年投入使用。

内容 《中国中医药学主题词表》由六个部分构成。①字顺表：又称为主表。系将全部主题词及入口词按汉语拼音顺序排列而生成的印刷版或电子版表。主题词款目结构为：汉语拼音、主题词名称、主题词英译名、树型结构号、主题词定义、标引及编

目注释及参照项。②树型结构表：又称范畴表。系将主题词按中医药学学科理论体系及学科范畴划分为 15 个大类目及二级子类目下，列出隶属于该类目的主题词，按属分关系逐级展开呈树型结构，每个主题词均有双字母数字标识以显示主题词的级别；范畴划分做到了与 MeSH 词表兼容。③副主题词表：包括一个专题副主题词表及三个编目副主题词表。④出版类型表：收录 MeSH 词表中出版类型 44 个，供标引与检索使用。⑤医学家姓名附表：收录医学家姓名。⑥索引表：三种索引，汉语拼音索引、汉字笔画索引、英（拉丁）汉对照索引。

应用 《中国中医药学主题词表》结合 MeSH 词表主要应用于中国中医药期刊文献数据库的建设，标引人员通过对中医药学文献主题进行分析，提炼出主题概念，借助主题词表和标引手册，把主题概念转换成主题词，并配以副主题词对主题词的范围进行严格限定；建立中医药期刊文献检索系统，用户可通过中医药期刊文献检索系统中的主题检索的功能模块，进行主题词与副主题词的精确与模糊检索，引导自由词指向主题词，提高检索的精准率。

《中国中医药学主题词表》是中医药图书编目主题标引的工具，可以用主题词表中查找能够反映图书主题的规范的主题词进标引，完成图书编目。

《中国中医药学主题词表》还可用于中医药学期刊索引的编制，主题索引就是将文献中有实际意义的能表达文献主题的名词术语（即主题词）按其字顺排列编制而成的索引，可以提高刊物的查全率和查准率。中国许多医学或中医药学期刊编辑部采用《中国中医药学主题词表》编制索引。

（崔蒙 刘静）

zhōngyīyàoxué yǔyán xìtǒng
中医药学语言系统（traditional Chinese medicine language system，TCMLS）

借鉴本体论及引进与改进美国国立医学图书馆"统一的医学语言系统"的研究方法，根据中医药语言学特点，对中医药及其相关学科的概念、术语进行研究梳理与完善，构建的包含大型语料数据库以及语义网络的综合性语言系统。是中医药术语系统之一。

中医药学语言系统建立了中医药分类体系，包含 16 个一级类目的树状结构；设计了 58 种中医药语义的关联关系和 126 种中医药概念的语义类型。建立了术语采集系统，已经采集中医药相关概念 12 万余条，术语 60 万余条，形成语义关联达 127 万余；组建了由 100 多名各专业人员组成的专家队伍。

中医药学语言系统的建立到 2015 年经过三个阶段的发展。

第一阶段，建设初始阶段。中国中医科学院中医药信息研究所自 2002 年起开始研制中医药学语言系统。在系统建设初期，主要对建设中医药学语言系统的方法学进行了研究，为系统的建立提供了坚实的基础。

第二阶段，迅速成长阶段。这个阶段中医药学语言系统已拥有大量的数据，由于发展过快，系统中的数据存在很多质量问题。

第三阶段，稳定发展阶段。本阶段主要从语义类型和语义关系两个角度出发，对系统中的低质量数据进行数据清洗，目的在于逐步提高语言系统的数据质量。中医药学除了需要建立丰富的现代语言系统，还需要构建古籍语言系统来收集和整理中医药学古代文献中的丰富信息。根据古籍的特点，从中医古籍的分类、古籍概念定义、与现代系统兼容等方面探讨了中医古籍语言系统构建的关键问题与对策。

内容 中医药学语言系统的结构由基础词库和语义网络两部分组成。

基础词库是整个中医药学语言系统的核心及最基本的素材，是在对现存各种主题词表、分类表、数据库、工具书中有关词汇进行分析、选择和组织的基础上产生的一个大型词库。本系统基础词库涵盖可控词表与中医药学科系统及与中医药学科相关联的生物、植物、化工等自然与人文科学专业词汇。基础词库建立在全面、广泛、准确、严谨的基础上，最终形成超级基础词库。词条属性符合中医药学科自然语言与可控词的双重属性。用准确、完整的方式揭示与表达中医药学科及相关学科术语。这个系统可以相当于"统一的医学语言系统"的超级叙词表和专家词典。

其收词范围主要分为五大类。①中医药学及相关学科的可控词表。包括《中国中医药学主题词表》《医学主题词表（MeSH）》《中国图书馆图书分类法·医学专业分类表》（第四版）、《中医药学主题词表》及国际专业可控词表中相关词语。②教材及权威词典等。包括中医药大学、院校使用的各版教材、中医药学相关权威辞典，如《中医大辞典》、《方剂大辞典》等，百科全书及中英词典中的相关术语、名词。③各级标准。包括国家标准、行业标准以及国际医学相关标准等。④中医药学古代及现代文献、临床病历中的临床用语等。⑤其他相关学科（包括医学、生物学、化学等）中的相关术语。

中医药词库是以概念为词条基本单位，形成概念（正名）、异名（同义术语词）二级结构，分成两个不同的域值。不同术语表达同一概念的词语要能连结在一起，形成两者的关联。例如，"肺"与"华盖"、"心肾不交"与"水火不济"等同一概念的两种表达方法。另外，当同一个术语表示不同的概念时，根据定义分类的原则，采取用定义区别的方法。如，"太阳"一词，在中医药学里既可指太阳穴，又可指太阳经。这类词在中医药学的基础词库里根据定义进行区别并分类。

中医药语义网络是综合各类可控表的结构特征，以中医药学科及相关学科知识为主干，同时对照"统一的医学语言系统"的结构特点，设计中医药学语言系统词表的结构。整体结构设计原则符合中医药学学科特点，同时又能满足现有中医药信息数字化的需求。以中医药学为基础，涉及与其相关联的学科，如医学、生物学、制药工艺学等。

中医药语义类型　是以中医药学概念知识体系为主，参照"统一的医学语言系统"的语义类型，共形成126种语义类型，按语义分为两大类，即事件与实体，并由此展开其树形结构。

中医药语义关系　以统一的医学语言系统的5大类型及54种语义分类为基础，结合中医药学自身特点，补充了4个关联关系（即概念上对应、表里、归经、与*类似概念)，共形成58种语义关系。

应用　中医药学语言系统作为中医药领域的一个权威术语系统，不但完成了对各种概念术语的规范定义，还借此提高计算机程序解读和理解用户提问的中医药学及其相关学科词汇和语义的能力，并利用这种理解帮助用户检索和获取相关的机读情报。其主要可应用于数据处理、知识检索、自然语言处理、专业词表编制、本体建设等。

数据处理　中医药学语言系统在数据处理方面主要应用于数据库建设支持。中国中医科学院中医药信息研究所将该系统应用于中医药数据库的加工建设中。数据库构建主要包括数据信息表的设计、存储数据的选择、数据规范与加工、数据平台搭建以及数据信息展示等过程。在这些过程中应用中医药学语言系统，确保了数据库构架的科学性与合理性，以及数据的有效性、规范性与可利用性。

知识检索　中医药学语言系统在知识检索方面主要应用于文献检索。中国中医科学院中医药信息研究所开发了基于中医药学语言系统的文献检索服务平台。该平台以中医药学语言系统为基础，提供中医药文献检索、术语检索以及相关检索等多种功能，将中医药文献进行关联检索以及关联性研究，为使用者提供扩展思路。

本体建设　本体构建的方法有多种，基于术语系统构建领域本体是其中一种方法。中国中医科学院中医药信息研究所朱玲博士利用中医药学语言系统构建传统针灸知识本体，取得了较好的成果。

（崔　蒙　贾李蓉）

zhōngyī línchuáng shùyǔ xìtǒng
中医临床术语系统（traditional Chinese medicine-clinical terminological system，TCMCTS）

根据概念间关系组成，通过概念、术语和关系来客观准确表达中医临床范围的信息，涵盖中医临床文档记录的所有内容及表达，经过系统编排的描述健康状况和中医医疗活动所需的术语集合。是中医药术语系统的重要组成部分，主要应用于医疗记录、临床信息交流和中医临床科研等活动，具体应用于中医临床信息的编码、检索、分析等。

中医临床术语系统2005年由中国中医科学院中医药信息研究所开始研制，目的是为了解决中医临床术语缺乏统一性的窘迫处境，解决中医药概念、术语多样化、规范化程度低、系统化水平低、机读效能低下的问题。目标是为了解决中医临床数据的采集以及信息交换的障碍，以便使中医临床实践与科学研究中产生的大量数据能够快速准确地加以利用和完成知识转化。通过提高中医临床用语的规范化，可以促进中医临床经验的交流和共享，促进中医临床疗效的提高，推动中医临床研究的发展。

内容　中医临床术语系统定义了一个庞大的语义网络。到2016年收录概念词11万多条，术语27万多个。每个概念包括概念词、概念属性、概念定义、定义来源、相关概念、概念状态、编辑等信息。每个概念有一个"正式词（preferred term）"，此外还有拼音名、英文名、其他表示相同概念的术语（即同义词）。

概念（concept）是用来反映"对象"或"事物"本身的，包括概念的名称，与其他概念之间的关系的集合，以及用自然语言对概念的描述。词（term）是最小的命名单元，来自特定来源的一个特定的字符串，代码值和标示符。词可用来表示一个概念，是构建概念体系的基石，一个概念可以用多个词来表示，其中有一个为正式词；不同概念的正式词不允许重复，不同概念的非正式词可以重复。这与医学系统命名法不同，医学系统命名法允许正式词重复。关系（relationship）被用来逻辑地表示一个概念与其他概念的关系。关系包含上下位关系 is a 和属性关系 ATTRIBUTE；一个概念可以有多个上位概念，或多个下位概念。概念间关系表示：概念 1 + 连接词 + 概念 2。

中医临床术语系统的分类框架是借鉴医学系统命名法-临床术语，根据中医诊疗特点构建的，完成了对中医临床相关概念的分类。医学系统命名法-临床术语是基于概念结构化的综合性临床术语集，包含了健康和卫生保健领域中的术语，定义了一个巨型的语义网络，包括 30 多万个医学概念和 700 多万条语义关系。中医临床术语系统与医学系统命名法-临床术语具有相同的研究目标与应用环境，均服务于信息化临床科研工作，为病历书写与数据挖掘提供标准化术语支持。医学系统命名法-临床术语具备的标准化特征要素是术语集，其在主体上同样适用于中医临床术语系统。因此，借鉴医学系统命名法-临床术语的方式，构建了面向中医临床科研需求的中医临床术语分类操作性框架，顶层分类框架。中医临床术语顶层概念分为 17 个大类：症状体征、四诊对象、病证、中医操作方法、机体形态、病因病机、原理和经验、治则治法、中药、分期与传变、中医体内物质、中医环境和地理定位、中医器械和设备、中医计量单位和量词、属性、医案结构、短语。并以此为基础，向国际标准化组织申请了"中医临床术语系统分类框架"标准的研制项目。

该术语系统有 58 种语义关系（连接词）。通过"上-下位关系"（也称父-子关系，is a 关系），构建中医临床术语系统的层次结构，几乎所有的概念至少有一个"上-下位关系"与其父概念关联。非层级关系（关联关系）将不同类的概念关联起来，实现整个术语系统复杂的概念间关系。有 5 种关联关系：物理上相关、空间上相关、时间上相关、功能上相关、概念上相关。这些语义关系都在系统概念中归为"连接词"。

中医临床术语系统包含的概念及其定义来源于 200 多种工具书、参考书，包括中医药领域的国家标准、行业标准、全国中医药院校教科书、中医药学主题词表、权威中医药字典、词典，以及中医临床病历用词等。

中医临床术语系统早期的加工软件是使用 vbuilder，实现在线加工，该平台能提供全国各地中医药科研、临床工作者共同加工，不受时间、地域的限制。2013 年在前期工作基础上，又开发了"中医临床术语工作平台及网络发布接口系统"，为了更好地实现应用，新增了对外服务等功能模块。

应用 ①中医临床术语系统可支持中医临床信息的建设：支持中医临床信息系统的开发应用，如实现电子病历系统、医院信息系统、医学影像系统、医生和护士工作站系统等的数据交换。还可帮助中医数据库的规范化建设，建立或补充结构化数据库建库所需的标准表；实现自动标引的抽词；实现中医药临床诊疗系统中数据与数值的规范化应用。②中医临床术语系统可支持中医临床数据的利用：可支持数理统计与数据挖掘，根据需求，进行数据值的认定与转换，对不同数据库的数据进行分析，进行海量数据筛选与挖掘。实现直接利用临床数据，有效进行科学研究，以促进科研临床一体化发展。在检索查询方面，可以更好地理解用户的提问，进行不同结构与类型数据的统一检索，包括数字化的病案记录、书目数据库、事实数据库以及专家系统等，在检索过程中对所有数据中的电子式中医学情报作一体化检索，实现相关数据库的关联与数据导航，实现数据的扩展与相关检索，并按照关系紧密度进行排序，根据用户提问测度情报源与特定提问的相关性，以便选取最合适的情报源，并通过导航自动连接相关情报源；通过术语系统自动检索并自动组织检索的结果。

潜在用户 ①卫生管理部门：医院与诊所都拥有自己的信息系统，管理部门可能需要从不同的部门提取和汇总数据，但用统一的系统去替换原有的系统是不可能的，需要用统一的术语标准来规范来自不同系统的数据。②卫生信息系统开发商：医院的信息系统的开发商需要统一的参考术语，无论是开发医生工作站、各临床科室的信息系统，还是临床提示或警告系统，都必须以临床术语为基础。③医疗保险部门：需要统一的术语编码，用来支持对不同医院临床数据的自动化提取、聚集与分析。

（崔 蒙 董 燕）

Zhōngguó Zhōngyīyàoxué Shùyǔ Jíchéng

中国中医药学术语集成（traditional Chinese medicine terminology integration）

基于中医药学语言系统基础词库，以中医药学概念为中心，将各种术语表达汇集在一起的中医药学概念术语集成。是中医药术语系统表现形式之一。

该术语集成编排成一套丛书，使读者可以方便地查询到同一中医药学概念的各种不同表达方式，从而方便了对中医药知识的获取，也使得中医药概念术语的检索更为全面和准确。

中医药学语言系统的基础词库部分作为本套丛书的基本素材，是在对现存各种主题词表、分类表、数据库、工具书中有关词汇进行分析、选择和组织的基础上产生的一个大型词库。本系统涵盖可控词表与中医药学科系统及与中医药学科相关联的生物、植物、化工等自然与人文科学专业词汇。基础词库建立在全面、广泛、准确、严谨的基础上，最终形成超级基础词库。其词条属性符合中医药学科自然语言与可控词的双重属性，用准确、完整的方式揭示与表达中医药学科及相关术语。

主要工作 《中国中医药学术语集成》丛书是在中医药学语言系统的基础上，整理加工中医药术语集成。主要整理来自中医药学科系统的国家标准、教材、工具书中的中医、中药、针灸等相关名词与术语；进行术语分类，分为中医基础、治则治法、中药、方剂、中医文献等五个专题；研制凡例、术语设计、选词标准及方法等。

具体标准 每个词条内容包括概念词、英文名、拉丁名、异名和定义（组成、简介）几部分（根据各分册内容有所不同），分行表示。每个词条的概念异名及定义均注明"引自"以便核查。基础理论专题和治则治法专题每个词条内容包括概念词、英文名、异名和定义四部分。中药专题每

个词条内容包括概念词、英文名、拉丁名、异名和定义四部分。方剂专题中具体方剂每个词条内容包括概念词、英文名、异名和组成四部分。文献专题的每个词条内容包括概念词、异名和简介三部分。

本套丛书各专题内容编排顺序依据概念词的首字笔画的多少和概念词的字数多少，先根据首字笔画的多少排列，同一首字内，再按照概念词的字数多少排列。笔画少或字数少者相应靠前。

首字同一笔画数的，按起笔（即书写时的第一笔）一（横）丨（直）丿（撇）、（点）乛（折，包括乚乛乛乚等笔形）的顺序排列；首字相同，或者首两字相同，以词条的字数多少为序，字数少的放在前面，字数多的放在后面；首字（或首两字）笔画相同，词条的字数亦相同者，则以第二字（或第三字）的笔画多少为序，笔画相同者再依一、丨、丿、乛为序。依此类推。

成果形式 《中国中医药学术语集成》丛书1200万字。五个专题分类，共十个分册。①《中国中医药学术语集成》基础理论专题（一分册）约60万字。②《中国中医药学术语集成》治则治法专题（一分册）约80万字。③《中国中医药学术语集成》中药专题（上下分册）约230万字。④《中国中医药学术语集成》方剂专题（四分册）约530万字。⑤《中国中医药学术语集成》文献专题（上下分册）约300万字。

(崔蒙 贾李蓉)

zhōngyī gǔjí hòukòngcíbiǎo

中医古籍后控词表（post controlled vocabulary of traditional Chinese medicine ancient books）

基于后控词表的原理和编制方

法，结合中医古籍文献特点，主要对中医古籍文献中大量存在的同义词、近义词、上位词、下位词、关联词以及现代医学用词进行控制与揭示，以此用于中医古籍文献标引和数据库检索的特殊词表。隶属于中医药术语系统。

"后控词表"一词最早出现在《信息检索的词汇控制》一书中。该书简单地给出了后控词表的定义和功能。而最早的具有真正意义上的后控词表是在1978年建立的，研究人员通过研究语言的变化规律，利用算法来自动扩展检索词，实现检索词的自动连接成族，从而达到扩检、缩检、同义词检索等功能。1994年，张琪玉教授的《论后控词表》一文，总结了后控词表的理论，并提出了一种"分类词表十字顺/轮排表"的结构模式。2009年，中国中医科学院中医药信息研究所完成了中医古籍后控词表的设计和编制，并在中医古籍阅览系统中进行了示范性的应用。

内容 中医古籍后控词表共设8个字段，即类号、标引词、同义词、近义词、上位词、下位词、关联词和现代医学用词。类号，是指标引词的所属分类代号，用整数表示，其中，"1"，表示中药类；"2"，表示方剂类；"3"，表示疾病类；"4"，表示针灸类；"5"，表示诊法类；"6"，表示基础理论类。本项是为了方便后控词表加工而设置的，只在后控词表加工中使用，而在数据库中检索时并不显示。标引词，是指利用自由标引方法提取的标引用词。同义词，是指与标引词有同义关系的标引用词，本项是为了方便用户检索出更多的准确内容而设置的，是后控词表加工的重点。近义词，是指与标引词有近义关

系的标引用词。上位词，是指与标引词有上位关系的标引用词。下位词，是指与标引词有下位关系的标引用词。关联词，是指与标引词关联密切的标引用词。现代医学用词，是指与标引词具有一定医学对照关系的现代用词或是密切相关的现代最新研究成果，本项是为了方便用户，尤其是非中医专业的用户，实现自身知识与中医知识的转化而设置的，是后控词表加工的难点。除类号的数据类型为数值型，其余均为文本型。

功能与特点　中医古籍后控词表的制订包含各类型标引词在后控词表各项中对应词的入选规范，为不同词表维护人员对不同词条的加工完善工作提供了统一的实施依据；并以用户为中心，最大限度地发挥用户的作用、满足其需求、提高检索系统的易用性。使用本词表可以为用户调整检索策略、提供科学的辅助工具、增加查全、查准的可能性。中医古籍后控词表可以进行中医数据由一到多和由多到一的统一处理，

从而满足中医文献研究人员全面掌握研究对象在中医古籍文献中历史记载的需求；满足中医数据统计人员对中医古籍文献中不同疾病的不同方剂或不同药物等进行统一处理的需求。

应用与意义　中医古籍后控词表作为一种系统工具，适用于专业的中医古籍数据库及所有具有中医内容的数据库，以及做过标引的图片数据库和全文文本数据库，可以有效地提高数据库的利用率（图）。

（崔　蒙　张伟娜）

zhōngyī línchuáng xìnxīxué

中医临床信息学（clinical informatics of traditional Chinese medicine）　利用信息科学方法、计算机科学方法和知识管理方法，遵循中医药理论和规律，突出中医临床特点和优势，研究中医临床实践活动中信息及其运动规律的一门学科。

中医临床信息学是中医药信息学的分支学科，主要研究方向包括中医电子病历系统、中医传承辅助系统、临床科研一体化系

统和中医专家系统。

研究对象　中医临床信息学以中医药学临床实践活动中的信息为研究对象。主要包括真实世界中日常临床诊疗实践所产生的信息，通过门诊/住院病历、理化检查、处方、医嘱、处置、护理记录、随访记录等各种形式记录并保存，然后利用这些中医药学临床诊疗记录所产生的信息开展科研工作。主要涉及三个方面应用：①中医药临床信息化建设与管理。②中医药临床知识发现与利用。③中医药临床知识传播、经验传承与发展。

研究目标　传统的中医诊断主要依靠人体的感觉器官，收集人体局部或整体功能及状态变化的信息，通过中医理论和专家积累的经验进行处理，从而获得干预人体变化信息的规律性认识和知识。但人体感觉器官的灵敏度和辨识程度受到自身能力、知识掌握程度及范围等多方面的限制，只能获得有限的信息，因而只能做出定性判断，很难做出定量判断。另外，脑只能记忆和处理有限的数据量，对于人体所收集到的海量信息无法进行精确处理，造成临床经验积累困难，阻碍获得干预人体变化信息的规律性认识和知识的过程。由于信息技术的飞速发展，利用信息技术使人体的感觉器官功能得以扩充，提高感觉器官的灵敏度和辨识程度，增加了获得的信息量；同时，信息技术的发展，也为辅助人脑进行海量信息处理提供了有效帮助，从而加速了经验的积累过程，也就加速了获得干预人体变化信息的规律性认识和知识的过程。因此信息科学的发展，尤其信息技术的发展，为中医药学的发展提供了最先进的方法和手段，增强

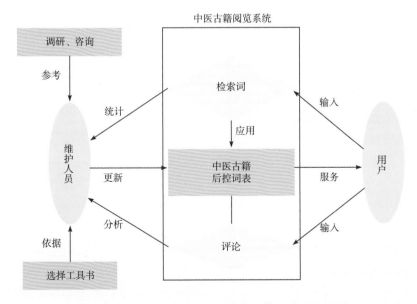

图　中医古籍后控词表在中医古籍阅览系统中的应用

和扩展了人的各种信息功能：获取临床信息的功能、整合临床信息的功能、利用临床信息的功能、管理临床信息的功能，特别是这些功能的综合——智力功能。中医临床信息学利用以标准、规范中医临床术语为支撑构建的中医结构化电子病历系统采集临床信息，同时整合医院各信息系统的信息，实时、准确将获取的结构化临床信息转化为科研信息，利用数据挖掘技术开展中医临床辨证诊治规律发现及名老中医经验传承研究，实现了临床信息的高效整合及有效利用，为形成符合中医自身发展的临床规律，促进临床疗效提高，以及为医院的高效运营及管理决策支持提供了技术支撑。

因此中医临床信息学以扩展、增强临床相关人员的各种信息采集、记录、转移功能特别是智力功能，促进保健与疾病预防、提供更有效率和更安全的开展医疗、护理，提高转化研究的有效性，提高中医药知识的利用，促进临床疗效提高、经验传承和中医药理论发展为研究目标。

研究内容　中医临床信息学以中医药学临床实际活动中信息的运动规律为主要研究内容。信息活动包括信息获取、传递、处理、再生、施效及组织等环节，结合中医临床研究热点及需求，重点研究五个方面。

中医临床信息系统集成应用研究：重点解决中医医院各类信息系统的集成与应用，建立中医临床信息集成平台，主要采集临床患者基本信息、电子病历信息、临床诊断及治疗信息、中医护理信息、临床结局信息、随访信息等。为中医临床数据的有效利用提供支持。

中医临床信息数据的整合、分析方法研究：重点解决中医临床数据利用中的难题，旨在解决将来自不同系统不同格式及类型的数据的汇总、整合及数据预处理的技术难题，形成相关的软件系统及解决方案，深入开展适合中医药研究的数据分析挖掘研究，形成一系列满足中医临床辨证诊治规律、临床应用及验证的方法，服务临床科研。

中医临床信息规律发现及经验传承研究：以代表当代中医最高水平的名中医的临床经验为基础，开展中医临床信息规律发现及经验传承研究，形成名老中医经验收集、整理、展示及共享，以及基于名中医经验的临床支持为一体的平台。

中医信息系统临床术语标准及应用研究：中医临床相关的、以术语为主体的标准规范及其应用方法的研究，形成满足中医临床数据采集及分析挖掘的术语支撑体系。

基于临床信息综合数据的中医医院运营与管理决策研究：将医院经济运营管理与临床诊疗信息相结合，对临床工作进行卫生经济学评价，优化医院经济运行管理方案，促进医院高效运行，提高服务质量和水平。

研究方法　中医药临床信息学以中医药理论为基础，以信息科学方法论为指导，即以三个方法（信息系统分析方法、信息系统综合方法、信息系统进化方法），两个基本准则（物质能量信息三位一体准则、结构功能行为辨证相依准则）为指导，形成了自己的独特的研究方法——HED方法论。H 代表医院信息系统（hospital information system, HIS），即医院信息的基础设施和网络条件，整合医院各系统的数据，形成覆盖中医临床全过程的医院信息化平台。E 代表电子健康记录（electronic health record, HER），即以结构化中医电子病历为核心的信息采集系统，全面记录以患者为中心的全部诊疗过程信息。D 代表数据挖掘（data mining, DM），即以数据挖掘为代表的数据综合处理分析方法及技术。数据挖掘需要建立专门的技术平台，包括中医临床数据预处理系统、中医临床数据模型与数据仓库系统、中医临床多维检索查询与展示系统、中医临床数据挖掘系统等子系统，能够方便、充分、高效利用中医复杂、海量的临床数据。

分类　中医临床信息学主要涉及中医病人基本信息、中医电子病历信息、中医临床诊断信息、中医用药信息、中医治疗信息和中医护理信息。①中医病人基本信息。主要包括病人的基本信息和亲属的联系信息，如：病人的姓名、性别、年龄、身份证号、卡号、电话号码、首次登记日期等；亲属姓名、亲属关系、联系电话等。②中医电子病历信息。主要包括：门（急）诊病历首页、门（急）诊病历记录、门（急）诊处方、门（急）诊治疗处置记录、门（急）诊护理记录、门诊检查检验记录、门（急）诊知情告知单、住院病案首页、入院记录、病程记录、住院医嘱、住院治疗处置记录、住院护理记录、住院检查检验记录、出院记录、知情告知信息、健康体检记录、转诊转院记录、法定医学证明及报告、医疗机构信息等。③中医临床诊断信息。包括中医疾病诊断及中医证候诊断两类。④中医用药信息。包括药品的名称（别名）、产地、质地优劣、药性、毒理、配伍客观化、规范化、数据化等中医用药信息。⑤中医治疗信息。包括治则治法以及中医处方（包括中药处方、针刺处方、灸法处方、拔罐处方、电针处方、推拿处方、特种疗法处方等）信息。中成药使用记录等也属于中医治疗信息范畴。⑥中医护理信息。包括评估信息、护理记录信息、辨证或对症施护信息、护理效果评价信息。

（崔蒙 高博）

zhōngyī diànzǐ bìnglì xìtǒng

中医电子病历系统 （traditional Chinese medicine electronic medical record system）

中医医疗机构以电子化方式创建、保存个人健康资料和中医临床诊疗信息记录并使其数字化的工具，是中医临床信息学的重要组成部分。

中医病历，又称医案、诊籍，是中医临床各科医生对具体患者进行辨证论治的文字记录。电子病历，是医疗机构以电子化方式创建、保存的个人健康资料和临床诊疗信息记录。中医电子病历，即在中医医院使用，符合中医临床记录特点、满足所有的医疗、法律和管理需求的计算机化的病历。中医电子病历系统，是以病人为中心，全面、规范、快捷、完整收集中医临床诊疗信息并使其数字化的工具，其中主要记录着患者的生活习性、病情、诊断、治疗及预后等情况，从而成为保存、查核、考评乃至研究具体医生开展具体诊疗活动的档案资料。

内容 中医电子病历信息主要包括：门（急）诊病历首页、门（急）诊病历记录、门（急）诊处方、门（急）诊治疗处置记录、门（急）诊护理记录、门诊检查检验记录、门（急）诊知情告知单、住院病案首页、入院记录、病程记录、住院医嘱、住院治疗处置记录、住院护理记录、住院检查检验记录、出院记录、知情告知信息、健康体检记录、转诊转院记录、法定医学证明及报告、医疗机构信息等。

特点与功能 建立中医电子病历系统是中医医院内部计算机应用向临床发展的需要，它使医疗管理由终末管理向过程环节管理发展，是中医医院科学管理的基础信息源。另外，建立个人电子病历将极大地方便病人转诊所需的病历共享。中医电子病历系统具有智能化的服务功能，为诊疗方案的确定及临床路径的采用提供了有利的手段，将会极大地提高医疗质量。

中医电子病历系统的特殊性主要表现在中医电子病历内容、结构、规范化、处方的特殊性。中医病历包括四诊、辨证、立法、处方以及西医检查和诊断；诊疗信息包括西医诊疗信息，同时还包括中医药学辨证论治信息；包括满足医疗、法律、管理要求的内容，同时满足中医临床研究要求；包括临床疗效评价、自我评价的内容，包括自我经验总结与应用的内容，具有西医病历的所有内容，又增加了中医的诊断、治疗信息。

应用 中国国家中医管理局［国中医药发（2010）18 号文］公布了《中医电子病历基本规范（试行）》条例，并出台了《中医病历书写基本规范》《中医电子病历基本规范（试行）》。随着中国卫生信息化建设，越来越多的中医医院开始使用电子病历系统，中医院大部分患者属于慢性病，住院周期长、病程记录内容多，所以中医院电子病历系统还有其自身特点，不同于其他综合性医院。

（崔蒙 高博）

zhōngyī chuánchéng fǔzhù xìtǒng

中医传承辅助系统 （traditional Chinese medicine inheritance support system，TCMISS）

针对中医传承模式及特点开发的，遵循基于临床数据循证传承理念，围绕名老中医学术思想总结和经验传承的信息处理平台系统。是中医临床信息学的重要组成部分。本系统围绕临床诊疗和中医传承工作中的继承、发展、传播和创新四个方面的核心需求，分别构建了面向临床数据的中医诊疗信息采集模块、面向中医药本体的知识管理和服务模块、面向传承创新的隐性知识挖掘模块等几大功能模块。整个系统分为四个层级：本体知识层、访问控制层、核心方法层和应用系统层，可实现"数据录入→数据管理→数据查询→数据分析→分析结果输出→网络可视化展示"等功能。

特点与功能 该系统实现了疾病信息、证候信息、中药信息、方剂信息、医案及其相关信息的管理、检索、分析等功能，在中医临床经验传承与学习等领域具有重要的应用价值。中医临床诊疗采集功能：包括病人基本信息、四诊信息、实验室指标信息、诊断信息、中医处方等。中医药本体知识管理功能：包括中医疾病、西医疾病、证候、症状、舌诊、脉诊、方剂、功效、主治、中药、化学成分、药理作用等共 12 类本体知识。中医药信息检索功能：实现了以中药、方剂和医案为检索对象，多种方式相融合的中医药信息检索功能。中医药数据分析功能：以方剂分析为突破点，一是根据方剂数据集发现用药规律，二是根据方剂数据集使用数据挖掘算法获取一个新的方剂，即新方生成。

应用 通过该系统的使用，丰富了传承模式，有效满足了中医传承和发展的需求。辅助名老中医经验传承：采取文本数据与结构化数据相结合的方式，实现名老中医医案信息的有效管理，从临床诊断与辨证、用药规律等方面进行系统分析，辅助名老中医经验传承。辅助医生个体经验总结：通过长期医案的收集，勾勒出他们的学术脉络及成才之路。临床医师通过对自身病案的回顾与复习，也可以加快临床经验总结，提升诊疗水平。辅助青年医师学习：可供青年医师收集典型病案、管理文献资料，就主攻疾病进行不同来源方剂（期刊、古方等）用药规律的分析与总结。辅助新药处方发现：对数据库中名老中医医案、验方、古代方剂、民族药等数据进行数据挖掘，从中寻找组方规律，以数据挖掘和分析计算所确定的组方为基础，结合专家经验判断进行有针对性地处方筛选，提高新药研发的命中率。

（崔蒙 高博）

línchuáng kēyán yìtǐhuà xìtǒng
临床科研一体化系统（integration system of clinical research）以中医临床术语规范研究为基础，利用信息、数据仓库及商业智能、数理统计与数据挖掘等技术建成的，面向中医临床研究的数据集成和联机分析挖掘软件平台。是中医临床信息学的重要组成部分。

"临床科研一体化系统"是2002年中国中医科学院牵头开展的研究项目，其目的是针对严重危害公众健康的重大疾病，充分利用医学与信息技术紧密结合的优势，将中医理论与现代计算技术交融，全面采集临床诊疗信息，通过海量数据综合集成分析，开展中医临床诊疗规律、临床疗效评价和名老中医经验继承的研究。

内容 该系统由医疗业务平台、数据管理平台与临床研究平台形成，借助计算机、数据库、数据统计挖掘等方法和技术，可以充分满足中医临床与科研的一体化需求。医疗业务平台：以临床诊疗过程中临床术语的规范化、标准化为基础，以全结构化的电子病历系统为核心，如实、方便、及时记录临床实践过程中各种医疗业务信息，并自动转化为可分析的结构化临床数据，形成蕴含着丰富临床经验和临床规律的海量数据。数据管理平台：通过虚拟网络传输等多种方法，快捷、安全、方便地将不同研究中心、研究现场所产生的多媒体数据，转移存储到数据中心，能够提高临床科研一体化技术平台效率，组织力量开展大规模临床研究。临床研究平台：是在人机结合、以人为主的思路指导下，以数据仓库为核心，建立起的存储、利用和挖掘海量临床数据的中医临床研究智能平台，由临床数据前处理平台、联机多维检索分析平台、数据统计分析平台与数据挖掘平台组成，对海量临床数据进行整理、展示、统计分析、描述，以及对隐性知识进行挖掘。

应用 该项研究已利用其建立的临床医疗科研信息共享系统，诊治观察了两万多名患者，总结了北京地区22名老中医的临证经验，形成了基于临床实践的三种疾病的综合治疗方案。在国家"973"项目——"中医辨证论治疗效评价方法基础理论研究"、国家自然基金项目——"病症结合的中介-'症'的分类规律研究"、国家"公益性行业专项"——"基于临床科研一体化技术平台的中风等疾病中医药临床诊疗研究"、国家"重大传染病防治"专项——"艾滋病和病毒性肝炎等重大传染性疾病防治一体化技术平台研究"、"十一五"国家科技支撑计划项目——"名老中医临床经验、学术思想传承研究"以及北京市中医管理局"51510工程"中被普遍采用，取得了较好成果。

（崔蒙 高博）

zhōngyī zhuānjiā xìtǒng
中医专家系统（traditional Chinese medicine expert system）运用电子计算机技术模拟中医专家辨证论治思维过程，以辅助综合、分析、判断处理中医临床四诊信息，模拟中医专家思路进行辨证施治的计算机软件系统。该系统有利于名老中医经验的总结和推广，促进辨证论治的规范化、客观化，是中医临床信息学的重要组成部分。

最早的中医专家系统研究始于20世纪70年代，1978年关幼波诊疗肝病专家系统的研制成功，标志着该技术的诞生。此后的研究在内容和形式上都有了重要发展，大体可分为两个阶段。

初期阶段的研制是按照传统的编程方法，以精确的数学模型、物理模型或统计学模型，把专家辨证论治的思维过程表达在固定的程序中，计算机在程序（或数据）的制导下，按预先规定的步骤逐条执行指令。缺点是处理问题简单，适应范围小。

后一阶段的研制注重了中医专家的专业知识和特殊推理方法，以及对中医知识的表达、处理和使用，使得系统在环境模式制导下的推理过程与中医专家的诊疗思维过程相似，适于解决中医诊疗过程中的复杂而非数值计算问题。系统的基本结构为：知识库、推理机、人机交互接口、知识获取与更新部分。知识库存储有中医专家求解问题的特定知识；推理机可利用知识库中的知识和人机对话得到的信息，根据各种推理策略和控制策略，对用户（通常是接诊医师或患者）的各种询问作出回答（一般的诊断报告和治疗方案）。缺点是人工编写中医诊疗程序工作量大、周期长、生产效率低。

现有中医专家系统的研制主要内容可归纳为四部分。第一，证素辨证体系的研究，取得的显著进展是在症状与证型之间增加了一个辨证层次——证素，并对症状辨证要素进行了量化、对证素辨证分型进行了逻辑表达。第二，模型的研究，取得的进展是重新建立了辨证论治数理模型，该模型对早期的"加权求和"模型、"逻辑组合"模型和"产生式规则"模型进行了整合，其特点是更符合中医证的知识结构。第三，药物与方剂功效量化的研究，取得的进展是梳理并初步规范了功效术语，筛选出了每种功效的直接相关功效和间接相关功效，采用空间矢量方法根据方中药物的功效和药物用量判断方剂功效、计算出每个药物功效在方中所发挥作用度的数值。第四，紧跟人工智能的发展，将人工智能的新方法应用于中医专家系统的研究，应用的方法主要有人工神经网络、贝叶斯网络、模糊逻辑、粗糙集、关联规则、基于案例推理等。

中医专家系统的研制还在发展，用计算机语言更加准确和全面地表述中医专家的系统思维，仍是重要的技术课题。

（崔蒙 高博）

zhōngyào xìnxīxué
中药信息学（Chinese medicinal informatics）

以中药学与信息科学的理论为基础，采用现代信息技术研究中药本身所含的各种特征信息，包括中药加工与应用过程中信息传递与表达，以及中药与环境和人体等载体之间进行的信息交换和相互作用的学科。主要研究内容包括计算机中医处方优化、计算机中药组分配伍、中药毒性分析系统等。

中药信息学将传统的中医药理论与现代信息技术有机地结合，应用现代信息技术、网络技术和数据库技术，对中药学信息流全程中的信息运动规律和应用方法进行研究。一方面使用信息学科的观点和方法来看待和研究中药学领域中的信息获取和处理问题，总结和揭示中药相关信息的采集、变换、获取、传递、分发、储存、解释及利用等信息过程的一般规律；另一方面旨在从中医药学科的角度，阐明和解释各有关信息的产生、获取和分析等问题。开展中药信息学研究将推动中医药基础理论研究的深入，加快中药现代化的步伐，促进中药的产业化和国际化进程。

内容 中药是一个高度复杂的化学物质体系，其复杂性不仅表现在组成方剂的化学成分的复杂性，也体现在方剂与人体相互作用关系的复杂性。中药药效物质基础和作用机制研究未能获得根本性突破的重要原因之一是缺乏对中药高度复杂性及系统性进行研究的手段，故如何揭示并系统阐明中药化学物质组成与药效间的复杂关系，是当今中药信息学所面对的严峻挑战。

中药信息数据库的建立和完善 中药数据库是在中药信息研究过程中，对大量不规范的原始资料进行分析、整理、补充和完善而建立起来的。中国的中药数据库建设是从20世纪80年代开始慢慢发展起来的，经过30多年的发展，已取得一定成果，初步实现了中药信息数字化。中药信息数据库按内容不同可以分为中药数据库、中药药对、中药化学成分、有毒中药、药物不良反应、方剂临床应用数据库等。根据数据库的表现形式可以大致分为书目数据库、全文数据库、数值数据库、事实数据库等几种类型。中药信息数据库按信息分类不同可以分为中药文献类型数据库、中药成果类数据库、中药专利类数据库、中药进出口信息类数据库。早期建立的中药数据库大多属于功能相对简单的信息查询系统，即通过对疾病、药理作用、中药方剂等数据的互相关联对中药信息进行管理，实现了中药信息的存储与共享。21世纪初，中药信息学研究已经从知识共享阶段发展到了知识发现阶段。数据库知识发现是从数据中获取知识的有力工具。进行中药的知识发现研究可以在宏观整体上发现中药复方配伍的内在规律，同时综合应用化学实验、药理试验和计算机模拟等手段进行中药复方研究，可以进一步阐明中药不同于西药的作用机制，为逐步揭示中药的作用特点奠定基础。进行中药的知识发现研究本身就是对中药进行信息化研究的重要过程。

中药有效成分族群辨识 中药有效成分族群中的"族"是指作用于同一靶点、作用机制相同的一类成分。"群"是指作用于多个靶点，相互协同、共同体现某一中医属性（功效）的活性成分。通过整合中医药学、生物学、化学和信息学等多学科的理论方法、技术和研究成果，在中医药理论指导下，建立了由中药功效网络构建和关键靶点辨识技术、中药有效成分族辨识和验证技术组成的中药有效成分族群辨识技术，并构建了相关技术平台，研究结果可以为基于有效成分族群的功效网络构建和基于中药有效成分族群的中药设计和二次开发提供支撑，为中药创新能力的提高奠定基础。

中药复方配伍知识发现 中药复方的作用特点是多途径、多靶点及多组分起效。中药复方中可能存在复方组分间的相互作用、组分同溶剂的相互作用、同一组分多种靶点的相互作用、多种组分同一种靶点的相互作用、组分间形成的复合物同靶点的相互作用，以及溶剂对这些相互作用的影响。中药复方是一个复杂的分子体系，其作用机理也非常复杂。利用信息技术探讨方剂配伍规律的研究主要包括三种模式：其一是以分类为主的数据挖掘研究，应用模式是运用不同的方法如判定树、贝叶斯网络、人工神经网络等，参考现行已知的方剂分类标准，将研究对象中的方剂按照组方药物的功效、性味或归经等分成若干类；其二是以聚类为主的数据挖掘研究，即按照相似性和差异性的分布，将数据对象按照不同的属性特征聚集为不同的类，然后结合领域知识对方剂的制方要素进行分析；其三是以关联规则为主的挖掘研究，即利用Apriori算法、Fp-tree算法，经过大量的预处理工作和谨慎的设计，

把理-法-方-药之间的多维关系降维处理后，从药物与药物、药物与症状、症状与证型等不同属性之间的关联关系探讨方剂配伍模式。中药方剂是一个复杂的信息系统，一味药物的多种药效在不同剂量和配伍下，药效的主次地位会发生变化，且不同药物的组合相互作用后会影响整个方剂功效的趋向，对类似的涉及药物之间联系和层次关系的认识和分析，需要借助相应的技术和方法，才有可能实现对方剂处方规律进行较深层次的挖掘，建立用于方剂配伍知识发现的信息技术体系和研究平台。

中药材种质资源研究 现代分子生物学研究发现，中药材（不含矿物药）所依赖的生物资源——"物种"的多样性是其基因多态性的结果，而基因多态性检测可在分子水平上进行，它比在形态、组织和化学水平上的检测更能代表其变异类型的遗传标记。由于DNA分子标记直接分析的是生物的基因型而非表现型，所以鉴别结果不受环境因素、样品形态（原生药、粉状或片状）和材料来源的影响，建立在聚合酶链式反应技术基础上的DNA指纹图谱法可为中药品种鉴别提供更加准确可靠的手段。在药用植物种质资源鉴定、分类、亲缘关系和遗传多样性评价等方面应用较多的DNA分子标记法有随机扩增多态DNA、限制性片断长度多态性、简单重复序列区间、序列相关扩增多态性等，其中随机扩增多态DNA分子标记技术具有简便、高效、灵敏度高、需要模板DNA量少以及容易实现基因型测定的自动化等特点。尤其是该技术可以在不知道待测物种特异DNA序列的情况下检测DNA的

多态性，由于绝大多数动、植物中药材DNA序列尚不清楚，因此，在植物资源品种研究方面，随机扩增多态DNA标记相对其他分子标记用于构建基因组指纹图谱和种系发生谱的使用率较高。国家自然科技资源平台项目"药用植物种质资源标准化整理、整合及共享试点"于2008年4月正式在北京启动，该项目的前期工程"中国药用植物种质资源信息共享系统数据库"经过3年的发展已经初见成效，收集到野生霍山石斛、宽叶型铁皮石斛、黄果西洋参、野生人参等极为珍稀的濒危种质资源。

应用 中药信息学的应用主要包括三个方面。

中药药物分子设计 计算机辅助药物设计依据对分子理化性质如分子极性、所带电荷、水溶性和分配系数等参数的计算分析，可以在计算机上方便快捷地建造、分析和修改分子结构并利用三维技术实时显示其立体结构，计算分子能量和立体化学性质及物理化学性质，推算出各种低能构象，进行构象分析并与酶模型相结合，对药物分子进行定量设计，并利用系统软件对候选物结构进行优化，由此推断其活性构象，设计新的药物分子。计算机系统根据选药原理对先导化合物进行结构改造，获得候选化合物，通过系统软件对分子的理化参数进行分析，确立筛选依据，获得安全有效的药物分子。用计算机辅助药物设计的分子对接法研究中药化学成分与靶酶的相互作用，分析中药多靶点机制更直观、明确，可使复方从单味药组方进入活性物质配伍研究的新层面。

中药生物活性的虚拟筛选 虚拟筛选方法主要分为基于配体

小分子的虚拟筛选和基于受体生物大分子结构的虚拟筛选。在这个领域应用较多的程序有 DOCK、FlexX、GOLD、Glide、ICM、FRED 和 AutoDock 等。基于分子对接的虚拟筛选是针对重要疾病的特定靶标生物大分子的三维结构或定量构效关系模型，从现有的小分子数据库中（包括天然药物成分、半合成以及全合成化合物）搜寻可与靶标生物大分子结合或符合定量构效关系模型的化合物进行计算机虚拟筛选研究。虚拟筛选的目的是快速地从多达上百万个分子中，发现有潜在生物活性的化合物。用计算机进行的虚拟筛选大大减少了生物实验筛选的化合物数量，既缩短研究周期，又节约研究经费。

中药现代化必将促进计算机科学与中药学科的有机结合，发展中药信息学也成为中医药学发展的主要任务之一。中药信息学研究将推动中医药基础理论研究的深入，加快中药现代化的步伐，促进中药的产业化和国际化进程。

（崔 蒙 胡雪琴）

jìsuànjī zhōngyī chǔfāng yōuhuà

计算机中医处方优化（computer-based traditional Chinese medicine prescription optimization）

以中医的用药规律为基本原则，采用信息技术的方法，结合专家经验判断，对目标处方进行优化的一项技术与方法。是中药信息学的重要研究内容。

内容 计算机中医处方优化的基本内容包括处方筛选的优化、处方配比的优化、组方优化等多个方面。

中医处方筛选优化 采用数据挖掘技术，对数据库中名老中医医案、验方、古代方剂、民族药等数据进行挖掘，从数据中寻找处方规律，结合专家经验判断，再进行有针对性地处方筛选将提高命中率。鉴于方剂数据具有离散性强、因素多、样本少、高度非线性等特点，针对这些数据类型，数据挖掘方法中的复杂系统熵聚类、无监督随机神经网络、K均值聚类等三种技术能够高效、准确地从数据中提取出核心组合，实现处方筛选。

中医处方配比优化 中医处方量效关系是一个非线性、不确定的多变量输入输出关联系统，涉及到的动力学过程极为复杂，很难用确定的数学模型来描述。配比的多目标优化需要有可靠的、能够反映各参数变化规律及相互作用关系的数学模型。按照均匀设计—药效试验—数学建模—药效验证—完善模型的程序，尤其采用基于复杂系统的多目标优化建模技术，可以充分保证模型的精确性，进而有效揭示组合与多个药效指标的关联规律。

组方优化 以有效成分或标准组方为对象，通过系统建模，分析中药物质（成分或组分）组合与药效活性的关联性，在成分或组分的类别及配比上，寻求最优组合。在有效成分辨识清楚的基础上，通过中药资源及药物经济学的综合评判，既可采取成分直接组方优化，亦可采用所辨识的有效成分为质量控制指标的有效组分进行组方优化。

方法 计算机中医处方优化的方法主要包括统计方法、多目标优化方法、机器学习方法、神经计算方法等。

多目标优化 实际优化问题大多数是多目标优化问题，多目标优化问题最主要的特点是目标间的矛盾性和不可共度性，即一个目标的改善可能会使得另一个目标值变劣，目标间一般没有统一的度量标准，因而不能直接比较。多目标问题的最优解是一组最优解的集合。

机器学习方法 非支配排序遗传化算法作为一种模拟自然进化过程的随机优化方法，同时也是一种全局性概率优化方法，用于多目标优化不仅可以一次性获得大量最优解，而且其优化结果具有良好的一致性。

神经计算方法 利用仿生学原理，模拟人脑处理信息的方式，通过非线性并行神经运算方法处理数据，并且有学习能力，能进行数值模拟预测，成功应用于处方设计、工艺优化、体内/体外相关性及生物药剂学等领域。

（崔 蒙 胡雪琴）

jìsuànjī zhōngyào zǔfèn pèiwǔ

计算机中药组分配伍（computer-based Chinese medicinal component compatibility）

以中医药理论和现代医学理论相结合的学术思想为指导，遵循传统方剂配伍理论与原则，在搞清有效药效物质和作用机制的基础上，以组效关系为核心，应用计算机信息技术，对组分中药进行配伍优化，从而筛选出有效的中药处方的一种方法，是中药信息学的一项重要研究内容。

中药组分是由一类理化性质和药理活性相似的成分，按照一定比例形态存在的具有完整结构和药理活性的集合。组分中药具有物质基础和作用机制基本清楚，质量可控性好，疗效确切，便于服用与携带等特点，是中药研发的重要方向。国家重点基础研究发展计划（"973"计划）项目《方剂关键科学问题的基础研究》提出了"组分配伍"研制现代中药的新模式，证实从饮片配伍过渡到组分配伍是可行的。

计算机中药组分配伍的基本内容包括：组分中药的组效关系辨识、组分药性预测、药效活性仿真预测、最优中药组分配伍设计等方面。

中药有效组分智能辨析方法

中药复方中化学组分众多且存在复杂交互作用，在测定多种药效指标数据后，人们往往难以准确辨识关键药效组分，故需要数据挖掘技术来辅助中药关键药效组分的辨识。这包括：研究基于统计学习与进化学习相结合的高维数据集合模式发现方法，从方剂复杂化学物质体系中发现关键药效组分；开展中药化学模式识别与分类的自适应集成算法研究，着重研究贝叶斯网络、支持向量机、自适应模糊神经网络等。利用数据挖掘等方法可从中药化学分析数据和药效检测数据中辨析化学组分及其配伍与药效活性间的复杂关系，快速发现关键药效组分，揭示中药复杂化学物质体系的药效物质基础，提高中药筛选过程的效率和针对性。

药性预测模型构建方法 根据系统科学的观点，中药是一个复杂系统，系统的整体与局部在性质或结构方面具有相似的特征，在药性层面体现为自相似性。因此，中药组分、饮片在药性层面存在自相似性，可采用贝叶斯网络分类模型构建中药药性预测平台。通过输入药理作用，药性预测平台输出相应的中药组分药性预测。结果显示，在临床上具有特定功能的组分与饮片一样也有其药性，并且药性可能相同。如果将中药饮片和组分理解成一个系统的不同层次，对于这个系统来说，同一饮片与所含化学组分的药性具有自相似性。

药效预测模型构建方法 将以特征分类为基础的模式识别技术、以生物功能模拟为基础的神经元计算技术和与模糊数学为基础的模糊逻辑技术结合起来，研究复杂类化学与生物模式信息处理算法，构建中药多组分药效预测模型；针对多输入多输出非线性复杂对象，根据系统综合模拟思想，研究多变量综合方法和多模型组合预测方法，改变以往使用单一模型预测药效活性的计算方式，发展组合式药效预测模型；研究药效预测模型的递归式智能修正方法。

计算机辅助配伍配比优化方法 在建立多组分药效预测模型的基础上，研究中药有效组分配伍配比组合优化方法及计算机辅助中药优化设计技术，着重开展化学组分-药效模式空间上的遗传算法、蚁群算法等智能搜索算法和优化搜索策略研究，为现代中药创制技术发展提供科学依据和技术工具。

（崔 蒙 胡雪琴）

zhōngyào dúxìng fēnxī xìtǒng

中药毒性分析系统 （Chinese medicinal toxicity analysis system） 对中药化学成分进行毒性分析与评价的计算机辅助系统。是中药信息学的重要研究内容。中药毒性是其作为"药物"的一种客观表现，与功效和证密切相关，因此应当放在功效（适应证）和中医的"证候"中间进行综合评价和认知。中药毒性分析系统选择有毒中药成分，采用国际化用于毒性预测的药物毒理学方法，建立结构预警与细胞毒途径测试和整体动物的靶向测试的多水平预测毒理学平台，揭示有毒中药毒性物质基础与靶器官毒性作用模式，对毒性预测、临床预警提供共性技术支撑。

内容 中药毒性分析系统的结构大致包括：输入模块、数据处理模块、输出模块、存储模块、知识库和毒性评价模块等，其中数据处理模块连接上述各个模块及数据库，是系统的核心模块（图）。输入模块：输入中药及方剂信息。输出模块：分析结果的展示。存储模块：用于存储、读取和管理计算机程序文件、化合物结构文件、活性数据文件、配置文件、临时文件和历史文件。知识库系统：包括中药数据库（有毒中药古代文献数据库与现代研究数据库、中草药成分结构数据库、化合物毒性数据库为核心）。其中，有毒中药古代文献数据库与现代研究数据信息库的内容应根据有毒中药的经验要素、性状要素、成分要素、毒性要素、功效要素、应用要素，规范数据

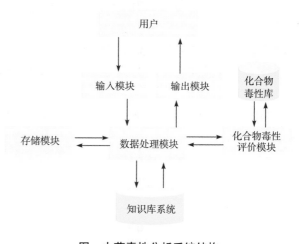

图 中药毒性分析系统结构

汇交与处理方法。数据处理模块：采用计算毒理学和数据挖掘技术，研究经验要素、性状要素、成分要素、毒性要素、功效要素、机制要素等各组分的量效配置关系；单一要素的科学标识；多要素间的关联度分析；验证有毒中药"毒-效-证"相关关系。

应用　由于中药化学成分复杂，多数成分提取分离困难，用传统的体外、体内毒理实验方法来评价中药的毒性有其局限性。中药毒性分析系统可以提高中药毒性研究水平和对其毒性规律的认知程度，有助于建立有毒中药临床用药安全性预测和预警技术。中药毒性分析系统可以用于中药的研发前期，对在研中药进行药物毒性的评价和筛选，节省大量的资金和时间。对于复方中药，还可以及时调整复方中药的配方，采用治疗作用类似的组方替换导致毒性过大的组方。

（崔蒙　胡雪琴）

zhōngyīyào qíngbàoxué

中医药情报学（traditional Chinese medicine intelligence）　运用现代信息技术有效地管理和利用中医药以及传统或补充替代医学领域的信息、情报和知识的学科。包括竞争情报研究、战略情报研究、知识管理、技术跟踪和预测等前沿领域，是科技情报研究和中医药信息学的重要组成部分，主要研究内容包括中医药竞争情报，中医药发展战略情报，国际中医药、传统医学及补充替代医学情报等。

发展历程　中医药情报学是科技情报研究的一个组成部分。中医药情报研究始于 1959 年，中医研究院在学术秘书处成立了情报资料室，具体负责中医药情报的搜集、整理和交换等工作。

早期的中医药情报研究主要是对国内外情报资料进行收集整理，编写内部资料和专题报告。1960 年，公开出版《中医文摘》（后改名中国医学文摘——中医）；1973 年，创办了《中医药研究参考》，主要用于内部交流；1976 年，开始编印《中医药研究资料》，介绍中医药行业科学研究的新技术、新方法、新进展；同年还不定期地编印《中医药动态》，主要提供给卫生部、院所领导及有关科室参考。1978 年，创办《国外医学参考资料》（后改为《国外医学·中医中药分册》），这是中国唯一报道国外中医药信息的正式刊物。

研究内容　中医药情报采集是中医药情报研究的重要环节，除此之外，其研究内容还包括战略与政策研究、专题情报研究和中医药科技文献检索查新等。

中医药情报采集　中医药情报采集是中医药情报研究的重要环节之一。情报采集就是根据用户的需求、机构的性质和任务，用科学的方法收集、检索和获取特定情报资源的过程。情报资源是开展情报研究和情报服务的物质基础，其质量的优劣将直接影响情报服务的整体效果。根据中医药情报的特点，可分为古代中医药文献、现代中医药文献及网络中医药情报资源等三个部分。

古代中医药文献的主要载体是图书。大体可分为四类：一是经书、专著和对经书、专著进行注释析义的书籍；二是据经书、专著生成的临床各科文献；三是史志中所载的医药记事；四是散见于历代诸子著作中的单篇论文。古代中医药文献应具备三个要素：一是有具体的图书史料；二是具有使用价值、实践价值；三是具

有历史意义、历史地位，并可为当今所利用。现代中医药文献可分为：图书、期刊、专利文献、报纸、会议文献、学位论文、标准文献、产品样本、政府出版物、病案资料等。

网络中医药情报资源则主要包括与中医中药、传统医学以及补充替代医学相关的信息网站或网页，如国家中医药管理局、印度卫生部阿育吠陀及自然疗法、尤纳尼、锡达、顺势疗法部、美国国立补充替代医学中心以及世界卫生组织网站中涉及"传统与补充医学"的内容等。国内外主要的、包含中医中药以及传统或补充替代医学相关内容的文献数据库，如中国知网、万方数据、PubMed、SCI 等也已成为网络中医药情报的重要资源。

中医药行业具有传承与创新并存、行业专属性强等特点，对情报学方法的要求更为复杂和迫切。21 世纪初，情报学方法在中医药领域的应用已有一定的发展，相关文献量逐年递增，采用的方法也从单一的数理统计方法和文献计量学方法逐步扩展到数据挖掘、知识发现以及竞争情报方法。对于情报方法学的研究，是一个理论指导实践，实践验证、完善理论的循环的过程。对于中医药情报研究合适方法的研究，引进借鉴别的学科行之有效的方法和技术是必要的，应全面了解和掌握所选用研究方法的优缺点及适用范围，熟知研究程序和所需要的约束条件，注重研究中医药在现代发展中遇到的各种实际问题，结合情报学特点、中医药学学科特点，把握未来情报学学科的发展趋势。

战略研究　主要针对中医药在国内外科研、教育、医疗、市

场等方面的发展现状，国际社会对中医药的态度和需求情况，结合社会政治、经济、教育和管理，从总体出发，在宏观与微观、理论与应用方面进行深入系统的研究，调研相关情报分析和预测中医药面临的各种机遇和挑战，并提出相应对策。主要是为各级政府卫生部门进行中医药发展战略研究及专题调研等进行的信息分析活动，充分发挥综合情报的社会功能。如人口与医药卫生发展战略与技术经济政策研究、国家中长期科技发展战略研究、中医现代化发展战略研究、中药现代化产业推进战略研究、中药现代化发展战略研究、促进中医药出口创汇的战略与政策研究等。

政策研究 主要围绕国家卫生部、中医药管理局及相关政府部门、中医药临床和科研部门的中心工作开展相关的情报分析研究，从错综复杂、内涵丰富的海量数据中提取出有用的信息，研究和运用中医药情报分析方法，处理和解析这些信息，为政府部门现阶段政策实施情况和下一阶段政策的研究与制定提供决策依据。如：中医中药在西部大开发中的地位与作用研究、十省市中医医疗需求与服务调查、中医药在中国医疗卫生保健中的作用与应用情况、全国民族医药基本情况调研、国外中医药立法状况研究、全国农村中医药基本情况数据统计及研究等。

专题情报研究 主要面向中医科研单位、高校以及临床机构等提供科研课题相关的课题查新、循证服务、技术咨询、决策咨询等服务，同时，各国对中医药的科研、临床运用日益增多，掌握国外有关的科研方向、科研动态及成果、教育、医疗、市场的最

新信息，进行综合分析，对中国中医药科研发展也具有一定的促进作用。如关于甲型 H1N1 流感等突发传染性疾病的中医药防治情报研究、中医临床特色优势研究、传统医学纳入各国国家医疗保健体系情况分析、美国政府关注的与中医学相关的传统医学问题、俄罗斯传统医药信息调研、国内外戒毒研究进展等。

企业情报研究 主要为医药企业提供市场相关情报调研、预测和分析工作。如银杏提取物信息调研、冬虫夏草信息调研、治疗糖尿病中药单味药及中药化学成分信息调研等。中医药企业情报研究属于竞争情报研究的范畴。

在互联网没有出现之前，情报科学的研究对象主要是文献，情报学家对科学的关注几乎全部都是通过对文献的研究来实现的。而在互联网普及之后，情报研究不仅要面对"信息爆炸"所带来的信息积累与查找利用之间的矛盾，而且情报的来源和研究对象也从单一的文献扩展到数据、图像、语音等多种形式和内容。一般认为，情报学的这种从文献层次向知识层次的深化、演进与发展，是情报学研究的知识化趋势。因此，现代情报研究工作已不再仅仅是为决策者、科研工作者提供准确的信息服务，而且要善于从专业的角度，以敏锐的判断力及时捕捉、展现和评价相关科研活动和成果，以探索或发现知识的发展规律，中医药情报研究亦是如此。

(崔 蒙 赵英凯)

zhōngyīyào jìngzhēng qíngbào

中医药竞争情报 （traditional Chinese medicine competitive intelligence） 关于竞争环境、竞争对手和竞争策略的系统化、及时性、

可操作的信息和研究。包含为了提高竞争力而进行的一切关于中医药、传统医药的情报活动，是在激烈的医药市场竞争中产生并发展起来的传统信息情报与医药企业发展战略、市场营销策略等相结合的产物，是中医药情报学的一项重要研究内容。

中医药竞争情报的核心是"情报"，是将智能或情报作为一种中医药战略资源的重要体现，既是一种过程，又是一种产品。过程包括对中医药竞争信息的收集和分析，产品包括由此形成的中医药情报或策略。

中医药竞争情报研究的发展与广大中医药从业者日益增长的需求有关，中医药从业者要求掌握具有更强目的性、针对性和实用性的信息，并希望这些信息能为自己专业领域带来收益，而中医药竞争情报服务正好适应了这种需求。它注重于本行业企业外部环境的监测，可以帮助本行业企业掌握整个医药市场环境、竞争对手情况、企业发展的各种因素，借此做出有利的决策，在激烈的市场竞争中降低风险，并提高竞争的效率和效益。

竞争情报是传统情报的必然延伸和发展，它具有传统情报的一般特征，包括知识性、非物质形态性、社会性、可传递性、累积性等，但又区别于传统情报，具有商业性、对抗性、决策性、时效性、隐蔽性等特点。竞争情报的采集方法包括人际情报网搜集法、数据挖掘搜集法、四分卫法等；分析方法有 SWOT 分析、专利分析、定标比超、情景分析、PEST 分析、财务报表分析、竞争五力模型分析法等；在情报评价方面，主要涉及对信息源的评价和对信息本身的评价，

一般采取定性评价和定量评价相结合的评价策略。因竞争情报应用于中医药领域仍属实践阶段，故尚未有中医药竞争情报的专属研究方法。

中医药竞争情报的获取、传递、应用等一系列过程需要竞争情报系统（competitive intelligence system，CIS）的支持。竞争情报系统一般是指以人的智能为主导，信息网络为手段，增强组织竞争力为目标的人机结合的竞争战略决策和咨询系统。构建中医药竞争情报系统，可以满足中医药行业不同层级情报需求方对情报服务的需求，提升情报服务机构在情报信息获取、分析过滤、知识发现、科学预测及决策咨询服务方面的能力。

中国中医药行业正处于全球化的市场竞争潮涌中，竞争情报战略将有助于中医药行业准确、及时监测外部竞争环境，辨析自身优劣势，提升行业竞争优势，实现行业范围内的竞争情报资源共享，为中医药竞争发展战略的选择、制订提供依据和智能情报服务。

（崔蒙 李彦文）

zhōngyīyào fāzhǎn zhànluè qíngbào

中医药发展战略情报 （strategy and planning analysis of traditional Chinese medicine）

综合运用自然科学、社会科学、工程科学、信息科学和数理分析等方法，以服务于中医药战略决策为目的，所进行的信息收集、处理和知识生成活动。又称中医药战略信息、中医药战略情报研究。是有关中医药发展全局，工作重心与策略的情报，也是中医药管理机构进行战略决策、制订战略计划和战略目标、筹划和指导中医药全面发展的重要依据，是中医药情报类型之一，也是中医药情报学的重要研究内容。

特点 中医药发展战略情报具有以下主要特点：全局性，指涉及中医药医疗保健事业各个方面，对一定区域、一定领域、较长时间中医药发展起重要作用；综合性，指解决的问题、涉及的领域，以及分析过程与采用方法均具有一定的综合性；方向性，指针对中医药特定重要发展目标、发展途径、政策指导等具有重要意义；预测性，指具有长期性和长远性的前瞻预测功能；继承性，指不仅包括当前中医药发展各项事务与信息，而且注重历史传统知识及其继承与发掘。

分类 中医药发展战略情报按行政属性分类，可涉及国际层、国家层、机构层等；依其领域分类，可包括中医药临床发展战略情报、中医药基础研究发展战略情报、中医药教育发展战略情报、中药资源与产业发展战略情报、中医药对外合作与交流发展战略情报等。

内容 中医药发展战略情报内容广泛，主要针对中医药发展的全局问题，即包括科学政策，规划计划，发展方向，重点领域，预见预测，机制体制，中医药发展的社会影响、国际环境以及相关对策等。

服务 一般多由中医药专职情报机构、政策研究部门、专门研究人员承担，服务对象多为高层管理机构。其主要任务是通过提供基础数据监测、动态发展报道、国内外态势分析、发展趋势预测与展望等多层次的战略情报服务，为制订中医药发展规划和科技政策，预测科技发展前景、确定重点突破领域、重要研究方案等提供科学依据和决策建议。

中医药战略情报产品形成过程一般包括：任务规划，信息调研、分析研讨、研究制订，使用的主要方法有德尔菲法、情景分析法、SWOT 法、STEEP 分析法等，产品形式有规划方案、研究报告、咨询建议等。

研究与发展 中国中医药发展战略情报研究起步于 20 世纪 50 年代，80 年代以后进入活跃期，重点和目标主要集中在影响中医药行业发展的关键性技术、中医药学术的重大理论问题、重点中医药研究项目以及对国内外情报跟踪研究等方面。21 世纪初，计算机、数据库、信息网络等技术已得到广泛应用，研究成果为中医药发展及国民卫生保健与健康各项重大战略的研究制订提供了科学的知识支持。其中主要内容有：中医、中药现代化发展战略，中医药科技发展战略，国家中长期科技发展战略研究的人口与健康专题、人口与医药卫生发展战略与技术经济政策专题，中医药在西部大开发中的地位与作用，十省市中医医疗需求与服务调查，中医药国际合作发展战略，中医药创新发展战略，以及医药卫生科技体制改革政策等。

（崔蒙 童元元）

guójì zhōngyīyào、chuántǒng yīxué jí bǔchōng tìdài yīxué qíngbào

国际中医药、传统医学及补充替代医学情报 （international information of traditional Chinese medicine, traditional medicine and complementary and alternative medicine）

在世界各国之间传递着的中医药、传统医学和补充替代医学知识和信息。是国际中医药、传统医学和补充替代医学的科研和医疗实践所需要的，经过整理和分析，能起到展示和交流作用的情报,是中医药情报学的重要研究内容。

世界卫生组织《传统医学研究和评价方法指导总则》中关于传统医学的定义为:"传统医学是在维护健康以及预防、诊断、改善或治疗身心疾病方面使用的种种以不同文化所特有的无论可解释与否的理论、信仰和经验为基础的知识、技能和实践的总和"。传统医学包含了中国传统医学和其他国家的传统医学。而补充替代医学"指的是并非该国自身传统的一部分、并且尚未被纳入主流卫生保健系统的一套广泛的卫生保健做法"。在一些国家,"补充医学"或者"替代医学"与"传统医学"交叉使用。除了传统医学所包括的内容外,"补充医学"或者"替代医学"还包含更广泛的内容,如美国的补充替代医学体系中,除了传统医学,还包括身心医学(如催眠疗法、跳舞疗法、艺术疗法等),生物学为基础的疗法(如维生素疗法等)、躯体运动疗法、能量疗法、生物电磁疗法(磁疗)等。

国际中医药、传统医学和补充替代医学情报是中医药情报学的重要研究内容,其包括但不限于世界各国中医药、传统医学和补充替代医学相关政策法规、科研、医疗、教育、产业、技术、市场、贸易等方面的发展现状或动态信息。人类疾病谱变化、各种公共卫生情报,以及主流医学的发展动态变化等构成了国际中医药、传统医学和补充替代医学存在的环境,也可作为国际中医药、传统医学和补充替代医学的情报。

与中医药竞争情报和中医药发展战略情报的研究内容有相似之处,但国际中医药、传统医学

及补充替代医学情报的侧重点在于国际二字,其涉及的国家范围包括:欧美等发达国家,东亚地区传统医学盛行的国家如中国、印度、日本、韩国等,以及非洲、拉丁美洲等需求为主的国家。在这个意义上,国际中医药、传统医学及补充替代医学情报也就是世界各国之间,能传递中医药、传统医学及补充替代医学效用的知识和信息。它既是科技情报,在各国中医药、传统医学和补充替代医学科技发展中起到了缩短科研时间、节省研发费用、降低创新风险和防止低水平科研重复等重要作用;也是经济情报,对各国在中医药、传统医学和补充替代医学领域的产业发展、贸易、竞争与合作等都有重要作用。

(崔蒙 王俊文)

zhōngyīyào túshūguǎnxué

中医药图书馆学 (library science in traditional Chinese medicine)

研究中医药文献信息资源建设、组织与利用、中医药图书馆管理以及中医药图书馆与教学、医疗、科研及社会关系的管理学科,是中医药信息学的分支学科。

发展历史 现代图书馆事业的繁荣及各学科分化使中医药图书馆学应运而生,逐渐形成了自己独有的模式并不断发展。中医药图书馆学是中医药学与图书馆学的交叉学科,属于中医药信息学的分支学科。中国最早的中医药图书馆学研究始于古医籍的分类目录研究。公元前6~前5年间,目录学家刘歆编成《七略》,第一次展示了中国古代的图书分类方法。《七略》是有文字记载的最早中医文献分类目录,首次将所收集到的中医书籍单列一类,即"方技略",依照图书内容在"方技略"类下设"医经、经方、

房中、神仙"四小类。《七略》现已亡佚,在东汉班固的《汉书·艺文志》中保留了《七略》六略五十八种的分类体系,其中方技略的医经类主要论述医学理论的书籍,经方类主要包括方书、本草、内、外、妇、儿各科及"食禁"在内的医书。之后,随着藏书楼的出现以及古医籍的大量产生,人们为了系统地组织和有效地利用文献,分类法逐渐形成和发展起来。虽然古医籍的各种分类法,都是附载于书目之中,伴随着具体书目的产生和发展,并没有形成一个独立的分类体系用于类分文献。

中华人民共和国成立后中医药图书馆事业得到了很大的发展,建立了中医药图书馆学术团体及学术刊物,中医药图书情报教育也得到了发展,初步形成中医药图书馆的管理和运行模式。1985年5月国家卫生部委托中医研究院图书情报中心在北京召开了第一届全国中医药图书情报工作会议。1986年5月在四川成都召开了全国中医药图书情报工作研讨会。会议总结了全国中医药图书情报工作协作委员会成立一年以来的工作,探讨和研究中医药图书情报工作的管理及改革。同年11月《中医药图书情报工作》(后改为《中医药图书情报》)创刊,作为内部交流刊物,这是中国第一个中医药图书情报方面的刊物。1990年《中医药图书情报》由季刊改为双月刊,于1994年停刊,同年更名为《中国中医药信息杂志》创刊并成为正式出版刊物。

现代中医药图书馆的管理和运行模式主要表现为:读者人群稳定,皆为中医药机构的相关人员,文献信息需求呈专业化,需

求相对稳定；在文献采集方面主要是为配合所服务部门业务的发展，采集中医药事业发展所需的最基本的、经常使用的和有潜在使用价值的文献；在文献整理方面呈现出对普通文献实行粗分类和简单编目，对专业文献实行分类标引以及专业、精确、细分和详细著录；馆藏文献以中医药文献信息资源为主体，在整个馆藏中占据绝对优势地位，呈现专而精但不广泛，围绕主要服务对象、重点学科、特色专科布局馆藏，人文社科文献相对较少；提供的服务针对性强，多提供主动服务、情报服务。

随着中医药图书馆的发展，与之相关的学术研究、人才培养等工作也不断展开。1985年中医药文献信息检索课首批在中医院校开课，从初期的中医药文献检索自编教材到正式出版统编教材参考书，到2016年已经建立了一支成熟的教师队伍。21世纪初，国内所有中医药院校均已开设了文献检索相关的课程。1986年中国中医科学院（原中国中医研究院）成为中医药行业首个情报学（管理学）硕士授权点，设立了情报研究、情报管理、图书文献三个专业研究生培养目标、研究方向及主干课程。2009年，国家中医药管理局将中医药信息学列入二级学科培养目录，2012年"中医信息学"专业获教育部批准为自主设置博士与硕士学位授予点，很多高校图书馆自此可以培养中医药图书馆学研究方向的硕士与博士研究生，为中医药图书馆学人才培养奠定了坚实的基础，也为开展中医药图书馆学研究提供了必要的人才储备。

研究范畴 在宏观层面上，中医药图书馆学研究主要包括中医药文献资源建设、中医药文献资源利用以及中医药图书馆发展研究。

图书馆的文献资源建设是图书馆开展一切服务工作的基本保障，是图书馆为读者服务工作的有力支撑。中医药文献资源建设是中医药文献信息服务机构根据他们的服务任务、服务对象以及整个社会的文献情报需求，系统地规划、选择、采集、整序、组织管理中医药文献资源，建立具有特定功能的藏书体系的全过程。它包括纸质馆藏的建设和数字资源建设。中医药文献资源建设包括馆藏资源体系建设研究、中医药文献资源采集方法研究、中医药数据库建设研究等。

中医药文献组织及利用也是中医药图书馆学研究的范畴。中医药文献信息组织就是根据中医药信息检索的需要，以文本及各种类型的中医药及其相关的信息资源为对象，利用一般文献信息的组织方法和规则及中医药文献信息特有的规范及规则，通过对信息的外部特征及内容特征进行分析、选择、著录、标引、存储、排序，使无序的信息成为有序化信息集合的活动，其目的是建立起中医药信息资源收藏系统和检索工具，从而方便用户从中医药学文献信息资源集合体中迅速、准确地查找出所需中医学信息的活动、过程、程序和方法，是中医药图书馆服务工作的深化和扩展，也是中医药图书馆参考咨询服务工作的延伸和拓展。中医药文献组织及利用主要包括：中医药文献信息资源特征与分类研究，如中医药古籍分类、中医药多媒体资源分类、中医药图书分类、中医药文献编目等；中医药文献信息获取及处理研究，如全国中医图书联合目录、中国中医古籍总目等；中医药文献信息检索系统和检索工具开发和中医药文献信息检索语言和检索方法等方面。

中医药图书馆定位与发展研究，是基于信息数字化时代对传统图书馆挑战的前提下，中医药图书馆为了自身的发展而开展的系列研究。中医药图书馆是为中医科学研究、中医医疗、中医药教育工作提供文献信息保障服务的重要部门，是中医药学知识创新和开发的源泉。中医药图书馆作为传统信息服务业的主体，能否在激烈的市场竞争环境中继续生存和可持续发展，关键是必须发挥图书馆的自身优势，形成独特的、长期的竞争优势，使其在竞争中不断发展壮大。中医药图书馆定位与发展研究，主要包括中医药图书馆服务的理论和实践研究、中医药图书馆核心竞争力研究等。

（崔　蒙　张华敏　安　欢）

zhōngyīyào gǔjí fēnlèi

中医药古籍分类（classification of traditional Chinese medicine ancient books）

按照中医古籍的内容、形式、体裁等，以"中医理法方药"理论作为分类体系结构，将中医古籍分成若干小类，在类目设置、类目序列方面强调中医科学的内在逻辑性，反映中医科学研究的理论方法的特点，每一大类下分许多小类，每一小类下再分子小类，在科学分类基础上结合中医特点所编制的分类方法。书目是引导人读书的门径，分类法是使书目发挥导读作用的重要手段，中国古代目录学家通过图书分类的立类、类名、类序来表达他们的学术主张、褒贬态度。中医书目是管理利用中医药古籍文献的科学方法与有效工具。

中医药古籍分类是中医古籍目录学及中医药图书馆学的重要研究内容。

中医药古籍分类发展 中国最早的一部综合性书目《七略》在其方技略下就设有医经、经方两个类目。明代殷仲春的《医藏书目》是现存最早的古代医书目录，收录医书 449 种，以佛教用语命名，分为无上函、正法函、法流函等 20 类。《医籍考》根据各种有关文献广泛收录中国历代医籍三千余种，全部著作分为医经、本草、食治、藏象、诊法、明堂经脉、方论、史传、运气九类。清末丁福保编《历代医书书目提要》，收书 1890 种，分为素问灵枢、难经、甲乙经、本草、伤寒、金匮、脉经、五脏、明堂针灸、方书等 22 类。

现代图书分类法则是以学科分类为核心组成具有严密逻辑关系的族性分类体系。对中医古籍图书分类的方法一般是按其内容性质、著述体裁样式等来进行类分。1949 年后，各省市图书馆，中医院校及中医研究院图书馆，相继编纂了馆藏中医古籍书目。中国中医科学院图书馆先后出版了《中医图书联合目录》《全国中医图书联合目录》《中国中医古籍总目》，其中，2007 年出版的《中国中医古籍总目》收录了全国 150 个图书馆单位 1949 年以前出版的中医图书 13 455 种，采用分类编年体例，以体现中医学术的发展源流和传承轨迹。依据学科内容设立三级类目，一级类目 12 个，二级类目 66 个，三级类目 81 个，十二大类包括医经、基础理论、伤寒金匮、诊法、针灸推拿、本草、方书、临证各科、养生、医案医话医论、医史、综合性著作。该书在内业影响较大，其分类法受到业内外共识。至 2015 年，中国中医科学院中医药信息研究所相关人员正在完善这一分类方法，并推进中医药古籍分类成为行业标准、国家标准，以期促进中医药古籍文献分类和管理的规范化、标准化。

应用 中医古籍分类标准适用各类型藏书单位类分中医线装古籍，内容可涵盖 1949 年以后影印出版的线装以及其他古典装帧形式的中医古籍，可作为传统四库分类表及其他古籍分类表中的子部医家类目使用。中医古籍文献分类可以为中医药行业及相关单位提供中医药文献分类与管理科学、有效的工具，方便不同类型的中医药文献信息资源的编目、标注，为中医药图书文献机构工作人员及读者提供科学、规范、方便、实用的中医药文献信息资源的管理和利用指导。

(崔 蒙 佟 琳 张华敏)

zhōngyīyào duōméitǐ zīyuán fēnlèi

中医药多媒体资源分类（classification of traditional Chinese medicine multimedia resources）

运用图书和知识分类的原理，在一定分类原则的指导下，按照内容、形式、载体等对中医药图、文、声、像各种类型的多媒体文献资源进行科学、有效的组织和管理。是中医药文献资源分类的重要方面，目的是使实现中医药多媒体资源管理的科学化、规范化，方便各种类型的中医药多媒体资源的分类、编目、检索和利用，也是中医药图书馆学的重要研究内容。

原理 关于多媒体资源的分类，一般按照形式分为文本、图形图像、动画、视频和音频等，而单纯通过多媒体类型的分类无法细化，不能实现资源的有效管理和查询。基于内容的多媒体资源的分类是多媒体资源科学、实用和有效管理利用的必要手段。多媒体资源的内容组织主要有两种方式：一种是基于多媒体信息的外部特征，如标题、责任者、主题词、格式等的组织方式，主要通过元数据来实现。另一种是基于多媒体信息的内容，主要依赖于基于内容的检索技术实现。

方法 中医药多媒体资源分类是在中医药学科分类体系下，根据多媒体资源类型的特点，综合图书分类法、学科、主题和介质等分类方法形成的中医药多媒体资源的分类框架。中医药多媒体资源分类框架具有科学性、实用性、系统性和可扩展性，分类表由类目设置和分类代码组成，要便于各类型资源的归类、查询、检索，一般以主题、内容作为分类的基础和依据，可由分类简表、主表和复分表组成。

应用及注意事项 中医药多媒体资源分类适用于中医药图书文献机构、中医药信息机构及科研人员、中医药教育机构对数字形态和非数字形态的中医药多媒体资源进行分类、编目、标注、管理和利用。

中医药多媒体资源分类要注意遵循文献信息分类的基本原理，应用中要了解分类表的体系、结构、类目、代码设置及分类说明，并应了解复分表的使用。以分类表为依据，注意类目的层级设置，具有多重主题、多重内容属性的多媒体资源分类时应对资源的内容进行深入分析，选择最能代表该资源的主题或内容的特征进行分类。交叉主题的多媒体资源要适当进行多重分类，设置多个类目代码，以便于检索。分类中存在集中与分散、交叉与重复等问题，可以充分利用复分表进行分类。

（崔　蒙　李　兵　张华敏）

zhōngyīyào túshū fēnlèi

中医药图书分类（classification of traditional Chinese medicine contemporary books）

将中医药图书分门别类组织排列的一种手段。是中医药图书馆学的重要研究内容。图书分类在图书发行和管理中为图书的组织管理提供了科学的方法，它的目的在于方便人们管理和利用图书。

中医图书的分类始于西汉末年刘歆编著的《七略》，它是中国古代第一部综合性图书分类目录，其中《方技略》将医书分为医经、经方、房中、神仙四个大类；后晋刘昫编著的《旧唐书·经籍志》开始将医书分为七类；宋代郑樵编著的《通志·艺文略》把中医图书细分为二十六类；明代焦竑编著的《国史经籍志》将医书分为十七类；明代殷仲春编著的《医藏书目》对中医图书进行专科分类，成为中国现存第一部中医图书专科目录。但在图书分类学领域里流行最广、影响最深的是四库分类法，自《四库全书总目》成书二百余年间，它成为各家公私藏书和编纂书目进行图书分类的参证和依据，是最具权威的分类法。虽然西方的图书分类法在鸦片战争以后被介绍到中国，但绝大多数图书馆和藏书单位对中医图书的分类还是采用改良的四库分类法。

纵观 1949 年以前的中医药图书的分类方法，其原则基本是以书立类，辅以学科和病名作为类目名称。类目设置和名称上的变化基本上反映了中医学术发展的源流和学科分化的状况，虽然在专业化和精细化程度上不断提高，但在类目设置上仍是广度有余而深度不足。

从 20 世纪 50 年代到 80 年代，中医图书分类的理论和方法缺少专门研究，造成了当时中医图书分类混乱的局面，中医系统图书馆采用的分类法各不相同，主要有：《中医图书分类初表》《祖国医学分类法》《中医图书联合目录》类目、《上海中医学院中医图书目录》类目、《中国丛书综录子目分类目录》子部医家类分属、《四部总录医药编》分类法和马继兴的《中医文献学基础》中的"中医文献的主要类别"。

《中国图书馆分类法》（简称《中图法》，原称《中国图书馆图书分类法》）是中国 1949 年后编制出版的一部具有代表性的大型综合性分类法（出版于 1975 年，最新版是 2010 年的第五版），其出版改变了分类法混乱的局面，成为国内使用最广泛的分类法体系。

对于中医药图书分类而言，《中图法》第一版、第二版的贡献在于创建了科学化的中医药分类体系，为以后的中医分类法奠定了基础。1990 年出版的《中图法》第三版对中医药类目进行了重大调整和修订，实现了传统中医药分类体系的重大突破，初步形成了具有社会、心理、生物医学三位一体特点的现代中医药图书分类模式。1999 年出版的《中图法》第四版对中医药相关内容的修订，主要是在中医临床学类下增加了专用复分表，供临床各科子目复分，以增加文献标引深度。2010 年出版的《中图法》第五版对中国医学类共计有 35 处修订，解决了某些类目的交叉、类名涵盖不准确等问题，加强了某些类目的横向联系。

虽然《中图法》是中国最具权威性、通用性、标准性的大型图书馆分类法，但并不能完全解决中医药图书分类的问题，如反映中医交叉学科的类目偏少；有些类目标引文献的深度不够，有待于细化；一些类目编列有交叉重复现象。中医药图书馆的研究人员对于《中图法》的完善提出了很多建设性意见，包括增加自拟类目和修改类目，这对于中医图书分类的发展和完善起到了积极的促进作用。

（崔　蒙　苏大明）

zhōngyīyào wénxiàn biānmù

中医药文献编目（traditional Chinese medicine literature cataloging）

将中医药文献按照特定的规则和方法进行著录，制成款目，并通过字顺和分类等途径组织成目录或其他类似检索工具的活动过程。中医药文献编目是中医药图书馆学的重要研究内容，是文献编目的理论和方法在中医药领域的具体应用，所以文献编目的理论和方法都适用于中医药文献编目的整个工作过程。较有代表性的工作包括新中国六十年中医图书总目及中国中医古籍总目。

原理　包括文献著录和目录组织以及文献技术加工等基本程序。具体包括文献验收、查重、分类标引、主题标引、著录、数据审校、加工、入典藏及调拨 8 个步骤（图）。

方法　是对文献形式特征和内容特征进行描述和揭示的方法。

著录法　运用编目规则，遵循客观著录原则记录文献的题名和责任者、文献的出版机构和出版时间、文献中所讨论的事物主题、文献内容所涉及的学科性质等信息。

标目法　在文献著录所产生的通用款目基础上，将这些记录

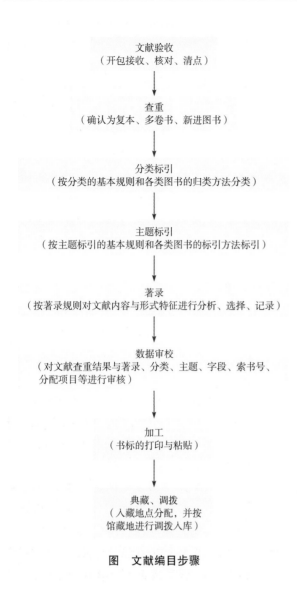

图 文献编目步骤

或款目按照一定的方法组织起来。即按题名或责任者的名称字顺，按照文献论述主题的字顺，或者按照文献分类以后所得到的分类号。经过标目方法的组织，无序的款目即可形成有序的目录，所有文献都可以在文献目录中拥有特定的位置。

分类标引法 依据《中国图书馆分类法》，通过分析文献所叙述的学科内容，去揭示其内容特征的学科系统。

主题标引法 依据《中国中医药学主题词表》，通过分析文献所反映的主题内容，去揭示其内容特征的研究对象。

目录组织法 按照一定的原则和方法将各种款目进行有序的组织排列。

计算机编目法 利用计算机根据文献编目规则将编目数据转换为机读记录，以代码形式和特定格式结构记载在计算机载体上。

应用及注意事项 虽然文献编目的规则和理论方法都适合中医药文献编目的具体应用，但中医药文献本身具有一定的特质，故在编目过程中存在一些注意事项，主要包括中医古籍编目、中医多媒体资源编目的特殊性。

中医古籍的编目 由于中医古籍的特性使得其编目也具有区别现代文献的特殊性。如古籍题名信息在书中多处标有，可标识于书根、版心、封面、书名页、卷端等位置，称之为"书根题名""版心题名""封面题名""卷端题名""题名页题名"等，所以编目时依据这些重要参考信息进行著录。

中医多媒体资源的编目 按照各类型多媒体资源的特征和中医药学科的特点综合考虑中医药多媒体资源的编目。对图片、音频、视频资料分别进行数据源、内容描述、外在信息描述、版本信息描述及相关属性描述进行著录。

(崔蒙 段青)

Xīn Zhōngguó Liùshí Nián Zhōngyī Túshū Zǒngmù

新中国六十年中医图书总目（traditional Chinese medicine book catalogue of new China's sixty years） 收录 1949~2008 年间出版的中医图书书目。是一部中医图书文献检索工具书，由中国中医科学院中医药信息研究所组织编撰，人民卫生出版社 2010 年出版，是中医药文献编目的重要组成。

内容 收录 1949~2008 年全国 600 余家出版社出版的中医图书书目数据共计 37572 种。结构编排分为前言，编纂说明，目录，正文以及索引等五个主要部分。书后附有书名笔画索引与著者笔画索引。以《中国文献编目规则》为著录指导，每条书目的著录项目包括正书名，其他书名信息，分卷（册）次，分卷（册）书名，责任者朝代、国别，责任者，责任方式，版次，出版地或发行地，出版者或发行者，出版年或发行年，页数或册数，尺寸，丛书书名，国际标准书号，价格。

本书总体学科分类共包括 17 个大类（图）。其中，中医临床医学类书目所占比例最大。

应用 可作为国内外中医医疗卫生、教育、科研机构和图书馆的工具书；为中医药专业图书馆及公共图书馆的中医药图书合理采购及查漏补缺提供全面准确的信息资源；已经收录中医古籍整理出版方面的书目 5287 种，为今后中医古籍有计划、有目的地出版提供线索和依据；也为国内、国际中医药图书信息交流和资源共享奠定基础。

1949 年以来，中国出版了 4 部大型中医图书专科书目。1960 年，中国中医研究院与北京图书

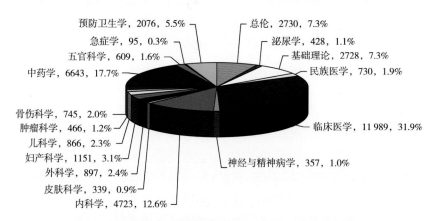

预防卫生学, 2076, 5.5%
急症学, 95, 0.3%
五官科学, 609, 1.6%
中药学, 6643, 17.7%
骨伤科学, 745, 2.0%
肿瘤科学, 466, 1.2%
儿科学, 866, 2.3%
妇产科学, 1151, 3.1%
外科学, 897, 2.4%
皮肤科学, 339, 0.9%
内科学, 4723, 12.6%
神经与精神病学, 357, 1.0%
临床医学, 11 989, 31.9%
民族医学, 730, 1.9%
基础理论, 2728, 7.3%
泌尿学, 428, 1.1%
总伦, 2730, 7.3%

图 《新中国六十年中医图书总目》收录图书学科分类

馆合作，编纂了中国第一部《中医图书联合目录》，该目录第一次整理了现存中医古籍的书目著录。1991 年，薛清录主编的《全国中医图书联合目录》扩大了全国存世中医古籍的调查及目录学整理。2008 年，薛清录再次主编了《中国中医古籍总目》，是当今收录最多的现存中医古籍书目。这三次中医书目的整理收载范围均为 1949 年以前问世的中医图书。《新中国六十年中医图书总目》收录范围，与《中国中医古籍总目》收录图书年代相衔接，此 4 部中医专科图书目录基本囊括了从古至今流传下来的绝大多数中医古籍与现代出版的中医图书。

（崔蒙 裘俭 段青）

Zhōngguó Zhōngyī Gǔjí Zǒngmù

中国中医古籍总目 （general catalogue of traditional Chinese medicine ancient books） 集中医古籍资源调查、古籍源流版本考证、联合目录编辑为一体的大型书目。收录了全国 150 个图书馆（博物馆）馆藏的 1949 年以前出版的中医图书 13455 种，由薛清录主编，上海辞书出版社 2007 年出版，是从事中医古籍研究与整理、中医药医史与文献学等相关研究必备的专科工具书，也是中医药文献编目的重要工具。

1958 年，中国中医研究院图书馆（现更名中国中医科学院图书馆）与北京图书馆（国家图书馆前身）联合目录组合作，历时三年，完成了第一部《中医图书联合目录》。该目录共收集到全国 59 家图书馆、两位私人藏书家的中医藏书 7661 种，开启了当代大型中医专科书目编纂之先河。半个世纪以来，中国逐步确立了中医古籍资源普查的长远目标，建立灵活机动的长效机制，利用现代信息技术手段力争全面掌握中医古籍资源的存世发展状态，在不同的历史时期先后三次对国内图书馆收藏的中医药古籍进行了系统深入的普查，先后编纂出版了《中医图书联合目录》（1961 年）、《全国中医图书联合目录》（1979 年）、《中国中医古籍总目》（2007 年）。

内容 《中国中医古籍总目》（2007 年）收录 150 家图书单位收藏 1949 年以前出版的 13455 种中医图书。结构编排上分为前言、凡例、馆代号表、类表、正文、附录以及索引等部分。依据学科内容设立大类、小类及其科目。十二大类包括医经、基础理论、伤寒金匮、诊法、针灸推拿、本草、方书、临证各科、养生、医案医话医论、医史、综合性著作；书目正文内容包括：类号、序号、书名（含异名）、附录（含丛书子目）、卷数、作者（含朝代、姓名、字号）、著作方式、版本（含出版时间、地点、出版者、版本类别）、收藏馆代号等；索引包括书名、作者、笔画和音序共 4 种索引，可以从不同角度进行检索。

应用 《中国中医古籍总目》搜罗广泛全面、条目内容完备、编排科学合理，采用分类编年体例，详细罗列了同一种书的不同版本，以体现中医学术的发展源流和传承轨迹，对于版本的准确鉴别提供了参考依据。在长达半个世纪的时间里，通过这三部大型中医专科联合目录的出版，基本上了解和掌握了中医古籍两千年来的发展和存世情况，以及当前在全国各地区各系统的收藏分布情况，为中医专科目录学的建立和发展做出贡献，为从事中医药相关研究工作的人员提供参考工具。只有掌握了中医药资源的实际状况，才能做进一步的分析评价、整理推广、开发应用，才能依据古籍不同的等级价值，提供更好的保管条件，使这一医药宝藏长期保存，从而为人类保健事业和增强国家文化软实力更好地发挥作用。

（崔蒙 张华敏 佟琳）

zhōngyīyào zhīshi gōngchéng

中医药知识工程 （traditional Chinese medicine knowledge engineering） 采用知识表示方法，将中医药领域知识整合进计算机系统，并将计算机技术融入中医药知识的收集、挖掘、整理、更新、传播及转化等环节，以使计算机系统能够解决中医药领域复杂问题的工程学科。它是中医药信息学

的一个重要分支，旨在实现中医药知识的"计算机化"，丰富和完善中医药知识体系，提升中医信息系统的智能水平，包括中医药本体、中医药数据网格工程、中医药知识服务及中医药知识地图。

内容 中医药学是一个知识密集型的领域。两千多年以前的《黄帝内经》奠定了中医学的理论基础。经过两千年的发展，至今已经形成了一个以中国古代哲学为基础，以中医药学理论为架构，以临床实践经验为主体的知识体系。中医药传承的一个核心任务是中医药知识与经验的保护、诠释与传承。近年来，中医药团体使用知识工程的方法与技术，系统实现中医药经验性知识的结构化，建成大量富含中医药科学知识的知识库、数据库和本体，为中医药知识创新提供了宝贵的资源。

知识工程（knowledge engineering） 又称"知识处理学"，旨在将人类知识与计算机技术相结合，研究知识的结构与分类，知识的获取与存取，知识预测、传输与转换，知识的表达与管理，知识的利用、知识的扩展及学习机制等问题。

中医药知识工程 已成为中医药知识保护和知识创造的一种新模式。中医药工作者开始建立各种面向中医药领域的知识工程平台，支持跨学科、跨组织、跨地域的协作式知识加工，建成了一系列的领域本体、知识库以及智能系统，推动群体性的知识创新活动，加速知识转化过程，促进知识的传播。在中医药领域实施知识工程项目是颇具挑战性的任务。中医药领域知识相当复杂，对知识工程有独特的需求。传统中医实践者分布于世界各地，为知识的协同加工和共享制造了障碍。中医药知识工程领域还有尚未解决的技术难题。因此，有必要在中医药信息学之中建立中医药知识工程这样一门独立的学科，对中医药知识工程的原则、最佳实践方法和核心技术进行系统的总结，从而指导中医药领域的知识建模、知识获取、知识融合、知识推理、知识发现与知识服务等一系列工程实践活动。

中医知识工程的核心任务，是利用信息科学的理论和方法，对中医药知识体系的全部内容进行表达和研究。中医知识工程的研究对象是中医药知识体系。该体系的复杂性体现在多侧面、多因素、多理论、多方法、多层次、多学派等诸多方面。为了处理这个复杂的知识系统，需要在中医药知识建模、中医药知识组织、中医药知识发现以及中医药知识服务等方面开展研究。

知识建模（knowledge modeling） 通过结构化的数据模型来表达知识的过程，它是知识工程的基础。中医药知识体系与中华传统文化息息相关，具有鲜明的思想和语言特色，这决定了中医药知识建模的独特性。历代中医普遍采用"取象比类"等形象思维方法，导致中医药知识难以精确描述和定量刻画。面向西医的知识建模方法并不适用于中医药领域。中医药领域知识的复杂性、模糊性和争议性，向现有的知识表达与推理技术提出了严峻的挑战。在中医药知识工程中，需要针对中医药领域知识的复杂性、模糊性和争议性，提出一套符合自身特色的知识建模框架，处理中医药知识的模糊性和复杂性，支持标准化知识体系的建设。

本体（ontology） 是一种新兴的知识建模方法，用于准确表达领域的概念体系，在复杂知识建模和自动推理等方面体现出技术优势。基于领域本体，可以进一步构建本体知识库，来实现有效的知识管理以及基于知识的系统。近年来，中医药知识工程的一个热点，是通过构建中医药本体，对中医药理论和知识体系进行辨认、梳理、澄清和永久保真处理。本体建模的对象包括阴阳、五行、脏腑、证候、草药、方剂等基本概念，以及五行学说、藏象学说、辨证论治和方剂配伍等理论学说。这些基于本体构建的知识模型可被整合为一个完整的中医药领域本体，支持知识获取、知识服务等中医药知识工程的后续工作。

知识组织（knowledge organization） 将已积累的知识资源按照一定的知识体系组织起来的方法和过程。中医药知识资源管理和保护的关键，是找到合适的知识组织系统对中医药知识资源进行合理组织。建立面向中医药学的知识组织系统，是中医药信息化建设的一项基础性任务。因此，在中医药知识工程中，需要跟踪知识组织系统的最新进展，研究中医药知识组织系统的功能、特点、构建方法与应用。

知识发现（knowledge discovery） 是从数据中获取有效、新颖、有潜在应用价值和最终可理解模式的非平凡过程。知识发现包括高频集、关联分析、分类、预测、聚类、孤立点分析、时序/序列分析等一系列方法。中医药团体已开展了将频繁模式发现、关联规则发现、聚类分析、复杂网络分析等多种知识发现方法引入中医药领域的若干探索。知识发现方法已被用于研究方剂配伍规律，辅助中医开具中药处方，解释中医证候的本质，以及辅助基于中医药理论的新药研发。这些工作表明，面对中医药领域的海量数据，采用 KDD 技术进行有效的知识发现，既是必要的，也是可行的。

中医药是知识驱动型领域，如何促进中医药知识资源的深度共享与广泛传播，是非常重要的问题。21 世纪初，中医药领域已建立了相对完整的数据库体系，但多数数据库彼此孤立，只有少数通过互联网共享，且仅能提供简单的检索服务，造成资源利用率很低。因此需要开展中医药数据网格工程，实现中医药数据库的有效集成，进而实现中医药知识检索、中医药知识推荐、中医药知识地图等多种知识服务模式，使蕴含于数据库中的知识存量得到有效利用。在中医药知识工程中，需要深入探讨中医药知识服务的理论与实践，研发中医药知识服务平台，构建面向知识共享、决策支持和知识发现的知识服务系统，营造面向知识服务的虚拟社区，从而使全球的中医药工作者和民众都能充分利用这座知识宝库。

意义和作用 中医药知识工程有助于生产和传播用户可理解、可操作的领域知识，有利于开拓临床思路，支持临床决策，研究中医理论，丰富教学内容，指导实验研究，促进中医药知识传承与创新。中医药知识工程对中医药事业的发展发挥着以下几方面的积极作用。

梳理中医药知识体系，促进中医药学科发展 中医药知识具有很高的科学和文化价值，但其知识体系尚存在模糊笼统之处。只有对中医药知识体系进行系统梳理，去芜存菁，才能凸显中医药知识的精华之处，提升中医药知识的整体水平。这正是引进信息科技，开展中医药知识工程的目的之一。应用现代科学的理论，特别是人工智能理论来描述中医思维逻辑，将揭示中医辨证论治的规律，这对中医学科发展具有重要意义。

促进中医药知识传承，加速中医人才培养 中医传承的核心问题，是怎样让个性的经验转化成普遍的知识，从而培养更多经验丰富的名医，提升中医界的整体水平。中医疗效在很大程度上取决于医生个人的思想和知识。中医知识工程技术旨在系统总结前人的医疗保健知识，构建全面、系统的领域知识库，以提升初学者的学习效率，促进专业医生之间的交流。

从中医药大型数据库中发现新颖知识 通过实施中医药知识工程，可对中医药信息化过程中积累的海量数据进行分析与归纳，建立跨越年代、流派、学说和病证的整体性知识模型，从而加深对中医诊疗规律的认识。使中医药领域两千多年来积累的知识遗产得到有效整理和挖掘。

(崔蒙 于彤)

zhōngyīyào běntǐ

中医药本体（traditional Chinese medicine ontology） 运用知识表示方法，对中医药领域概念体系进行规范化表达，使得中医药工作者对该领域中共享的概念、词汇以及概念分类建立一致的认可和理解，从而支持知识的共享和重用的形式化模型。中医药本体在中医药知识工程中发挥着重要的作用，可由计算机直接处理，支持知识库的构建以及自动推理的实现，可用于知识检索、代理计算、数据集成和专家系统等多种计算机应用，主要内容包括中医药语义关系和中医药语义类型。

内容介绍 本体是哲学、计算机科学和信息科学之间的交叉学科。在哲学领域，本体是一门关于世界本原的学问，它试图罗列世间万物，并对它们进行准确的定义和完善的分类。在计算机和信息科学领域，本体是一种用于表示领域知识的计算机模型，它定义了一组表示知识的"原语"，如类、属性和关系等。原语定义包括关于原语意义和使用限制的信息。构建本体的目的，则是基于某种共享的概念化，实现程序之间的知识共享和互操作。

本体按覆盖范围和功用的不同，主要可分为上层本体、领域本体、接口本体等。领域本体（domain ontology）是针对特定领域和议题而建的本体。领域本体一般在有关人员之间共享，所以又被称为共享领域本体（shared domain ontology），如基因本体和疾病本体。上层本体（upper ontology），亦称顶层本体（top-level ontology）或基础本体（foundation ontology），表达一些非常一般的、在各领域中含义相同的概念。接口本体（interface ontology）用于表达将两个领域连接起来的概念。另外，还有兼具上述各类本体特点的混合型本体，如 Gellish。

本体通常由某种特定的本体语言进行编码。表示本体的语言和形式化方法有多种，包括框架系统、语义网络、描述逻辑等。其中，描述逻辑以其强大的表达能力和可计算性的保证，已经成为本体表示语言的主流以及语义网的逻辑基础。

本体工程（ontology engineering）是一个新兴的工程领域，旨在构建符合领域需求的本体，实现领域术语的标准化和领域知识的结构化，以支持知识的获取、管理与发现等应用。本体工程往往是由领域团体以协作的方式完成的，所研制的本体则在领域团体内共享。

发展现状　中医药学是一个复杂而全面的知识体系，具有复杂的概念层次结构和网状的知识结构，并且与其他的自然、人文学科之间存在着交叉融合的关系。传统的知识组织系统结构简单、表达能力有限，无法完全解决中医药知识表达中的复杂问题。本体为解决这些问题提供了强大的知识表达和推理能力，因此在中医药领域具有广阔的应用前景。

21世纪初，中医药本体成为中医药知识工程领域的一个研究热点和重要的发展方向。学者们开始尝试基于领域本体，研制符合中医药领域特点的知识表达框架，解决中医学知识的获取、分析和推理等问题。

中医药学语言系统　一个典型的中医药领域本体。中国中医科学院中医药信息研究所从2002年开始，借鉴美国国立医学图书馆的设计理念，采用本体技术研制了中医药学语言系统这一大型语言系统，它以"概念"为核心对中医药学的名词术语进行了系统梳理，建立了中医药概念的层次结构，并描述了概念之间复杂的语义关系。

中医古籍语言系统　是一个参考中医药学语言系统构建的专门面向中医古籍的本体。它以中医药学语言系统的语义类型和语义关系为基础构建的，表示中医古籍蕴含的概念知识点之间的语义网络，支持与中医药学语言系统的兼容检索与查询。

中国中医科学院中医药信息研究所还借鉴SNOMED-CT的成功经验，研制了与中医药学语言系统具有同等规模的"中医药临床术语集"，它是覆盖中医物质、临床所见、病证、操作、治则治法和中药等领域的临床术语集合，共收录约11万条概念词，27万个术语和100万条语义关系。TCM-CT已初具规模，在中医临床数据处理中取得了实际应用。

此外，本体技术在阴阳理论、五行理论、中医诊断学、中医证候学、中药学、方剂学、针灸学等方面也得到了成功的应用。学者们已将本体技术用于：对气的失常与阴阳失调病机的逻辑联系进行建模；对传统针灸学的知识体系进行建模；对五行理论及其在中医临床中的应用方法进行建模；对中医基础理论体系进行建模；对中医脑病学中的概念及其之间的相互关系进行精确描述；对中医证候的语义特点和组成要素进行精确表达；对中医舌诊中的"舌质"（包括"舌神"、"舌色"、"舌形"、"舌态"）和"舌苔"（包括"苔质"和"苔色"）进行知识建模和知识获取；全面描述中药的本质，揭示中药本身及中药间复杂的功效与物质关系，澄清中药的知识结构；对中药方剂的分类、主治、功效、禁忌、配伍等内容进行精确描述。这些工作表明，领域本体能够准确定义中医药领域概念，系统表达它们之间复杂的语义关系，为中医药知识体系的形式化表达和系统管理提供了一种有效手段。这些工作初步验证了本体技术在中医药领域的适用性，为中医药本体工程的发展积累了宝贵的经验。

应用　近年来，中医药本体被广泛用于从文献等知识资源中获取中医药结构性知识。中医药知识获取是计算机自动实现知识管理、知识重组的前提，也是知识工程领域的一个难点问题。学者们已开始采用本体技术，通过对中医医案与中医经典著作文献进行分析和研究，实现了名老中医的知识获取和经验传承。他们采用基于本体的知识获取方法，通过电子病案获取专家丰富的临床经验和诊疗知识，并将病案蕴涵的知识转化为形式化的知识，存入知识库和病案库中，从而支持知识发现和临床决策等应用。

构建中医药本体的另一个重要目的，是解决中医领域知识同其他领域知识的融合，以及中医领域知识内部的融合问题。在中医药领域中，存在着大量富含中医药领域知识的数据库，但它们之间存在严重的异构性，这增加了中医药知识融合的难度。学者们基于领域本体实现了中医药异构数据库的集成，从而将中医各科知识融合为计算机化知识体系，以支持知识的统一访问。

中医药本体也为中医药古代文献的数字化做出了贡献。学者们已开始从中医古籍中提取中医药领域的名词术语，构建面向中医古籍的本体，将其用于从中医古籍中获取结构性知识，从而支持古籍的语义检索和深入分析。此外，中医药领域本体在知识检索、专家系统、中医百科、智能系统等诸多领域得到了广泛的应用。

(崔蒙　于彤)

zhōngyīyào yǔyì guānxi

中医药语义关系（semantic relation of traditional Chinese medicine）　采用知识表示方法，在中医药本体中定义，用于描述中医药概念之间的语义相关性的一系列语义关系。在中医药学语言系统中，定义了一组专门面向中医药领域的语义关系，它们被组织为一个层次结构，具有不同的抽象层次。这些语义关系将中医药领域概念连接成一个大型的语义网络，以利于中医药领域知识的组织与检索。

中医药学语言系统是由中国中医科学院中医药信息研究所于2002年开始研制的，以中医药学科为核心的检索语言集成系统。该系统由基础词库和中医药语义网络两大部分组成。中医药语义网络包括"中医药语义类型"和"中医药语义关系"两大部分，其中语义类型对应网络节点，语义关系对应节点之间的弧。

中医药学语言系统参考统一的医学语言系统，遵循中医药学的思路和理念，定义了58种基本的语义关系，将中医药领域的概念连接起来。语义关系通过确定某概念与其他多个概念的语义关系来实现对概念含义的逻辑化描述。中医药学语言系统运用语义关系的方法来实现概念的逻辑化定义。语义关系分为"上下位关系"和"相关关系"两大类。

"上下位关系"（亦称等级关系、父子关系、类属关系等）是指概念之间在语义上的包含与被包含的关系。在中医药学语言系统中，每个概念至少与一个上位概念建立上下位关系。一个概念也可以拥有多个上位概念。"上下位关系"是构建中医药学语言系统概念层次结构的基础。

"相关关系"是指两个概念之间对等的相关关系。相关关系涉及两个概念，并建立起它们之间的一种关联关系。中医药学语言系统中定义了57种相关关系，它们分为"物理上相关"、"空间上相关"、"功能上相关"、"时间上相关"、"概念上相关"等五大类。这些语义关系除了源于统一的医学语言系统之外，还包括中医药领域的特色关系。例如，"相表里"表达了脏腑以及经络之间的阴阳表里关系，反映的是脏腑经络功能上的相互影响；"开窍于"表达了五脏与五官之间的一个特殊关系，有经络相连（如肾开窍于耳，肝开窍于目等）。

综上所述，上下位关系与相关关系相辅相成：上下位关系从纵向连接两个概念，从而建立概念的等级结构；相关关系从横向来连接两个概念，并确定它们之间对等的语义关系。中医药学语言系统通过语义关系将语义类型连接起来，为领域专家建立具体概念之间的语义关系提供参考和约束。中医药语义关系为中医药术语系统的规范化表达和规范化处理提供了顶层框架，将在中医药术语系统的质量保证和国际推广工作中发挥关键作用。

（崔蒙 于彤）

zhōngyīyào yǔyì lèixíng
中医药语义类型（semantic type of traditional Chinese medicine）

采用知识表示方法，在中医药本体中定义，用于在语义层面上对中医药领域概念进行分类的类型系统。在中医药学语言系统中，定义了126种语义类型，它们被组织为一个层次结构，具有不同的抽象层次。该系统为中医药领域概念赋予了明确的语义类型，以利于中医药领域知识的组织与检索。

中医药学语言系统是由基础词库和语义网络两大部分组成，语义类型是语义网络中的节点，也是语义网络的重要部分。其语义类型系统是参考统一的医学语言系统，遵循中医药学的思路和理念而设计的，分为事件和实体两大类，并由此展开其树形结构。

中医药语义类型的来源包括：①来自中医药领域的特色概念，如"脏腑"、"经络"、"腧穴"等。②从其他领域中引入中医药领域的概念，如"毒性"。③相关的通用概念，如"药用物质"。

中医药学语言系统定义了语义类型之间的等级关系，例如"治法属于中医治疗"、"中药疗法属于治法"等。在最顶层，语义类型被分为"实体"和"事件"两大类，其中实体被定义为"用于对物理和概念实体进行分组的广义类型"；事件被定义为"用于对活动、过程和状态进行分组的广义类型"。

中医药语义类型系统为中医药学语言系统提供了一个分类架构，可以对中医药学语言系统中的每个概念赋予明确的语义类型，并尽量具体化。例如，中医药学语言系统将"证候"定义为"现象与过程"的子类型，因此任何一种"证候"也必然属于"现象与过程"；为"肾虚"这一概念赋予的语义类型是"证候"而非"现象与过程"，但其中隐含着"'肾虚'属于'现象与过程'"这一关系。

中医药学语言系统共有123 397个概念，所用到的语义类型有111个，其中还有个别错误标示语义类型。使用量最多的语义类型包括中医文献、中药、医学人物、动植物、诊断的过程、疾病或证候群、中药化学成分、食疗－药膳、中医机构等。这10个语义类型都属于实体类型，均有较多实例，故包含的概念较多，在语义类型的使用上属于正常现象。中医药学语言系统分类整体框架合理，但在具体下位语义类型的设置上还需调整，不能将过于具体的概念或组合概念作为语义类型。中医药学语言系统的语义类型是一个动态的、逐渐完善的体系，它需要根据中医药学及中医药学语言系统的发展不断调整、修改和完善。

（崔蒙 于彤）

zhōngyīyào shùjù wǎnggé gōngchéng

中医药数据网格工程（traditional Chinese medicine datagrid project）

运用中医药本体和网格计算技术，对中医药领域大量的异质、异构数据资源进行集成，从而实现数据资源互联互通、统一访问的数据网格工程。是中医药知识工程中的一项基础性工作。它针对中医药行业数据资源缺乏整合和有效利用的问题，实现了海量中医药数据资源的语义集成，构建了快捷、准确、智能的中医药搜索引擎，向中医药工作者提供基于数据的知识服务。

信息化是传承和发扬中医药传统国粹的必要途径。国家对中医药信息化的持续投入，在全国范围内产生了为数众多、广泛分布、规模巨大的数据资源。但这些资源普遍存在独立封闭、零散分布等问题，缺乏统一的信息标准、一体化的共享平台机制以及有效的利用手段，严重阻碍了中医药知识传播、转化和普及。

在中医药数据网格工程中，针对网络数据海量增长所带来的语义异构难题和网络资源广泛分布所带来的海量集成挑战，系统性地综合利用语义 Web 技术和网格分布式计算技术，设计并实现了称为 DartGrid 的语义网格平台。DartGrid 是面向数据资源语义融合的解决方案，其主要目标是将关系型数据库映射为虚拟的 RDF 数据集，可以通过 SPARQL 查询来访问。DartGrid 根据 RDF 语义视图理论，将共享领域本体视为数据库集成的全局视图，实现关系型数据与语义本体之间的映射，再利用语义解析、查询重写等关键技术实现领域内的语义查询。DartGrid 的核心功能包括：将关系型数据库映射为 RDF 数据，并且通过一个查询服务端口将映射后的数据发布于关联数据之上。DartGrid 包括两个主要的模块：①DartMapping 用于定义关系模式与本体之间的映射规则。②DartQuery 是一个查询重写引擎，它根据预先定义的映射规则，将 SPARQL 查询翻译为针对底层关系数据库的 SQL 查询。DartGrid 系统被部署于中国中医科学院中医药信息研究所，整合了中医药文献数据库、中药数据库、临床医学数据库、中药化学成分数据库、非处方药数据库、国家基本药物数据库、方剂数据库、医药企业数据库、医药产品数据库、藏药数据库及新药品种数据库等一百多个大型的中医药数据库，构建了大规模的中医药搜索引擎，面向美、日、英、韩、中国台湾等数十个国家或地区的科研人员提供基于数据的知识服务，为中医药领域的知识保护、基础研究以及临床诊疗做出了贡献。

在中医药数据资源被整合起来之后，实现如此复杂、丰富的数据资源的深度利用成为另一个挑战。如何从海量信息中寻找、分析和挖掘出关联模式与有效知识，以指导新药发现与临床辅助决策，是下一个需要解决的问题。在中医药数据网格工程中，围绕日趋增长的中医药海量信息深度利用的重大需求，研制了中医药知识挖掘与分析引擎，在中药方剂的科学解释、中药疗效分析与化学组分挖掘等案例中取得良好效果。

（崔蒙 于彤）

zhōngyīyào zhīshi fúwù

中医药知识服务（traditional Chinese medicine knowledge service）

运用计算机、互联网等信息技术，源于或依赖于中医药知识的行动、工作或过程，由服务者适时、按需实施，以使客户的中医药知识有所增加的服务。中医药知识服务是中医药信息化建设的核心任务，也是中医药知识工程的核心课题。

中医药是一个知识密集型的领域。中华民族在与疾病长期斗争的过程，发展出一套完整的医学知识体系，其中蕴含了一系列有价值的思想方法，如整体观、经络和辨证论治等。中医药领域的理论和知识是中华传统文化的瑰宝。长期以来，中医药知识或由中医专家口耳相传，或以文字方式记录在中医典籍上进行传承。中医药知识的内容相当丰富，但相对分散，缺乏系统化的总结。1949 年以来，现代中医专家致力于系统性地整理前人经验。经过几代人努力，已经建立了相对完整的中医药知识体系，但离中医药知识的完整保护和全面现代化还相去甚远。

随着信息技术革命的发展，中医药工作者开始利用数据库等技术手段来保存中医药知识，并通过基于数据的知识服务手段来实现中医药知识的共享与利用。在复杂多变的现代社会，中医药知识的总结与传承，不能仅仅靠口传心授和文本总结。应充分利用信息技术和互联网平台，通过多种手段实现知识的综合性保护，实现从传统的师徒传承模式到现代的知识服务机制的转化。

中医药知识服务是一种特殊的增值性服务，客户的收益体现在中医药领域知识的增加，继而实现业务技能的提高或业务问题的解决等衍生性收益。在知识服务中，服务的主体可以是个人、软件系统或组织等，服务的客户包括中医专家、临床医师、知识分析师、科研人员和社会大众等。知识服务的宗旨是通过系统性的服务，向客户提供有用、可操作的知识。客户不仅需要文献和作品，也需要可操作知识，来处理实际问题，完成实际任务。可操作知识对实践具有实质性的指导意义，属于最有价值的知识资源，是知识服务的核心对象。典型的知识服务包括：专业答案和建议（一般由资深领域专家提供）、教育、专业支持与辅助、指导意见（如战略分析、策略和政策的制定）和业务计划、知识资源和服务集成、结果报告和状态评估等。

中医药知识服务平台，为中医药领域知识的建模、组织、管理和应用提供了基础设施，是中医药知识服务的具体实现方式。中医药知识服务平台是一个开放性、多样性和动态性的虚拟空间，允许大量用户动态参与，建立信任关系、对话关系和合作关系，通过知识服务发表、交换和消费知识。中医药知识服务平台以中医药本体为核心，整合中医药术语系统、中医临床知识、中医药理论知识、中药方剂知识和中医疾病知识等中医药知识资源，实现了本体服务、百科知识服务、知识搜索服务、知识发现服务、决策支持服务以及 3D 虚拟社区等一系列知识服务，为中医药科学研究、临床实践和新药研发提供了有力支持，为中医药知识的传

承和利用做出了贡献。

（崔蒙 于彤）

zhōngyīyào zhīshi dìtú

中医药知识地图（traditional Chinese medicine knowledge map）

基于中医药知识库，采用可交互的语义图工具，来展示中医药领域知识之间关系的知识展示技术。它是中医药知识工程领域中的一项核心技术，用于中医药领域知识的可视化与导航，在中医药知识管理、知识传播、教育、培训等方面都具有应用价值。

随着人类知识的飞速增长，如何对复杂的领域知识进行展示，使用户容易理解和掌握，成为知识管理领域的一个重要问题。除了人们熟悉的电子书、电子表格、超媒体浏览器之外，知识地图也是知识浏览的一种方式。知识地图能够以图形化的方式形象地展示领域知识，支持用户对领域知识体系进行直观、流畅的浏览，从而驾驭复杂的领域知识。知识地图的特点是直观形象、突出关系、互动性强，其核心优势在于复杂领域的知识展示。正如地图是整个地球的一个直观的局部视图，知识地图也是一个复杂知识体系的局部视图——语义视图。人类习惯于每次处理一个案例及其对应的微型概念结构，针对几个或几十个概念深入剖析。一个有意义的语义视图，不应包含过多的概念。复杂领域（如中医药领域）中存在着至少数万个概念和数十万条事实，每次交互过程只展示其中的一个（人类思维可以驾驭的）模块，这就涉及语义视图的内容选取问题。例如，当用户输入"Tim Berners-Lee"时，应将他的姓名、头衔、参与的项目和认识的人展示出来，而不需要展示"茄子"或"地铁"之类

不相关的信息。知识地图的常见应用包括：文献之间的逻辑关系（如引用关系、提到相同的概念、具有相似的内容等），创意与思想的相互影响及联系，人与人之间的社会关系，药物与疾病之间的治疗关系等。

学者们已将知识地图技术成功地引入中医药领域，将中医药知识以可视化语义图的方式展示，其中节点代表概念，而边代表语义关联。用户可以通过知识地图来浏览领域概念，更加形象地理解它们之间的关联，也可以选择其中的某个概念开始构造查询或搜索。知识地图服务使得用户可以在概念层次上浏览领域信息资源，并发现各种概念或信息元素之间的潜在联系，从而增强了领域知识空间的联通性。知识地图已经被用于五行、疾病、方剂等中医药知识的展示。

知识地图服务的主要特点包括：①抽象性。知识地图将领域知识抽象为符号、线条和文字。②伸缩性。知识地图具有不同的尺度。从反映领域知识总体架构的鸟瞰图，到总结某个知识模块的结构图，直到描述某个具体概念的概念图。③导航性。在知识地图中的节点可以具有超链接，能够导航到相关的资源。

知识地图凸显出了中医药领域核心概念和知识点，快速呈现知识的结构和相关性，与阅读文献等手段相比，可以节约知识检索和获取的时间。知识地图能够实现对中医药知识的有效导航，协助用户迅速发现所关注的知识，驾驭复杂的中医药知识体系；它还能协助用户在浏览中发现具有潜在关联的"知识孤岛"，以促进知识的关联和共享。

（崔蒙 于彤）

zhōngyīyào shùjù

中医药数据 （traditional Chinese medicine data）

在中医药医疗卫生实践过程中，为了对客观事物、事件的记录、描述，由人工或自动化手段加以处理的数字、文字、图形、图像、声音等符号的集合。中医药数据研究是中医药信息学的重点研究方向。中医药数据包括在科技活动中产生的中医药科学数据以及在医疗活动中产生的中医药业务数据。中医药数据库技术的发展，使得中医药数据得以有效的组织、高效的利用，大量中医药数据库的构建，转变了传统的数据存储、获取及利用方式。中医药数据库数据结构日趋复杂，从单表型数据库向多表关联型数据库及多库融合共享平台方向发展；功能也日趋从简单查询发展到数据库关联检索、数据统计及数据挖掘；数据库的检索、统计挖掘也由简单标准词支持发展到大型语言系统支撑，开拓了中医知识密集型数据的处理方法。

中医药与传统医学领域中，最大规模的中医药科技数据库群是中国中医科学院中医药信息研究所研制的共建共享平台，该平台主要为结构型中医药文献数据库，涉及期刊文献、中药类、方剂类、医案类、疾病类、药品类、不良反应类、机构类、标准类数据，该平台为政府卫生决策、医疗、保健科学研究提供数据共享服务，为用户提供可靠的中医学信息检索服务。

在中国中医药管理局的部署下，在全国各地以中医药三级甲等医院为依托建立了中医药研究临床基地。同时在中医药临床研究基地的临床研究过程中产生了大量的临床数据，如何充分利用这些数据，为中医临床和科研服务是中医药信息化进程中主要解决的问题。以中国中医科学院牵头开展的中医"临床科研信息一体化平台"搭建了科研与临床的桥梁，可以充分利用临床科研数据进行深入挖掘，并应用到临床实践中。

（崔蒙 李园白）

zhōngyīyào kēxué shùjù

中医药科学数据 （traditional Chinese medicine scientific data）

围绕中医药卫生领域，从事各项科技活动或通过其他方式所获取到的反映客观世界的本质、特征、变化规律等的原始基本数据，以及根据不同科技活动需要，进行系统加工整理的各类中医药科学数据集。是中医药数据的重要组成部分，主要研究成果包括中国中医药学期刊文献数据库、中药数据库、中医医案数据库、中国方剂数据库、疾病诊疗数据库等。

中医药科学数据与现代信息技术相结合，成为科技创新、医疗卫生发展和国家安全的重要战略资源，是医疗卫生部门制定政策、进行科学决策的重要依据。中医药科学数据既包括了医疗卫生社会公益性事业部门所开展的大规模观测、探测、调查、实验和综合分析所获得的长期积累与整编的海量数据，也包括国家科技计划项目实施与科技工作者长年累月科学实践所产生的大量数据；还具有分离性、驾驭性（驾驭其他资源的能力）、共享性、客观性、长效性、积累性、公益性、非排他性、不对称性、增值性、可传递性和资源性等特点。

中医药在其源远流长的理论传承和临床实践中产生了大量科学数据，中医药信息人员建立了各类结构化主题数据库，以支持中医药科学数据传播、分析及应用，中医药科学数据多以光盘、磁盘、联机服务方式存储在中医药大学、学院及各类中医药研究院所内。中国中医药数据库建设已具备一定规模，形成了以国家中医管理局中国中医药文献中心（中国中医科学院中医药信息研究所）及其全国30多家分中心为主体的中医药科学数据共建共享平台，建立了100余种文献型、事实型中医药科学数据库群，包括中国中医药学期刊文献类数据库、中药类数据库、中医医案类数据库、中国方剂类数据库、疾病诊疗数据库、中医防治各种疾病数据库、民族医药数据库、药品企业数据库、各类国家标准数据库（中医证候、治则、疾病、药物、方剂）、海内外古籍、针灸方法数据库等，其中43个优质数据库在中国科技资源共享中的人口与健康科学数据共享平台上公开，可以免费访问利用。

中医药各类领域的结构化科学数据成为中医药学科雄厚的信息基础，与各类数据挖掘算法、大数据技术、可视化技术相结合，加强了文献理论的传承应用，支撑了相关临床试验研究、新药研发、科研立项等各项研究，在科研、临床、教学、政府决策中发挥着重要作用。另外，中医药文献数据还包含了大量文本型数据，这些非结构化数据承载了大量临床记录和科研信息，总容量巨大，采用传统的数据仓库技术难以进行有效的分析利用。

（崔蒙 杨阳）

Zhōngguó zhōngyīyàoxué qīkān wénxiàn shùjùkù

中国中医药学期刊文献数据库 （traditional Chinese medicine journal literature database system）

收录医学期刊中有关中医药学文

献信息的文献型数据库。是 21 世纪初规模最大，收录最全的中医药学期刊文献型数据库，由中国中医科学院中医药信息研究所于 1983 年开始研制开发，并于 1988 年初步投入使用，为国内外用户提供了数据支持，属于中医药科学数据建设的一部分。

中国中医药学期刊文献数据库涵盖了中国国内出版的中医药学、生物医学及其他相关期刊千余种，包含有中医学、中药学、针灸、按摩、保健等方面的内容，中西医结合医学收录了 1949 年以来的中医药文献题录 140 余万篇，其中 50%~70% 附有文摘。

该数据库采用美国国立医学图书馆的《医学主题词注释表》及中国中医科学院中医药信息研究所的《中国中医药学主题词表》进行规范的主题标引，用以进行精确检索和扩展检索。该数据库每季度更新一次，每年约增加文献 8 万篇。多年来，该数据库已经广泛为国内外中医药院校、科研院所、医院、政府部门、商业部门所采用。

该数据库的著录项目包括：中文文题、英文文题、作者、第一作者单位、第一作者所在地、期刊名称、出版年、卷、期、页码、文献类型、特征词、医学史、资助类型、主题词、关键词、分类号、语种、中文文摘、英文文摘等。

中国中医药学期刊文献数据库的检索途径，可通过文题、作者、单位、期刊（名称、年、卷、期）、特征词、主题词、关键词、主题姓名、文献类型等途径进行检索查询；并可通过主题词及分类号进行扩展检索。

中国中医药学期刊文献数据库是规模最大的中医药文献数据库。该数据库经过了严格的专业标引加工。标引人员通过对中医药学文献主题进行分析，从文献中客观、全面、准确地提炼出主题概念，然后借助主题词表和标引手册，把主题概念转换成主题词，建立检索系统。

中国中医药学期刊文献数据库依据强有力的标准词表的支撑和专业的标引基础，可以提供 18 个专题数据库的服务，分别为：中药文献数据库、中药化学文献数据库、中药药理学文献数据库、中药不良反应和毒理学文献数据库、针灸文献数据库、肿瘤文献数据库、中医性疾病文献数据库、中医老年病文献数据库、中医名医经验数据库、中医临床诊疗文献数据库、中医临床试验文献数据库、中医药学历史文献数据库、中医药研究课题数据库、中医药学文摘数据库、艾滋病中药数据库、中医诊治骨折外伤文献数据库、中医疫病文献数据库、中医诊治褥疮文献数据库。

中国中医药学期刊文献数据库，以其充实的数据成为中医药学科雄厚的信息基础，为中医药临床、科研提供了强有力的信息支持。

（崔蒙 张晶）

zhōngyào shùjùkù

中药数据库（Chinese medicine database）

由中国中医科学院中医药信息研究所研制的以中药材为主题的事实型数据库。是全面介绍中药信息的参考工具数据库。数据库类型为事实型数据库，属于中医药科学数据建设的一部分。

中药是在中医理论指导下，用于预防、治疗、诊断疾病并具有康复与保健作用的药物。其主要来源于天然药及其加工品。中药的发明和应用，是中国传统医药的一个重要组成部分，中药数据具有很高的应用价值。

中国中药数据库经过多年的数据积累和更新，到 2016 年该数据库收录各类中药约 8173 种，综合参考《中华人民共和国药典》《中药大辞典》《中华药海》《中国药材学》《常用中药成分与药理手册》《中华本草》等权威工具书及专著，对每味中药进行了性味、归经、功效、主治、用法用量、产地、化学成分、药理作用、毒理学、药材基原、资源分布、栽培或养殖、采集加工、炮制方法、药材鉴别等多方面描述。中药数据库可以通过中医药数据库检索系统提供中文（简体、繁体）版联网使用；部分数据提供英文版；同时还可以获取光盘版。

中国中药数据库的著录项目包括有药名、品名、汉语拼音、拉丁名、英文译名、中药材基原、动植物形态、资源分布、生态环境、药用动植物的栽培饲养、药材的采收与储藏、药用部位、生药材鉴定、中药化学成分、理化性质、中药化学鉴定、中药有效成分结构式的测定、炮制方法、中药剂型、中药制药工艺、药物作用与药理效应、药物代谢动力学、毒理学、药物筛选、新药的临床评价、实验动物的品种、方剂组成、药物剂量、药物配伍、药性、归经、功效、性味分类、主治、用法用量、用药忌宜、不良反应及治疗、选方、临床运用、各家论述、考证以及药物应用鉴别等。

为了方便用户使用，中国中药数据库可以实现单库以及与中医药数据库检索系统中的多库检索。单表数据库检索可选择最专指的一个数据库进行相应字段的检索。多库可以进行跨库、多类检索。中药数据库的检索途径包括中药的品名、汉语拼音名、英译名、拉丁名、功效、主治、产地、药理作用、化学成分、药材基原、毒理学、用法用量、服用禁忌等。

中国中药数据库可以有助于研究人员高效和准确地进行中药研究选题。系统设计具有针对性、通用性（开放性）、远程化、友好性、多功能化的优点，可按实际需要进行升级和扩充功能，有助于传统中药的研究走向信息化和现代化。

（崔 蒙 李 萌）

zhōngyī yī'àn shùjùkù

中医医案数据库（database for case records of traditional Chinese medicine）

采集、收录、加工、整理中医药期刊文献中发表的有关临床研究和医学案例方面的数据或者某位（些）中医医生的临床医案信息。主要用于诊疗参考、临床研究、统计挖掘中医医案有关规律等的数据库。内容上属于文献数据库，结构上属于关系型数据库，属于中医药科学数据建设的一部分。

此类数据库的经典范例如中国中医科学院中医药信息研究所研发的中医个案数据库及中国中医名家验案数据库，这两个数据库依托中医药虚拟研究院工作平台进行数据加工和数据管理，在科技部基础条件平台人口与健康总中心中医药分中心网站面向大众免费展示和共享。

中医医案数据库的功能结构不仅与不同层次用户的需求相关，还与建库资源的获得有关。大部分的中医医案数据库是基于现有较易于获得和加工的期刊文献、历代医案书籍等材料而建立的通用医案数据库，如中医科学院中医药信息研究所的个案数据库收录了 1984 年以来发表在中医药类期刊上案例数小于 10 例（含）的临床研究和医学案例文献。其著录项目以文献信息为主，包括：中文文题、英文文题、作者、第一作者单位、第一作者所在地、期刊名称、出版年、卷、期、页码、文献类型、特征词、医学史、资助类型、主题词、关键词、分类号、语种、中文文摘、英文文摘、患者姓名、性别、既往治疗、年龄、本次中西医结合治疗、本次治疗、随诊有否、疗程时间、主要中医诊断、主要西医诊断、并发病、证候名称、治法、医生姓名、医生是否作者、医生单位、职称、行医年数、学位、省份、职称分级、名老中医等级等。主流的中医医案数据库都属于关系型数据库，其基本结构是以中医医案基本信息为主表关联多个其他子数据库（表），包括症状库、治法库、病机库、方剂库、中药库等。中医医案数据库的基本功能与数据库的基本功能一致，包括数据的检索、统计、分析。近年来根据临床专业用户的需要，中医药数据的挖掘成为研究热点，王国印等基于临床实践提出了挖掘"疾病-医案-朝代-名医-中药-证候-疗效"等关联信息的重要性和必要性。在中医医案数据库的建立过程方面，王永炎院士等提出了"医案纳入排除、名词术语规范、软件编写、医案录入、统计分析"的步骤基本成为此类数据库建设的基本共性思路。

（崔 蒙 连超杰）

Zhōngguó fāngjìlèi shùjùkù

中国方剂类数据库（traditional Chinese medicine formulae database）

对中医方剂类数据进行收集、存储、处理与分析，进而阐明和理解方剂数据中所隐含知识的平台。如中国方剂数据库、方剂现代应用数据库，以及方剂数据汇交与检索分析平台等，属于中医药科学数据建设的一部分。

中国方剂数据库 收录了由古至今的中药方剂，属于文献型数据库。数据库共收录了来自 710 余种古籍及现代文献中的古今中药方剂 84 464 首，并分别介绍了每一方剂的不同名称、处方来源、药物组成、功效、主治、用药禁忌、药理作用、制备方法等方面信息。著录项目包括名称、别名、处方来源、药物组成、功效、主治、用法用量、用药禁忌、药理作用、制备方法、临床应用。用户可通过方剂名称、方剂别名、处方来源、药物组成、功效、主治、用药禁忌、药理作用等检索途径来对所需要的方剂进行查询检索。

方剂现代应用数据库 收录了包括各种方剂的现代临床应用进展，属于事实型数据库。方剂现代应用数据库主要介绍古今方剂及其现代应用和现代研究等内容，数据库共收录了源自《中华人民共和国药典》《卫生部部颁药品标准——中药成方制剂》及期刊文献中的中药方剂达 9651 种，并对每一方剂，分别介绍了方剂名称、方剂别名、处方来源、剂型、药物组成、加减、功效、主治、制备方法、用法用量、用药禁忌、不良反应、临床应用、药理作用、毒性试验、化学成分、理化性质、生产厂家、各家论述等内容。

著录项目包括方剂名称、别名、处方来源、剂型、药物组成、加减、功效、主治、制备方法、用法用量、用药禁忌、不良反应、临床应用、药理作用、毒性试验、化学成分、理化性质、生产厂家、各家论述。用户可以通过方剂名称、方剂别名、剂型、药物组成、功效、主治、化学成分、生产厂家、临床应用等途径进行所需内容的查询检索。

方剂数据汇交与检索分析平台 与前两个数据库不同,方剂数据汇交与检索分析平台截至2015年仍处于加工阶段,尚未提供检索展示服务。方剂数据汇交与检索分析平台数据库属于文献型数据库。收录了包括普济方在内的古代方剂一万余条,针对每条方剂设立了方剂名称、剂型、给药方式、用法用量、主治简介、用药禁忌、方解、方剂编号、方剂作者、作者类别、出处、作者、年份、页码、书名、出版社、卷号、方剂组成、方剂来源、方剂功效、中医疾病、证候信息等加工字段,并包括原文信息加工及展示。

(崔 蒙 田 野)

jíbìng zhěnliáo shùjùkù

疾病诊疗数据库 (database for diagnosis and treatment of diseases using traditional Chinese medicine)

以疾病为中心,实现疾病相关数据共享服务的中医疾病诊断、治疗信息资源库。该数据库是中医药科学数据的重要组成部分,收集国内1988年以来公开发表的临床研究与治疗的科学与医疗实践项目,收集疾病的病因、病机、诊断、治疗、考证等信息,以疾病为中心,包含流行病学信息,疾病、证候、症状信息,诊断信息表,疗效观察信息表以及治疗信息等相关内容的系列数据库,面向医学工作者提供科研、临床、学习、应用等多方位的信息支持。

疾病诊疗类数据库分为两大类型:一类是"中医疾病诊疗数据库",全面介绍疾病的中西医诊断治疗信息的数据库,共收录疾病3776种;另一类是"中医疾病临床研究系列数据库"。疾病诊疗数据库网址(http://www.escience.gov.cn/newMetaSearchEngine/navigationSearch.jsp),左侧"中医药学"下的"中医"分类下,共22个数据库,均属于疾病诊疗数据库范围,可免费进行检索使用。

资源特色 中医疾病诊疗数据库原名临床医学数据库,该数据库主要收录了疾病名称(中英文)、中西医疾病分类代码、中西医病名定义、中西医病因、中医病机、病理、病理生理、病机、诊断、鉴别诊断和治疗、历史考证等信息。可通过疾病的中英文病名、并发症、病因、发病机制、中医病机、症状、体征、中医治疗、西医治疗等途径进行检索。

中医疾病临床研究系列数据库收录了1988年以来的有关中医药临床试验相关文献30万篇,相关数据数百万条。该数据库具有数据统计与分析功能,根据用户需求,实现了临床研究、诊断、治疗、病证症关系等4大类64种因素分析与相关分析。如通过疾病名称可查到疾病的相关症状、证候、治疗方法、药物使用情况等,并可做出相关分析。数据库系统主要包含中医防治呼吸系统、消化系统、神经系统、心血管系统、免疫系统、中风病、肾病、高血压病、肿瘤、哮喘病、病毒性肝炎、糖尿病、老年性痴呆、冠心病、儿科病症、外科、妇科、男科、不孕症、骨科、五官科疾病等21个专题数据库。

应用 主要应用于数据检索、

数据提供、数据挖掘合作、数据分析、数据库建设等工作。如基于该疾病诊疗数据库研发了多个满足用户需求的专题数据库,包括多囊卵巢综合征现代文献加工检索平台,多囊卵巢综合征古代文献加工检索平台,多囊卵巢综合征多库融合检索平台,冠心病古今文献数据库、肝病文献信息平台、脑病古今文献数据库平台以及中风病、冠心病古今文献数据库等。

(崔 蒙 王 静)

zhōngyīyào yèwù shùjù

中医药业务数据 (traditional Chinese medicine business data)

中医药相关工作过程中产生的数据的总称,是中医药数据的重要组成部分,主要内容包括中医药统计数据、中医药统计指标等。

中医药是中国医疗卫生体系的重要组成部分,中医药相关业务包括中医药事业管理、中医医疗、中医预防保健、中医药教育、中医药科研、中医药产业、中医药市场、中医药对外贸易、中医药文化宣传等相关活动。

中医药学是中国独特的传统医学体系,1949年建国之初,中医药即受到党和政府的高度重视。1982年,中国宪法规定,发展现代医药和中国传统医药;1997年中共中央、国务院《关于卫生改革与发展的决定》进一步明确了中西医并重的方针。除此之外,中国国民经济发展五年规划等都制订了中医药相关方针政策以促进中医药的发展。伴随着中国中医药事业的蓬勃发展,中医药相关各行业不断发展壮大,产生了大量的中医药相关业务数据。

中医药业务数据按照相关行

业领域可分为中医医疗业务数据、中医预防保健业务数据、中医药教育业务数据、中医药科研业务数据、中医药产业业务数据、中医药市场业务数据、中医药对外贸易业务数据、中医药文化宣传业务数据等。

中医药行业发展相关数据包括中医药财政投入、中医药总费用、中医药资源总量、中医药服务总量等数据；中医药事业管理相关数据包括管理机构数、管理人员、管理标准及相关政策法规等相关数据；中医药医疗业务数据包括中医医疗资源数据与中医医疗服务数据，如中医医疗机构数、人员数、床位数、房屋设备及基本建设、资产收入与费用、医疗服务量、质量与效益等数据；中医预防保健业务数据包括中医预防保健机构数、服务量、公共卫生等数据；中医药教育业务数据包括机构数、人员数、教学能力及学生培养等相关数据；中医药科研业务数据包括机构数、人员数、中医药 R&D 课题及科技课题数、中医药科技产出、收入与支出等相关数据；中医药产业业务数据包括中医药产业资源及产业规模等相关数据，如中医药企业数、中药工业总产值等；中医药对外贸易业务数据包括中医药进出口贸易总值等相关数据；中医药文化宣传业务数据包括中医药文化资源及文化推广相关数据，如中医药博物馆数、中医药文化遗产项目数等。

（崔 蒙 胡艳敏）

zhōngyīyào tǒngjì shùjù

中医药统计数据 （statistic data for traditional Chinese medicine）

中医药统计工作活动过程中所取得的反映中国中医药事业发展情况的数字资料以及与之相联系的其他资料的总称。是对中医药事业发展各方面进行计量的结果，是国家卫生统计数据的一部分，也是中医药业务数据的重要组成部分。

中医药统计数据通常以中医药相关机构为单位组织数据的收集与统计，可将同类机构特定指标信息整合在一起，形成有关该机构特定指标的连续记录。可作为中医药事业发展主管部门的决策依据。

组织形式 中医药统计调查组织形式以统计报表制度及抽样调查为主，分别介绍如下：①统计报表制度。统计报表制度是中国定期搜集基本统计资料的一种重要的组织形式。统计报表制度是按照国家或上级部门统一规定的表式、统一的指标项目、统一的报送程序和报送时间，自下而上逐级提供基本统计资料的一种调查方式。统计报表属于经常性调查，调查项目相对稳定，有利于积累资料，并且可进行动态对比分析。统计报表的主要类型有：国家统计报表、部门统计报表和地方统计报表；全面统计报表和非全面统计报表；定期报表和年报；基层报表和综合报表。②抽样调查。抽样调查也是一种非全面调查，它是在全部调查单位中按照随机原则抽取一部分单位进行调查，根据调查的结果推断总体的一种调查方法。抽样调查与其他非全面调查比较，具有两个基本特征：一是按照随机原则抽选单位，排除个人主观意图的影响；二是对一小部分单位做深入细致的调查研究，取得数据，并据此从数量上推算总体。

分析方法 根据统计研究的任务，对统计调查阶段所搜集到的大量原始资料进行统计分组、分配数列等统计整理，使其系统化、条理化、科学化。统计表和统计图是中医药统计数据分析的常用方法。①统计表：统计表是统计用数字说话的一种最常用的形式。把统计调查得来的数字资料，经过汇总整理后，得出一些系统的统计资料，将其按一定顺序填列在一定的表格内，这个表格就是统计表。统计表既是调查整理的工具，又是分析研究的工具。统计表由主词和宾词两部分构成。主词是说明总体的，它可以是各个总体单位的名称、总体各个分组名称。行式上表现为横行标题。宾词是说明总体的指标名称和数值的。形式上表现为纵栏标题和指标数值。从构成要素看，统计表包括总标题、分标题、纵、横栏组成的本身及表中的数字三个部分。②统计图：统计图是根据统计数字，用几何图形、事物形象和地图等绘制的各种图形，如柱型图、横柱型图、曲线图、饼图、点图、面积图、雷达图等，来呈现某事物或某信息数据的发展趋势。它具有直观、形象、生动、具体等特点，可以使复杂的统计数字简单化、通俗化、形象化，便于理解和比较。统计图一般由图形、图号、图目、图注等组成。

（崔 蒙 胡艳敏）

zhōngyīyào tǒngjì zhǐbiāo

中医药统计指标 （statistic indicators for traditional Chinese medicine）

反映中医药事业发展总体现象数量特征的概念和具体数值。是国家卫生统计指标重要的组成部分，也是中医药业务数据的重要组成部分。

中医药统计包含四项内容：指标名称、统计的时间界限和空间范围、计量单位和指标的数值。

中医药统计指标体系正在不断完善与发展阶段，主要包括中医药宏观发展指标、中医医疗、中医预防保健、中医药教育、中医药科研、中医药文化、中医药产业、中医药海外及国际发展、中医药行业管理等方面相关指标。

分类 中医药统计指标主要分为资源指标、产出指标、质量与效率指标、关系指标四类。①资源指标：指与中医医疗、中医药教育、中医药科技、中药生产资源的发展规模有关的指标。如：卫生机构数、床位数、卫生人员数、中医药院校数、中医药专任教师数、独立的科研机构数、中药企业数等。②产出指标：指与中医药在医疗、教育、科技、产业、国际交流等方面的产出规模有关的指标。如：门诊人次、住院人数等、中医药专业招生数、在校生数、毕业生数、中医药专利数、科技成果数、中药产值利润数、海外留学数、境外人士境内就医人次等。③质量与效率指标：主要反映中医医疗服务质量、效率的指标。如：病床周转次数、病床使用率、出院者平均住院日、平均每一医师年诊疗人次数、平均每一医师年担负的住院床日数、中医机构病死率、无菌手术甲级愈合率等。④关系指标：反映中医药在卫生体系中地位和作用的关系指标。如：中医药财政投入和中医药财政投入占全国卫生财政投入的比例、中医地方财政投入占本级医疗卫生机构财政拨款比例等。

应用 根据一定时期内各类中医药相关指标的变化情况，分析其发展趋势及存在的主要问题。如通过一定时间内中医药服务生产效果、工作质量、社会效益、经济效益统计数据的变化情况，

可分析中医医疗机构中医药服务的质量、效率、效益的发展变化趋势及存在的主要问题；通过一定时期内中医药教育统计数据的变化，可了解中国中医药院校教育的资源、条件及学生培养规模的发展趋势及存在的主要问题；通过一定时期内中国中医药科研机构的分布与数量、中医药科研机构人力资源情况、中医药科研机构科研成果情况、中医药科研资助投入情况与科研支出情况、中医药科研基本建设规模与固定资产情况，可分析中国中医药科研整体水平与能力及存在的主要问题；通过一定时期内中国中药、中医器械生产企业数量，中药流通企业数量及人工种养殖药材品种数、中药现代化科技产业基地数、优质种质资源中药品种数等资源情况的变化，可分析中国中药、中医器械工业总产值等产业规模现状及发展趋势。

（崔 蒙 胡艳敏）

tèzhǒng yīxué xìnxīxué

特种医学信息学（special medical informatics） 综合运用计算机科学、生物学、医学、公共卫生学等多学科工具，对航空、航海、航天、地理、气象、地震、洪水、矿难、海啸等特殊环境条件下的医学数据进行收集、存储、处理与分析，进而阐明和理解数据所包含的人体正常或异常生命活动现象及规律的交叉学科。

学科形成与发展史 20世纪50年代，由于信息学知识、理论和技术在特种医学领域的应用与渗透，逐步形成了特种医学信息学这一学科概念。1951年，中国军事医学科学院医学情报研究室（1962年改所）作为全军医学情报中心成立，以学习借鉴外军军事医学经验，加速中国军事医学

发展为主要任务，其核心是服务于军队的相关决策、计划及战略制订。之后海军医学研究所医学科技信息中心、空军航空医学研究所第八研究室等特种医学信息学研究机构相继建立和运行，促进了中国特种医学信息学学科的发展。

研究范围 如何有效地收集、整理、加工和使用海量的特种医学数据，并揭示其内在规律和特征是特种医学信息学研究的重点。特种医学信息学以实现特殊环境条件下所有人群的安全、健康和高效工作的需求为研究目的，通过收集军事医学、航空医学、航海医学、航天医学、地理医学、气象医学、抗震救灾、抗洪救灾、矿难救灾、海啸救灾和法医等领域的卫生保健需求等医学信息，并对这些信息进行加工、整理、分析，形成相关研究领域的信息标准及信息系统，预测人体相应生理及病理过程的机制及规律等信息，探究在特殊环境条件下从业或从事其他活动的人群中，人体组织器官的生理病理变化的规律，以及在内外影响因素作用下导致机体组织器官功能失常的本质。需要综合集成生物学、基础医学、临床医学、公共卫生、机械工程等多学科信息理论和技术，同时掌握特种医学的基本理论、系统的专门知识、相应的研究技能和方法。还可在此基础上，进行气象医学专题信息服务和进行气象疾病预测预报。对于未来的原子战、化学战以及生物战，研究也可提供有关的医学防护信息。

研究方法 特种医学信息学涉及医学信息与工程技术等自然科学学科的交叉融合，涵盖特殊环境条件下所有人群相关样本的统计学研究、实地与文献调研、

危险因素评价等内容。研究方法包括：①可视化知识图谱分析。通过把海量的人群相关样本数据转化成可视化的形式，让人们更容易观察、浏览和理解信息，并且找到数据中隐藏的规律和模式，以监测新出现的热点及趋势。②改良德尔菲法。通过拟定调查表，按照规定程序，匿名征求专家意见，经过几轮征询和反馈，专家们的意见逐渐集中，最后获得具有统计意见的专家集体判断结果。③典型案例剖析法。是对单一的对象及其危险因素进行深入而具体研究的方法，一般对研究对象的典型特征作全面深入的考察、分析和评价。④科学计量和引用分析方法。采用数理统计方法对文献特征进行定量研究，以调研机构分布、著者分布、人才评价等情况。

与邻近学科的关系 特种医学信息学是伴随着医学情报学快速发展、交叉并进，将分别隶属于军事医学、航空医学、航海医学、航天医学、地理医学、气象医学、抗震救灾、抗洪救灾、矿难救灾、海啸救灾和法医等领域的相关研究方向，通过整合而成的特色学科的医学情报学。与医学情报学的关系：特种医学信息学是医学情报学知识、理论和方法与特种医学相结合的新兴学科。特种医学信息学与医学情报学的主要区别在于其特种医学的相关属性。与计算机科学的关系：特种医学信息学需要借助于计算机科学技术来加工、整理、分析特种医学领域的相关数据，以便为特殊环境条件下的判断和决策提供有力的支撑。

应用 随着科学技术的发展、高新技术和材料在各个领域中的应用，特种医学面临越来越复杂

的因素。特种医学科学研究、学科建设和战略决策等都需要特种医学信息学的支持：①为特种医学科学研究提供知识服务。特种医学信息学通过借鉴外军军事医学经验，跟踪科学研究前沿和热点领域，为特种医学科技创新提供知识服务。②为特种医学学科建设提供科技评价。特种医学信息学通过采用数理统计方法对特种医学文献特征进行定量研究和可视化知识图谱分析，为特种医学科技评价提供机构分布、著者分布、领军人才等信息支持。③为特种医学战略决策提供辅助支持。特种医学信息学通过实地与文献调研、危险因素评价等手段，对特殊环境条件下亟需解决的医学问题进行宏观的战略性研究，为决策提供辅助支持。

（王松俊　张　音）

jūnshì yīxué xìnxī

军事医学信息（military medical information） 综合运用计算机科学、生物学、医学、公共卫生学等多学科工具，对军事条件下军队成员健康的理论、技术和组织方法等数据进行收集、加工、整理、分析、预测的过程。从而维护军队有生力量健康，提升军事作业效能，保持、再生和提高军队的战斗力。研究战伤救治、疾病防治、预防保健、军事作业能力的医学维护、特种武器损伤医学防护等信息的收集、加工、整理、分析、预测过程，揭示军事条件对军人健康的影响。军事医学信息与一般医学信息、技术等相关内容相互交叉和渗透，由多学科共存、交叉生成，具有科学、技术、工程系统的综合性特征。与一般医学信息相比，其研究所涉及的对象和环境较为特殊、复杂（如高原环境、低温环境、各

种极限环境等），需要多种学科知识解决实际问题。

（王松俊　张　音）

yuánzǐzhàn yīxué fánghù xìnxī

原子战医学防护信息（information of medical defense against radiological warfare） 综合运用计算机科学、生物学、医学、公共卫生学等多学科工具，对核武器爆炸条件下，光辐射、冲击波、早期核辐射、放射性污染和其他来源的电离辐射等诸多杀伤因素的数据进行收集、加工、整理、分析、预测的过程。从而提升致伤因子损伤规律及人员防护、医学救治研究水平。研究原子战条件下个人和集体医学防护及救治，即辐射和放射剂量监测、放射复合伤诊治、抗放药物研究、事故医学救援等信息的分布规律、存在形式、组织方式、传播手段、应用反馈、技术内容。

（王松俊　张　音）

huàxuézhàn yīxué fánghù xìnxī

化学战医学防护信息（information of medical defense against chemical warfare） 综合运用计算机科学、生物学、医学、公共卫生学等多学科工具，对军用毒剂、燃烧剂、发烟剂等各类化学战剂弹药所致伤害等数据进行收集、加工、整理、分析、预测的过程。从而提升致伤因子损伤规律及人员防护、医学救治研究水平。研究化学战条件下个人和集体侦查、检毒、消毒、防护、急救和治疗等医疗卫生保障工作，即神经性毒剂、糜烂性毒剂、失能性毒剂等毒剂的中毒机制，化学武器综合防护等信息的分布规律、存在形式、组织方式、传播手段、应用反馈、技术内容。随着人类社会的进步和科学技术的发展，对以化学物质为基础研制的新概念

武器的物理、化学特性及医学防护等信息进行收集、加工、整理、分析、预测等，将具有十分重要的现实意义。

（王松俊　张　音）

shēngwùzhàn yīxué fánghù xìnxī

生物战医学防护信息（information of medical defense against biological warfare）

综合运用计算机科学、生物学、医学、公共卫生学等多学科工具，对鼠疫耶尔森菌、霍乱弧菌、炭疽芽孢杆菌等生物战剂及其产生的毒素等诸多杀伤因素等数据进行收集、加工、整理、分析、预测的过程。从而提升致伤因子损伤规律及人员防护、医学救治研究水平。研究生物战条件下个人和集体开展卫生侦查、检验、消除污染等医疗卫生保障工作，即生物战剂的杀伤效应、受生物武器袭击后侦查与检验方法、医学防护的组织与措施等信息的分布规律、存在形式、组织方式、传播手段、应用反馈、技术内容。随着分子生物学、遗传工程技术和微电子技术的不断发展，生物战医学防护信息也将涵盖更多的"基因武器"医学防护信息。

（王松俊　张　音）

hángkōng yīxué xìnxī

航空医学信息（aviatic medical information）

运用计算机和信息技术，进行航空医学相关信息的采集、加工、存储、分析、利用的过程。辅助航空医学领域的科研和实践。航空医学信息是医学信息在航空医学领域的应用，属于医学信息与航空医学等学科的交叉研究领域。航空医学信息研究对象主要包括在大气层和外层空间飞行时的外界环境因素（如低压、缺氧、宇宙辐射等）和飞行因素（如超重、失重等）对人体生理功能影响的数据和信息。

航空医学信息处理的对象是航空医学领域涉及的数据、信息和知识；运用的方法为计算机和网络技术、信号处理和医学成像技术、人工智能、统计学等。研究范畴涉及航空医学数据的编码、分类、术语，如建立航空医学主题词表等；航空医学信息检索系统，如建立航空医学数据库、航空医学索引等；航空医学信息标准；航空医学信息系统，如建立航空医学图形图像系统、电子病历、远程医疗；航空医学辅助决策方法及临床决策支持系统，如建立飞行员选拔系统等。最终目的是为了促进飞行人员健康水平的提高，解决航空医学研究及卫勤保障信息化过程中的难题。

（王松俊　刘伟）

hángkōng yīxué xìnxī biāozhǔn

航空医学信息标准（aviatic medical information standard）

经公认权威机构认可的，从语法和语义的层面规范航空医学信息中的数值、文本、图像等信息的表达和利用的文件。目的是保障航空医学数据共享的流畅和不同航空医学系统数据交互的共融。航空医学信息标准是信息标准化在航空医学领域的具体应用，分为航空医学信息的表达，航空医学的分类编码或概念的标准化、代码化；航空医学信息的交换；航空医学信息的处理与流程。

（王松俊　刘伟）

hángkōng yīxué xìnxī xìtǒng

航空医学信息系统（aviatic medical information system）

利用计算机技术，通过相关信息的收集、处理、存储及发布，建立的航空医学数据的输入、处理、存储、输出和信息反馈控制系统。是信息系统在航空医学领域的具体实践与应用。目的是全面支持航空医学研究、航空医学卫勤保障，使得相关人员在授权范围内，及时获得所需的完整可靠的航空医学数据。

内容　航空医学信息系统主要包括航空医学数据库、航空医学主题词表、航空医学出版物索引三部分。

航空医学数据库　按照航空医学数据结构来组织、存储和管理航空医学数据，主要包括航空医学数据库、航空航天数据库、美国航空医学特许管理示踪数据库系统、中国航空航天医学文献数据库等。

航空医学数据库和航空航天数据库提供了四千多种连续或非连续有关出版物的索引和摘要，包括来自美国航空航天研究所和美国航空航天局的文献。收录的期刊、会议论文、专业期刊、杂志、书籍、专利、技术报告的记录超过 360 万种，可回溯到 20 世纪 60 年代初期。内容涵盖了航空航天和空间科学应用研究的各个方面，分为航空、航天等十类，其中生命科学大类又分为航空航天医学、人-机系统技术与生命保障等五类。

美国航空医学特许管理示踪数据库系统（USAF aeromedical information management waiver tracking system，AIMWTS）详细收录了因严重疾病被考虑丧失飞行资格或特许飞行的所有空军飞行人员的医疗记录，包含体检报告、病历报告、心电图记录、临床记录咨询工作表、航空医学鉴定结论及美国空军航空航天医学院医学评估报告等。

中国航空航天医学文献数据库由第四军医大学、空军第四研究所、航天医学工程研究所、空军总医院等于1991年协作建设，属于文摘型数据库，但2004年后未再进行数据库维护。

航空医学主题词表 航空医学文献的作者、标引者和检索者使用的自然语言转换成规范化的主题检索语言的术语控制工具，是概括航空医学领域，并以规范的、受控的、动态性的主题词为基本组成和以参照系统显示词间关系，用于标引、存储和检索文献的词典。主要的航空医学主题词表包括"航空航天局词库"、"MeSH主题词表"的航空医学主题词和国内的航空航天医学主题词表。

航空航天局词库由美国航空航天局编制，主要收录了美国航空航天局授权的主题词，用以标引和检索"NASA航空航天数据库"和"NASA技术报告"，《航空航天科技报告》、《国际航空航天文摘》等均使用该表。

MeSH主题词表（medical subject headings，MeSH）一部规范化的可扩充的动态性叙词表，美国国立医学图书馆以它作为生物医学标引的依据，编制《医学索引》及建立计算机文献联机检索系统MEDLINE数据库。

中国航空航天医学主题词表建于1991年，由第四军医大学、空军第四研究所、航天医学工程研究所、空军总医院等单位联合编制，收录了航空航天医学专业主题词为1107个，一般医学与生物学主题词为1140个，航空航天工程技术主题词为456个，其他为417个。该表包括主表（主题词字顺表）、分类主题词族索引、英汉对照索引、分类号与范畴号对照表。

航空医学索引 揭示航空医学文献出处、提供航空医学文献查考线索的工具，一般提供时间、作者和主题等查询途径。国外航空医学索引主要有由美国联邦航空医学航空局出版《航空医学报告》和《航空医学国际出版物索引》、美国NASA技术报告服务部出版的《航空航天医学和生物学连续书目索引》，国内航空医学索引包含《中国医学百科全书航空航天医学分卷》《航空军医杂志年度累积索引》《中华航空航天医学杂志年度累积索引》等。《航空医学报告》涉及航空医学及相关活动，索引可按照时间、作者、主题进行检索，列出了1961～2012年美国联邦航空局公布的航空航天医学技术报告。《航空医学国际出版物索引》2010年出版，包含临床航空医学、航空航天作战医学、航空航天生理学、环境医学/生理学、潜水医学/生理学、航空人为因素及其他与航空航天医学直接或间接相关的刊物。

应用 美国航空医学特许管理示踪数据库系统可用于评定其后开展的医学鉴定的效果与质量，保证飞行人员疾病诊治与鉴定结论的客观真实性；还为美军飞行人员疾病诊治的指导性和纲领性文件《特许飞行指导》提供了详实的临床循证数据，使得飞行人员生理选拔条件予以放宽，已形成160种疾病放宽标准的业务指导。

（王松俊 刘 伟）

hánghǎi yīxué xìnxī

航海医学信息（nautical medical information） 研究环境因素引起航海从业人员和有关人员的生理反应、病理变化、疾病流行规律及其诊断与防治措施的信息。通过研究有关的生物医学信息、数据和知识的存储、检索并有效利用，解决在航海卫生管理、临床控制中的问题。是在融合航海医学、计算机学、人工智能、决策学、统计学和信息管理学等多学科知识、理论的基础上，逐步形成的一门交叉学科。航海医学信息是医学信息在航海医学领域的应用，属于医学信息与航海医学等学科的交叉研究领域。

航海医学信息主要研究与航海医学保障相关的信息需求、医学决策支持系统、医学信息系统、电子病历系统、影像信息技术、远程医疗、数据网络以及数据标准等，是在军用的和民用的、水面的和水下的各种船舶航行期间，为航海条件下解决各种特殊医学问题所需信息的集合。航海医学信息作为一门交叉学科，其发展与医学信息学、航海医学、特种医学信息学、环境医学信息和预防医学信息等诸多学科都有密切联系。随着信息技术不断发展，航海医学信息的功能和作用不断扩大，地位不断提高，这已成为航海医学界的共识和未来发展的总趋势。未来的航海医学信息发展方向包括：生物-心理-社会医学模式信息；人-机-环境系统及人体工效学信息；预防医学信息；海难医学救援信息；船员医疗卫生常识信息，医疗急救知识的培训信息，船员适航评估准入信息；改进和完善卫星通讯、远程医疗会诊咨询技术；建立各系统完善的事故、疾病、死亡登记分析中心，建立整个专业领域的医学生命统计网络；航海医学领域信息应用基础理论的研究；潜水医学信息；近海医学信息；航海毒理学信息；航海医学地理学信息；海洋生物活性物质的研究领域和海洋药物的应用信息等。

（王松俊 刘鹏年）

hánghǎi yīxué xìnxī biāozhǔn

航海医学信息标准 （nautical medical information standard）

与航海医学科研、发展相关信息的标准，利用医学信息标准手段来解决航海医学问题的准则和依据，是航海医学相关科学、技术和实践经验信息的总结。航海医学信息标准对于推进航海医学信息的表达与共享，实现数字化信息化医疗，提高航海医学水平，起着至关重要的作用。

内容　航海医学信息标准的划分有以下几种情况：①按照制定和类型划分为国际标准化组织、国际海事组织标准制订的国际标准、中国国务院标准化行政主管部门制订的国家标准、国务院有关行政主管部门制订的行业标准等。②按内容划分为基础信息标准（包括航海医学专业名词术语、符号、代号、制图等）、信息协议标准（包括数据交换、系统协同等）、信息方法标准（包括信息流程、信息说明等）。③按成熟程度划分为法定标准、推荐标准、试行标准、标准草案。

功能和特点　在中国国家标准化管理委员会等国内外机构的推动发展下，航海医学信息标准取得了很多成果。例如：2013年2月1日，原国家卫生部颁布《远程医疗信息系统基本功能规范》（送审稿），作为规范远程医疗信息系统建设的技术标准文件，规定了远程医疗信息系统的总体技术要求、框架和基本功能要求，定义了远程会诊规范、双向转诊规范、远程预约规范、远程专科会诊规范、信息资源规范、安全规范和性能要求等一系列标准，提出了提供远程医疗服务机构应遵循的功能和技术要求，是重要的航海远程医学信息系统的建设

标准规范。交通部曾于1994年颁布了交通部行业标准JT2025-93《海船船员体检要求》，这对保障中国海员的身体健康、稳定海员队伍、减少海上事故起到了重要作用，该标准是现役海员必须遵循的规章之一。

20世纪80年代后，随着舰船活动范围的扩大，卫勤保障要求的提高，海军也进行了相应的航海医学标准研究。1984年起，经过3年努力，完成了沿海198个县市的调查、全面反映中国沿海军事医学地理的专著《中国海军医学地理》，填补中国军事医学地理学的一项空白。在远程医学标准方面，80年代海军卫生部门曾研究成功"舰船医疗通讯简语"，供舰船间及舰船与岸上信号台间使用，信号可用旗语、灯光、音响或无线电等各种通信工具，按规定的程序发送接收。

应用与意义　制订航海医学信息标准，满足了航海医学信息在信息共享、质量控制、科学研究、决策支持等方面的需求，有利于航海医学信息的通用及协调配套，更好的服务于航海事业发展。

（王松俊　刘鹏年）

hánghǎi yīxué xìnxī xìtǒng

航海医学信息系统 （nautical medical information system）

利用计算机技术，通过相关信息的收集、处理、存储及发布，为组织决策和组织控制提供系统支持的信息系统。是信息系统在航海医学领域的具体实践与应用。

内容　航海医学信息系统的发展有其自身特点，更多依赖远程医疗服务模式，远程医疗信息系统已成为航海医学信息系统重要内容。航海医学信息系统主要包括：远程医疗信息系统、远程

信息服务系统、教育培训系统、海洋产物管理系统、船员医学信息管理系统等。

远程医疗信息系统　采用现代通讯、电子和多媒体计算机技术，实现医学信息的远程采集、传输、处理、存储和查询，对异地患者实施咨询、会诊、监护、查房、协助诊断、指导检查、治疗、手术、教学、信息服务及其他特殊医疗活动的信息系统。1997年12月，世界卫生组织对远程健康信息系统定义为："远程健康信息系统是通过医疗信息和通信技术从事远距离健康活动和服务的系统"。20世纪90年代初，中国已建立通过卫星传输的远程会诊系统，通过移动电话进行会诊。1997年9月中国医学基金会受国际医学互联网络协会委托建立起全国远程会诊计算机网络系统。2013年2月1日，原国家卫生部颁布《中华人民共和国卫生行业标准 WS/T XXXXX—2012》（送审稿），作为规范远程医疗信息系统建设的技术文件。

舰船医学信息管理系统　对舰船上相关医疗信息管理的数字化信息系统，系统包括：①数据处理功能。包括数据收集和输入、数据传输、数据存储、数据加工和输出。②计划功能。根据条件，合理地安排各职能部门的计划。③控制功能。根据提供的数据，对计划的执行情况进行检测、比较执行与计划的差异，对差异情况分析其原因。④辅助决策功能。采用各种数学模型和所存储的大量数据，及时推断出有关问题的最优解或满意解，辅助各级管理人员进行决策，以期合理利用人财物和信息资源，取得较大的经济效益。如海军医院船医疗信息系统，海军866医院船（岱山号）

医疗信息系统等。

船员医学信息系统 通过电子信息技术，对船员健康信息记录、职业胜任能力、医疗历史记录等信息进行管理。中国大连海事大学研发的"我国航海类学生适任能力综合评价系统"，对国内航海类学生适任能力、教育和考核、发证管理模式等进行了探讨。

教育培训系统 用于航海相关人员进行职业适宜性教育培训的信息系统，目的是提高船员职业与船员个人之间的匹配程度。浙江交通职业技术学院研发的"海员职业适宜性心理测评系统"，结合中国海运行业的实际情况与现场实验的可能性，筛选出船员身心素质10项测评指标，构建了船员职业适宜性的评价指标体系，提出了单项指标判别标准和船员职业适宜性综合评价模型及其标准。

航海医学专题信息系统 在航海医学相关科研中，从某个专题出发，围绕该专题进行研究，形成的专题性信息系统。如海军医学研究所研发的"海洋天然产物数据管理咨询系统"，针对海洋天然产物相关数据、文献进行组织加工、整理入库。

应用 航海医学信息系统的应用，有助于提高航海医学相关科研、管理、应用的系统性、科学性，减少人为因素影响，提高工作效率，节约成本，减少医疗差错，为航海医学提供更好的信息保障。

(王松俊　刘鹏年)

hángtiān yīxué xìnxī

航天医学信息（astronautic medical information） 人在大气层和外层空间飞行时，外界环境因素（低压、缺氧、宇宙辐射等）及飞行因素（超重、失重等）对人体生理功能的影响及其防护过程中涉及的各类有意义的信息。航天医学信息运用信息、计算机、认知科学等理论、技术和方法，研究该领域信息的性质和规律，对其进行采集、加工、存储、传输、分析、利用，为载人航天决策提供支持，为确保航天活动中航天员的安全、健康和高效工作提供保障。航天医学信息学是特种医学信息学领域的新兴学科，是航天医学和信息学科的交叉学科。

航天医学是发展载人航天事业的重要学科，又称宇宙医学。从医学分类上说，航天医学是一门特殊的环境医学，它是由于载人航天的科学实践需要，在航空医学的基础上发展起来的。在科学研究与发展领域中，航天医学又属于生命科学的一个部分，涉及所有的医学专业，包括基础医学研究和临床各科，无论是治病、防病、保健和康复，还是挖掘人体的潜能都与它有关。航天医学的目的是使人体在特殊环境中能适应、能耐受、能完成航天的特殊作业。20世纪40年代末50年代初，人们在世界范围内进行了广泛的火箭和卫星的生物学试验。动物实验证明人类可以到宇宙航行后，苏联宇航员加加林1961年首次进入太空，美国"阿波罗"飞船1969年成功登月。随后研究了人在宇宙飞行的安全返回、失重对人体的影响等，证明人可以在失重条件下有效地工作和健康地生活。随着航天技术的发展，航天医学也相应地迅速发展。中国航天医学研究起步于20世纪60年代，经历了近40年的准备、预研，自2003年航天英雄杨利伟圆满完成首次飞行后，伴随10年5次载人航天飞行实践，形成了以航天员健康监测保障、失重生理效应防护应用、在轨心理支持和营养食品保障为主要内容的航天员健康保障体系。

研究航天医学信息包括建立相关的航天医学信息标准，形成完善的航天医学信息系统。航天医学信息的研究内容主要包括以下几项：①人员的选拔，选拔什么样的人进入太空的任务，在体制上讲，谁能进入太空要由航天医学研究部门决定。②与航天工程技术人员一起，提出并确定载人航天器的医学和工效学的评价准则，研究与制订人在太空生活工作的生命保障系统的方案，并保障其实现与执行。③研究航天特殊环境因素对人的影响和寻求有效的防护措施。④组织航天员体质训练和锻炼，进行特殊环境的适应与防护训练和实验。⑤研究人在航天中如何提高工作效率。⑥解决航天员在航天全过程，如起飞、轨道飞行和再度返回地面各阶段的医学监督和保障问题。⑦载人航天过程中的救生问题。⑧与工程技术人员合作，解决航天医学研究与实践中所用的地面模拟设备、仪器的医学标准与使用要求。

(王松俊　肖　健)

hángtiān yīxué xìnxī biāozhǔn

航天医学信息标准（astronautic medical information standard） 利用医学信息标准手段来解决航天医学问题的准则和依据。航天医学领域范围内制订和实施的标准。是航天医学相关科学、技术和实践经验信息的总结。航天医学信息标准对于推进航海医学信息的表达与共享，使航天医学行业的运作更加有序，提高航天医学水平，起着至关重要的作用。

航天标准按照标准化系统工程方法论六维结构的级别维，可以把航天标准分为国际、区域、国家、行业（部门）、地方和企业等不同层次级别。如国际标准化组织（International Organization for Standardization，ISO）下属的航空航天技术委员会（TC20）、航天技术委员会（SC14），即 ISO/TC20/SC14，是国际上开展航天标准化的专门组织，发布了一批 ISO 航天国际标准；欧洲航天标准化合作组织（ECSS），则是区域性（欧洲）航天标准化专门机构，成立以来，已发布了一批 ECSS 欧洲航天标准，并对欧空局（European Space Agency，ESA）标准转换做了大量工作；中国国军标（GJB）中航天部分以及航天行业标准（QJ）就是中国国家航天标准和航天行业标准；集团、院（基地）、厂（所）制订的集团标准、院标、所标等则为航天企业标准。

中国的航天标准是以国家军用标准（GJB）的航天部分和航天行业标准（QJ）为主体的。就其范围，两者基本是一致的，只是 GJB 层次要高一级，它的工作对象一般而言层次较高、涉及面更宽。

内容 狭义的航天医学信息标准是指航天医学信息表达上的标准化，实质上就是在航天医学范围内人们能共同使用的对某类、某些、某个客体抽象的描述和表达。广义的航天医学信息标准不仅涉及信息元素的表达，而且涉及整个航天医学信息处理，包括信息传递与通讯、数据流程、信息处理的技术与方法、信息处理设备等。

功能与特点 航天医学信息标准提出并确定载人航天器的医学和工效学的评价标准；研究与制订人在太空生活工作的生命保障系统的方案，并保障其实现与执行；解决航天医学研究与实践中所用的地面模拟设备、仪器的医学标准与使用要求。建立航天医学信息标准应符合的基本原则是：唯一性原则、系统性原则、科学性原则、科研性原则、简明性原则和兼容性原则。

应用与意义 航天医学信息标准在航天医学领域是一个技术性很强的基础工作，如果没有标准将会造成极度的无序和混乱。航天医学信息标准化工作将随着航天医学领域的发展进步而不断前进。在知识经济中，比技术更重要的是标准，不能成为标准的技术将只能是"废技术"，相关投资也只能是负投资。

航天医学信息标准应根据国防科工委提出的《国防科技工业信息技术应用标准体系》的总体框架，研究整理、补充完善现有的航天医学信息技术应用标准体系表，制订有关标准，使航天医学信息技术应用标准尽快协调配套，以规范航天医学信息化工作，加速信息化进程。

（王松俊 肖 健）

hángtiān yīxué xìnxī xìtǒng

航天医学信息系统 （astronautic medical information system）

针对航天中人的生存、健康和保持工作能力有关的医学问题所产生的，由人、信息处理硬件、软件、数据资源等组成的信息系统。建立航天医学信息系统的目的是及时、准确收集、整理、加工、存储、传输航天医学数据，以全面支持医学研究、使得相关人员需要数据时，能在授权范围内，在适当的地点，及时获得完整可靠的数据，进而为行动提供决策信息。航天医学信息系统是航天医学和计算机科学结合的产物，是新兴的医学信息系统。

内容 航天医学信息系统的内涵涉及系统的目标、构成和功能。系统的构成要素是：计算机系统（硬件和软件）、网络通信系统、数据和人，其中也包括系统的组织、管理和规章制度。航天医学信息系统是以航天医学信息组织部门为应用主体的人机系统，功能是全面支持该组织的业务工作与管理决策，完成数据采集、输入、处理、传输、存储、输出和应用。

数据采集与输入 根据航天医学的应用领域及目标不同，所要采集输入的数据也不同，系统采集哪种类型的数据，用什么方法输入，是一项必要的功能设计。数据应在数据发生源地直接输入，是现代信息系统实现输入功能的基本原则，通过网络采集数据已成为现代信息系统的主要途径。数据采集输入的速度和质量是实现信息系统功能的重要环节。

数据处理功能 数据处理是系统功能的核心，包括数据计算、数据分类排序、统计、归并、数据文件结构的组织和管理。随着计算机处理功能取得的惊人提高，运算速度从每秒几千次提高到数十万一次，其功能也从数据处理进入知识处理的高级阶段。

数据存储、传输与管理 现代信息系统的物理存储已从主机内置硬盘和磁带技术发展到采用基于磁盘阵列和光盘技术的存储区域网络技术，并与系统的主机共同构成"数据中心"；而数据的逻辑存储管理应用数据库和数据仓库技术。21 世纪初，全球的数据量在爆炸式增长，数据量的大小由 TB 级增长至 PB 级，并仍在不断增长。大数据存储需求发生了很大变化。数据量的急剧增长不断对数据中心存储系统提出挑战，云环境下的大数据存储成为未来信息系统数据存储的发展趋势。

数据输出与应用 信息系统的数据输出依照应用的不同要求有不同的形式，现代信息系统的数据展现方法日新月异，信息系统输出有价值的数据便是信息。

应用 航天医学信息系统的具体应用分为：①从医学角度研究选拔和训练航天员的最好办法，并制订实施的最佳方案。②研究生命保证系统，包括座舱循环系统、航天服循环系统、供水排泄系统以及营养食品等的医学问题。③研究航天环境中超重、失重、气体成分、压力以及温度等诸因素对人体的影响及其防护原理与措施。④研究航天条件下的功效学问题。⑤研究并实施航天各阶段及完成后航天员的医务监督和医务保证问题。⑥解决研制地面模拟设备过程中遇到的医学问题。⑦研究航天环境生理和物理参数测试、处理、显示、记录等医学问题。

(王松俊 肖 健)

dìlǐ yīxué xìnxī

地理医学信息（geographic medical information） 特定人群健康状况和疾病的地理环境分布及其关系，医疗卫生资源合理配置的相关知识、数据和信息。又称医学地理学。地理医学涉及学科多、范围广，属于交叉学科。因此地理医学信息的收集和记录涵盖其各分支学科内容，包括：自然环境（遥感信息、气象信息、水文信息、地理图谱）、生物环境和人文社会环境（生活习惯、经济背景），生态变化（病理学信息，地域性疾病）、地区药物资源、地域营养与健康信息、地区人口学、流行病学（传染病、环境流行

病）、信息管理等知识、信息。

地理医学信息包括通常所用的数字、文字、符号组成的文本信息，也包括图形、图像、动画、声音组成的视频、音频信息，还有疾病流行和分布等动态信息。地理医学信息可用于人群健康状况和疾病谱调查，慢性病和传染病控制的研究，为医疗卫生发展规划、资源配置、健康管理、疾病防控等提供数据和技术支持。基于地理医学信息构建的地理医学信息系统可实现医学与地理数据资源整合，为用户提供统计分析和结果展示。

(尹 岭 蒋艳峰)

dìlǐ yīxué xìnxī biāozhǔn

地理医学信息标准（geographic medical information standard） 指导和规范地理医学信息数据的获取、传输、存储、交换和使用的准则和依据。

尚无专门的地理医学信息标准，从事有关地理医学研究工作需要参考地理学和医疗卫生信息有关标准。包括：①地理信息标准：1994年国际标准化组织成立的ISO/TC211技术委员会，专门从事于研究和建立地理信息标准。ISO地理信息元数据标准V1.0（1996），即可用于地理医学研究中地理元数据术语的定义、参考及扩展和应用。②医疗卫生信息标准：1999年国际标准化组织成立的ISO/TC215技术委员会制订了有关医学领域信息学标准，并不断更新。中国有医疗机构编码，卫生部制订了有关健康档案、区域医疗、公共卫生等行业标准。还有《饮水健康安全评价的国家饮用水水质标准（2006）》等有关地理与健康的标准。③信息管理标准：主要是用于规范地理医学信息系统建设，用于医疗卫生

资源配置与管理。

(尹 岭 蒋艳峰)

dìlǐ yīxué xìnxī xìtǒng

地理医学信息系统（geographic medical information system） 在计算机硬、软件系统支持下，对特定地区地理分布数据、疾病和健康数据、卫生服务数据等进行采集、储存、管理、运算、分析、显示和描述的信息系统。是地理信息系统在医学领域的应用。主要运用于卫生决策管理、人群流行病学研究、传染病预防、慢性病控制、灾难救援（地震、海啸）、军事医学等方面。

地理医学信息系统的功能主要包括空间数据、人口健康和医疗卫生数据的采集与输入、数据加工、存储与管理、查询检索、统计分析、展示与输出等功能。①灾害医学救援地理信息系统：通过该系统，救灾人员和指挥者能够迅速获得灾害（突发公共卫生事件、地震、洪灾）发生的地域、地理位置、伤病员运送路线、展开救治的地点，医疗后送各阶梯的负荷和收容能力，物资消耗情况、资源需求量，以及需要检查和控制的地区等信息，迅速实施救援工作。②特定地区人口健康地理医学信息系统：该系统的设计和使用，可以为应用者提供特定地区地理、人口、疾病（地方病、多发病、气象敏感性疾病）分布的基本情况和流行趋势等信息。③传染病地理医学信息系统：可以获得传染病时空流行分布现状、趋势等。④卫勤保障地理医学信息系统：可以提高技术战争条件下卫勤保障反应能力及卫勤指挥质量和速度，保证战争胜利，起到重要的辅助作用。

地理医学信息系统可用于疾病时空扩散模式，特定区域生态

环境、社会经济综合病因分析，突发性疾病应急处理措施，大范围卫生疫情评估与对比，医疗保健系统最优配置等方面，为军队卫勤保障、灾害救助、健康管理、疾病研究等领域提供重要的技术支持。

（尹　岭　蒋艳峰）

qìxiàng yīxué xìnxī

气象医学信息 （meteorological medical information）

在研究天气、气候及其变化对人体健康、疾病影响过程中产生、收集、整理和存储的相关信息、数据和知识。气象医学是一门医学和气象学的新型交叉学科，气象医学信息涵盖气象、医学、地理学、生物学等内容。气象医学信息是包括气象与生理、天气与疾病、气象要素对人的精神心理活动的影响等内容。主要用于研究气象敏感性疾病的发生发展规律，提出应对策略和措施，开展气象疾病预测预报，减少疾病发生，对提高全民健康水平具有重要意义。

气象医学信息记录的主要内容包括医学、气象、环境和地理信息四部分。医学数据来自于医院信息系统（门急诊、住院和死亡数据）、公共卫生部门监测信息（传染病监测、死因监测等）、卫生管理部门登记数据（医疗保险和新型农村合作医疗报销记录）以及科研课题组采集的数据。气象数据来自气象部门，分为历史气象监测数据和预测预报数据，如历史极端天气气候数据集、天气气候实时监测信息集、极端天气事件预测数据集等。环境数据来自环保部门，包括PM10、PM2.5、SO_2、NO_2、空气质量指数等环境监测信息。地理信息来自测绘系统，包括行政与地理区划、经纬度、海拔等信息。

气象医学信息涉及多个学科，具有天地人综合信息的特点。气象医学信息应用于卫生决策、医院管理、疾病防控、灾难救援、气象敏感性疾病的预测预报，以及国家人口与健康科学数据共享平台气象医学专题信息服务建设。

（尹　岭　王式功　蒋艳峰）

qìxiàng yīxué xìnxī fúwù

气象医学信息服务 （meteorological medical information service）

收集、汇交、共享气象医学数据资源和工具软件，提供气象医学信息服务的过程。又称国家人口与健康科学数据共享平台气象环境与健康专题服务（"迈福网"），整合医学、气象和环境数据资源，为研究气象环境对人体健康的影响，构建健康气象预测预报模型，提供城市舒适度、健康出行和气象敏感性疾病预测预报等服务。

气象医学专题信息服务是利用气象环境和医学数据资源，加工成气象医学数据产品，研究引起气象敏感性疾病的关键气象要素，建立气象医学数据模型，提供气象与健康和气象敏感性疾病预测预报。内容包括：①医学数据集。临床数据来自医院信息系统，包括门急诊数据、住院数据、死亡报告数据。通过数据抽提、数据清洗和数据加工，形成气象医学专用临床数据集系列。②气象数据资源。利用全国范围内省市县气象监测数据，加工成气象数据集，包括气温、气压、湿度、风速等。③环境数据集。收集整理不同城市、地区环境监测数据，加工成环境数据集。④工具软件。为用户提供气象医学研究中常用的数据统计、分析与建模的工具软件，为研究者提供服务。⑤气象医学科普知识。为用户提供气

象医学基本知识、保健和防病常识。如气候疗养、地域养生、健康出行、应对气象变化防病知识。⑥预报服务。提供疾病预报、天气预报和环境预报等三种形式预报服务，如中暑、犬类伤人、上呼吸道感染发病等级预报等。气象医学专题信息服务整体建设和研究流程如图所示。首先收集气象、医疗、环境等信息数据，对这些数据进行规范化的整理，通过关联性分析得出气象环境要素对人群健康和疾病影响的规律、差异性等，通过这种规律建立发病的预测预警模型，为公众提供预报服务。

（尹　岭　王式功　蒋艳峰）

qìxiàng jíbìng yùcè yùbào

气象疾病预测预报 （meteorological disease prediction）

基于气象医学信息基础数据，利用计算机技术、人工智能建立数学模型，对人群气象敏感性疾病（如中暑、感染性腹泻、脑卒中等）进行预测预报的服务。

原理 人类健康和疾病的发生和复发与气象环境变化密切相关，且存在一定规律。气象疾病预测预报利用医学大数据、气象和环境监测数据通过统计分析、数据挖掘，找出气象敏感性疾病的易感人群和引起疾病发生和复发的气象关键要素、阈值；建立基于气象预报进行人群疾病预测预报模型，在实际应用中对模型进行验证。

方法 气象疾病预测预报从预测方法研究上主要集中在定性研究（如德尔菲法、模糊聚类预测等）、回归预测、时间序列研究，以及一些数学和计算机人工智能模型等。以下几种为国内外气象疾病预测预报研究和业务中常用的方法。

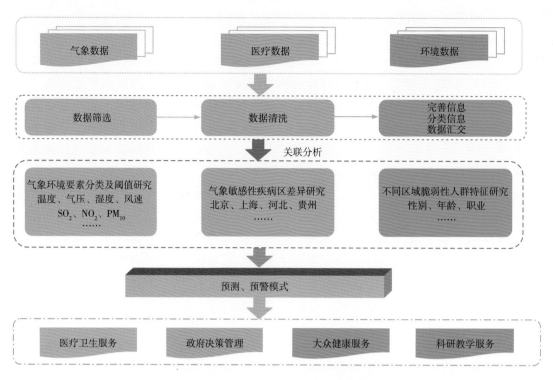

图　气象医学专题信息服务建设流程

时间序列预测　对同一研究人群暴露条件改变后出现的疾病进行预测的方法为时间序列预测。该法能排除诸如年龄、性别、生活习惯、社会经济因素等研究的混杂因素。广义相加模型（generalized addictive model，GAM）是一种最常用的时间序列预测方法，其可通过多种非参数平滑函数来调整季节趋势、环境因素等潜在的混杂因素。

回归预测　采用统计回归分析方法，对气象医学基础大数据进行分析，获得引起气象敏感性疾病发生和复发的气象关键要素，建立回归方程和预测模型。但在实际研究过程中气象医学信息较难服从多元正态分布和方差齐性，多采用非线性的 Logistic 回归模型对疾病进行预测。

人工神经网络模型　通过对几年气象监测数据和人群气象敏感性疾病基础数据的输入，对网络内各个节点的连接权值、神经元阈值进行调整，使模型性能更接近预先设定的目标（预测准确率），是一种可以灵活运用于气象疾病预测预报的，有监督的机器学习和预测预报建模方法。

应用及注意事项　气象疾病预测预报的研究方法具有通用性，但预测模型有着明显地域特征。因此，在某地开展气象疾病预测预报，必须建立本地的气象医学预测模型。预测模型建立后需要进行实证研究，对预测模型进行验证和调整。针对不同气象敏感性疾病提出人群干预策略和方法，并对干预效果进行评估。

（尹　岭　王式功　蒋艳峰）

kàngzhèn jiùzāi xìnxī

抗震救灾信息（earthquake relief information）　地震信息、灾区居民信息、医疗机构信息、救援物资信息以及抗震救灾和恢复重建等有关地震灾害和救援的信息。

如：地震伤员数据库、医保/新农合管理系统、传染病上报系统、慢性病管理系统、妇幼保健系统等。地震信息包括地震位置、震级、破坏程度；灾区居民信息包括人口基本信息、地震伤员信息、健康档案、传染病信息、慢性病信息等；医疗机构信息包括房屋、医疗设备、医务人员、急诊、门诊、住院、手术情况等；救援物资信息包括救援物资的品种、来源、数量、存储、分发等。

地震属于特大突发公共事件，应对地震发生和抗震救灾是一项艰难而巨大的工程。因此，在收集抗震救灾卫生信息时需涵盖多方面内容，且兼顾历史地震灾情和实时地震发生的相关信息。主要包括：①地震灾害信息。地震类型、时间、地域、地震源位置、经纬度、地震级、地震数、气象水文信息等。②灾情信息。如交通及其附属设施破坏状况、次生灾害及次生灾害源、管网破坏状况等。③灾区居民信息：居住人口数量、人文社会背景、生活习惯、伤亡数量等。④医疗卫生状况。医疗力量分析信息，如地震前该地区医疗卫生状况，地震对医疗设施和应急系统的破坏程度，灾后疫情状况等。⑤卫生救援需求。医疗和生活物资需求，卫生救援人员和设备需求，疾病预防等。⑥灾后医疗信息。医疗机构重建信息，疫情控制状况，灾区人员心理创伤信息等。⑦其他，如抗震救灾相关标准等。

历史和实时的抗震救灾信息可以帮助救援人员迅速地获取地震损失统计及分布、开展抢救伤亡人员工作等，也能指导震前的地震监测、预报，以及震后的灾情监测及评估，灾后医学救援、临时医院选址、伤病员后送以及灾后环境卫生整治、传染病预防等工作。

（尹 岭 蒋艳峰）

kàngzhèn jiùzāi xìnxī biāozhǔn

抗震救灾信息标准（earthquake relief information standard）

有关地震、抗震救灾和恢复重建信息采集、数据交换、数据存储和信息发布的相关标准和规范。《中华人民共和国防震减灾法》（2008年修订）制订出防震减灾、灾害预防、地震应急救援、灾后重建条文，《地震现场工作标准》《地震卫生应急预案》《地震应急救援技术岗位资格认证标准》《地震应急救援系列培训手册》《地震应急救援演练指南》涵盖了抗震救灾有关内容。2008年汶川大地震后，中国标准化研究院与中国人民解放军总医院等单位承担了"地震灾区灾后重建医疗卫生服务体系"项目，开展了《地震灾区人口与健康应急数据资源规范研究与示

范》研究工作，制订出《地震灾区伤病员身份标识规范》《地震灾区伤病员健康档案规范》《地震灾区伤病数据集描述规范》《地震灾区人口与健康应急数据资源标准实施指南》和《地震灾害预测及其信息管理系统技术规范》。

抗震救灾信息标准对于提高抗震救灾的管理水平，实现统一指挥、统一调度、及时获得地震灾区可靠信息，派遣救援队伍、运送救援物质，加强现场急救、快速转用，提高抗震救灾能力，搞好灾后重建提供数据共享和信息服务。

（尹 岭 蒋艳峰）

kàngzhèn jiùzāi xìnxī xìtǒng

抗震救灾信息系统（earthquake relief information system）

利用计算机技术进行数据采集、存储、分析抗震救灾数据和信息，建立的地震医学救援信息系统。包括地震医学救援指挥系统、地震伤员数据库、地震医学救援知识库和地震灾区医疗卫生恢复重建等内容。

抗震救灾信息系统从实际出发，满足地震医学救援信息化管理。应急指挥管理信息系统包括地震应急快速响应、地震应急指挥辅助决策、地震应急指挥命令、快速组建医学救援队伍、调配救援药品器械等功能。地震伤员数据库统一标准规范，包括地震伤员登记、转送、手术、康复和功能评价的数据采集、数据传输、数据存储和数据服务。地震医学救援知识库提供防灾减灾知识、地震自救互救常识、伤口包扎、骨折固定、伤员转运、地震伤手术和并发症处理等知识。地震灾区医疗卫生恢复重建信息系统包括各级医院、妇幼保健院、乡镇卫生院和村卫生室信息系统的恢

复重建。地震灾后灾区医保和新农合信息系统的尽快恢复，解决灾区医院大批地震伤员和家属医保报销等问题。

为全国提供地震医学救援预案，具有快速反应统一指挥功能，建立科学救援、安全高效、平急结合、常备不懈的救援机制；为地震伤员登记、转送、手术、康复和功能评价提供信息服务；为地震自救、互救和医学救援提供知识服务；为灾区医疗卫生机构恢复重建提供信息服务。

（尹 岭 蒋艳峰）

kànghóng jiùzāi xìnxī

抗洪救灾信息（flood relief information）

洪涝灾害发生时的灾情信息、人员伤亡、经济损失、灾后恢复重建等数据和信息。为洪水灾害的监测、预警、灾情评估等提供数据支撑和辅助决策。包含：①洪涝灾害信息。洪涝灾害发生的地域、时间、类型，降雨量、水位监测数据，气象预报信息等。②灾情信息。房屋倒塌、人员伤亡和财产损失。③灾区居民信息。受灾人口、转移情况、健康状况。④医疗卫生状况。参与抗洪救灾的医疗队，接受伤员的医疗机构，门诊病人、住院病人、手术记录等。⑤卫生救援需求。医疗救援物质急需的品种和数量，配送和到位情况。⑥灾后医疗信息。灾后伤病员康复信息，医疗卫生机构恢复重建情况。⑦其他。洪涝灾害损失评价信息等。

为建立抗洪救灾信息系统，制订抗洪救灾预案，突发洪灾紧急救援提供指挥、救援人员和救援物资调度提供信息服务。建立伤病数据库，为伤病员登记、转运、门诊、住院康复和费用结算提供信息服务；建立洪涝灾害医学知识库，为自救、互救和医学

救援提供服务。

（尹　岭　蒋艳峰）

kànghóng jiùzāi xìnxī biāozhǔn

抗洪救灾信息标准（flood relief information standard） 应对洪涝灾难发生、抗洪抢险工作和灾后恢复重建有关的法律法规、标准规范、管理办法和应急预案。①国家和地方制订的有关抗洪救灾的法规、管理办法：2007年国家颁布了《中华人民共和国突发事件应对法》，各省市制订了有关防御洪水灾害应急预案和管理办法。②洪灾发生时医疗救援参考相关标准：如《国家突发公共卫生事件应急预案》（2006）、《灾害事故医疗救援工作管理办法》等。③其他：如抗洪救灾信息系统建设时参考通用的信息系统建设标准、数据库建设标准等。

研究制订专门用于抗洪救灾信息标准，对于应对突发洪涝灾害、快速组织救援队伍、科学调用救灾物资，提高救援水平，减少人员伤亡具有重要意义，同时可以避免救援物资的过度配送和浪费。

（尹　岭　蒋艳峰）

kànghóng jiùzāi xìnxī xìtǒng

抗洪救灾信息系统（flood relief information system） 根据防洪减灾实际需求，集洪水预测、监测、分洪、滞洪、洪涝灾害管理、现场救援、伤员转送、医院救治、康复、功能评价和经费结算等数据采集、存储、统计和信息服务为一体的信息系统。又称防洪减灾信息系统。中国水利部遥感应用中心2000年建成并开始运行服务洪涝灾害监测评估业务运行系统。随后，国内水利和地理部门建成了多个洪水风险管理系统、洪涝灾害评估系统等。但截至2016年尚没有专门的抗洪减灾医学救援信息系统。

功能特点 通过防汛监测网和通讯网发布洪涝预警预案，传播洪涝防灾救灾知识，报告洪涝防灾救灾研究成果，为洪涝灾害多发地区制订科学的发展建设规划。洪涝灾害评估系统主要利用遥感等技术、数据分析结果等对防洪做风险分析、洪灾进行灾后的灾情监测，并给出社会经济评估；结合损失预估计提供医疗救助需求。未来的抗洪减灾医学救援信息系统需提供伤员登记、现场急救、伤员转运、门诊、住院、手术、康复、功能评价和经费结算功能，满足抗洪减灾医学救援的需求。

应用 抗洪救灾信息系统按照工程项目的要求结合抗洪防涝科学中的先进技术，实现洪涝发生前的监测、预报，洪涝的灾情监测及评估，灾后救援，灾后重建。可在短时间内使指挥人员获得最直接有效的信息，对洪涝的基本情况做出评估和判断，提高洪涝应急医学救援组织指挥的效果，能够使医学救援资源和人员配置更加科学合理，进而采取快速而有效的行动来拯救生命，保护健康和稳定局势，避免情况恶化。为救灾抢险、防洪决策提供及时准确信息和决策。抗洪减灾医学救援信息系统用于灾区卫生管理部门、抗洪救灾医疗队和当地医疗机构，从现场救援伤员登记开始，包括伤员转运、门诊、住院、手术、康复、伤残评估和医疗经费全套信息管理，避免伤病员在救治中出现中断和经费报销问题。

（尹　岭　蒋艳峰）

kuàngnàn jiùzāi xìnxī

矿难救灾信息（mine disaster relief information） 有关矿难、矿难

救灾和医学救援的数据和信息。包括：①矿区信息。描述矿区地理位置、地形地理分布、井下通道分布等一些基础信息等。②矿难信息。矿难发生的时间、地点、事故类型（瓦斯爆炸、煤尘爆炸、瓦斯突出、矿井火灾、水灾、顶板事故）、诱发因素、伤害程度、人员伤亡数量、现场已采取的应急措施、气象、水利水文信息等。③医疗救援信息。参与矿难救灾的医疗队，接受伤员的医疗机构，医疗救援物质急需的品种和数量，配送和到位情况等。④伤员信息。伤员登记、转运、门诊、住院、手术、康复、伤残评估、医疗费用等。

在矿难应急医学救援过程中，通过科学的信息搜集方法和手段，利用相关的信息技术，获取矿难应急医学救援所需的各种信息，并通过对信息的分析和整合，在矿难应急医学救援的不同阶段制订出相应的救援预案，通过执行过程中的信息反馈及时调整，提高矿难救援水平，减少伤亡。

（尹　岭　蒋艳峰）

kuàngnàn jiùzāi xìnxī biāozhǔn

矿难救灾信息标准（mine disaster relief information standard） 有关矿难救援的法律法规、标准规范、管理办法和救援预案等。包括：①防止矿难发生的相关法规、标准，包括《矿山安全法》（1993）、《特种作业人员安全技术考核管理规则》（1986）、《爆破安全规程》（1987）、《矿山安全监察条例》及《煤炭安全监察条例》（2000）、《安全生产法》（2002）、《安全生产许可证条例》（2004）、《煤矿安全规程》（2005）等，从探矿、采矿到炼矿及设备、人员等作出了详尽的规定。②矿难发生时医疗救援相关

标准。③工伤鉴定。矿难伤员工伤鉴定标准，地方有关矿难赔偿标准等。④救援预案。2009年11月，中国将矿山医疗救护体系被正式纳入国家应急医疗卫生救援体系中。医疗机构也制订了比较完善的应急预案，如《瓦斯爆炸事故医疗救援预案》《煤矿透水事故医疗救援预案》《中毒救治应急预案》和《人员召集应急预案》等。

根据矿难灾害信息标准，遵循矿难救援法律法规、标准规范，按照矿难救援管理办法、救援预案和流程进行信息系统开发。可以提供快捷、适用、科学的矿难救援信息服务。

（尹　岭　蒋艳峰）

kuàngnàn jiùzāi xìnxī xìtǒng

矿难救灾信息系统（mine disaster relief information system）

利用信息技术建立矿难监测和救灾信息系统，为井矿生产企业提供安全生产系统工具软件和为应对突发矿难医学救援提供的信息服务。

功能特点　矿难救灾信息系统利用GIS技术对矿区空间数据进行整合，精确定位，实时监测瓦斯、一氧化碳浓度，进行数据采集和自动分析和预警预报。通常的矿难救灾信息系统设计以下几个功能模块：通讯系统、安全生产子系统、人员定位系统、监测系统、救援电话系统、救生舱、救援决策子系统、事故分析子系统、GIS子系统和自救互救子系统等，实现数据的有效管理、方便而灵活的数据查询、统计、分析，多样的数据表现等功能。矿区都应有矿难救援预案，包括应急指挥、组织救援队伍、调配救援物资、转运伤员、医院救治、康复、功能评价、安装支具等信

息服务内容。

另外，21世纪初国内外开发研制矿难搜救机器人系统，可减少矿难发生搜救队本身遇害的事故发生。搜救机器人可以预先进入搜救队员或者存在极大危险不能进入的区域（如爆炸、浓烟、坍塌隐患），利用机器人随身搭载的多种传感器进行信息获取，从而为搜救提供必要的决策依据。

应用　矿难救灾信息系统可以根据监控系统获取矿难发生时井下各项数据，定位受伤人员，利用通讯系统获取人员伤亡状况等重要信息，为实施救援和急救措施准备提供重要的数据参考和决策支持。目的是对事故隐患的分析，找出容易出现问题的因素，防患于未然。同时紧密结合电子救援系统，在事故发生时通过自救与互救，最大程度减少人员伤亡和财产损失。

（尹　岭　蒋艳峰）

hǎixiào jiùzāi xìnxī

海啸救灾信息（seaquake relief information）　海啸发生的基本信息、救灾需求、医学救援相关信息、历史海啸灾情、海啸预测数值等信息资料。包括：①海啸基本信息。海啸发生的时间、地点、类型（地震海啸、火山海啸、滑坡海啸）、形式（下降型、隆起型；遥海啸、本地海啸）、海啸源位置、级别等海啸监测数据。②灾情信息。受灾范围大小、伤亡人数、房屋倒塌、水电受损、经济损失等。③医学救援。紧急动员医疗队、医院、医务人员信息，伤员现场急救、转运、门诊、住院、手术、康复、功能评价、医疗费用和安装支具等信息。

海啸多发地区的政府部门组织研究制订海啸救灾预案，研发救援信息系统，发布海啸监测信

息，开展大众宣传教育，为海啸预警和救援提供基础数据和信息服务。

（尹　岭　蒋艳峰）

hǎixiào jiùzāi xìnxī biāozhǔn

海啸救灾信息标准（seaquake relief information standard）　为规范海啸监测、预警和海啸救援，编制的有关法律法规、标准规范、管理办法和应急预案等。

中国涉及预防海啸等海洋灾害发生应急管理方面的政策法规有《防震减灾法》《破坏性地震应急条例》等。2003年根据"国务院应急办"的要求，国家海洋局制订了《赤潮灾害应急预案》和《风暴潮、海啸、海冰灾害应急预案》等海洋灾害应急预案，被纳入《国家突发公共事件总体应急预案》的部门预案之中。2009年，中国继续稳步推进海洋灾害应急管理建设，进一步完善海洋灾害应急预案，加强监测预警体系建设，建立了灾情预判、远程视频会商和实况速报等规章制度，健全了实时数据加密观测、预警报发布和24小时应急值班等工作制度。2010年中国发布《关于调整海啸和海冰灾害应急响应标准的通知》和《关于做好2010年度汛期海洋灾害应急管理工作的通知》进一步规范了海洋灾害应急处置工作。

在海啸发生后，紧急医学救援工作可以参考《灾害事故医疗救援工作管理办法》《国家突发公共卫生事件应急预案》等国家标准和预案。

确立海啸救灾信息标准，对海啸应急管理层面的编制、海啸应急救援队伍的建设以及灾前预防、预报预警、应急处理、持续监控、灾后恢复等进行了规范。对发展和完善海啸预警系统、海洋灾害

的评估和防灾减灾、维护人民的生命和财产安全、完善中国海洋灾害应急管理政策、提高海洋灾害应急管理的科学性与合理性具有重要意义。为应急医学救援指挥部门在有限的时间内作出准确、有效且合理的决策提供了基础。

（尹 岭 蒋艳峰）

hǎixiào jiùzāi xìnxī xìtǒng

海啸救灾信息系统（seaquake relief information system）

依据海底地震记录和监测地震附近的潮位变化来确定是否有海啸发生，一旦确定后，迅速给出海啸源的位置、强度，通过海啸传播数值预报模式计算出海啸到达受影响海域的时间和强度，并估算出它的破坏力，通过网络告知受影响的国家和地区，做出应对海啸灾害的措施的预警系统。

利用海啸不断从发源地向外传播的道理，1965 年 26 个国家和地区进行合作，在夏威夷建立了太平洋海啸警报中心（Pacific Tsunami Warning Center，PTWC），许多国家还建立了类似的国家海啸警报中心。1983 年中国正式成为国际海啸协调组的成员国，此后国家海洋环境预报中心开展了中国海啸的预警业务。逐步形成了中国海啸监测预警系统，包括中国海洋环境监测系统、中国地震信息监测系统和太平洋海啸警报中心。20 世纪 90 年代后期，国家海洋局组织开发了太平洋海啸资料数据库、太平洋海啸传播数值预报模式和越洋、近海海啸数值预报模型。

功能特点 海啸综合监测预警主要包括建立地震海啸监测网和通讯网、各个地区和地点制订海啸预警预案、普及海啸防灾救灾知识、加强海啸防灾救灾研究以及在对海啸敏感和脆弱的海岸地区制订科学的发展建设规划。以国际海啸预警系统为例，一般的海啸预警系统多由地震与海啸监测系统、海啸预警中心和信息发布系统构成，其中地震与海啸监测系统主要包括地震台站、地震台网中心、海洋潮汐台站。进行地震信息监测和海啸预警信息发布等。

海啸医学救援信息系统提供医学救援预案，包括预备救援队伍、后送医院、医务人员，提供现场伤员登记、急救、转运、门诊、住院、手术，后期伤员康复、功能评价、安装支具和费用结算等信息服务。

应用 海啸救灾信息系统可在短时间内通知相关国家和地区海啸的预警信息，组织快速撤离，为海啸医学救援提供数据采集、数据传输、数据存储和数据服务，也为海啸发生后应急医学救援组织指挥提供综合平台。

（尹 岭 蒋艳峰）

fǎyī xìnxī

法医信息（forensic medicine information）

法医学研究和法医鉴定等实际业务中所涉及的实物、数据、信息和资源。法医学是应用医学、生物学、化学和其他自然科学理论和方法技能研究并解决立法、侦查、审判实践中涉及的医学问题，为侦察犯罪和审理民事或刑事案件提供证据。

法医信息最早出现于公元前 500 年，中国先秦时期就有了损伤检验，在已发掘的秦墓竹简中，发现他杀、杀婴、自缢、外伤性流产等检验案例的记载。战国末期还有"令史"专门从事尸体检验和活体检验。公元 11～19 世纪，法医信息随着法医学的逐步形成而不断增加，最具有代表性的法医信息著作为中国南宋时期宋慈编著的《洗冤集录》五卷，内容已经涉及检验总说、疑难杂说、初检、复检、验尸等信息。20 世纪以来，经济的发展和自然科学的突飞猛进，促进了法医学的发展，法医信息也得到逐步地完善和体系化。

内容 法医信息收集和记录司法、立法和行政上相关的医学信息、数据、知识和实物资源等。由于其方法和用途的特殊性，法医信息的收集和处理涉及临床医学、病理学、毒理学、精神心理学、法学、化学、生物学、物证学、人类学、伦理学、计算机科学等多个学科领域。法医信息研究和应用的范畴包括法医学数据的收集、整理、分析和利用，如在法医毒物分析，法医学人才培养等方面给予重要的参考；法医信息相关标准的制订（见法医信息标准）；法医相关信息管理系统的建设（见法医信息系统）等。

应用 法医信息数据的收集、存储的最终目的和作用是，对其分析和利用可以更好地为立法、侦查、审判等提供科学证据，为法医学的发展提供基础和参考。

（尹 岭 蒋艳峰）

fǎyī xìnxī biāozhǔn

法医信息标准（forensic medicine information standard）

有关法医学科研、业务和实践相关的法律、法规、条例和标准规范。是开展司法、鉴定、侦查、立案等工作参照的准则和依据。

内容 按照特定的用途和领域，中国法医信息标准主要有以下两类。①司法鉴定相关标准：主要由公安部、司法部、卫生计生委、国家质量监督检验检疫总局等部门制订和颁布，相关标准包括：涉毒案件检材中海洛因的定性及定量分析方法、实验室质量管理类（如法医学人体损伤检验规范 SJB-C-2-2003）、人体损伤程度鉴定标准（如道路交通事故受伤人员伤残评定 GB 18667、劳动能力鉴定职工工伤与职业病致残等级 GB/T 16180、残疾人残疾分类和分级 GB/T 26341-2010）、法医学尸体解剖标准（GA/T 147-1996）等。②法医学法律法规和标准办法：主要由公安部、司法部、卫生计生委等部门制订和颁布，如司法鉴定程序通则、医疗事故处理条例、医疗事故分级标准、医疗事故技术鉴定暂行办法、医疗事故争议中尸检机构及专业技术人员资格认定办法、法医病理学检材的提取、固定、包装及送检方法、法医学物证检材的提取、保存与送检等。

应用 法医信息标准明确规定了各类司法鉴定技术的应用范围，操作规范及相关法律法规、条例办法的适用范围和评价标准，为规范化法医学相关工作提供参考和法律依据。

（尹 岭 蒋艳峰）

fǎyī xìnxī xìtǒng

法医信息系统（forensic medicine information system）

在收集法医相关信息、标准等基础上，基于信息系统的理念和技术，以计算机软件、硬件、存储和电信等技术为核心，收集（或获取）、处理、存储、分配法医鉴定信息等，用于法医鉴定、评判等领域的人机交互系统。

内容 法医领域信息系统有以下几种：①法医鉴定信息管理系统。适用于各大公安、法院对法医鉴定信息的管理，系统主要包括如下三大功能模块：基本信息（委托单位、案发事由、鉴定目的、职业名称、婚姻状况、文化程度、损伤部位、作案工具、

法医信息、鉴定标准条款）、鉴定信息（临床鉴定、尸体鉴定）、查询管理（按法医查询、按鉴定书编号查询、按委托鉴定单位查询）。科学的管理和使用，可提高相关部门工作效率。②法医损伤鉴定系统。以互联网的形式存储公安、法院的伤残鉴定过程中产生的鉴定文件，使法医鉴定结果长期保存，并有详细的记录以备查询。③法医毒物分析信息管理系统。由数据编辑、数据查询、报告打印、资料库权限及安全控制、系统维护等部分构成。实现从样品登记，分析测试，数据审核到结果输出的基本流程管理，以及保证此流程的顺利运行和输出的测试结果及时可靠的管理。可以满足法医毒物分析目的的不肯定性，检验材料的一次性与多样性，分析方法的应变性等特定需要，提高毒物分析工作的严谨性等。④其他。如法医伤检尸检信息管理系统、亲子鉴定信息管理系统等，可以用于特定的方向。

应用 法医信息系统的设计可为公安、司法、法医教育等领域人员提供高效的工作系统和信息查询平台，通过不同的法医信息系统获取信息资料，标准参考等。工作人员通过法医信息管理系统可实现无纸化、高效的办公。

（尹 岭 蒋艳峰）

yīxué qíngbàoxué

医学情报学（medical intelligence science）

研究医学情报的本质特征及其运动规律的学科。换言之，医学情报学是研究医学情报的形成、搜集、分析、重组、增值传递、吸收和使用的一般规律的学科。

学科形成和发展史 20 世纪 50 年代末期，由于情报学理论和情报技术在医学领域的应用与渗

透，出现了医学情报学这一学科概念。1986 年，日本科技情报专家津田良成教授围绕"医学情报"这一学科专门编写了《医学情报》一书。在中国，1958 年中国医学科学院医学情报研究室作为国家医学情报中心成立，以决策者、医学专业人员和社会公众为服务对象，贯彻"立足国内、洋为中用"的原则，实施"广、快、精、准"的工作方针，以收集、整理、评价和介绍国内外医学科学研究的重要成果（包括理论和技术）、进展、动向等为主要任务，其核心是服务于国家、部门的相关计划、决策及其他需要。该医学情报研究室的建立和运行，是中国医学情报研究工作的正式开端，促进了医学情报学科的发展。随之，医学情报机构在省市一级逐渐建立起来。20 世纪 80 年代，中国的医学情报学得到了快速发展。首先，医学情报学从医学科学中独立出来，并具有与医学不同的研究对象、研究内容和研究方法；其次，医学情报机构在相关部门和许多省市自治区纷纷建立起来，在该学科中出现了一批代表性人物，并拥有学科相应的杂志刊物；更为重要的是，多所医学高等院校相继成立了医学图书情报学系，开展医学情报学专业教育。经过几十年的发展，医学情报学不仅拥有自己的学科理论体系，学科的教育更是从本科层次上升到研究生层次，且出现了数量众多的医学情报机构。除此之外，中国还出现了许多医学情报学方面的专业杂志，如《医学情报工作》（后更名为《医学信息学》）、《浙江医学情报》《预防医学情报杂志》和《中华医学图书情报杂志》等。

研究范围 医学情报学的研

究对象是医学科学情报及其活动的各种规律，其研究内容主要涉及：医学情报学基础理论、医学情报交流和利用、医学情报的贮存和检索、医学情报系统和网络、医学情报用户及其情报需求、医学情报教育以及医学情报分析等。从医学情报分析角度出发，其内容涵盖：①医学科技文献分析。包括对文献增长规律、文献老化规律、文献集中分散规律、文献作者分布规律、文献词频分布规律、文献引用规律的研究和利用。②医学科技期刊分析。利用来源指标和被引指标对科技期刊质量做出分析与评价。③医学专利分析。对医学相关专利文献的著录项、技术项和权利信息进行分析、加工、组合。④医学情报分析。利用竞争情报分析、科学计量分析、德尔菲法等专家调查方法、社会网络分析等方法对相关情报进行有序化处理、分析和综合，为特定用户提供决策服务或情报产品。除此之外，医学情报学还包括医学情报的产生、交流、利用。

研究方法 主要有系统科学方法、信息研究方法、跨学科研究法、情报组织方法、情报分析方法等。

系统科学方法 将对象作为系统进行定量化、模型化和择优化研究的方法。其根本特征在于从系统的整体性出发，把分析与综合、分解与协调、定性与定量研究结合起来，精确处理部分与整体的辩证关系，科学地把握系统，达到整体优化。随着科学信息数量不断激增，医学情报领域也出现了通过系统的观点来管理和协调各个系统的相关研究，使各个系统能够协调运作，从而发挥出系统最优性，促进医学情报

学的发展。

信息研究方法 根据信息论、系统论、控制论的原理，通过对信息的收集、传递、加工和整理获得知识，并应用于实践，以实现新的目标。信息方法是一种新的科研方法，它以信息来研究系统功能，揭示事物更深层次的规律，提高和掌握运用医学情报的能力。

跨学科研究法 医学情报学是在医学、管理学、计算机科学等学科基础上融合发展起来并与人文社会科学密切联系的一门综合性交叉学科。跨学科研究能够打破学科间的界限，运用多学科的理论、方法和成果从整体上对某一学科领域进行综合分析，归纳演绎出新的知识、概念或方法，促进其他学科的理论和技术在医学情报学领域中的应用。

情报组织方法 针对医学情报用户需求特点，利用科学方法对已知的知识信息进行信息重组的活动，其主要方法包括分类组织法、主题组织法、文摘组织法和元数据组织法。

情报分析方法 围绕特定主题，通过文献调查、社会调查和专家调查等，搜集大量有关的情报信息，并对之进行系统化、综合化和适用化加工的过程，以掌握事物内在变化规律，及其与周围有关事物的联系，了解其现状并预测未来发展。情报分析评价方法可分为定性分析和定量分析，常常也将两种方法结合使用，根据分析对象的不同，也可分为医学科技文献分析、医学科技期刊分析以及医学专利分析等。

与邻近学科的关系 医学情报学是一门新兴的正在蓬勃发展的学科，它是医学与信息科学、计算机科学交叉的学科。医学情

报学是由医学情报工作的实践和情报学基本理论、方法和技术相结合的新兴学科。它作为情报学的一个重要分支学科，运用情报学的原理、方法和技术来研究医学情报交流过程中的情报学问题。医学情报学的发展和应用需要计算机科学来解决海量医学信息的搜集、处理和加工问题，以产生新的有价值信息，进而不断满足医学情报学的研究和应用。医学情报学是基于情报信息来研究医学问题的分支学科，它属于理论医学的范畴。医学情报学的任务主要是分析研究医学文献以及其他相关的科技情报资料，从而对医学科学发展提供有针对性、指导性的综合分析结论。情报管理（信息管理）要用到管理学的理论，要根据及时有效的信息与情报，在复杂多变的环境中做出准确的判断与决策，需要保证各种情报在机构内外部传递的顺畅，形成良性循环。

应用 情报研究是医学研究中的一个重要环节，在医学生命科学飞速发展和大数据时代背景下，信息需求的复杂性和多样化对情报服务提出更高要求，医学科学研究、卫生决策和战略制订也需要医学情报支持：①面向医学科技创新提供知识服务。医学情报通过跟踪医学学科发展前沿，开展知识发现、科技信息监测与知识演化分析，确定国内外相关研究前沿和方向，嵌入医学科研过程，为医学科技创新提供支撑服务。②面向医学科研管理和学科建设提供科技评价。医学科技评价可以定位医学科研机构的学科地位，提供各学科间的横向对比监测数据，为卫生行政管理机构、科研基金资助机构和科研管理等部门在科技资源分配、科技

竞争环境优化等方面提供信息支持。③面向医疗卫生决策提供情报分析。医学情报分析能够针对医药卫生领域的重点、难点、热点问题进行前瞻性战略性研究，为政府有关部门和社会组织提供政策论证和决策咨询服务。

（王汝宽　李后卿　安新颖）

yīxué kējì wénxiàn fēnxī

医学科技文献分析（medical scientific and technical literature analysis）

对医学文献信息进行收集、整理、鉴别、评价、分析、综合等系列化加工的过程。是一种在医学临床、科研和教学领域内开展的具有科研性质的智能活动。它以用户的特定需求为依托，以定性和定量研究方法为手段，可形成新的、增值的信息产品，目标是为不同层次的医学科学决策服务。

概念辨析 医学科学是文献分析的比较活跃的应用领域之一，文献分析的对象是文献的内容及其相关属性。

科技情报调研 一种偏重定性分析的文献情报分析与综合的过程，即对反映一定时期某一课题领域进展情况的文献情报进行分析和归纳，并以研究报告等多种形式提供的专题情报或系统化的浓缩情报，满足用户或读者的专门需要，或全面了解该领域的现状和发展趋势的需要。又称作情报研究、信息分析等。医学科技文献分析是医学情报调研的基本手段和方法之一。

文献计量分析 一种偏重定量分析的文献分析方法，即运用数学、统计学方法研究文献信息的分布和变化规律的方法，以探讨各门科学书面信息的动态特征，又称书目计量学、书目统计学、文献计量学等。

上述两个概念可以作为文献分析的两种类型，但是随着文献分析技术的发展，两种方法已经融为一体，因此也可以认为是文献分析的两种属性。

理论研究成果 在开展文献分析服务和研究的过程中，文献学及相关领域的专家总结出大量的经验性规律，至 2015 年在文献计量学领域里取得较为丰硕的理论成果。

文献分布规律的研究 对各种层次和粒度的信息和知识的载体进行分析，发现存在着集中和离散的规律，认为是马太效应在科学研究领域的一种表现。包括：①文献集中分散规律。关于某一学科、专业和主题的相关文献在期刊上的分布存在着集中和离散的规律，即布拉德福定律。②文献作者分布规律。作者可以视为来自于同一作者的一组文献的集合，发表不同篇数文献的作者频数存在着集中离散的规律，即洛特卡定律。③文献词频分布规律。词是构成文献的最小知识表达单元，在一篇较长的文章里，每个词出现的频数也存在着集中和离散的分布规律，即齐普夫定律。

文献动态规律的研究 分析科技论文的发表和被利用的数量随着时间变化的动态分布规律。包括：①文献增长规律的研究。文献数量随着时间增长而越来越急剧增长，即指数增长模型等。②文献老化规律的研究。文献被利用的数量也随着时间的增长而急剧下降，可以用文献老化的普赖斯指数、文献半衰期来表示，其变化规律可以用负指数模型来表示。

文献引用规律的研究 对期刊、作者、论文等不同层次和粒度的引用和被引用规律进行研究，

如加菲尔德引用定律以及同被引分析和引文耦合方法的应用。

（崔雷）

wénxiàn zēngzhǎng guīlǜ

文献增长规律（law of literature growth）

科学文献数量随时间的延续而增长现象的内在规律。研究科学文献增长规律可以间接反映知识增长的速度，从一个侧面揭示科技发展的规律，而且还可以为情报的搜集和获取提供一种预测方法。

内容 描述文献增长规律的数学模型很多，比较广泛接受的数学模型包括指数增长模型和逻辑增长模型。随着科学的不断发展，科学文献的增长也成为一种客观的社会现象。对于这一现象人们在 20 世纪初就已注意到。但一直到 20 世纪 40 年代后，由于当时图书馆管理的需要，以及科学史研究以及科技情报工作发展的需要，文献增长规律才被研究者重视，1944 年，美国韦斯莱大学图书馆馆员弗里蒙特·赖德（Fremont Ryder）发现美国主要大学图书馆的藏书量平均每 16 年递增 1 倍。美国科学计量学专家德瑞克·约翰·德索拉·普赖斯（Derek John de Solla Price）将文献增长扩展到科学知识的全部领域，在其 1961 年出版的著作《巴比伦以来的科学》中指出，从 1750 年起，科学杂志的数量大约每 50 年增长 10 倍。1750 年为 10 种，1800 年为 100 种，1850 年为 1000 种，1900 年为 10 000 种。

文献指数增长模型 普赖斯以科技文献量为纵轴，以历史年代为横轴，不同年代的科技文献量的变化过程表现为一根光滑的曲线，这条曲线十分近似地表示了科技文献量指数增长的规律。这就是著名的普赖斯曲线

（图）。普赖斯指出"似乎没有任何理由怀疑任何正常的、日益增长的科学领域内的文献是按指数增长的"。如果用 t 表示时间，F(t) 表示时刻 t 的文献量，普赖斯的指数定律可以表示为公式：

$$F(t) = ae^{bt}(a>0, b>0)$$

式中 a 表示统计的初始时刻（t=0）的文献量，b 表示文献量的持续增长率。

在应用普赖斯的文献增长指数模型的过程中，应注意文献增长符合指数规律是针对某年的文献累积量而言，并非指文献增加量。

文献逻辑增长模型 文献增长的指数模型是一个理想模型，如果按照指数模型，文献累积数量将会无限增长，逻辑曲线模型是对文献增长指数模型的修正表达式为：

$$F(t) = \frac{K}{1+ae^{-kbt}}(b>0)$$

式中 F(t) 为时刻 t 的文献累积量；K 为当 t 趋向无穷时的文献累积量，即文献累积量最大值；a、b 为参数（同指数增长模型）。

文献按逻辑曲线增长的理论相对指数增长模型已经有了很大

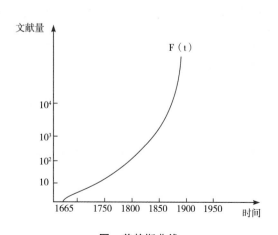

图　普赖斯曲线

的进步；但是其仍然存在着局限性。其一，逻辑曲线是在大量统计基础上得出的结论，并不是从数学上将指数曲线加以修正；其二，逻辑曲线中，当 t 趋于无穷时，F(t) 趋向于 K，即当科学发展到一定阶段时，文献增长率为零，而这是不符合实际情况的。

机制 科学文献作为科学交流这一复杂系统中的子系统，其数量增长要受到许多因素的影响和制约。具体来说，有四个方面。

科研经费和科技人员数量激增 苏联情报学专家米哈依诺夫认为有两个因素，即对科学研究拨款的增加和科学工作者数量的增加。科学发展的基本指标是科研经费、科技人员和科技文献的数量，后者的增加在很大程度上是前两者增长的结果。

科研规模和组织方式的改变 在现代科学时期，世界上的学科专业越来越多，学科之间相互交叉、渗透，相互促进；科学研究的合作化、组织化和国际化程度不断加强；科研人员素质提高，社会著述能力增强等，大大促进了科学生产率的提高和文献的迅速增长。

科研周期缩短和产生成果速度加快 科学技术的发展促进了研究者科研效率的提高，科研效率的提高必然使得成果生成速度加快，科研周期缩短，因此使得文献数量增长速度加快。

信息传播交流手段的改进 通信、出版、发行的技术手段的改进和情报工作

技术越来越先进；各种文献数据库、联机检索、网络信息等情报服务技术提升，大大加速了文献信息的交流，促进科学文献数量的不断增长。

应用 科学文献增长规律可以应用在以下几个方面。

在知识度量和知识管理中的应用 科学文献的数量变化可以反映科学知识量的变化情况，因此，科学文献是度量科学知识量的重要尺度之一。同时，科学文献也是知识管理的主要对象。科学文献增长规律的发现可以为科学知识量增长规律的研究提供依据；而科学知识量增长规律的研究将有助于加深对文献增长规律的认识。

在科学学和科学评价中的应用 对不同的学科来说，描述其文献增长的指数曲线或逻辑曲线中的各个参数值是不相同的。如果能分别对各门具体学科文献增长状况作历史的、全面的统计分析，并绘制出相应的增长曲线，则对评价该门学科所处的阶段、预测其未来的发展，估计该学科不同时期的文献寿命等有一定的现实指导作用。

在科技政策和管理中应用 一个人、一个机构乃至一个国家所发表的文献数量及其增长率，是其主体科技实力的重要体现。这能为人才的评价、流动和选拔使用，科技规划，奖励政策，分配政策和管理措施的制订等提供定量依据，从而提高科技管理的科学化水平。

在情报研究中应用 科学文献数量的增长变化可以反映一个国家某项技术的发展优势和所达到的水平；可以反映某一分支学科或技术领域的产生、发展的全过程和未来的趋势，从而为选择

科研课题、确定技术开发方案等提供决策依据。

在图书情报管理中应用 一个图书馆或情报机构确定经费的合理分配、文献搜集的原则、馆藏增加的策略、存贮空间扩大的措施、情报信息的加工处理、存取服务、开发利用以及自动化、数字化和网络化建设等等，都要以文献的数量及未来增长趋势作为重要的决策依据。这是文献增长规律广泛应用的重要方面和专业领域之一。

（崔 雷 高雯珺）

wénxiàn lǎohuà guīlǜ

文献老化规律（law of literature obsolescence）

科技文献随着其"年龄"（出版距今的时间）增长，逐渐失去了作为科学情报源的价值，从而被用户利用越来越少的规律。老化不是科学知识本身，而是包含这些知识的文献。从文献利用的角度来说，科技文献老化的表现形式主要包括：①文献中的科学知识仍然有用，但目前已被包含在更新的其他文献中。②文献中的知识为后来的文献所完善、补充、发展或超越。③文献中的知识仍然有用，但目前正处于兴趣下降的学科。④文献中的知识不再有用。⑤文献中的科学知识已成为常识。衡量科学文献的老化速度和程度的测度指标中，采用较多的主要有文献半衰期和普赖斯指数。

内容 文献老化的数学模型主要包括负指数模型，巴尔顿-凯普勒方程、布鲁克斯累积指数模型、阿拉莫斯库方程等，大多数以统计文献的引文量按时间的分布数据为基础。其中得到广泛利用的是负指数模型：

$$C(t) = ke^{-at}$$

式中 t 为文献的出版年龄（以 10 年为单位）；C（t）为发表了 t 年的文献的被引次数；k 为常数，随学科不同而异；e 为自然对数的底；a 为文献的老化率，随学科不同而异，且与文献半衰期有关系。如果以文献的出版年龄为横轴，现时正在使用的文献的相对量为纵轴，可描绘出一条负指数曲线，称为文献的老化曲线（图）。

机制 科学文献老化是一种非常复杂的现象，文献老化规律受到多种因素的影响，主要包括四个方面。

文献的增长 增长与老化从不同侧面描述科学文献的发展，阐明科学知识的修正率。文献迅速增长，说明科学知识完善和更新速度加快，内容不完善、不全面的旧文献逐渐被淘汰，引用（利用）频率降低。文献增长越快，文献的老化一般也相应加快，文献的半衰期也越短。

学科性质的差异 文献所属学科的性质和特点不同，文献的时效性长短不一，用户对待新旧文献的习惯也不尽相同，其老化率差异甚大。一般来说，基础理论学科的文献半衰期要长，而应用技术学科的文献半衰期相对短一些，其老化也较快；历史悠久的学科要比新兴学科的文献半衰期长；比较稳定的学科要比在内容上或技术上正在经历重大变化的学科文献半衰期长。

学科发展阶段的差异 学科处于发展初期时，原始文献较少，文献数量一般呈指数增长，文献老化表现为负指数曲线。学科发展进入相对成熟期后，文献的增长速度变慢，有可能不再继续保持指数增长，相应的老化曲线也趋于平缓，半衰期变大。当知识积累到一定量时，会出现由量变到质变的飞跃，使学科进入新的高度和层次，也可能派生出新的分支学科，从而使文献的数量呈指数增长，文献老化曲线也恢复到负指数曲线。

文献类型和性质 通常，科学专著要比期刊论文、科技报告、会议文献等的半衰期长；经典论著比一般论著、理论性比通讯报道性刊物、论述性比介绍性文章、评论性比研究性论文的半衰期长；数据库文献和网络文献的信息老化要比印刷版文献快得多。

用户需求和信息环境 从知识的使用者来说，文献的利用年限因人而异。例如，不同素质的信息用户对文献的要求不同，科研工作骨干往往对最新文献感兴趣，而初涉研究者需要了解历史背景资料。即使同一类用户在不同时期、为不同研究目的，对文献的需求亦有不同特点。此外，不同国家或地区对文献使用的年限也不完全相同。一些科学技术

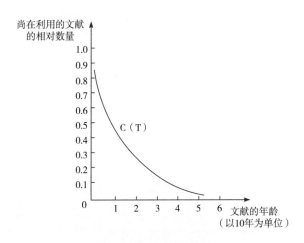

图 科学文献老化曲线

发达的国家对近期发表的新文献感兴趣，而科学较落后的国家在关注近期发表的新文献的同时，也要关注前期文献，借鉴科技发达国家的经验。

应用 文献老化规律的具体应用如下。

制订文献服务原则 文献老化规律为老化速度不同的各类文献的服务原则提供科学依据，提高信息资源利用率。针对老化速度快，半衰期较短的学科或专业文献，信息服务工作要讲求时效，如加强科学信息报道、对专业期刊实行开架借阅、开展针对性强的定题服务等；而对于老化速度较慢的文献可实行电子化、数字化、网络化等多种记录形式以方便收藏及读者利用。根据科学信息的老化指标和数据，还可以定量估计重点编译报道的时限、开架阅读书刊的时间区划、复制文献保存的期限等。

文献剔旧 文献信息的老化数据和指标可以指导剔旧，优化馆藏。在文献工作中，及时剔除老化的文献，是优化馆藏、提高文献服务效率的重要环节。做好文献的剔旧工作，一方面有利于解决书库空间危机；另一方面，由于把老化的文献从有用的文献中"分离"出来，还可以提高文献利用效率。

评价文献 科学文献的老化指标对于掌握文献特性、判断文献时效、确定文献价值十分必要和有益。比如，利用半衰期可评价某一学科或专业文献的老化趋势，以此判断该学科文献信息的时效性；也可评价一种期刊甚至一篇文章的质量，同类期刊或文章相比较，其半衰期越长，则期刊或者文章的时效性越长，说明该期刊或者文章的影响越大，其质量相对越好。

指导阅读 现代科学技术的发展加快了文献新陈代谢的节奏，给信息用户带来了很大挑战。指导信息需求用户了解所研究学科的老化速度及相应的老化指标，合理确定要阅读的文献范围和期限，根据用户信息需求目的指导他们在有限的时间内获得最准确、有效的科学信息，会提高用户使用科学信息的效率。

研究科学发展 规律文献老化规律的研究，可以说明科学发展的规模和速度，解释科学发展规律。例如普赖斯曾应用引用率的变化，解释了第二次世界大战给科学技术带来的中断。研究结果表明，战时理论学科老化缓慢，是因为大部分科学家转行到与战争有关的岗位上，直到战后引用率才能恢复到战前的水平。信息的老化与学科性质有关，根据信息老化的指标数据，可以判断学科的性质以及所处的发展阶段。如果对某一技术领域的信息的老化性质进行研究则可大致确定该项技术的发展速度、适用时间以及在技术上可能被淘汰的年限等。

(崔 雷 侯跃芳)

wénxiàn bànshuāiqī

文献半衰期（half-life of literature） 某学科或专业现时尚在利用的全部文献中较新的一半发表的时间段。又称共时半衰期、中值引文年限。是衡量文献老化速度及老化程度的重要指标。

与共时半衰期相似的概念有历时半衰期。1958年，英国物理学专家兼科学学专家贝尔纳（J. D. Bernal）在一次国际科技情报会议上，建议把源于物理学中测度放射性核素存活时间长短的指标"半衰期"移植到情报学中来，表征文献老化速度，即已出版的文献中有一半已不被使用的时间。该定义适合于老化的历时观察，称为历时半衰期。这两种半衰期概念大体相同。例如，测定出化学文献的半衰期是8.1年，意思是说在统计研究的那一年里，尚在使用的全部化学文献的50%是在最近8.1年内出版的。同时也是说经过8.1年，一半化学文献的利用价值已逐渐衰减。

计算方法 根据定义，通常利用两种方法计算文献半衰期。

作图法 根据统计数据制成引文频次分布表，以引文累积量或引文百分累积量为纵坐标，以被引文献出版的年龄为横坐标作图。在图中找出与纵坐标上引文累积量或百分累积量一半处的对应点的横坐标，即为所求的文献半衰期。

定量模型计算法 根据统计数据建立文献老化模型，再根据定义找出半衰期的计算公式，将相应数据代入求得结果。可根据已有的文献老化模型计算。

适用条件 文献的"半衰期"指标并不是针对个别文献或某一组文献的，而是用于衡量某个学科或专业领域内文献总和的老化速度的一个测度指标。该概念产生后，科学计量学专家普赖斯、莱因、布朗、罗式胜等的研究扩大了半衰期的适用范围，例如相对于不同的主体，可以分为学科文献半衰期、期刊文献半衰期、图书半衰期、论文半衰期、科学家文献半衰期、国家（地区或部门）文献半衰期等；还可以从引用和被引用的角度出发，分为"引用半衰期"和"被引半衰期"。不同的半衰期概念适合不同的老化考察对象。共时半衰期通常评价某一学科文献的老化趋势，而不是指个别文献。而历时半衰期可以指某学科、某期刊甚或某篇文献老化的半衰期。

（崔 雷 侯跃芳）

Pǔlàisī zhǐshù

普赖斯指数（Price index）

在某一知识领域内，出版年限不超过5年的引文数量与引文总量之比。是度量各个知识领域文献老化速度和程度的数量指标。其计算公式为：

$$Pr(普赖斯指数)=\frac{出版年限不超过5年的被引文献数量}{被引文献总量}\times100\%$$

1971年，美国科学学专家普赖斯（D. Price）在对《科学引文索引》（SCI）所做的统计分析中发现，在所调查的一年内所发表文献的全部参考文献中，有一半文献是近5年内发表的。受到这一调查结果的启示，普赖斯认为可以用5年作为划分文献利用程度的标准，出版年限少于5年的文献称为"有现时作用"的文献，出版年限超过5年的称为"档案性"文献，而这两类文献的数量比值可以用来表征相应学科文献老化的快慢以及相应学科的发展特点。于是提出了这个衡量各个知识领域文献老化的数量指标，即后人所称的"普赖斯指数"。

两种文献老化指标的关系

"普赖斯指数"和"文献半衰期"既有联系又有区别。它们都是从文献被利用的角度出发，但以不同的方式来反映文献老化的情况。普赖斯认为"有现时作用"的引文数量与"档案性"引文数量的比例，是比引文的"一半寿命"更为重要的特征；"文献半衰期"只能笼统地衡量某一学科领域全部文献的老化情况，而"普赖斯指数"既可用于某一领域的全部文献，也可用于评价某种期刊、某一机构、甚至某一作者和某篇文章的老化特点。但是随着"半衰期"概念的推广，其适用性不断扩大，而且"半衰期"概念可以用于一般信息老化的度量，而"普赖斯指数"只适用于对文献信息老化现象的研究。

适用条件

普赖斯指数是文献老化规律研究的重要内容和指标之一。一般来说，某一学科或领域文献的普赖斯指数越大，说明其文献的老化速度就越快，反映出该学科的发展比较迅速。普赖斯在统计计算的基础上指出："有现时作用"的文献的普赖斯指数的数值范围是75%~80%，"档案性"文献普赖斯指数的数值范围是22%~39%，各学科的总平均值约为50%。例如，物理学和生物学方面期刊的指数是60%~70%，X射线学和放射学为55%~60%，社会科学为40%~45%，植物学为20%左右，语言学和历史学少于13%。统计实践证明，不同学科期刊的普赖斯指数值不仅与学科有关，而且也与期刊中的文献性质有关。每篇文献平均引文数量较多的综合性期刊，其指数通常比同一主题的科学研究性期刊低。

（崔 雷 侯跃芳）

wénxiàn jízhōng-fēnsàn guīlǜ

文献集中分散规律（law of literature centralization and scattering）

某一学科的大部分相关文献往往高度集中在少数期刊中，而其少数论文则分散于大量期刊上的规律。许多学者对科学文献分布的特点、结构及规律性进行的探讨结果不仅说明了科技论文在期刊中的分布是有规律的，而且表明集中与分散规律是科学文献分布的普遍基本规律。

发展与演变

1933年，英国文献学专家布拉德福（S. C. Bradford）选择两个专业领域为样本，组织当时其所在的英国科学博物馆图书馆的工作人员统计两个专业的相关文献，将期刊按照发文量的多少递减排序，并利用区域分析、图像观察和数学推导三种方法对统计数据进行分析，得出不同学科论文在相应期刊中有着同样的分布规律的结论，并于1934年1月在《工程》发表题为"专科的情报源"一文，首次公开提出定量描述文献分散规律的经验定律。1946年在一次科学会议上，布拉德福宣读了"科技论文的完善"一文，正式提出了文献离散现象。后人将他的研究成果称为"布拉德福定律"。

维克利、格鲁斯、波普、莱姆库勒、布鲁克斯等对布拉德福定律的发展做了很多工作，如维克利推论、格鲁斯下垂及波普的统计证明、莱姆库勒累积分布函数的推导、布鲁克斯公式等，对文献分散规律的发展做出了重要贡献。马费成等运用布拉德福定律的区域法分析BIOSIS, INSPEC及COMPENDEX三个数据库的四组数据，发现三分区的第三区、多区划分的最后几区期刊数量增大，使得按相等论文数划分的期刊序列不成等比级数。用莱姆库勒函数拟合这四组数据，两组数据通过了K-S检验，另两组未通过。采用Logistic模型来拟合四组数据均通过了K-S检验。可见，宏观层次的科学信息（文献单元）的离散分布显示出不同于传统布拉德福定律所揭示的情况。在微观层次上（关键词或主题词）研究科学信息的离散分布，核心词的分布也表现出与文献单元同样的规律，但其离散程度更大。崔雷在 1999 年研究得出美国大学网站被链接的次数也呈现出符合布拉德福定律的分布。布拉德福区域法与图像法也是确定核心网站的重要方法。

文献集中分散规律的机制 ①文献分散是普遍现象，一个学科的论文分散在其他学科期刊上屡见不鲜。布拉德福认为，文献分散规律可以在理论上从科学统一性原则出发定性地推导；也可以从对相关期刊所载论文的数量统计基础上定量地推导。②科学统一性原则，每一个学科都或多或少与其他学科相关联。因此，才出现一个学科的文献出现在另一个学科期刊之中的现象，这也是文献分散规律的重要基础。

（崔 雷 张 浩）

Bùlādéfú dìnglǜ

布拉德福定律（Bradford's law）

由英国文献学专家布拉德福（B. C. Bradford）于 1934 年提出的描述某一学科或主题的相关论文在期刊中分布规律的经验定律。与齐普夫定律、洛特卡定律并称为文献计量学领域最基本的三大定律。

内容 如果将科技期刊按其刊载某学科专业论文的数量，以递减顺序排列，那么可以把期刊分为面向这个学科的核心区和包含与核心区同等数量论文的几个区，这时核心区期刊的种数与相继各区的期刊种数满足 $n_1 : n_2 : n_3 : \cdots\cdots = 1 : a : a^2 : \cdots\cdots$。其中 n_1、n_2、n_3 分别为核心区及相继区的期刊种数，a 为布拉德福常数。

发展与演变 其演变经历了四个阶段。

定律的提出 布拉德福选择了"应用地球物理学"和"润滑"两个学科和专业领域为样本，统计了 490 种期刊发表的 1727 篇相关论文，将期刊按相关论文载文量递减排序，然后将期刊按论文数量相同划分为三组，结果发现三组期刊的种数比例呈现 $1 : n : n^2$ 的规律。

布拉德福还对收集的数据进行了图像分析，取上述各区的期刊种数的对数为横坐标，以相应论文累积数 R（n）为纵坐标进行图像描述，即为布拉德福分散曲线（图，曲线 APB），曲线由两部分组成：对应核心区上升的一条曲线 AP 和对应相继区直线 PB。

维克利推论 英国情报学专家维克利（B. C. Vickery）于 1948 年从布氏定律的区域表达式出发，经逻辑推导，得出：①严格地讲，布拉德福分布即使不考虑末端下弯的部分，在图像上也并非直线，而是一条曲线。②布拉德福定律适用于划分多个区，分区不同其比例系数也要相应地发生变化。

格鲁斯下垂 美国学者格鲁斯（Q. V. Groos）于 1967 年分析指出，布拉德福曲线在进入直线部分后，并不是总呈直线延伸下去，最终总是要弯曲下垂，使布拉德福定律的图形变为三部分：上升的曲线部分、直线部分及弯曲下垂部分，后者则是"格鲁斯下垂"（图，BD 部分）。加拿大的波普（A. Pope）通过研究，得出现代布拉德福分散曲线和计算条件。曲线 AP：$1 \leqslant n \leqslant 10$；直线 PB：$10 < n \leqslant 200$；曲线 BD：$n > 200$，

直线开始下垂。波普实际统计的期刊总数 N 及其刊载相关论文累积数都小于利用布鲁克斯公式所得的数值。正是因为这种统计不足，不能代表全部文献，所以布拉德福分布曲线出现格鲁斯下垂。

布鲁克斯经验公式 英国情报学专家布鲁克斯（B. C. Brooks）于 1969 年首次用数学公式描述了布拉德福的经验定律，发展了图像描述方法，完善了布拉德福分散定律。

$$R(n) = \alpha n^{\beta} \quad (1 \leqslant n \leqslant c) \tag{1}$$

$$R(n) = K \log \frac{n}{s} \quad (c \leqslant n \leqslant N) \tag{2}$$

两个公式分别表示图像的曲线部分和直线部分。其中 n 为期刊等级排列的序号；R（n）对应于 n 的相关论文累积数；α 为第一级期刊（核心区）中相关论文数；c 为核心期刊数，即曲线进入光滑直线部分的交点的 n 值；N 为等级排列的期刊总数；β 总小于 1，是与核心期刊数量有关的参数，大小为分布图中曲线部分的曲率；k 为参数，等于分散曲线中直线部分的斜率，可用实验方法求得，当 N 足够大时 $K \approx N$，s 为参数，等于图形直线部分反向延伸与横轴交点的 n 值。布鲁克斯等人发

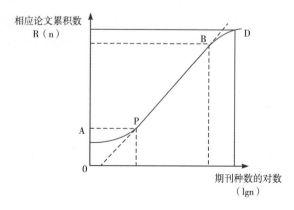

图 布拉德福分散曲线

现，随着学科范围的扩大，s 值也增大且与学科发展阶段有关。所以，s 可作为比较学科幅度和成熟程度的参考。

局限性　布拉德福定律仅从数量特征而未从内容特征揭示集中与分散现象，从科学信息产出的角度而未从文献利用的角度进行研究，因此在解释科学信息的分布现象中还存在一定的局限性。

应用　可以应用于：①确定核心期刊。②科技期刊导购。③考察检索工具的完整性。④动态馆藏的维护。⑤学科幅度的比较。⑥网络计量学的应用。⑦其他领域的应用。如对许多社会现象的分析。

布拉德福定律有着严格的应用条件限制，只有在充分满足这些条件时才成立。主要条件包括：①论文的学科与专业领域或课题范围应清楚划定。②被分析的相关学科、领域或课题的期刊清单，以及对这些期刊中刊载的相关论文的统计应是充分的。③被分析的期刊的时间应清楚限定，以保证有关文献数据统计的一致性。

（崔雷 张浩）

wénxiàn zuòzhě fēnbù guīlǜ

文献作者分布规律（literature author distribution regulation）

对科技文献作者群的数量和质量进行分析，揭示作者群体的构成、分布、规模及动态变化等的规律。为考察科学发展规律提供参考，也是文献质量评估的参考依据之一。

机制　通过发表科技文献表达科学思想是科学活动的重要表现之一，科研工作者即文献作者是科学发展的主体。因此，科技文献作者群体的数量和质量与科学发展是密切相关的。

20 世纪伴随着科学的快速发展，科学领域向更深更广的方向扩展，科研经费和科研人员数量的增加导致科技文献和科技期刊的数量都出现了大幅度的增长。一方面，科学家们在学术优先权确定的激励下，为了使自己的科学劳动和科学成果得到社会的承认，通过发表大量的学术论文或专著来争取学术优先权；另一方面，现代科学社会中主要以个人的学术论著作为学术资格认定的衡量尺度，因此出现了科学家发表文献的竞争。但是，科研工作者本身的素质有差异，所从事的研究领域不同，著述表达能力也各有不同，作者群体内部以及作者群体与外部环境之间都呈现出复杂的关系。因此，探讨文献作者的群体构成、分布、规模及动态变化等分布规律愈加引起人们的关注。

研究内容　以文献作者为主体，科技文献作为主体的生产物，可以考察科技文献在作者群体中的分布规律，如描述科学工作者人数与其所著论文数之间的关系的著名的洛特卡定律，通过文献数量与作者数之间定量关系确定高产作者的普赖斯定律。此外，威廉姆斯、西蒙、休克瑞等人也都对科学论文的著述率进行了深入的研究，发展了一些新的方法，建立了新的模型。

通过分析调查作者合作情况，探索科学研究形式的趋势走向。合作论文是科研合作最显著的表现形式之一，通过合作论文可以改善科学劳动组织，提高科学劳动效率，增加科研成果数量。还可以根据文献相互引用的关系建立作者合作网络等。

应用　从作者角度出发，明晰作者与其他文献计量学统计特征之间的关系，找出规律性，在科学学研究、科技发展史研究、考察学科发展轨迹、编制作者索引、预测学科兴衰趋向与规模、评价杰出科学家、科学规划的制订、实施科学管理等方面具有广阔的应用前景。

（崔雷 闫雷）

Luòtèkǎ dìnglǜ

洛特卡定律（Lotka's law）

发表 n 篇论文作者数量约为发表 1 篇论文作者数量的 $1/n^a$，其中 a 几乎总是等于 2 的规律。又称"平方反比定律"或"倒数平方定律"。是描述科学生产率的文献作者分布规律，揭示作者频率与文献数量之间的关系。具体来说，就是发表 2 篇论文的作者数量约为发表 1 篇论文的作者数量的 1/4（$1/2^2$）；发表 3 篇论文的作者数量约为发表 1 篇论文作者数量的 $1/9(1/3^2)$；发表 n 篇论文的作者数量约为发表 1 篇论文作者数量的 $1/n^2$……，而发表 1 篇论文作者的数量约占全部作者数量的 60%。

内容　1926 年，洛特卡在其"科学生产率的频率分布"一文中提出"科学生产率"的概念，即科研人员在科学上所表现出的能力和工作效率，通常用其发表的科学文献的数量来衡量。在该文中，洛特卡论述了化学与物理学领域中作者频率与论文数量的分布规律，提出了描述这两者关系的一般公式，同时还阐述了科学生产率的平方反比律，他的研究成果被称为洛特卡定律。其数学表达式为：

$$f(x) = C/x^2 \qquad （式1）$$

式中 x 为论文篇数；$f(x)$ 为发表 x 篇论文的著者占著者总数的百分比；C 为某主题领域的特征常数。通过级数求和可以得出 $C = 6/\pi^2 = 0.6079 = 60.79\%$，即写一篇论文的著者占全部著者总体比例的 60% 左右。

由于 C 在数值上等于 f(1)，故式（1）可变为：

$$f(x) = f(1)/x^2 \quad （式2）$$

式中 f(x) 为发表 x 篇论文的著者数量。该式在实际中更常用和方便。但是，后人在研究过程中发现，式 1 并不能原封不动地照搬到其他学科。1986 年，帕欧对该公式进行修正，提出广义洛特卡定律，公式为：

$$f(x) = C/x^\alpha (1.2 < \alpha < 3.8) \quad （式3）$$

与式 1 相比，式 3 的适用范围更加广泛。

应用 洛特卡定律是文献计量学中诞生最早的一个基本定律，被认为第一次揭示了作者与数量之间的关系。由于许多现象在分布上都表现出洛特卡频率的特征，因此洛特卡定律在实际中有着广泛的适用性。①反映科技劳动成果状况：通过发表论文，科研人员的劳动成果得到社会的认可，因此可以把发表科学论文的数量作为评价科研人员劳动的主要指标。利用洛特卡定律，可以考察科研人员在一定时期内以科学论文形式出现的科研成果的状况。②估计科学劳动规模：科学劳动规模是科学社会学的一个重要内容，人们通常采用改善科学劳动组织、增加科学成果、提高劳动生产率等手段来改善劳动规模的组织架构。作为实施上述行为的主体，科研人员主要通过优化论文分布来实现上述目标。在现代科学中，这些与科学合作是分不开的，科学合作也成为推进科学发展的一大趋势。利用洛特卡定律对科学文献中的作者合作情况进行科学评估，在科学估计劳动规模、改善劳动规模的组织架构、推进科学发展方面都是非常有意义的。③掌握科学论文的作者队伍：科学论文的作者组成是一个非常复杂的动态结构。通过对论文作者结构的统计和计量分析，能够了解科学活动的特点，掌握科学发展规律，预测科学发展的前景趋势，进而合理地组织科研队伍，加速科学发展的速度。

（崔雷 闫雷）

Pǔlàisī dìnglǜ

普赖斯定律（Price's law）

在某一特定领域中，全部数量论文的一半由一群高生产能力的作者所著，这一作者群的数量约等于全部作者总数的平方根的定律。又称核心生产者的"平方根定律"。

洛特卡在对论文数量与作者数量之间的关系进行直线模型拟合过程中，由于高产作者的数据点没有直接落在直线上，为了表现二者之间良好的线性关系，对高产作者的数据点予以了删除。这一做法虽然没有影响其研究成果成为信息计量学的三大定律之一，但是，这些被删除的高产作者不仅撰文能力很强，而且是推动学科向前发展的决定性力量。所以，对这些高产作者进行深入研究将有利于揭示文献作者分布的实质。

首先关注高产作者重要性的是美国普赖斯，他在研究中发现，有近 75% 的作者一生中只发表了一篇论文，而大约 10% 的高产作者的发文量达到了全部论文总数的一半。1963 年，普赖斯在其所著的《小科学，大科学》一书中，在洛特卡定律的基础上通过进一步研究，提出了有关作者与所著论文数之间的一些新的量化关系，这就是著名的普赖斯定律。

定律内容 用公式可表示为：

$$F_r \times r = C \quad （式1）$$

式中 n(x) 为撰写 x 篇论文的

作者数；$I = n_{max}$ 为该领域规定时期内最高产的作者发表的论文数；N 为该领域全部作者发表的论文总数，m 为论文数占全部论文总量一半的那些高产作者的个人论文量的下限值，普赖斯根据洛特卡定律，通过数学推导得出：

$$m \approx 0.749 \, f_r = cr^{-1} \quad （式2）$$

表明：发表 $0.749\sqrt{n_{max}}$ 篇以上论文的作者们所发表的论文数之和等于所有作者发表的论文总数的一半；或者说高产作者群中发表论文最少的作者的发文量是发表论文最多的作者发文量的平方根的 0.749 倍。

普赖斯还试图找出高产作者数与全体作者数之间的比例关系 R，经过进一步推导得出：

$$R \approx 0.812/\sqrt{n_{max}} \quad （式3）$$

公式 2 和公式 3 就是普赖斯定律的最后表达式。普赖斯定律可以理解为，如果发表的论文的总数为 n 篇，那么其中低产作者所发表的论文数所占比例将很小，在这种情况下由于对称性，作者的数量符合平方根定律，普赖斯定律因此也称为平方根定律。

应用 普赖斯定律简洁地描述了信息按生产者能力的分布，全面、宏观地描述了作者与科学论文之间的相对关系，指导我们对高产作者的规模及他们的著述能力进行估算。

（崔雷 闫雷）

wénxiàn cípín fēnbù guīlǜ

文献词频分布规律（law of distribution for document word frequencies）

关于词汇在科技文献中的使用和出现频次的规律。在以文献为代表的信息载体中，不同词汇的出现频次具有一定的统计规律性，为了发现和揭示这种规律，许多学者对词频分布理论进行了探索和研究，其中最著名的是齐普夫定律。

内容 有关词频的不均匀分布现象，早就引起人们的注意和重视，开始了一系列统计研究，并取得了显著的研究成果。

频率词典 早期词频研究主要集中于编辑频率词典。例如，1898年，德国语言学专家凯丁（F. W. Kaeding Kending）编写了世界上第一部频率词典《德语频率词典》。在这部频率词典中，词的出现频率与词的序号是两个最基本的数量指标。随着频率词典的大量出现，词汇数量特征的不断提示，人们开始从理论上对词频现象加以描述，以揭示词频分布规律。

艾思杜研究 1916年，法国速记学专家艾思杜（J. Estoup）发现在较长文章中，词的绝对频率 n 与它相应的词的序号 r 的乘积大体上稳定于一个常数 K。艾思杜的早期研究揭示了词频与词序的反比关系，但其观察有片面性。

贡东公式 1928年，美国物理学专家贡东（E. Condon）通过统计研究，对词的频率分布进行了定量化。若以 r 代表词汇的排列序号（r 为从 1 到 l 的自然数），用 f_r 表示相应序号词汇的出现频率，提出公式 $F_r \times r = C$。但贡东对于 C 是否真正为一常数，其变化范围如何并没有完全确定。

齐普夫定律 如果有一篇包含 n 个单词的文章，将这些词按其出现的频次递减地排序，那么序号 r 和其出现频次 f_r 之积将近似地为一个常数，即 $f_r \times r = C$，式中 r 为单词排序的等级序号，f_r 为 r 等级单词出现的频次。该定律由美国语言学专家齐普夫（G. K. Zipf）于 1935 年在总结前人研究成果的基础上提出。他首先检验

了贡东关系式的可靠性和 C 的性质，论证了单参数词频-秩-序分布公式 $f_r = cr^{-1}$（或 $c = \dfrac{C}{N}$）的存在性及适用范围，从而正式创立了词频分布定律，即齐普夫定律（Zipf's Law）。但是齐普夫定律更适于描述高频词和中频词的分布，而较不适于表达低频词的分布，从而引发了此后文献计量学家对其进行的一系列修正与发展。

机制 词频分布规律有较为丰富内涵，学术界认为齐普夫定律是研究科学信息离散分布规律的重要工具。关于词频分布形状成因的假说主要有两个。

"最省力法则"假说 1949年，美国语言学专家和情报学专家齐普夫在其专著《人类行为与最省力法则——人类生态学引论》中提出，人们在运用语言交流信息时，通常受两个相反方向力的作用，即所谓"单一化的力"和"多样化的力"的作用，一方面希望被对方理解，而另一方面则希望尽量简短。表达者以用词最少为最省力，而接受者以概念尽可能分解为最省力。两种相反方向的力达成均衡的结果，就是使词频分布图像呈现双曲线的形式。

"成功产生成功"假说 以数学专家西蒙（H. A. Simon）的研究最为著名。他构造了一个概率模型，指出在文献中，已经出现过 i 次的所有词比其他没出现过 i 次的词具有更高的再出现机会，一个新词的产生依赖于从前所写的词，成功将产生新的成功。该模型最后导出的分布与齐普夫分布相当接近。1976 年，美国科学计量学专家普赖斯建立了类似西蒙的模型，又明确提出了成功产生成功的假说。

应用 文献词频分布规律研

究不仅在信息计量学中占有重要地位，而且在广泛的社会领域，许多现象都呈现出与词频分布共同的分布形式或特征。因此在社会科学的各个领域都有非常普遍和广泛的应用。在图书情报工作领域，对于揭示语言统计规律和书目信息特征、设计情报系统、制订标引原则和进行词汇控制以及组织检索文档等，具有很强的应用指导意义。

（崔 雷 王孝宁）

Qípǔfū dìnglǜ

齐普夫定律（Zipf's law） 由美国语言学和心理学专家齐普夫（George K. Zipf）提出和确立的揭示文献中词频分布的机制和规律的定律。是数理语言学和文献信息计量学中最为基本的经验定律之一。后有学者相继对其进行修正和发展，使齐普夫定律更加完善和准确。

内容 如果把一篇较长文献（5000 词以上）中每个词出现的频次进行统计，按照高频词在前、低频词在后的递减顺序排列，并用自然数给这些词编上等级序号，出现频次最高的为 1 级，其次为 2 级……一直到 L 级。若用 F_r 表示某个词在文章中出现的频次；r 表示该词的等级序号，则有 $F_r \times r = C$。其中 C 为常数，但它并不是绝对不变的恒量，而是围绕一个中心数值上下波动。上式是以词的绝对频数（频次）表示的，称为齐普夫定律，或称齐普夫第一定律。

令 N 为文章所包含的词汇总数（词容量），f_r 为第 r 级词的相对频率，则有：$f_r = cr^{-1}$。式中，c 仍为常量，且 $c = \dfrac{C}{N}$，而 $f_r = \dfrac{F_r}{N}$。该式称为齐普夫定律的相对频数表示法或频率表示法。

齐普夫分布 根据文献中出

现的词频与等级序号的统计数据，建立 F_r 与 r 的直角坐标系，用横坐标表示词的等级序号 r，纵坐标表示相应的频次 F_r，就可以得到一条双曲线，即齐普夫分布曲线。如果将等级序号 r 与频次 F_r 都取对数坐标，即建立双对数坐标系，则上图中的图像就变成一条直线，即齐普夫分布对数曲线，称其为齐普夫分布。其等价的数学式可表示为：

$$lgr + lgF_r = lgC$$

齐普夫第二定律 关于低频词分布的定律，由布什（A. D. Booth）于 1967 年首先推导出来。如果设 P_r 为第 r 位词出现的概率，N 为词的总体集合中不同词出现的总次数，F 为第 r 位词出现的次数，I_F 为出现 F 次的词的数量，I_1 为出现一次的词的数量。即：

$$I_F/I_1 = \frac{CN/[F(F+1)]}{CN/2} = \frac{2}{F(F+1)}$$
$$(F = 2, 3, 4\cdots)$$

可见，该式与正文的长度和常数 C 无关，只与单词的频数有关。该式称为齐普夫第二定律，也叫做布什低频词分布定律，并可用于预测英文文献中低频词的出现频率。该定律与齐普夫第一定律互为补充。

发展 由于齐普夫定律在实际应用中存在的局限性，使许多学者对该定律进行了深入的研究，利用严格的理论数学方法对齐普夫定律各方面考查验证，并提出了修正公式。这些研究主要沿着两条线索，其一是关于参数的讨论，以修正和增加参数为主；另一种是关于低频词分布的重新考查，建立齐普夫定律的修正式。比较突出的有美国语言学家朱斯（M. Joos）的双参数词频分布式，美籍法国数学家曼德尔布罗特（B. Mandelbrot）的词的三参数频率分布规律，布什（A. D. Booth）的低频词分布规律（亦称齐普夫第二定律）。这些理论工作大大丰富了齐普夫词频分布体系，使齐普夫定律更加完善、准确，描述词频分布规律更加全面。

应用 齐普夫定律在社会科学的各个领域都有非常普遍和广泛的应用。在图书情报工作领域，齐普夫定律对于揭示语言统计规律和书目信息特征、设计情报系统、制订标引原则和进行词汇控制以及组织检索文档等，具有很强的应用指导意义。在科学评价和科技管理领域，通过主题词或关键词的计量分析，可以了解某一学科或专业领域的发展阶段和发展动向。

一般来说，齐普夫定律比较符合西文文献中词频分布的实际情况，定量地揭示了文献信息的词频分布规律，能够在较大范围内对词频分布规律给予较好的反映。但是，齐普夫定律是一个纯粹的经验定律，仍然存在一定局限性，尤其是对高频词和低频词的描述，并不能准确地反映其分布规律。同时，齐普夫定律是以英语为基础的，其后的研究也大都限于印欧语系，汉语与之差别甚大，很多问题需要进一步研究和探讨。

（崔 雷 王孝宁）

wénxiàn yǐnyòng guīlǜ

文献引用规律（law of literature citation）

科技文献之间的引证与被引证规律。又称文献引证规律。引用是科技文献的基本属性之一。

在科学研究的过程中，研究者必然要借鉴前人或他人的相关研究成果，著者在完成论文（或专著）之后，都要在这些论文或专著的后面标出一系列有关的参考文献（或称被引文献、引文）。

因此，科学文献间也存在一种必然联系，这种相互联系突出地表现为文献间的相互引用。通过对大量的科学引文进行统计分析，便可发现科学文献的引证有一定的分布结构和规律性。对科学文献的引用规律进行研究，是信息计量学的重要内容之一，具有重要的理论和实际作用。

研究方法 引文分析法是研究文献引用规律的基础，是利用统计学、图论、模糊数学等数学方法和比较、归纳、抽象、概括等逻辑方法，对科学期刊、论文、著者等各种分析对象的引证与被引证现象和规律进行分析，以揭示其数量特征和内在规律的一种文献计量分析方法。

引文分析的主要工具 最早的引文分析工具是由美国情报学专家尤金·加菲尔德（Eugene Garfield）于 1961 年创立的、美国科学信息研究所编辑出版的《科学引文索引》（Science Citation Index，SCI）。随后，新的引文检索和分析工具不断产生，如：《社会科学引文索引》（Social Science Citation Index，SSCI）、《艺术与人文科学引文索引》（Arts & Humanities Citation Index，A&HCI）、《期刊引证报告》（Journal Citation Index，JCR）、《基本科学指标》（Essential Science Indicators，ESI）、Scopus、Google 学术搜索、ScienceDirect、PubMed Central 等。中国的引文分析工具主要有：《中国科学引文数据库》《中文社会科学引文索引》《中国科技论文与引文分析数据库》、CNKI 的《中国引文数据库》《中文科技期刊数据库》（引文版）、中国生物医学期刊引文数据库等。

引文分析的主要测度指标 引文分析中，随着分析的对象不同，应选择不同的指标。引文分析的常用指标有：引用数、平均引用数、自引率、被引用数、被引用数与引用数之比、影响因子、衰减系数、即年指标、引文耦、同被引强度等。

研究内容　主要包括三个方面的内容。

引文的集中与离散规律　科学引文的分布具有集中与离散的特征。加菲尔德曾根据《期刊引证报告》提供的数据制成了引文累积量按被引期刊数量的分布曲线，从中可以发现《科学引文索引》中所有参考文献的 75% 来自不到 1000 种被引期刊；500 种期刊发表的被引文献占《科学引文索引》收录参考文献的 70%。某年出版的 3 850 000 条被引文的一半只是发表在 250 种期刊上。与之相反，另外一半引文却分散在 2000 多种期刊中。加菲尔德根据多年的统计和分析，最终提出了著名的加菲尔德引文集中定律：①对于整个自然科学来说，各学科的核心期刊总和大致不会超过 1000 种，甚至可能只有 500 种。对于不同的学科，其集中程度不尽相同。②任何一个学科所需要的"尾部期刊"，即布拉德福定律中所描述的非本专业的科学期刊，绝大多数构成其他学科的核心期刊。

引文分布的这种集中性与离散性，是相对于一定的测度指标而言的。除了加菲尔德引文集中定律中提到的引文按来源期刊分布具有集中与离散的趋势外，引文按年度、语种、文献类型等的分布和引文篇数的频次以平均数为中心的分布都表现出集中与离散的趋势。

文献自引　具有相对稳定性和文献生产连续性的科学主体，在其后期产出文献中引用自身前期产出文献的文献引用形式。自引是一种重要而常见的引文形式，产生自引的原因主要是作者希望把目前的研究与先前的工作相联系，是研究成果不断深入、继承和发展的表现。因此，自引是一种必然的文献现象，也是科学文献交流的基本属性之一。

通过对自引过程特殊规律的分析研究，可以揭示各个国家、各个学科、各类专业、各种团体、各个语种、各种期刊之间的关系，反映科学研究的进展水平和动态，并能阐明科学社会中的一些趋势和规律。

引文网络　如果以射线箭头指向被引文献，而箭尾指向引证文献，则可清楚的展现出科学文献之间纵向继承和横向联系的交流态势，通常将这种相互引证的关系结构称为引文网络。在引文网络的文献引证关系中，除了文献之间单一的相互引证关系之外，还存在多种复杂各异的网络关系，如：文献耦合、同被引等。通过科学文献的引证与被引证，以引文网络中多篇文献间的联系程度作为计量单位进行引文分析，可使大量文献分群聚类，为全面进行引文分析、研究文献的引证结构提供了新的途径，从而得出许多有益的结论。

应用　随着引文数据库的日益普及和引文分析法的发展，对文献引用规律的研究已经得到了广泛重视和应用。对文献引用规律进行研究可以用于测定学科的影响和重要性、研究学科结构和学科情报源分布、确定核心期刊、研究科学交流和情报传递规律、探讨文献老化和情报利用规律、研究情报用户的需求特点、人才评价等方面。

（崔　雷　李　范）

wénxiàn ǒuhé

文献耦合（bibliographic coupling）

两篇文献共同引用一篇或多篇文献的现象。又称引文耦合、文献合配、书目对。文献耦合是由美国麻省理工学院的教授开斯勒（M. M. Kessler）于 1963 年首次提出，是最早的计算文献相似关系的方法之一。

指标　描述文献耦合程度的常用指标是耦合强度（coupling strengthen），或称耦合频率，耦合强度等于两篇文献共有的参考文献（被引文献）的数量。如文献 A 和 B 同时引用了文献 C、D、E，那么文献 A 和 B 的耦合强度为 3，或称 3 个引文耦（或称耦合单位）。耦合强度越高，意味着两篇文献联系也越紧密，在学科内容与专业性质上越接近。

文献耦合的强度是固定不变的，因为对于任意两篇已发表的论文来说，其文后所附的参考文献是固定不变的。因此，文献耦合后文献间的关系就不会改变，也就长期地得到固定和承认，文献耦合形成的模型是静态结构模型。文献耦合是回溯性的，属于"回向引证"。

一般来讲，文献耦合是指两篇引证文献之间建立的关系，但也不局限于 2 篇，可以是 2 篇以上的文献耦合，称作耦合幅度。

适用条件　在若干论文中，如果每篇论文都与基准论文 P_0 有引文耦合关系，则这些论文形成一个开式结构的相关群；如果每一篇论文都与其他任何一篇群内论文起码有一个耦合单位，则这些论文也形成一个相关群，是一个论文之间相互关联的闭式结构相关群。因此，利用文献耦合的现象，可把大量的科技文献分群聚类，划分为小批量的相关群，从而有以下应用：①可以从文献被使用的角度来检索文献，提高了文献情报服务的针对性和效率，如《科学引文索引》（Science Citation Index，SCI）即是利用文献耦合向用户提供与其检索论文关系最为密切的相关论文。②为研究文献的引证结构和规律、主题相似性及学科结构等问题开辟了新的途径。

"文献耦合"理论的基本出发点是：凡共同引证一篇或多篇参考文献的两篇引证文献之间必有相互联系。事实上，"耦合"概念不仅仅局限于同时引证的两篇论文本身之间的关系，它揭示的是一类普遍存在的关系。对于文献的学科主题、期刊、著者、语种、国别、机构、发表时间等特征对象来说，都可以发生耦合关系。例如，如果以期刊为主体，若两刊同时引证了另一期刊的论文，则称这两种期刊具有耦合关系。同时，可把两刊同引某刊一次计为一个引文耦合（或称引刊耦合）。引文耦合越多，两刊的亲缘关系越密切。随着耦合的对象不同，耦合的标准也可不同，可形成具有不同特点的引文耦合群。

总之，科技文献及其相关媒介广义上的耦合现象使一些表面上看起来没有联系的主题对象客观地被联系起来，从而揭示了科学文献体系的内在联系和结构关系。

（崔 雷 李 范）

tóngbèiyǐn

同被引（co-citation） 两篇文献同时被其他文献引用的现象。又称文献共引。如果两篇文献同时被至少一篇文献引用，则这两篇文献就具有"同被引"关系，这种关系是由引用它们的作者各自建立的，具有"同被引"关系的

两篇（或多篇）文献称为同被引文献。1973 年，美国情报学专家亨利（Henry Small）和苏联情报学专家艾瑞娜（Irina Marshakova Shaikevich）分别独立地提出了文献"同被引"的概念，作为测度文献间关系程度的另一种方法。

指标 为同被引强度（co-citation strengthen）或称同被引频率（co-citation frequency），用引用同被引文献的施引文献数量的多少来测度。如文献 A 和文献 B 同时被文献 C、D、E 所引用，那么文献 A 和文献 B 的同被引强度为 3。若两篇文献获得的同被引强度越高，则说明它们之间的关系越密切，在语义上更可能相关。

同被引关系除了表现为两篇文献之间的关系外，还存在三篇文献同被引甚至多引的同引关系，若簇内的同被引文献越多，则其"同被引幅度"就越大。

同被引分析形成的模型具有动态性的特点，文献间的同被引强度可能随时间发生不断变化，因此，同被引反映的是变化的或暂时的关系，形成的模型是动态结构模型。但是文献间的引用本身存在着许多缺陷，引文中存在着引用动机的复杂性、引文数量随机性等问题，造成引文分析结构的不准确，使得利用文献之间相互的引用关系的同被引分析法也存在分析结果不准确的问题。

应用 对文献的同被引关系进行定量分析，结合其他分析方法和专家知识，可有多方面的应用：①用于文献检索，例如，以多次被引证的论文为基础建立的二次索引，使人们可以利用同被引检索点检出相关的新文献。②通过文献的同被引相关簇的分析，进行文献计量学研究，如分析同被引文献的主题、类型、语

种等方面的组成和联系，可以揭示微观的文献所代表的主题内容及关系，研究科学文献体系的特征结构以及分布、利用等方面的规律。③通过文献同被引群体网络及其变化，可进行科学学方面的研究，例如，研究学科之间的相互关系、联系特征和发展变化状况及趋势等。

文献同被引的思想提出之后，国内外学者利用同被引理念进行各种角度的评价。除以文献作为同被引关系建立的单位外，还可以文献的作者、期刊的来源、主题、类别等建立同被引网络，其中作者同被引及期刊同被引是较常见的同被引模型。在网络环境中，文献的同被引分析方法也被移植到网络站点同被引研究，反映网络本身的结构和网络中知识的结构。这些研究拓宽了同被引分析理论的应用范围。

（崔 雷 李 范）

yīxué kējì qīkān fēnxī

医学科技期刊分析（medical science and technology journal analysis） 对一种科技期刊做出公正的分析与评价，反映该刊被读者和作者使用和重视的程度，以及在科技交流与传播中的地位和作用的过程。科技期刊是科技信息的重要载体，能够及时反映学术领域的前沿动态、研究现状及最新成果，可以培养优秀的作者并引导科研方向。期刊水平往往能够反映一个国家的科技水平。不仅是期刊发展的需要，也是对期刊社会功能实现程度的检验。

分析方法与指标 从最初对期刊论文质量的同行评审，到今天对期刊质量的全面评价，经历了从定性到定量，又从定量到定性与定量相结合的评价发展过程。其中量化指标通常包括来源指标

和被引指标两类。来源指标针对发表论文的特点与编辑状况，如被国际期刊工具书或数据库收录情况（如 SCI、MEDLINE、EI 等）、载文量、参考文献量、国际论文比、基金论文比等；被引指标针对该刊的被引用情况，如被引频次、影响因子、即年指标、他引率、被引半衰期等，影响因子是其中最重要的一个指标。随着文献计量学和科研评价实践的发展，在被引频次、影响因子等传统指标基础上，基于被引分析的定量指标也不断发展，如匈牙利科学计量学专家博朗（T. Braun）等人于 2006 年提出期刊 h 指数，与赫希（J. E. Hirsch）为评价科学家的终生成就而提出的 h 指数不同，期刊 h 指数是指某一期刊发表论文在一定时间内，有 h 篇论文每篇都至少被引用了 h 次。同年，比利时科学计量学专家卢梭（R. Rousseau）进一步提出期刊相对 h 指数，即将期刊 h 指数除以期刊载文量，以平衡期刊规模对 h 指数的影响。但上述指标考虑的均是施引文献的数量，并没有涉及施引文献的重要程度。美国伯格斯特龙（C. Bergstrom）于 2007 年提出特征因子（eigenfactor），与影响因子和 h 指数等单纯依靠引用的数量来判断期刊影响力不同，特征因子的基本假设是，期刊越多地被高影响力的期刊所引用则其影响力也越高，从而实现了引文数量与质量的综合评价。

工具书与数据源　医学科技期刊分析与评价的主要工具书与数据源包括美国汤森路透科技信息集团出版的《期刊引证报告》、基于荷兰爱思唯尔公司出版的 Scopus 文献数据库的 SCImago 期刊评价、中国科学院文献情报中心出版的《中国科学引文数据库（CSCD）来源期刊》、北京大学出版的《中文核心期刊要目总览》、中国科学技术信息研究所出版的《中国科技核心期刊》等。

（许培扬　杜建）

yǐngxiǎng yīnzǐ

影响因子（impact factor，IF）　某学术期刊前 2 年发表的论文在统计当年的被引次数与该刊前 2 年发表的可被引论文总量的比值。反映学术期刊近 2 年刊登文章的平均引用率。美国科学信息研究所（后为汤森路透知识产权与科技集团，现为 Clarivate Analytics）自 1975 年起每年发布《期刊引证报告》，公布上年度科学引文索引和社会科学引文索引收录学术期刊的影响因子、发文量、总被引频次、即年指标、被引半衰期等指标。

内容　由美国《科学引文索引》创始人加菲尔德（E. Garfield）1972 年提出，当初旨在为他主办的《现刊目次》评估和学术期刊挑选提供帮助，现已广泛应用于评价学术期刊有用性、显示度乃至学术水平。①分母中"可被引论文"仅统计原始论文和综述，一些没有实质性内容的文章，如通讯、信函、注释、新闻、社论等更易在发表当年被引用，而影响因子是计算前 2 年的论文在第 3 年的被引次数，因此对计算影响不大。在科研评价中，这类文章是否要被统计，学界和实际工作部门尚未完全统一。②之所以计算发表 1~2 年的论文的被引次数，是因为美国科学计量学家普赖斯经过大量的文献统计后得出结论，一般科学论文发表后两年达到被引高峰期。

影响因素与注意事项　论文出版周期、期刊类型、期刊载文特点（包括载文数量）、论文发表时滞、学科大小与期刊多少以及发展快慢、引用行为规范性与引用习惯、检索系统收录范围和数量、语种因素、统计因素和参考文献著录准确性均会对期刊影响因子产生影响。例如，数学领域论文达到被引次数高峰的时间大于 2 年，而发展较快的分子生物学领域则不到 2 年，这就是为什么数学领域期刊的影响因子一般大大低于分子生物学期刊。出版时滞较短、刊载综述较多、热门学科的期刊更容易获得较高的影响因子。因此，影响因子不能直接用来评价不同学科领域的期刊。影响因子的计算依赖于对本数据库收录期刊的统计，不同的引文数据库得出的影响因子也不同。荷兰 Scopus、中国 CNKI 中均有各自收录期刊的影响因子。图书馆期刊订购、编辑人员办刊、作者投稿时可将其作为一个参考指标，但不能作为绝对指标。另外，期刊影响因子往往被误用来直接评估科学家个人的学术表现，期刊影响因子不等同于具体一篇论文的影响力，在高影响因子期刊上发表的论文，其论文本身未必比发表在影响因子稍低的期刊上的论文优秀；反之亦然。用期刊的影响来评价单篇的论文或某个作者存在固有缺陷，应慎重使用。

（许培扬　杜建）

yǐnyòng píncì

引用频次（citation frequency）　某篇论文发表后，在特定时间内（也称引文时间窗）被其他论文作为参考文献所引用的次数。又称被引频次。引用分为自引和他引，他引频次是指该作者/团队发表的论文被其他作者/团队发表文章所引用的次数，他引次数越高说明该论文越受到关注，是评价论文影响力的重要指标。

相关理论 在学术交流中，科研人员通常会通过论文、著作或专利发表自己的科技成果。而任何一项科学研究都是在综合和借鉴前人的研究成果和研究方法的基础上完成的。尊重前人（或自己）已取得的成果，首先要做到在论文中充分引用已发表的相关文献，表明前人的科学研究成果对引用人的工作作出了贡献，因而一篇文章的被引用情况，在一定程度上反映了其学术研究的相对重要性，体现了其对其他科学研究的贡献和影响。

文献的引用和被引用说明了科学知识的继承和利用，但引用动机比较复杂。综合美国学者加菲尔德（E. Garfield）和温斯托克（M. Weinstock）的观点，引用动机包括对开拓者表示尊重、对有关著作给予肯定、验证其所用的方法及仪器、提供背景性资料、对自己或他人的著作予以更正、评价以前的著作、为自己的论点寻求充分的论证、提供研究者现有的著作、对未被传播或未被引证的文献提供向导、验证数据及物理常数、核查原始资料中对某个观点或概念是否被讨论过、否定他人的著作或观点以及对他人的优先权提出争议等。以上列举的原因都属于正常动机，但由于人的心理因素的复杂性，并非所有的参考文献都按照规范标准引用。如自己未亲自阅读而根据他人论文的参考文献列表引用（"转引"）、盲目引用一些对自己研究工作并无实际重要性的权威专家的作品（"重引"）以及主观性的"漏引"等。

注意事项 文献的被引频次代表的是文献的影响力，一篇文献在其发表后被其他学者引用很多次，说明不但有很多人读了这篇文献，而且认为它其中的科学观点或可研成果很重要，对自己的研究有帮助，因而将其列为参考文献加以引用。但影响力和质量是不同的概念，尽管高质量的文献往往有很大的影响力，但我们仍然不能将这两个概念混淆。另外，文献被引频次的计算依赖于对数据库收录期刊的统计，同一篇文献在不同的引文数据库检索出的被引次数不同，要尽可能全面了解某文献/作者的引用频次，应在多个引文数据库，如美国 SCI、荷兰 Scopus、中国科学引文索引、CNKI 中国引文数据库等同时检索并去重。

（许培扬 杜建）

h zhǐshù

h 指数（h-index）
在评价科学家个人绩效时，综合考虑发表论文的数量（论文数）与影响（引用频次）的指标。由美国加州大学圣地亚哥分校物理系赫希（J. E. Hirsch）教授于 2005 年提出。h 指数是一项累积性的指标，可对科学家的终身成就进行评价。h 指数高不仅表明某位科学家发表论文的被引次数高，而且高被引的论文也多。之前的评价指标都倾向于关注科研人员发表论文的期刊影响因子，h 指数被认为是对众多评价指标的一大改进。该指数也可用来评价期刊、机构、国家的学术表现。21 世纪，h 指数已成为欧美国家医学科研人员常用的学术表现评价指标之一。

内容 一位科学家的 h 指数为 h，即他/她发表了 h 篇被引次数不小于 h 次的论文。例如某作者的 h 指数是 20，这表示其已发表的论文中，每篇被引用了至少 20 的论文总共有 20 篇。h 指数的计算要借助引文数据库，如 Web of Science 核心合集（SCI 网络版）、Scopus、中国科学引文索引等，查出某作者发表的所有论文，按照被引次数从高到低排序，从前往后查找排序后的列表，直到某篇论文的序号大于该论文的被引频次，将序号减去 1 就是 h 指数。

特点 h 指数计算方便、易于理解，较高的 h 指数由较高水平的论文组成，单纯论文数量的增长不会对该指标造成直接影响，与论文数、被引次数等指标相比，h 指数是一种公正透明、很难作弊的指标。但也有以下不足：①不能区分 h 值相同但论文被引频次相差悬殊的情况，即对科研人员之间大量相同的 h 值缺乏鉴别力；该指数更适于遴选杰出科学家（作为参考指标之一），对于大多数普通科研人员来说，h 指数可能会聚集在一个低水平上，不容易拉开档次。②是一个只上升、不下降的指标。③对科研人员的绩效变化缺乏灵敏性，由于只有发表论文数及每篇论文的被引频次同时增加才有可能带来 h 指数的增加，仅论文数增长，作者的 h 指数可能几年都不变。④未考虑到多作者合作的问题，把论文的被引频次赋予所有的作者，而实际上各作者（第一作者、通讯作者和其他合作者）在合作研究中的贡献是不同的，学界也在不断修正 h 指数，如"均分作者荣誉"、"仅考虑主要贡献作者"和"计算合作者权重"等。

（许培扬 杜建）

yīxué zhuānlì fēnxī

医学专利分析（medical patent analysis）
对医学相关的专利文献的著录项（申请人、发明人等）、技术项和专利文献特有的权利信息（申请专利范围、专利有效期、各国的申请状况等）进行分析、加工、组合（专利组合分析），并利用统计学和可视化方法使这些信息转化为具有了解态势及技术预测功能的竞争情报，从而为企业的技术、产品及市场开发决策提供参考的过程。专利文献是记载专利内容的文件资料及有关出版物的总称。

作用 专利文献中包含了丰富的技术信息、法律信息和经济信息。①专利文献不仅描述了该发明所属技术领域中的现有技术及其存在的问题，还说明了发明的基本要点及实施方案。②专利文献中包含大量的知识产权信息，公开宣告专利技术的归属，明确记载专利技术的保护范围及专利权人的姓名、地址、申请日期等。③专利文献也是一种可靠的经济信息来源，对专利技术所产生的经济效益和未来市场的论证预测是企业进行专利布局的前提。因此，通过专利信息分析可以获得丰富的竞争信息，对国家战略高新技术发展规划的制订、对医药企业研发投资与市场策略的制订等都具有重要的意义。

方法 分为定量分析和定性分析两种。定量分析又称统计分析，即对专利文献的外部特征（各种著录项目）按照一定的指标（如专利数量、专利家族）进行统计，并对有关的数据进行解释和分析，从而得到研究对象的发展现状和态势。定性分析又称技术分析，是指通过对专利说明书的内容进行归纳分析，以了解某一技术发展状况的方法。通常情况下需要将两者结合才能达到较好的效果。专利分析首先要进行专利检索，包括新颖性检索、专利法律状态检索、技术跟踪检索、侵权防御性检索等。检索入口可以是某一技术主题（关键词或分类号）、专利申请（专利权）人（国家、公司、个人）、专利申请（公开）时间、专利地域或组合检索，揭示某一技术、重要国家、重要公司、某专利权人、主要竞争对手在一定时间和地理范围内的专利状况。需注意，专利分析指标在应用中不能绝对化，需要考虑多方面的因素，例如指标与时间、空间因素的结合，在进行对比分析时，要考虑不同国家专利制度的差异带来的影响，要结合其他技术分析手段、专家讨论等方法进行综合分析。

（许培扬 杜 建）

zhuānlì zǔhé fēnxī

专利组合分析（patent portfolio analysis） 通过建立能够衡量专利潜在价值的一系列定性和定量指标，客观、科学地对专利技术领域进行技术分析和技术组合，从而辅助企业监测竞争对手的相对专利地位和认识技术领域本身的相对发展优势，为（医药）企业战略性的 R&D 投资提供有价值的决策信息的过程。也称专利投资组合分析，由德国学者霍尔格·恩斯特（Holger Ernst）教授于 1998 年首次提出。

原理与方法 专利组合分析的实质是通过对各类专利指标的有效组合，以矩阵或象限等可视化形式来展现专利数据分析的结果，从而达到揭示技术布局、技术竞争力等战略分析目的。恩斯特在 1998 年和 2003 年分别提出了机构层面、技术层面的专利组合分析模型，以及专利与市场一体化组合分析方法和基于专利发明人的组合分析方法。①机构层面包括专利活动和专利质量两个维度。②技术层面包括相对专利位置和技术吸引力两个维度，前者是指单一公司在特定的技术领域拥有的专利数与该技术领域标杆公司（该领域拥有专利数最多的公司）的专利数之比，后者是指特定技术领域专利申请量的增长率。③专利与市场化组合模型中，专利组合与市场组合通过市场吸引力（即市场增长率）作为共同的纵坐标联系到一起，横坐标为相对技术份额和相对市场份额。④发明人层次的专利组合矩阵根据专利活动和专利质量两个维度，将发明人分为四类，用于发现行业内技术人才以及企业内关键研发人员。

应用 机构层面和发明人层面相似，都是以专利质量指标和专利活动指标构成的矩阵为基础来分析不同机构或发明人间的相对竞争态势，是专利组合的经典模型之一；技术层面的专利组合是识别各公司技术领域分布及技术重点的有效工具，但也存在一定缺陷，例如在传统的技术层面专利组合图中，象征每个公司的圆圈大小代表技术规模的大小，即公司某个技术领域的专利申请量相对于公司所有专利申请量的比值，但是分析图形却没有用于公司间的比较；此外，市场层面的专利组合模型虽然能够较为清晰的显示某一技术领域中研发和市场情况间的平衡情况，但是在实际分析的过程中，由于市场份额的数据难以获取，因此也导致了市场组合模型的推广应用存在一定障碍。

（许培扬 杜 建）

zhuānlì jiāzú

专利家族（patent family） 某专利权人在不同国家或地区申请、公布的具有共同优先权的一组专利。也称专利族、同族专利。专利家族意味着专利权属范围的地域组合，显示企业对潜在市场的超前技术布局，专利质量越高，企业越有可能在不同的区域进行专利布局。

原理与方法　专利保护的地域性和"早期公开、延迟审查"的专利审批制度，形成了一组由不同或相同国家出版的内容相同或基本相同的专利文献。由至少一个共同优先权联系的一组专利文献，称为一个专利族。在同一专利族中每件专利文献被称作专利族成员，同一专利族中每件专利文献互为同族专利。例如《德温特创新索引》（Derwent Innovation Index）数据库中的每一条记录描述了一族专利，包括原创专利和后续专利，原创专利是指一项新技术、药物或业务流程等第一次在专利文献中公布，其后续申请形成了专利族。专利族大小指同一个发明在不同国家获取专利或提交专利申请的数量，或者说申请人就同一个发明寻求专利保护的国家地区数量。由于各国专利体系存在差别，根据各国专利局颁发的专利总数进行国际比较是不客观的。因此，有研究者提出"两国专利"的概念，使用"至少在两个国家申请过专利保护的发明专利"作为衡量指标对不同国家的技术进行国际比较研究；基于"两国专利"的思想，有研究者进一步提出"三方专利家族"（triadic patent families）的概念，是指向美国、日本以及欧洲专利局都提出了申请并至少已在美国专利商标局获得发明专利权的同一项发明专利。通过三方专利，可以研究世界范围内最具市场价值和高技术含量的专利状况。

应用　①识别核心专利。一件专利只有在其申请的国家中才能获得保护，随着寻求保护国家数量的增加，专利成本也在增加。同时，向他国申请专利意味着申请人认为发明可能具有国际竞争力，如果最终被多国授予专利权，说明发明经得起多方考验，具有较高的技术价值。因此，专利族大小可作为指标之一用来识别核心专利。②制订竞争策略。为了解某技术领域竞争对手的情况以便制订自己的竞争策略，需要检索专利族，尽可能全面地找到所有的同族专利成员及其申请国家或地区，分析出竞争对手的专利保护情况以及市场信息等，据此制订竞争策略。需注意，仅仅以检索系统中的数据为依据可能会和原始数据有出入，因此还需找到所有同族专利的原文说明书扉页，并以其作为最可靠的依据。

（许培扬　杜　建）

医学情报（medical intelligence）

医药卫生领域科技发展与管理决策所需要的知识和智慧，即情报提供者针对用户的特定需要，有意识地搜集与医药卫生领域有关的具有现实意义或潜在意义的事实、数据、信息和知识，经过有序化加工处理、深度分析和综合并通过一定的方式和渠道提供给特定用户的信息或信息产品。

属性　知识性、传递性和效用性是医学情报的三个基本属性。

知识性　知识是构成人类智慧的最根本的因素，知识性反映了医学情报的内容特征。信息论的创始人香农（Claude Elwood Shannon）将信息的传递作为一种统计现象来考虑，给出了估算通信信道容量的方法，并认为信息是用来消除随机不确定性的东西，是不确定性的减少（或确定性的增加）。20世纪80年代，英国情报学专家布鲁克斯（B. C. Brookes）认为："情报是使人原有的知识结构发生变化的那一小部分知识"，即：

$$K（S）+\Delta I = K[S+\Delta S]$$

式中 K（S）为信息接收者原有知识结构，ΔI 为信息增量，K[S+ΔS]表明信息接收者吸收了信息增量 ΔI 之后，使其原有的知识结构变发生了改变，表现为知识量的增长或扩展，从而形成新的知识结构。

传递性　表现为三个方面：其一，情报是可以被传递的，通过传递表现出其流动性和"活"的特征。因为作为信息或知识的情报与其载体（例如科学文献）具有不可分割性，情报必须依附于一定的物质载体上才能够进行传递，情报的载体是情报传递的物质基础。其二，由于情报是运动着的知识，是传播中的知识，是作为人们传递交流对象的知识，是激活了的知识，因此在以事实、符号和数据为基础的信息增值链上，普通意义上的信息或知识要转化为针对特定需要并用于支持决策的情报必须经过通过某种渠道，采用某种方式的传递才能实现。其三，情报的传递是一个矢量，必须具有方向性，即情报的传递必须针对特定的用户和特定的需求，在了解和掌握目标用户情报需求的基础上的传递才是有效的传递，盲目的传递则难以体现情报价值，也没有任何意义。

效用性　表现为情报的有用性或价值属性，是情报功能和社会属性的具体体现。人们创造情报、交流传递情报的目的在于充分利用并解决问题，减少决策过程中的某种不确定性。情报的效用性表现为启迪思想、开阔眼界、增进知识、改变人们的知识结构、提高人们的认识能力、帮助人们去认识世界和改造世界。情报是判断、意志、决心、行动所需要的能指引方向的知识和智慧，情报的效用性不仅取决于情报源，更取决于情报用户对情报源价值的判断和选择，情报的价值主要是通过支持决策和执行决策来实现的。医学情报的效用性决定了医学情报作为知识和智慧支持决策的价值的大小。效用性是衡量医学情报服务工作质量的一个重要标志。

类型划分　医学情报针对医药卫生领域科技发展和管理决策需求，因此，医学情报不仅仅来自医药卫生领域，也来自其他相关学科领域，具有广泛性和复杂性。医学情报的类型可以从应用范围、内容及作用等不同角度进行分类。

按应用范围分类　医学情报属于科技情报的范畴，主要包括医学科技情报、疫情监测情报、医学竞争情报和卫生管理情报等。

医学科技情报　与国内外医药卫生领域科学研究和技术创新密切相关的情报，内容包括医学影像、分子诊断、基因治疗、细胞治疗、微创手术、组织工程、生物医用材料、靶向药物治疗、无创检测、实时监测、数字化医疗、远程医疗、移动医疗等新理论、新技术和新方法，涉及分子、细胞、组织、器官、系统及整体等层面的研究，以及医学、生物、材料、信息、工程等多学科领域，是推动医学科技创新的一种重要的情报类型。

疫情监测情报　为加强突发公共卫生事件与传染病疫情监测，按照属地化管理原则，对行政辖区内突发公共卫生事件和传染病疫情进行现场调查和监测所获得的实时情报，包括突发公共卫生

事件和传染病疫情的性质及原因、发生地及范围、发病与伤亡及涉及的人员范围、疫情处理措施和控制情况以及疫情发生地的解除等内容，国家建立突发公共卫生事件与传染病疫情监测信息报告制度，疫情监测结果须依法报告。

医学竞争情报　在医学领域中关于竞争环境、竞争对手和竞争策略的信息和研究，包括对竞争信息的收集和分析以及由此形成的情报和谋略。医学竞争情报广泛分散在医学、药学及其他有关学科领域的信息之中，对医学竞争情报的搜集、分析、评价、检索和利用已经引起制药、医疗和卫生管理人员的重视，也成为医学情报研究人员的重要工作之一。医学竞争情报内容包括制药厂的产品说明、医药品的动物实验及其他实验数据、医药品的临床使用评价以及医药品的毒理、药理学研究结果等。对于临床药物治疗、医药品研制、新药品评价等具有重要的价值。

卫生管理情报　与卫生政策研究与决策支持密切相关的情报。围绕医药卫生事业改革发展需要，针对医药卫生领域的重点、难点、热点问题进行的前瞻性、战略性和政策性问题以及卫生管理领域中的新理论、新方法的研究。主要内容涉及卫生政策分析评价、卫生发展战略、全球卫生、医疗保障、医院管理、舆情监测、卫生信息管理等研究领域，研究成果可以为政府有关部门和社会组织提供政策论证和决策咨询服务。

按内容及作用分类　医学情报可分为战略性情报和战术性情报两大类。

战略性情报　经过事实认定，价值判断和高度逻辑思维过程并

具有较明显的预测性质的对解决全局或某一特定领域（如制订卫生发展战略、政策规划等）中一些带有方向性、政策性问题所需要的情报，其中包括科学依据、论证和实施方案等内容。

战术性情报　对解决局部或某一学科领域中的一些具体问题（如医疗技术、专利产品等）所需要的情报。战略性情报与战术性情报是相互作用、密切关联的，战术性情报是构成战略性情报的基础，战略性情报则可以为战术性情报指明方向。

研究方法　情报研究方法是指个人或组织在对信息资源进行收集、整理、分析，并最终形成判断、预测和解决方案的情报过程中所使用的方法的总和。医学情报研究的过程也是医学信息分析、探究和解决问题的过程。既有定性研究和定量研究，也有定性和定量相结合的研究方法；既有以数据或文献及其构件为情报研究单元的方法，也有以文献中的知识以及人或组织所掌握的知识为情报研究单元的方法。常用的研究方法主要包括以下五种。

基于数据的情报研究方法　主要包括回归分析法、聚类映像法、判别分析法、层次分析法、主成分分析法、因子分析法、趋势外推法、时间序列法、模拟模型法等。

基于文献的情报研究方法　医学情报学中开展情报研究工作专门的分析方法，主要包括文献计量学方法、引文分析法、荟萃分析法、数据挖掘法、共词发现法、知识基因法以及非相关文献知识发现法等。

基于人的情报研究方法　主要包括德尔菲法、交叉影响分析法、头脑风暴法、专家访谈法和

社会网络分析法等。

基于组织的情报研究方法 又称竞争情报研究方法，包括宏观环境 PEST 分析法、技术经济分析法、产品生命周期分析法、核心竞争力分析法、顾客满意度分析法、企业战略组群分析法、财务分析方法、定标比超法、反求工程和 SWOT 分析法等。

基于知识图谱的情报研究方法 利用信息可视化工具（如 HistCite、CiteSpace 等），通过对知识图谱的可视化分析，探测学科的核心结构、发展历史、前沿领域以及整体知识架构。

这些方法在不同社会背景下受到不同程度的重视，并且方法之间不是相互平行、完全独立的，而是相互渗透的，其中不仅渗透着定性分析、定量分析以及定性和定量相结合的分析方式，而且各类方法之间也存在着相互渗透、交叉使用的情况，由此构成了情报研究的方法体系。

（王　伟）

yīxué jìngzhēng qíngbào
医学竞争情报 （medical competitive intelligence）

医药企业、医药科研单位、医学院校、医疗机构等组织为了提高自身竞争力，用合乎法律职业伦理的方式收集、分析、传播有关经营环境、竞争者和组织本身的，用于提升竞争优势，面向决策所需要的准确、相关、具体、及时、前瞻性以及可操作的情报。医学竞争情报既是一种过程，也是一种产品。过程包括了对竞争情报的收集和分析，产品包括了由此形成的情报和谋略。

医学竞争情报的内容包括医学情报搜集和医学情报分析。医学情报搜集是以公开合法手段将处于分散状态的医学或相关领域对决策有价值的信息集中的过程；医学情报分析则是通过对全源相关领域数据进行综合、评估、分析和解读，并将处理过的信息转化为情报以满足用户需求的过程。一般由四个方面组成：理解医药行业竞争特性；理解医药领域竞争者，包括识别竞争者、收集竞争者情报、推断对手的竞争策略；分析竞争形势，包括竞争态势和地位分析；制订竞争战略。

特点　医学竞争情报具有以下特点：①对抗性。医学竞争情报产生于激烈的竞争过程，它本身具有对抗性质，须进行有针对性的"知己知彼"的调查分析。②决策性。医学竞争情报不仅是医学情报的搜集、整理过程，更主要的是医学情报分析研究过程。③时效性。由于外部环境变化快，随机因素多，反映竞争对手及其竞争条件的医学情报分散，并缺乏完整性、系统性，在这种情况下，就需要医学情报研究专业人员对医学竞争情报进行有目的、有针对性的搜集、处理和系统分析。这种未来决策需求，决定了医学竞争情报必须注重时效性的特点。④隐蔽性。体现在获取医学竞争情报非公开的手段和方式上。⑤商业性。有效的医学竞争情报分析能为一些医药企业及医疗机构带来商业利益。

服务对象　医学竞争情报服务对象范围较广，不仅针对医药企业，而且还渗入到基础医学、临床医学、药学和其他医药科技领域。各种医学科研思路、研究方法、疾病诊疗技术、药品开发及产业化等领域激烈的竞争，促使其服务对象不仅要面向企业家，还要面向医学家、药学家、医学工程学家等。如在医药课题科研立项中，医学竞争情报能够发挥重要的导向作用，这样才能在医药研究过程中尽量避免重复和人力、物力、财力的浪费。

应用　医学竞争情报主要应用在医学诊疗技术、药品研发、医学科学研究和申报课题中。随着中国市场经济的完善，越来越多的医药企业、科研单位、医院开始独立搜集国际同行的各种针对性情报（主要包括市场信息数据、专利、前瞻性专题调研等），国际许多著名医药企业对此极为重视，在企业内部设有专门的医药信息服务机构，并因医学竞争情报的开发和利用而带来了丰厚的效益。

（王　伟　张世玉）

kēxué jìliàngxué
科学计量学 （scientometrics）

应用数理统计和计算技术等数学方法对科学活动的投入（如科研人员、研究经费）、产出（如论文数量、被引数量）和过程（如信息传播、交流网络的形成）进行定量分析，从中找出科学活动规律性的学科。

对科学计量学的奠基产生了积极影响的研究包括洛特卡定律、布拉德福定律和齐普夫定律。普赖斯（Derek John de Solla Price）的《巴比伦以来的科学》《小科学，大科学》和尤金·加菲尔德（Eugene Garfield）的《科学引文索引》（Science Citation Index, SCI）是科学计量学的奠基之作。1961 年美国学者开斯勒（M. M. Kessel）提出了文献耦合的概念，之后在此基础上发展出引文耦合分析方法。术语"科学计量学"的正式提出，来自于 1969 年世界上第一本科学计量学专著，即由前苏联纳利莫夫和穆利钦科合著的《科学计量学：把科学作为情报过程来研究科学的发展》。1973 年美国学者斯莫尔（H. Small）

提出了同被引的概念，发展出同被引分析方法。此后，建立在引文耦合和同被引基础上的文献聚类分析逐渐发展成为科学计量学最活跃的研究领域之一。

内涵　科学计量学是建立在数学、统计学、计算机科学、图书馆学、情报学等基础上，对科学自身进行定量研究的交叉学科。它把科学本身作为自己的研究对象，运用统计分析、网络分析、图论和聚类分析等数学方法定量研究科学家人数、科学成果数、科学期刊数、科学论文数、科学文献引证频次等，用于评价某个国家、地区、科研机构、个人或某个领域的科学活动水平、发展趋势、揭示科学发展的兴衰涨落、科学前沿的进展等，为国家科学决策、科学管理、科学基金利用等提供定量的科学依据。

研究范畴　科学计量学以科学的社会环境为背景，运用数学方法计量科学研究的成果，描述科学的体系结构，分析科学系统的内在运行机制，揭示科学发展的时空特征，探索整个科学活动的定量规律性，被人们称为"科学的科学"。

科学计量学与文献计量学、信息计量学、情报计量学及网络计量学有一定的交叠。在区分相关概念时，文献计量学侧重于文献信息管理和决策；信息计量学也叫情报计量学，侧重于定量描述信息过程和规律；网络计量学侧重于网络这一媒介物，而科学计量学除利用文献指标外，还利用人才、经费和设备等非文献指标，其研究结论较为客观，有助于加深对科学发展内在规律的认识，从而为科研管理工作和科技政策制定提供参考和指导。

方法　科学计量学的研究方法包括：出版物数量计量方法；著者数量计量方法；引文分析方法；词频分析方法；内容分析法；统计分析法等。

原理　由于科学交流过程复杂多变以及影响因素众多，所以科学计量研究往往不可能用简单的和统一的数学模型去描述科学活动的整个发展过程及其规律，通常要对变化的各个时段采用不同的数学模型模拟，以期达到对客观现实的准确预测。

科学计量学研究中的数学模型可以从以下途径建立或获取：①根据多年累积的大量实际统计数据，归纳出文献分布规律，提出经验模型。②根据客观数据的发展趋势，提出合理的假设，建立数学模型，再去模拟和预测现实的发展变化。③将其他领域的数学概念、定量模型转移到科学计量的研究中。在通过以上方法导出数学模型以后，通常还需根据理论知识和实践经验以及统计检验，对数学模型的正误和优劣程度进行判断评价。同时，通过实践应用，不断修改完善，再经过实践应用的多次反复，最终获得对科学发展规律最佳的定量描述和趋势预测。

应用　1994年，国际科学计量学与信息计量学学会（International Society for Scientometrics and Informetrics，ISSI）在荷兰正式成立，成为科学计量学的重要国际学术组织。科学计量学期刊主要有：1978年创刊的《科学计量学》、2007年创刊的《信息计量学杂志》等。科学计量学研究成果主要应用在科学评价中，包括：科学发展规划制订、科学基金管理、科学结构、科研管理、科学预测、人才评价、科学发展优先领域选择、科技政策、科技实力评估、科学生产能力评价、科学地图绘制、科研绩效评估等。"科学计量学与信息计量学国际学术研讨会"是科学计量学领域的重要国际学术会议。ISSI第16届大会于2017年由中国科学学与科技政策研究会主办、武汉大学承办，充分说明了中国的信息计量学的繁荣与发展已经引起国际信息计量学界的瞩目。

科学计量学在欧洲开展得比较活跃，荷兰、匈牙利、比利时、德国和英国等国家有比较强的研究实力。中国的科学计量学在20世纪90年代逐渐发展起来，成立了中国科学学和科技政策研究会科学计量学专业委员会；举办了几次国际性和全国性学术会议；已有十几种学术期刊发表该领域的论文；各级各类基金，特别是国家自然科学基金，对该领域的理论和应用项目给予大力支持；中国科技信息研究所和中科院文献情报中心分别建立了中国科技论文数据库；社会各界对科学计量学的研究成果给予更多的承认，并试图将之应用于科研绩效评估、科学基金评审等。中国与国际科学计量学界的学术交流日趋活跃。

（王　伟　王丽伟）

yīxué qíngbào fēnxī fāngfǎ

医学情报分析方法（medical intelligence analysis）　在搜集医学情报资料的基础上，对既有情报（医学文献及其他科技情报资料）进行归纳、综合、对比、分析等的一系列科学研究的过程。目的是为医学科学研究、医疗、医学教育和医学管理与决策提供有针对性、指导性的综合分析结论。

原理　医学情报分析主要涉及了情报资源的采集、优化整理、加工以及分析四个步骤。各个步骤的核心任务依次是：确定核心情报源及采集方式（如问卷法或信息检索方法等）；优化指标的选择，剔除无效、冗余的情报；进行图形加工和信号加工（如计算机断层摄影、X 光片等）；确定分析方法。

方法 国内外医学情报分析方法大体可以分为两大部分，主要包括定性分析方法和定量分析方法，研究过程中多采用两种方法相结合，互相补充，以便得到更加科学、准确的结论。

定性分析方法 包括逻辑思维方法（如归纳分析法、类比分析法、相关分析法等）、内容分析方法、德尔菲法、市场调查法等。

定量分析方法 包括层次分析法、实证分析法、统计分析法（如因子分析法、主成分分析法、回归分析法、聚类分析法等）、引文分析法（如引文网络分析、被引聚类分析、共被引分析等）、可视化分析方法等。

应用 医学情报分析可广泛应用于科学研究、医疗、医学教育和医学管理与决策中，包括科研选题，医学科技查新等。分析过程中注意把握情报信息的新颖性、准确度以及深度，可结合多种分析方法以提高结论的科学性和准确性。

科学知识图谱 采用曲线、图谱的可视化形式将科学发展的规律绘制成图形，从而形象的展示科学的发展规律。可用于分析研究领域的前沿热点现状以及发展趋势，作者学科的分布等。

引文分析法 对期刊、论文、著作等对象的引用和被引用的现象进行分析的方法。可通过引文特点反映出情报用户的需求特点，还可根据引用数量程度衡量某领域学者的地位及论文的影响程度。

医学科技查新 通过手工和计算机检索等手段，运用各种情报分析方法评价科研课题的新颖性、先进性和实用性，避免科研工作中的低水平重复劳动，节省人力物力财力，为医学科研人员提供选题依据。

逻辑思维方法 通过对情报信息的检索，了解国内外医疗信息动态，在大量医学情报信息基础上深入调查、类比分析、综合，从而形成调研报告，帮助临床管理决策，从而减少或避免失误，合理制订医院管理以及科研规划。

非相关文献知识发现 从公开发表的非相关文献中发现的某些知识片段间的隐含联系，在此基础上提出科学假设或猜想，并进行验证，从而发现新知识。1986 年，斯旺森（Swanson）发现有的文献记载了部分雷诺氏病患者血液中有些异常（如血液黏度偏高），又有一些文献记载了食用鱼油能纠正这些异常（如它可降低血液黏度），因此提出假设食用鱼油可能会对雷诺氏病患者有益，两年后通过实验得到证实，可见通过对情报信息的深度挖掘与分析可为临床治疗提供有价值的参考信息。

（王　伟　王　倩）

huìcuì fēnxīfǎ
荟萃分析法（meta analysis）

对同一主题下多个独立实验结果进行综合的统计方法。又称 meta 分析、元分析。荟萃分析法可以最大限度地减少各个独立实验结果的偏倚，保证研究结论的客观性、真实性和可靠性，是获得决策最佳证据的有效方法。荟萃分析法是一种定量合并方法，最早由英国统计学专家卡尔（Karl Pearson）在 1904 年提出，1955 年在临床研究中得到具体应用，1976 年正式命名为 meta analysis，

并于 1989 年被《医学主题词表》（MeSH）收录为主题词。荟萃分析在临床研究和临床实践中得以普及，并逐步推广到诊断试验的系统评价之中。

原理 在医学领域，实验结果作为各自独立的研究成果通过科学论文等载体形式发表。但是通常情况下的单个实验结果都存在一定的随机性，如果不把它们恰当的综合在一起，许多有价值的研究成果就会被掩盖在纷繁复杂的信息中而不能引起人们的注意和利用。因此，如果有相当数量的研究，其主题与特征基本一致，那么这些同一主题不同的研究结果就可以应用数学和统计学的方法进行概括、提炼、综合和表达，排除独立试验中的随机误差，挖掘共同表达的本质内容，体现各个独立研究对科学发展作出的贡献，为决策提供科学依据。

方法 荟萃分析一般应包括数据获取、研究选择、数据提取和统计分析四个主要环节：①数据获取。研究者应尽可能熟悉各类数据库的结构和检索方法，利用多种数据库实行跨库检索，并适当辅之以手工检索以及专家咨询等方法，获取漏网文献，提高分析结论的可靠性和真实性。②研究选择。根据研究目的确定文献纳入标准和排除标准。研究者应充分考虑研究设计、研究对象、出版物类型、文献语种、干预措施以及研究开展的时间等因素，同时要对符合纳入标准文献的质量（如选择偏倚、实施偏倚、失访偏倚、测量偏倚等）作进一步的分析。③数据提取。用于分析的数据信息来自符合纳入标准的文献，所提取的信息必须可靠、有效、无偏。通常利用表格法记录从每篇纳入文献中提取的信息

（元数据），一般应包括基本信息、研究特征、结果测量等项内容，而且要进行编码。④统计分析。一般包括计量单位、统计模型、异质性检验、出版偏倚、研究质量、潜在调节因素和敏感性分析等。分析中常用计量指标包括：Glass 估计值（Δ）、Hedges 估计值（g）、反应比（response ratio，ln R）、比率差（RD）和相对比率（RR）、Fisger-转换（z）等，可根据研究目的和原始文献提供的数据等实际情况选用。数据处理方法包括：同质性检验、效应综合、灵敏性分析和偏性效应等。常用分析软件主要有 RevMan 和 Metawin 等。

应用　荟萃分析能综合同类临床研究，有效增加研究样本量，减小随机误差，提高统计效能，特别是对样本量较小的临床医学研究，可避免因例数过少而不能得出统计学显著性差异的情况。通过最可靠的证据为指导，选择最有效的治疗方法，可取得最佳临床疗效。荟萃分析还可应用在各种观察随访研究中，探讨各种危险或预测因素与疾病转归的关系，探讨各种暴露因素与疾病的关系。此外，也可以研究各种遗传因素与疾病的关系。荟萃分析为基于医学文献的知识发现和情报学应用研究提供了新的方法，特别是在临床医学研究和辅助医疗决策方面发挥越来越重要的作用。

（王　伟　于　跃）

shèhuì wǎngluò fēnxīfǎ

社会网络分析法（social network analysis，SNA）

通过对社会行动者在社会网络中的关系进行定量的分析，来探讨社会网络的结构及属性特征的方法。社会网络是社会行动者及其间关系的集合，社会行动者指个人、组织、国家等社会实体或社会单位，关系指社会行动者之间的各种社会关系。20 世纪 60 年代以来，社会网络分析法在人类学、管理学、社会学、经济学等学科领域得到广泛的发展和应用。

原理　在现实生活中，社会行动者并不是孤立存在的，而是嵌入于一个由非正式关系构成的社会网络之中，因此其行为会受到自身所处社会网络中各种关系的影响。社会网络分析法就是要建立这些关系的模型，通过对网络中社会行动者之间关系的定量分析探讨网络的结构和属性特征，并研究这种结构或属性特征对网络功能及网络内部社会行动者的影响。

方法　社会网络分析法常用节点表示社会行动者，用各节点之间的连线表示关系，根据节点之间的连线是否有方向，可将网络分为有向网络和无向网络。社会网络分析法对网络结构属性的分析包括两个视角：①网络的个体属性，分析方法主要有中心性分析，包括点度中心性、中介中心性等。②网络的整体属性，分析方法主要有网络密度分析、凝聚子群分析以及核心-边缘分析等。

应用　在医学情报学中主要应用于科学计量学、医学竞争情报和知识管理等领域。在科学计量学领域中的应用主要包括：①合作关系研究，通过构建作者或科研机构合作关系网络，揭示医学科研工作的合作模式。②引用关系研究，通过构建作者或期刊的引用关系网络，制订医学研究领域的知识结构图谱，揭示特定学科的发展演进模式。

在医学竞争情报领域中的应用主要包括：①采用核心-边缘分析、凝聚子群分析方法来识别各结点在网络中所处的位置，以找出处于网络中关键地位的特殊结点。②使用互动频率、信任程度、互惠交换等维度，对特殊结点与其所嵌入网络中其他结点的关系进行分析，以找出间接的医学情报源。

在知识管理领域中的应用主要是将社会网络分析与知识管理的重要工具——专家知识地图相结合，运用中心度分析、凝聚子群分析等方法，通过分析专家知识地图中成员的相互关系和网络特征，选择权威人物、避开人际关系干扰，以及对团队的科研合作状况进行分析与评估、优化项目团队的人员结构等。

（王　伟　潘　玮）

yīxué túshūguǎnxué

医学图书馆学（medical library science）

运用图书馆学及相关学科的技术与方法，开展基础理论以及应用基础理论和方法的研究，探讨医学图书馆事业的发展规律，为卫生保健服务、医药科技发展与创新，以及政府决策提供信息与知识支撑的应用科学。它既是图书馆学，也是医学信息科学的分支学科。

形成与发展史　从 1763 年美国宾夕法尼亚医院图书馆诞生起，"医学图书馆"已有 300 多年的发展历史。国外对"医学图书馆学"的研究由来已久，并将其归入"专门图书馆学"这一分支学科中。

中国于 1820 年出现了第一所医学图书馆。20 世纪 50 年代特别是 80 年代以后，随着医药卫生事业的发展，医学图书馆事业也步入蓬勃发展的新阶段。截至 2014 年，中国高等医药院校已有 160 所，加上众多医院、部队系统以及行业的医学图书馆，已初步形成极具特色的中国医学专业图书馆系统。20世纪70~80年代"医学图书馆学"教育开始提上议程，并在四所高等医学院校建立了"医学图书情报专业"。同时，各级专业学会开展了广泛的学术交流和研讨。此外，专业学术刊物先后问世，并出版了《医学图书馆学》专著。说明中国"医学图书馆学"学科正由孕育阶段进入到确立并起步发展的阶段。

研究范围 由于医学图书馆学是处于发展中的学科，与相关学科有着广泛的交叉渗透，加之信息技术日益融入本学科体系的各个组成部分，所以研究范围非常广泛，内容也不断变动。它的研究范围包括基础理论研究，应用理论研究和应用方法研究。基础理论研究包括医学图书馆哲学、医学图书馆学的研究对象、学科体系结构、学科性质、研究方法、发展趋势和新学科生长点，以及与相关学科的关系等等。此外，基础理论研究还要研究医学图书馆与社会政治、经济、教育、科学、文化的关系。由于中国医学图书馆学还处于起步阶段，所以基础理论研究还比较薄弱。与之相对应，在应用理论和方法研究方面已开展了大量工作，取得了不少成果。

医学图书馆文献信息资源建设 文献是记录知识的载体。资源建设主要研究选择和收集文献的原则、方法，文献信息的类型，馆藏类型的变化，馆藏的划分和馆藏的组织、存储、典藏和保护等。除图书外，主要是研究医学科技期刊、科技会议文献、学位论文、科技报告、专利文献等纸质文献的收集和馆藏建设，也包括缩微文献和电子文献在内的文献信息。对互联网上虚拟信息资源的链接（外馆馆藏资源）在内

的信息资源建设问题也都有涉及。医学数字信息资源建设已经成为主要内容和重点方向。

医学文献组织方法 目的是将图书馆资源组织成一个有序的系统，以便更好地开发利用。包括研究传统文献和网络资源的组织方法。前者包括文献资料著录和编目的一般原则和方法，目录的组织和维护，以及分类法、主题法和分类主题一体化方法等。网络信息资源的组织方法包括文件、数据库、搜索引擎、主题树、超媒体方式等。

医学图书馆服务 ①用户调查工作（用户的构成、用户类型、信息需求、文献阅读需求等）。②研究图书馆信息服务的类型，包括文献流通借阅、馆际互借与文献传递、参考咨询、文献检索、科技查新、学科化服务、联机公共目录查询等。此外，还包括新型媒体文献信息的管理与服务，网络信息导航等。

医学图书馆管理 主要研究从单个图书馆到图书馆事业的管理问题。包括图书馆的人、财、物、信息等诸因素的计划、组织、实施、考评，目的是实现最佳的成本效益。

医学图书馆工作现代化 包括上述图书馆文献信息资源建设、信息资源整序工作和读者服务工作等各个环节的现代化，以及图书馆内部管理工作的现代化。

研究方法 医学图书馆学尚未形成自己的专门研究方法，而是借鉴和利用图书馆学、情报学以及其他一些学科的方法开展相关研究。这包括一般研究方法和专门研究方法：一般研究方法有逻辑法（主要是归纳法和演绎法）和系统方法（将医学图书馆作为社会信息交流系统中的一个子系

统来研究）。专门研究方法有单元知识研究法如版本、文摘等方法，知识集合研究法如采集、分类、主题、目录、索引、文献计量等方法。其他有知识受众研究如咨询、导读等方法，以及图书馆统计法和读者（用户）调查法等。

与邻近学科的关系 医学图书馆学与医学情报学、文献学、目录学等的关系密切，它们都是研究与文献信息管理和利用的相关学科。这些学科的理论基础都是关于文献、信息的理论，但它们有各自的工作程序、工作手段与方法，研究的内容在广度、深度上也不尽相同。

与医学情报学的关系 医学情报学是对医学图书馆学研究对象在微观领域中的深入，着眼于对信息的深层次开发与服务。宽泛的说，情报学理论与研究方法对于图书馆学的发展起到了促进作用。此外，用户研究是图书馆学和情报学的共同课题。

与医学文献学的关系 医学文献学是以医学文献及其发展规律为研究对象，包括文献的特点、功能、类型、生产和分布、发展规律、文献整理方法及文献与文献学发展历史等。由于医学文献学的直接研究对象是文献，而医学图书馆工作和情报工作的主要对象也是文献，因此，医学文献学与医学图书馆学、情报学之间不可避免地存在着交叉重复的关系，有时甚至很难划出明确的界限。

与医学目录学的关系 医学目录学是研究医学文献著录和目录组织工作规律和方法的实用学科，产生于对医学图书馆文献进行编目工作的实践。医学图书馆学与目录学的关系极为密切，目录学为图书馆学提供了方法，图书馆学为目录学开辟了新的研究

领域，它们在研究内容上有大量的交叉、融合，因而目录学常被看作是图书馆学的分支学科。

发展趋势 现代信息技术已深深融入医学图书馆服务各个环节，新技术对医学图书馆学研究将产生深远影响；包括医学科学数据在内的基于网络的数字资源呈现爆炸性增长的趋势，数字化研究仍然是医学图书馆学的研究重点；多元化的需求将开启医学图书馆服务方式的根本变革。医学图书馆学面临着研究对象与研究方法的双重变革。

由于医学图书馆学属于图书馆学中的专门图书馆学分支，两者在学科性质、研究对象、任务和研究方法等方面有其相似之处。未来，医学图书馆学一方面要加强基础理论研究，因为它决定着医学图书馆学的未来走向与体系框架的构建，并为医学图书馆实践提供最基本的理论指导。另一方面，要密切关注国家社会、经济、科技发展的新趋势，图书馆学发展中的新理念、新动向、新方法与技术，使应用研究在网络化数字化环境下获得新动力，取得新成果。

医学信息资源建设研究 一是信息资源共建共享的目标、原则、机制、模式、方法，以及实现共享的宏观环境及保障因素等的研究；二是数字资源长期保存包括保存内容、保存技术、可持续发展以及合作机制等的研究。

医学信息组织与检索研究 主要有医学信息组织标准的修订及应用研究，基于语义网的医学知识组织研究以及网络环境下信息资源检索研究等。基于医学领域本体的知识组织模式的研究尤其值得关注。

新技术在医学图书馆领域的

应用 21世纪初，云计算技术是世界各国数字图书馆建设关注的焦点。云计算为图书馆提供了海量和低成本的存储能力，同时也实现了真正意义上的信息资源整合与共享。其重点是基于以信息资源共建共享为目标的云计算基础平台建设，并向云环境下的知识产权、信息安全、系统构建、服务形式等领域渗透。另外，关联数据、信息可视化等技术在医学图书馆中的应用研究也应予以关注。

（高 岚）

yīxué shùzì xìnxī zīyuán
医学数字信息资源（medical digital information resource） 经过数字化处理过的医学信息资源的总称。它是基于计算机、现代通信、多媒体、数据压缩等技术，将医学图像、文字、声音、视频等信息转换成计算机或其他有计算能力的设备能够处理的二进制（"0"和"1"）数据格式，以数字代码方式存储在光学、磁性或电介质上，可由本地（或通过网络进行远程）计算机访问的资源。数字资源是文献信息的表现形式之一。

从1961年美国化学文摘社开始发行《化学题录》机读磁带，开启了包括医学学科在内的数字信息资源的发展历史。医学数据库是医学数字资源的最早表现形式。1965年美国国立医学图书馆开展了MEDLINE数据库的联机检索服务。20世纪70年代以后，远程通信技术以及个人计算机快速发展不仅使医学数据库的容量大大增加，又出现了光盘这一新的储存介质；除书目、文摘、索引数据库外，全文数据库开始大量涌现。20世纪90年代以来，随着网络和信息处理技术的发展，基于互联网的原生医学数字信息资

源，以及原生医学电子期刊、电子图书也获得长足发展。20世纪90年代后期和本世纪初，由于"开放获取运动"的推动，日益增长的开放获取资源进一步丰富了医学数字信息资源的内容。

医学数字信息资源中医学数据库资源是其重要组成部分。医学数据库是按一定规则存储于计算机存储设备上，可以方便地访问、管理和更新的相互关联的数据集合。从内容上可分为医学书目数据库、医学全文数据库、医学文摘数据库、医学引文数据库、医学数值数据库、医学图像数据库等。

其中，主要包含医学内容的综合性全文数据库有荷兰Elsevier Science公司出版Elsevier电子期刊全文库、德国施普林格（Springer）出版社推出的全文在线资源平台SpringerLink、美国John Wiley & Sons Inc出版的电子期刊以及Nature系列期刊数据库等。中文有中国期刊全文数据库、中文科技期刊数据库、万方数字资源系统等。主要医学文摘数据库有 PubMed、Embase、Biosis Preview、SciFinder和Web of Science和中国生物医学文献数据库。包含有医学科学信息的综合性引文数据库有美国《科学引文索引》、Scopus、中国科学引文数据库和中国生物医学期刊引文数据库等。

对于开放获取医学信息资源，则可通过综合性开放获取期刊目录和全球最大的开放获取仓储库目录以及开放获取仓储库登记簿获得。

随着网络信息资源的爆炸性增长，一种专为搜索网络信息资源的检索工具——搜索引擎应运而生。搜索引擎分为综合性搜索

引擎和学术搜索引擎，医学搜索引擎就属于学术搜索引擎。综合性搜索引擎中固然可以搜索医学信息资源，不过医学搜索引擎在检索医学信息资源时更专业也更有效。

医学数字资源特别是网络信息资源因其内容丰富、形式多样、信息量大、时效性强、更新速度快，容易访问、共享和保存，是医药卫生人员获取信息和知识的重要渠道。但不少网络医学信息资源没有像传统信息资源那样经过严格筛选、审查和加工，其学术性、权威性、可靠性难以保证，故而存在良莠不齐的情况。这就需要严肃认真地开展医学信息资源评价。另一方面，由于不同的数字资源系统有着不同的编码方式，数据格式的不同导致描述和组织标准的差异以及检索途径和方法的不同；不同的数据库使用不同的检索软件、检索语言和方法，这给数字资源的开发利用带来很大麻烦。因此，需要对数字资源进行有机整合，建立异构（开放集成数据库系统）平台，实现数字资源的一站式查询，以达到信息资源共建共享的目的。

(高岚)

yīxué quánwén shùjùkù

医学全文数据库（medical full-text database） 存储医学文献全文或其主要部分并能提供全文检索的数据库。数据库集文献检索与全文提供于一体，除能提供二次文献信息外，还可以提供一次文献信息，是21世纪初发展较快和前景看好的一类数据库。这类数据库的优点是免去了检索书目数据库后还得费力去获取原文的麻烦，而且多数全文数据库提供全文字段检索，有助于文献的查全率，但查准率相对较低。另外，计算机内必须安装有全文浏览器，才能阅读全文数据库中的全文，通用的全文格式较少，主要有PDF格式和HTML格式。

包含医学学科的主要外文全文数据库 包含医学学科的主要外文全文数据库主要有五个。

Elsevier 电子期刊全文库 荷兰 Elsevier Science 公司出版的全球最大的电子期刊全文资源系统，收录 2200 多种经同行评议的高质量学术期刊，其中大多数都是核心期刊，覆盖生命科学、物理、医学、工程技术及社会科学等学科。很多期刊被世界上许多著名的二次文献数据库所收录。21 世纪初，该公司又合并了细胞出版社等出版单位，并将该社细胞、癌细胞、化学与生物学、现代生物学、发育细胞学、免疫、分子细胞学、神经元与结构等期刊合并到该资源系统中。Elsevier 电子期刊通过 Science Direct OnLine (SDOL) 平台提供文摘、全文期刊的检索、浏览和下载服务 (http://www.sciencedirect.com)。

SpringerLink Springer 出版社推出的全文在线资源平台，提供学术期刊及电子图书的在线服务。共有 Springer 及其与学术机构合作出版的 2000 多种经同行评阅的期刊（其中一半以上被 SCI 收录）和 20000 余本在线电子书，且每年增加超过 3000 本电子书、电子参考工具书 (http://www.springerlink.com)。

EBSCO 数据公司 一个具有 60 多年历史的大型文献专业服务公司，总部在美国，其分部遍及全球 19 个国家。EBSCOhost 是可以通过互联网直接链接的在线参考信息系统平台。在此平台上提供多种 EBSCO 自己的全文数据库，以及其他著名信息提供商提供的数据库。EBSCO 的学术资源库 (Academic Source Premier) 收录 7800 多种期刊，为全球最大的综合性学科全文数据库之一 (http://search.ebscohost.com)。

John Wiley & Sons, Inc 是成立于 1807 年的北美最老的独立出版商，在科学、技术、医学领域是享誉世界的三大顶尖出版商之一。总部在美国，在欧洲、亚洲、拉丁美洲等多国都有分支机构。出版物以英语为主。每年出版 400 种左右的科学、技术和医学期刊以及百科全书、书籍、业务通讯，以及包括联机期刊、CD-ROM 和数据库在内的电子产品。从 1997 年起，提供 300 多种可通过网络访问的科技和医学全文期刊，以及可检索目次列表、摘要 (www.wiley.com)。

Nature 系列期刊数据库 自然出版集团 (Nature Publishing Group, NPG) 提供。它是一个出版科学期刊的国际出版公司，出版印刷版和网络版有重要影响的科技和医学文献，包括期刊、联机数据库。内容涉及生命科学、生理、化学以及临床医学等 80 余个学科 (http://www.nature.com, http://www.naturechina.com.cn)。

包含医学学科的中文全文数据库 包含医学学科的中文全文数据库主要有三个。

中国期刊全文数据库 中国期刊全文数据库是中国知识基础设施工程系列源数据库项目中的全文数据库之一。是 21 世纪初世界上最大的连续动态更新的中国期刊全文数据库，积累全文文献 800 万篇，题录 1500 余万条，分九大专辑，共有 126 个专题文献数据库。从 1994~2015 年，6100 种全文期刊的数据完整性达到 98%。该库检索系统采用了知识网络服务 5.0。用户能在一个界面下完成中国期刊全文数据库、中国优秀博硕士论文全文数据库、中国重要报纸全文数据库、中国图书全文数据库、中国引文数据库一站式跨库检索。

中文科技期刊数据库 源于科技部西部信息中心、重庆维普资讯有限公司 1989 年创建的中文科技期刊篇名数据库，是中国数字图书馆建设的核心资源之一，是高校图书馆文献保障系统的重要组成部分。该数据库包含了 1989 年至今的 8000 余种期刊所刊载的 2000 余万篇文献。文献包括有医药卫生在内的八个专辑。数据库提供的检索方法有快速检索、传统检索、分类检索、高级检索和期刊导航。

万方数字资源系统 以中国科技信息所全部信息服务资源为依托建立起来的，以科技信息为主，包含全文信息资源、文摘题录信息资源以及事实型动态信息资源的数据库联机检索系统。其中科技信息分系统涵盖科技文献、学位论文、科技成果、科技要闻、会议论文、专利技术、中外标准、政策法规、机构名人九大类数据库。数字期刊包括 8 大类 100 多个类目 5800 多种期刊（http://g.wanfangdata.com.cn）。

（高 岚）

yīxué wénzhāi shùjùkù

医学文摘数据库（medical bibliographic database） 将各种医药卫生文献的书目记录（如题名、作者、信息出处、分类号等）按照一定规则，集成为一个规范的相互关联、独立于程序、存储于计算机存储设备上的数据集合。文摘数据库是文摘的集合，它是二次文献数据库。它与馆藏目录一样，也是一种书目数据库。馆藏目录以一个完整的出版物为著录对象，而文摘数据库则以单篇文献为著录对象。文摘数据库容量大（记录数多）、检索功能强、查全率和查准率相对较高。

国外著名医学文摘数据库主要有 PubMed，荷兰医学文摘（Excerpta Medica Database，EMbase），BIOSIS Previews，SciFinder等。

代表性的中文医学文摘数据库是中国生物医学文献数据库。该数据库是中国医学科学院医学信息研究所于 1994 年开发成功的。它收录自 1978 年至今的 1800 多种医学期刊的 540 余万篇文献，涉及基础医学、临床医学、预防医学、药学、口腔医学、中医学及中药学等生物医学的各个领域，年增文献 40 余万篇，数据每月更新。中国生物医学文献数据库注重数据的规范化处理和知识管理，全部文献题录根据美国国立医学图书馆最新版《医学主题词表》《中国中医药学主题词表》以及《中国图书馆分类法·医学专业分类表》进行主题标引和分类标引。2004 年与维普资讯有限公司强强联手，共同推出检索功能更为强大的中国生物医学文献数据库网络版。其检索入口多，检索方式灵活，可获得良好的查全率和查准率。网络版的智能主题、多内容限定、主题词表辅助、主题与副主题词扩展、著者机构限定、定题检索、引文及被引文献检索、多知识点链接、检出结果统计分析等功能，使检索过程更快、更高效。它与维普全文数据资源建立链接后，开通一站式全文链接与全文传递服务系统，为用户提供更简捷的全文保障。

（高 岚）

yīxué yǐnwén shùjùkù

医学引文数据库（medical citation database） 将有关医药卫生的各种参考文献的内容按照一定规则记录下来，集成为一个规范的相互关联、独立于程序、存储于计算机的存储设备上的数据集合。通过这个数据库，可以建立著者、关键词、机构、篇名等检索点，满足有关作者论著、专题文献、期刊、专著等文献被引，机构论著被引等情况的检索。

含有医学学科的重要引文数据库 含有医学学科的重要引文数据库主要有四个。

《科学引文索引》 由美国科学情报研究所（Institute for Scientific Information，ISI）于 1961 创刊。是一部国际性索引，来源期刊覆盖数、理、化、天、地、生以及生命科学等基础学科，国际上大多有重要影响的刊物都被收录其中。《科学引文索引》印刷版为双月刊，收录 3500 种重要期刊。后又推出光盘版（收录期刊同印刷版，月更新，带文摘）、联机版（收录期刊 5600 种，周更新）、网络版（收录范围同联机版，周更新）。ISI 于 2001 年建立了新一代学术信息资源体系 ISI Web of Knowledge。Web of Knowledge 是 ISI 平台中的一个子库，提供基于内容链接的高质量学术信息，兼具知识检索、分析工具和文献管理多项功能。

Scopus 荷兰爱思唯尔（elsevier）公司开发的一款最大的文摘和引文数据库，文献覆盖科学、技术、医学、社会科学、艺术和人文科学等领域，所有文献都经过专家同行评审。该数据库已有 5300 万条记录，包括 5000 多出版社的 21 912 题名、20 874 种同行评审的期刊（其中有 2800 种为开放获取期刊）、367 种商业出版物、421 种丛书、30 000（从 2013 年秋天起增加至 75 000）种以上的书籍、550 万篇会议论文。数据每日更新。

中国科学引文数据库　由中国科学院文献情报中心于 1989 年研制成功。中国科学引文数据库被称为中国版科学引文索引。2013～2014 年度中国科学引文数据库收录来源期刊 1141 种，其中中国出版的英文期刊 125 种，中文期刊 1016 种。中国科学引文数据库来源期刊分为核心库和扩展库两部分，其中核心库 780 种。来源期刊每两年遴选一次。学科覆盖数、理、化、天、地、生、农林、医学、工程、管理、环境等。计有印刷版、光盘版、网络版等品种。2007 年中国科学引文数据库与美国 Thomson-Reuters Scientific 合作，中国科学引文数据库以 ISI Web of Knowledge 为平台，实现与 Web of Science 的跨库检索，是 ISI Web of Knowledge 平台上第一个非英文语种的数据库。

中国生物医学期刊引文数据库　中国人民解放军医学图书馆 1999 年研发的中国生物医学领域的专业引文数据库，收录 1994 年以来中国 1800 余种生物医学专业核心刊和重要刊物，累积期刊文献 640 余万篇，并含有参考文献。该库每月更新一次，一年出版 12 期光盘。该库有作者、刊名、复合、期刊目录等多个检索入口，使用方便，易于掌握。该库还采用了独特的多途径引文扩展检索技术与限定第一作者检索功能，进一步提高了查全率和查准率。同时，增加全文链接、医学同义词概念扩展检索、引证报告输出、文献计量统计分析等功能，使得中国生物医学期刊引文数据库新

版检索系统更加集成化、简约化、人性化。

应用　通过文献间的引用和被引用关系，可以：①了解某一学术问题或观点的起源、发展、修正及最新的研究进展，分析、追踪热点研究领域。②评价科学文献、学术期刊和专著的影响力和学术水平。③获取机构、学科、学者、期刊等多种类型统计数据，为学术研究评价、科研绩效评价和科学发展等方面的评价提供定量依据，是科研机构和科研人员绩效评价的参考工具。④用于学术期刊评价，有助于确定某个学科的核心期刊。⑤作为文献检索的一种工具，它提供了一种全新的文献检索手段，即从已知的某一作者的一篇论文开始，查到所有引用过这一论文的其他论文，再以这些引用论文的作者为新的检索起点，查到更多的被引论文。经过多轮循环，可以检索到大量相关的文献线索。

在利用各种引文工具对学科发展和动态、期刊质量、科研人员能力进行分析评价时，既要充分利用、认真分析引文工具的数据，也要考虑一个时期的国家、部门科技政策等环境因素的影响，进行综合分析。例如，SCI 固然很权威，但它毕竟侧重于基础研究，用于国家层面的宏观分析可能说服力更强些。同时，它的定价不菲，并非任何人和任何时候都可随意使用的工具。

（高岚）

kāifàng huòqǔ yīxué xìnxī zīyuán
开放获取医学信息资源（open access medical information resource）　在作者或出版社拥有版权和授权的情况下，任何人都可以自由地在线阅读、下载、复制、分发、印刷、检索或链接到学术

期刊文章、学位论文、学术专著的全文，以提高文献的使用率和扩大其影响力的医学信息资源获取方式。是在网络环境下发展起来的新型学术交流理念和机制。对研究性论文有两种途径实现开放获取：经同行专家评审后将自己的学术论文发表在开放获取期刊上，供公众访问；不经同行专家评审即将自己的学术论文在一个开放获取学术仓储库中建档，供公众访问。开放获取这种机制有利于打破学术壁垒，促进学术交流，加速实现资源共享。

发展历程　20 世纪 90 年代开放获取运动首先在西方兴起，2001 年 12 月 1～2 日在匈牙利布达佩斯召开的会议上发布了布达佩斯开放获取行动倡议。2004 年 5 月，由时任中国科学院院长路甬祥、中国国家自然科学基金委员会主任陈宜瑜分别代表中国科学院和国家自然科学基金委签署了《科学和人文知识开放获取柏林宣言》，表明中国支持开放获取的原则立场。

2010 年代，互联网上已有 15 000 种开放获取期刊，1000 多个开放获取机构学术仓储库。据 2010 年公布的一项研究显示，2008 年出版的经同行专家评议过的文章中大约有 20% 可以通过开放获取方式获得。

实现方式　一是通过开放获取期刊目录（directory of open access journals，DOAJ；http://www.doaj.org）。这是 21 世纪初最权威、认知度最高的开放获取期刊目录。截至 2013 年 5 月 29 日，DOAJ 共收录了来自 119 个国家的 9347 种开放获取期刊。二是通过全球最大的开放获取仓储库目录（open directory of open access repository，OpenDOAR；http://www.opendoar.

org/index.html）和开放获取仓储库登记簿。此外，有的学科领域如 GeBank 等已经建立了开放获取科学数据网站。

国外医学信息资源开放获取途径 国外医学信息资源的开放获取可通过资源出版机构、学科仓储库、期刊目录方式实现。

出版机构 以公共科学图书馆、生物医学中心和 HighWire Press 最具影响力。公共科学图书馆（http://www.plos.org/）是一个由科学家和医生组成的非营利机构，致力于把世界上科学和医学的文献作为免费资源向公众开放。生物医学中心（http://www.biomedcentral.com）是一家提供经过同行评审的生物学、医学研究论文开放出版的独立出版社。HighWire Press（http://highwire.stanford.edu）是免费在线提供全文生物医学期刊的全球最具影响力的学术期刊文献出版商之一。

学科仓储库 以学科为主线，对某个学科领域的各种类型的资源进行采集、整理、描述、组织、索引，以实现对这些对象资源的共享和利用为目的的知识库。如 OpenDOAR。最著名的医学学科仓储库是生物医学中心的开放获取期刊（PubMed central，PMC；http://www.ncbi.nlm.nih.gov/pmc）。

期刊目录 除 DOAJ（http://www.doaj.org），还有 Open Jgate（http://openj-gate.com），Open Science Directory，科技电子在线图书馆（scientific electronic library online，SciELO；http://www.scielo.org/php/index.php）等。

中国医学信息资源开放获取途径 国内医学信息资源的开放获取实现途径主要有三种。

中国科技论文在线 万方中国科技论文在线（http://www.

paper.edu.cn/）是经教育部批准，由教育部科技发展中心主办的科技论文网站。

奇迹文库 奇迹文库（http://www.qiji.cn/）是由一群中国年轻的科学、教育与技术工作者创办的非盈利性质的网络服务项目，是专门为中国研究者开发定制的电子文库。

开放阅读期刊联盟 开放阅读期刊联盟（http://www.oajs.org/）是由中国高校自然科学学报研究会发起的一个类似于 DOAJ 的项目，21 世纪初仅收录了以大学学报为主的 29 种开放阅读期刊。

（高 岚）

yīxué kēxué shùjù

医学科学数据（scientific data of medicine） 在基础医学、临床医学、公共卫生、中医药学等的科学研究和日常实践性活动中，经长期观察、监测、检测、调查、诊断、治疗、试验、实验等所获取的原始性、基础性数据。包括基于已有业务信息系统整合集成的数据，也包括对国内外各类相关数据资源进行二次开发、深加工的数据。

科学数据资源具有科技、经济和社会价值，是国家发展和建设创新型国家所必需的战略资源。科学数据资源及其管理与共享水平已成为衡量一个国家整体科技水平和综合国力的重要标志。美国政府在 20 世纪 90 年代初确定了美国要在 21 世纪实施科技水平以及综合国力领先世界的战略，科学数据是实施该战略最重要的保障条件。规定除危及国家安全、影响政府政务及涉及个人隐私的数据和信息实行强制性保密外，其余的数据和信息均纳入共享管理范畴。

21 世纪初，生物医学和生命科学是最活跃的学科。科学数据中医学科学数据占有相当大的比例。2001 年中国实施了"科学数据共享工程"，使之成为国家科技基础条件平台建设的重要组成部分。2004 年 4 月国家正式启动了"医药卫生科学数据管理和共享服务系统"项目，该项目是国家科技基础条件平台建设工作科学数据共享领域的重点项目之一。该项目的目的，是对地理上分散、数据结构繁杂而内容丰富的医药卫生数据加以整合，以实现医学科学数据多学科、多层次、多级别共享，从而促进政府科学决策，推动医药科技创新，加强卫生保健服务，提高全民健康素质。

为实现包括医学科学数据在内的数据共享获得可持续发展，必须：①加强有关标准和政策法规的制订，在科研制度中规定数据共享责任和义务，在申报国家的科研课题时捆绑数据共享方面的规定，以保证研究者履行数据资源的共享义务。②搞好数据共享的规划和设计，对共享的数据既要注意其代表性和权威性，又要统筹各个专业和学科的覆盖面，同时要考虑到数据的被关注度。③加强数据标准的研究，规范不同物理属性、存储格式和结构的数据，以保障共享表达的一致性。④注意知识产权保护，保护合法用户利用共享数据的权利，防止非法使用。⑤遵循社会主义伦理道德，注意保护个人隐私。⑥努力提高用户的信息素养。

（高 岚）

rénkǒu yǔ jiànkāng kēxué shùjù

人口与健康科学数据（scientific data for population and health） 医学科学数据中涉及人口与健康状况的那部分数据。人是社会生产力的基本要素，人口与社会、经济、生态环境等关系密切，也是一切社会关系的承担者。

人口的质量和数量关乎民族的生存繁衍、社会经济的可持续发展以及国家的兴旺发达。因此，人口与健康科学数据也是最重要的战略资源。对人口与健康科学数据的正确采集、及时加工处理、开放获取也就成为科学研究、政府科学决策、提供卫生保健服务和健康产业的基础性工作。

为此，在 2002 年的香山科学会议上根据"国家科技基础条件平台建设战略研究报告"精神，提出了医学科学数据共享的倡议。2003 年"医药卫生科学数据共享系统"在科技部立项，2005 年"医药卫生科学数据共享网"列入《国家中长期科学和技术发展规划纲要（2006~2020 年）》，2009 年通过科技部结题验收和专家评审，更名为"国家人口与健康科学数据共享平台"。

平台的建设目标是，按照统一标准规范、统一资源规划和统一技术架构，以"逻辑上高度统一，开放共享；物理上合理分布，分工合作"的模式建成一个数据分布式存储、集中管理和多点服务的医药卫生科学数据管理与共享服务系统，承担起国家科技重大专项、科技计划、重大公益专项等人口健康领域科学数据汇交、数据加工、数据存储、数据挖掘和数据共享服务的任务，服务于科技创新、政府管理决策、医药卫生事业的发展，为创新型人才培养和健康产业发展提供科学数据共享服务，从而提高中国医疗卫生服务整体水平和国际竞争力。

该平台的基本框架包括一个总网，六大科学数据中心（基础医学、临床医学、公共卫生、中医药学、药学科学和人口与生殖健康）和平台地方节点。总网站是医药卫生科学数据资源管理和调度中心，是医药卫生领域科学数据发布的门户。

平台已整合数据资源总量为 2137.76 GB，包括 265 个共享数据集（库），资源包括科技成果、疾病防治、人口与健康、中医药学、国家长期布局医药卫生监测数据和中医药历史文献资源数据等。

科学数据共享平台建设工作是一项长期而复杂的工作。在平台建设中，要以用户为中心，建立反馈机制，并构建合理的绩效评价指标体系，使其满足各级用户的需求，发挥科学数据的共享作用。

为保证平台优质高效开展服务，应：①建立相应的信息资源选择与采集遴选机制，严格采集标准，减少描述型文献资源在平台资源中的比例；同时要扩大采集范围，注意资源在地理、机构分布上的均衡性，保证共享平台上数据的实用性、多样性、权威性。②按照相关的规范和标准，对收录的医学信息资源进行分析和组织，保持描述性元数据的高度统一，使总中心与其他数据中心保持一致，以免给用户造成困难。③丰富信息存储方式，丰富数据类型。为使医学领域很多重要的临床影像资源得到有效利用，要注意超文本数据资源的采集和存储。④注意用户访问的易用性，避免网址链接错误、数据库建设不完善而造成用户的访问困难。

（高岚）

yīxué sōusuǒ yǐnqíng

医学搜索引擎（medical search engine）以人工或网络机器人软件的方法采集、标引网络医学信息资源，并将索引信息内容存储于大型数据库中，以 Web 网站的方式提供给网络用户查询的信息服务系统。

外文医学搜索引擎 主要有五个。

医源（medical matrix） 一种由概念驱动的免费全文智能检索工具，包括 4600 多个医学网址，版权归美国 Medical Matrix L. L. C.。它是 21 世纪初最重要的医学专业搜索引擎，提供了关键词搜索和分类目录搜索，它的最终用户是美国医生以及工作在医疗第一线的卫生工作者（http://www.medmatrix.org）。

医景（medscape） 由美国 Medscape 公司 1994 年研制，由功能强大的通用搜索引擎 AltaVista 支持，可检索图像、音频、视频资料，至今共收藏了近 20 个临床学科 25 000 多篇全文文献，是 Web 上最大的免费临床医学全文文献和继续医学教育资源的网点（http://www.medscape.com/）。

医学世界检索（medical world search） 由美国 Polytechnic Research Institute 于 1997 年建立的一个医学专业搜索引擎，收集了数以千计的医学网点近 10 万个 Web 页面。它采用了 NLM 研制的一体化医学语言系统（unified medical language system，UMLS），可以使用 540 000 多个医学词汇包括各种同义词进行检索，在检索时可根据词表扩大或缩小检索范围，搜索的准确性很高（http://www.mwsearch.com）。

SearchMedica 是由英国伦敦的一家称作 Cogora 一体化媒体和销售公司运行，专为卫生保健专业人员精心打造的医学搜索引擎，可以方便地帮助他们访问和搜索遍及世界的专业网站。用户只用简单的关键词搜索，就可从 500 个以上的医学专业网站的 1 200 000 网页中查找所需信息（http://www.searchmedica.co.uk）。

GoPubMed 业内人士都知道，PubMed 是美国国立医学图书馆开发的很受世界广大用户欢迎的生物医学文献检索工具。但是，使用 PubMed 检索出来的文献可能多得不可胜数，需要用户大量阅读后进行筛选，这对用户是一个不小的负担。针对这一难题，德国 Transinsight 公司和德累斯顿大学合作开发出一种基于知识的语义搜索引擎 GoPubMed。它是一种免费的对 PubMed 检索结果进行数据挖掘的文献分析工具。它利用生物信息学相关知识对 PubMed 检索结果进行探索、分析，可在几秒钟内处理数以百万计的文档。凭借新的交互式筛选过程，用户只需几次点击就可以找出少数重要论文（http://www.gopubmed.com/）。

中文医学搜索引擎 21 世纪初才开始起步，数据库范围、检索功能、输出结果和用户满意程度等方面尚无法与国外医学搜索引擎相比。

中国医学生物信息网 由北京大学心血管研究所、北京大学人类疾病基因研究中心和北京大学医学部信息中心协作开发。主要栏目有医学新闻、最新文献、特别报道、深度分析、专题网页、今日临床、数据库、相关信息等。是查找网上中文医学信息，把握最新研究进展与动态的重要医学网站（http://cmbi.bmju.edu.cn）。

其他有由第四军医大学和长城网络科技有限公司合作建立的一个专业性的大型医学综合性网站——37 医学网（http://www.37c.com.cn），深圳三九集团旗下的一个综合性健康网站——39 健康网（http://www.39.net），飞华健康网（http://www.fh21.com.cn）等。

搜索引擎的发展方向 为解决现有搜索引擎查准率不高等问题，未来搜索引擎的发展方向是智能化、个性化。为实现这一目标，应开发聚焦、实时和可管理的网页采集技术，具有从非结构化内容到结构化数据的网页解析技术，联合检索和精、准、全的全文索引技术，以及高度智能化的文本挖掘技术，以实现对网络信息资源深层次内容的揭示。

（高岚）

yīxué xìnxī zīyuán píngjià

医学信息资源评价 （evaluation of medical information resource）

为促进医学信息资源的有效利用，保护消费者权益，并为相关部门决策提供咨询所从事的对医学信息资源的评估工作。谷歌（google）执行总裁埃里克·施密特（Eric Schmidt）说过，自有人类文明以来到 2003 年间，全世界共生成了 5 千兆兆字节（相当于 10^{15}）的信息，可是到 21 世纪初，每两天就生成同等数量的信息。这与人们几百年来生成和保存纸质文献信息简直不能同日而语。这其中，生物医学信息占有相当的比例。与纸质文献信息已有一套成熟的编辑加工以及审校等程序和管理办法不同，网络信息资源由于存在历史短，增长速度快，存在着良莠不齐的情况。医学信息资源事关人民的生命和健康，对它们的质量进行客观公正的评价就成了当前一项紧迫任务。本文所说评价主要是指对网络医学信息资源的评价。

评价目的 对医药卫生专业人员而言，做好医学信息资源评价，可以使他们在查找相关信息时事半功倍。对于普通公众，有助于他们分辨哪些是真实有用信息，哪些可能不是。当然，还可以帮助网络管理部门、服务部门以及网络建设单位评定和建设"核心网站/网页"。

评价对象 网络信息资源表现为不同的层次性，主要分为医学网站、医学网页以及网页内部的信息单元。因此，对网络信息资源的评价明显不同于对传统信息资源的评价。国内外学者曾就评价框架设计、评价指标选择和评价方法等三个方面进行了大量研究，尚未统一认识。这除了因为网络信息资源的动态性等客观因素外，用户满意度这一主观因素也难以控制，因为用户的信息需求、信息素养是千差万别的。

评价方法 可宽泛地分为定性，定量和定性、定量相结合的方法。

定性方法 根据不同站点的收录信息原则，可参照国外权威机构的评价研究标准，分别对站点信息的收录范围、信息内容的准确性、权威性（是否有同行专家评审、是否有专业学会背景等）、时效性，用户界面是否友好，是否提供与其他网址的链接以及链接的稳定性等进行评价。具体可通过用户评价法、专家评价法以及第三方评价法来进行。

定量方法 由于定性评价法难免受到主观因素的影响，同时各机构采用的评价标准和指标体系不尽相同，一定程度上会影响结果的客观性。为弥补定性方法的不足，遂产生了称为网络计量学的方法。它是应用文献计量学、科学计量学以及信息技术来分析各种信息媒介和信息交流的一种方法。这在一定程度上克服了定性方法带来的主观性、价值偏向性。

如果条件许可的话，将定性和定量方法结合起来，评价效果会更好些。

（高 岚）

xìnxī zīyuán gòngjiàn gòngxiǎng
信息资源共建共享（co-construction and sharing of information resource） 一个地区、一个系统或一个行业（甚至大至国际组织、一个国家）里的图书馆或信息单位，基于自愿原则，根据"统筹规划，分工协作，互惠互利"的原则，利用计算机、网络等现代信息技术，将包括文献以及计算机、网络设备等的自身资源融入到一个大的系统中，实现系统中资源的最优化配置和利用，为用户提供及时、高效、优质的信息服务的全部活动。

生物医学文献数量及期刊定价的急剧增长与图书馆有限收藏能力（包括书刊订购经费和收藏空间）的矛盾加剧，用户信息需求的多样性和复杂性与图书馆服务能力相对不足，是催生共建共享的内生动力。而信息技术和网络环境等有力的技术支撑则是共建共享得以实现的外在动因。共建共享的重要意义在于减少信息资源建设的重复和遗漏，使国家的投入能够获得最优化效果，提高整体信息资源的保障能力，最大限度地满足用户需求，大幅提高信息资源的利用率，从而为消除信息鸿沟、实现信息公平创造了有利的条件。

信息资源共建共享活动无论是国际还是国内，都经历了由简单到复杂、从低级到高级的过程。一百多年前国外图书馆就开始了图书馆之间的合作，主要是开展统一编目、出版联合目录、进行馆际互借。中国1957年就出台了"全国图书馆协调方案"。科技文献信息的指数增长和计算机、网络和数据压缩等技术的快速发展催生了更高水平和更广范围的信息资源共建共享。国际上OCLC和"中国高等教育文献保障系统"和"国家科技图书文献中心"就是当代资源共建共享的范本。

共建共享的目标是使任何用户无论在任何时间、任何地点都可以有效利用任何图书馆和信息单位的任何信息资源。

随着计算机技术和网络技术的日益成熟与普及，数字化信息资源的不断丰富，使得资源共建共享工作几乎可以扩大到图书馆的所有建设与服务领域。从资源采购到文献加工，从数据库建设到参考咨询，从共用储备书库到联合提供多种类型的网络化信息服务。

主要内容包括：①合作发展馆藏和文献资源布局，形成功能完备的文献信息资源保障体系。②进行文献联合编目，共享联机编目成果——联合目录。③以网络化的文献信息服务为基础，集成期刊浏览、文献检索、全文传递服务、网络版期刊全文下载、网络参考咨询、引文检索、第三方资源集成揭示等多种服务。④网络信息导航和联合虚拟咨询（包括在线实时咨询、课题咨询等）。⑤资源公共存档，即建立贮存图书馆，解决书刊的长期保存问题。⑥其他资源共享，如软硬件平台共享、联合培训、合作评估等。

为实现资源共建共享，需要：①建立有权威的管理机构。②按统一标准和规范整合现有资源，搭建数据共享技术平台，实现系统内信息资源的无缝链接和服务。③确保稳定的经费投入。④注意知识产权保护。⑤提高工作人员素质。

（高 岚）

yīxué wénxiàn zǔzhī fāngfǎ
医学文献组织方法（medical literature organization method） 将与医学有关的有参考价值的资料及其著录或标引记录组织成一个有序系统的方法。根据文献载体形式不同分为传统医学文献组织方法和网络医学文献组织方法两大类。传统文献组织法，即分类法、主题法和分类主题一体化等。网络文献组织法，除传统文献组织法在网络上的应用外，还包括文件方式、数据库方式、主题树方式及超媒体方式等。

分类法 根据文献内容的学科性质和特点类分文献的方法，具有系统性，便于族性检索。利用分类法可以编制分类目录和索引、组织文献的分类排架、进行文献的分类统计、编制学科知识地图。传统文献分类法主要包括：美国的《杜威十进分类法》（Deway Decimal Classification，DDC）、《美国国会图书馆图书分类法》（Library of Congress Classification，LCC）、欧洲的《国际十进分类法》（Universal Decimal Classification，UDC）以及中国的《中国图书馆图书分类法》（简称《中图法》），这些综合性的分类法都设有医学类目表。此外，还有专门针对医学及医学相关学科文献进行分类的分类法，如《美国国立医学图书馆图书分类法》（National Library of Medicine Classification，NLMC）和《中图法·医学专业分类表》等。分类法在网络信息资源组织中的应用主要有两条途径，一是实现传统分类法的机编化和机读化，例如DDC第21版电子版本的问世，《中图法》

（第四版）机读版的研制成功；二是创建新的网络信息资源分类体系，如 Yaho 和 Sohu 所采用的分类就很有自己的特色。

主题法 以自然语言中的词语或规范化的词语作为揭示文献主题的标识，并以此标识编排、组织和查找文献的排检方法。主题法具有直接性和灵活性，便于特性检索。美国国立医学图书馆（National Library of Medicine，NLM）编制的《医学主题词表》（Medical Subject Headings，MeSH）及其《标引手册》（Indexing Manual）是国际上应用最广泛的生物医学文献主题标引工具。中国用于中文医学文献标引、编目和检索的由中国医科院医学信息研究所出版的《医学主题词表》中文本，又称《中文医学主题词表》（Chinese Medical Subject Headings，CMeSH），是参照美国 MeSH 的体系编制而成。CMeSH 已被嵌入到中国生物医学文献服务系统（SinoMed）中，实现中文医学文献主题检索功能。

分类主题一体化 分类法和主题法是情报检索语言的两大分支，虽然它们构建原理和体系结构不同，但都是从主题内容角度来组织文献。将这两种方法取长补短融合在一起，成为一种新型的分类主题一体化语言，是文献组织方法发展的趋势之一。在中国，1992 年 6 月中国科技出版社出版的《中国图书馆图书分类法（R 类）与医学主题词表（MeSH）、中医药学主题词表对应表》是以《中图法》（R 类）第三版与 MeSH 1990 年版，中医药学主题词表 1987 年版为基础，相互对应编制的分类主题一体化词表。有学者基于此表，初步建立了计算机化、可持续发展的医学

分类主题一体化系统，实现了该词表的动态更新与及时发布。

其他方法 电子版医学文献的出现对文献组织方法提出了新的要求。数据库、超媒体文献组织方式应运而生。数据库利用严谨的数据模型对信息进行规范化处理，利用成熟的关系代数理论进行信息查询的优化，能提高信息管理的效率。国外医学数据库主要有美国国立医学图书馆提供的 Pubmed、荷兰爱思唯尔公司出版的爱思唯尔以及全球最大的在线科学、技术和医学领域学术资源平台 Springerlink 等。中国的医学数据库包括中国知网（CNKI）的学术期刊（医药卫生辑）、万方医学网以及《中国生物医学文献数据库（CBMDisc）》等。超媒体技术将文字、表格、声音、图像、视频等多媒体信息以超文本的方式组织起来，符合人们思维联想和跳跃性的习惯，在医学方面的应用包括美国医学视频网、生物 3D 图库等。

（李后卿　李忠民）

yīxué fēnlèifǎ

医学分类法（medical classification） 用分类号作为表达医学主题概念的标识，以医学知识分类为基础将主题概念组织、排列成系统，以系统固有的结构显示主题概念之间关系的体系表。又称医学分类语言，是医学文献分类工作的依据和工具。

原理 医学分类法应用最广泛的是通过增加概念内涵、减少外延，遵循从总到分、从一般到特殊的逻辑顺序构建而成的等级体系分类法。通常采用复分表共性区分、多重列类、集中列类、交替列类等方法确保类目体系的稳定，同时适应医学科学的发展，保障文献有类可分。医学分类法

的宏观结构一般由类目表、标记符号、说明注释、类目索引组成。

方法 综合性的分类法中都设有医学类目，可类分医学文献，如《杜威十进分类法》（Deway Decimal Classification，DDC）医学类表（610）、《美国国会图书馆分类法》（Library of Congress Classification，LCC）医学类表（R）、《中国图书分类法》医学类表（R）。此外，还有医学专用分类表，如《美国国家医学图书馆分类法》（National Library of Medicine Classification，NLMC）和《中图法·医学专业分类表》。各分类法的编制与发展是相互影响、相互借鉴的。

《杜威十进分类法》 世界上应用最广、影响最大的一部文献分类法，已被翻译成 30 多种语言。共有 138 个国家和地区的图书馆用它来组织馆藏，60 多个国家在国家书目中著录 DDC 分类号。DDC 自 1876 年第一版问世以来，持续更新，2001 年已出至第 23 版，分详简两个版本，均有印刷版和电子版。DDC 采用单纯数字编码，610 类是医学类表。具体类目为：610 为医学和健康，611 为人体解剖学、细胞学、组织学，612 为人体生理学，613 为个人健康和安全，614 为法医学、疾病和损伤的发病率、公共预防医学，615 为药理学和治疗学，616 为疾病，617 为外科学、地域医学、牙科学、眼科、耳科、听力，618 为妇产科学、儿科学、老年病学。

《美国国会图书馆分类法》 被载入英、美等国的在版编目数据。采用字母和数字的混合编码系统，共 21 个大类，各大类类表可作独立的专业分类表使用，其中医学为 R 类。具体类目表为：R 为医学（总论），RA 为医学的

公共方面，RB 为病理学，RC 为内科学，RD 为外科学，RE 为眼科学，RF 为耳鼻喉学，RG 为妇产科学，RJ 为儿科学，RK 为牙科学，RL 为皮肤科学，RM 为治疗术、药理学，RS 为制药学和药物学，RT 为护理学，RV 为植物药学辅助物理治疗，RX 为顺势治疗，RZ 为其他医学系统。

《中国图书分类法》 中国大陆最通用的图书分类法，1975 年出版第一版，1980 年出版了第二版，1990 年出版第三版，1999 年出版第四版，现行的是 2010 年出版的第五版。《中图法》共 22 个大类，采用字母和数字的混合编码系统，其中医药卫生类（R 类）是基于医学领域的知识分类而构建，其基本类目为：R 为医药、卫生，R1 为预防医学、卫生学，R2 为中国医学，R3 为基础医学，R4 为临床医学，R5 为内科学，R6 为外科学，R71 为妇产科学，R72 为儿科学，R73 为肿瘤学，R74 为神经病学与精神病学，R75 为皮肤病学与性病学，R76 为耳鼻咽喉科学，R77 为眼科学，R78 为口腔科学，R79 为外国民族医学，R8 为特种医学，R9 为药学。

《美国国立医学图书馆分类法》 1951 年正式发行第一版，1958 年发行第二版，1964 年发行第三版，1969 年发行第三版及补篇，1978 年发行第四版，1981 年修订第四版，1994 年发行第五版，1999 年第五版修订版后，停止印刷本的发行。2002 年宣布 NLMC 电子版开始上线运作，电子版的分类法提供索引中的类号与总表类号的超链接，并且索引用语可直接链接至 MeSH Browser 的标题。自 2002 年起，电子版 NLMC 每年更新。NLMC 采用字母和数字的混合编码系统。现行类目分

临床前科学（QS-QZ）、一般健康与医学（W-WB）、全身性疾病（WC-WD）、器官系统（WE-WL）、医学专科学科（WM-WZ）五部分。

《中国图书馆分类法·医学专业分类表》 《中国图书馆分类法》专业分类表系列之一，在《中图法》R 类的基础上进行了扩充和细分。自 1999 年 10 月问世以来，得到中国不少医学图书馆和医学信息单位的青睐。其主要内容有序言、前言、编制说明、基本类目、简表、详表、通用复分表、《医学专业分类表》与《中图法》（第四版）相关的学科类目、《医学专业分类表》变动类目与《中图法》（第四版）R 类对照表。类表编制注重了医学文献分类法的体系结构、立类原则、技术方法，修改补充的类目在类分医学文献的深度和广度上都有很大改善。

（李后卿 李忠民）

yīxué zhǔtífǎ

医学主题法（medical subject method）

以表达医学相关主题内容的语词作为概念标识，将概念标识进行字顺排列，并通过参照系统等方法揭示概念间关系的标引和检索医学信息资源的方法。又称医学主题语言。医学主题词表为同一概念不同表达方式的词语提供标准、规范用语。

原理 将自然语言转化成标题词、单元词、叙词、关键词等不同的主题法语言形态，体现了主题法从简单到复杂、低级到高级的发展过程。其中，采用概念组配原理的叙词法，因其词语规范化程度高、组配表达概念能力强、适应计算机检索特点，而成为最为广泛采用的医学主题法。国际上对生物医学文献进行主题

标引广泛参照的是美国国立医学图书馆编制和维护的《医学主题词表》（medical subject headings, MeSH）及其《标引手册》（indexing manual）。中国用于中文医学文献标引、编目和检索的是中国医科院医学信息研究所出版的《医学主题词表》中文本，又称《中文医学主题词表》（Chinese medical subject headings, CMeSH）。

方法 《医学主题词表》（MeSH 表）由三部分组成，分别为主题词变更表、主题字顺表以及树状结构表。主题词变更表是将每年新增主题词和删除主题词分别列表。变更表说明了主题词的变化，是一部动态化的词典。主题字顺表是将所有的主题词、副主题词、非主题词全部按字顺排列，每一个主题词下设该主题词建立的树状结构编码、历史注释及各种参照系统来揭示主题词的历史变迁、族性类别及同其他同义词、近义词之间的逻辑关系。树状结构表是把所有的主题词按词义的范畴和学科属性系统地分为 16 大类，分别用 A～Z 等 16 个字母表示，有的大类按需要再依次划分为一级类、二级类，最多分至 12 级。树状结构的每个类目中，主题词按等级从上位词到下位词逐级编排，表达主题词之间逻辑的隶属关系。此外，MeSH 表的一个特色是设有副主题词（2015 年收录 82 个副主题词），目的是对 MeSH 词表进行限定，把同一主题不同研究方面的特性文献分别集中。为了使这些副主题词发挥更好的作用，MeSH 表不仅在主题词字顺表中罗列了副主题词，而且还将副主题词单独列表，阐明副主题词的含义及主题词与副主题词组配的原则及组配后所限定的概念的内涵。MeSH 词

表充分利用情报语言的后组式原理，既有后组式语言的专指性、灵活性，又避免了组配的不规则。

《中文医学主题词表》收录了由中国医学科学院医学信息研究所翻译出版的美国国立医学图书馆《医学主题词表》（2012 版）中译本、由中国中医科学院中医药信息研究所编辑出版的《中国中医药学主题词表》以及由《中国图书馆分类法》编委会、中国医学科学院信息所图书馆编辑出版的《中国图书馆分类法·医学专业分类表》的医学词汇。为适应计算机的发展，中国医学科学院医学信息研究所开发了中文医学主题词表检索系统，其设计思想是用户无需具备复杂的词表结构、语言和规则等方面的知识，只需轻松键入感兴趣的中、英文关键词，便可找到相关的主题词。用户可以通过网址 http://www.nlm.nih.gov/mesh/和 http://cmesh.imicams.ac.cn/index.action?action＝index 在线查询 MeSH 表和中文医学主题词表。

（李后卿 李忠民）

yīxué fēnlèi zhǔtí yìtǐhuà
医学分类主题一体化 （medical classification subject entirety）

在医学领域知识组织系统中通过对分类表部分和叙词表部分的术语、参照、标识及索引实施统一控制，使医学相关知识内容揭示能够有机融合，发挥优势互补效应的一种语言。是医学分类法和主题法有机结合而形成的一种标引语言。

原理 分类法和主题法虽然在体系结构、揭示事物角度、标记符号、组配方式上有不同，但两者揭示的对象、依据、程序和基本处理方式基本相同，却不能相互取代。分类法中有主题语言

因素，如在一个学科或专业内，强调按主题事物聚类；加强类目词形、词义和词间关系的控制，明晰类目关系；增加组配因素；编制主题字顺索引等。主题法中有分类语言因素，如编制范畴索引，将叙词按学科、专业分类；编制词族索引，显示主题概念间的属种关系；在款目词下设置属分参照，显示概念间的等级关系；标题表中设置副标题和倒置标题，标题后附相应的分类号等。

方法 医学领域第一部最具代表性和影响力的分类主题一体化手工检索工具是由林美兰教授主编的 1992 年版《中国图书馆图书分类法（R 类）与医学主题词表（MeSH）中医药学主题词表对应表》，它将《中图法》1990 年第三版与 MeSH 1990 年版、《中医药学主题词表》1987 年版相对应，在推动医学文献组织利用方面发挥了重要的作用。中国医学科学院信息研究所建立的"医学主题词–分类号对应数据库"是分类主题一体化应用研究的另一典型代表。它以《中图法》中的医药卫生类、《中医药学主题词表》和 Mesh 为蓝本，遵循一系列原则，如：一个主题词至少对应一个分类号；一个主题词可以对应几个分类号；非医学的学科主题词依照《中图法》医药卫生类相应的分类号进行扩充或仿分；副主题词与临床医学专用复分号对应等建立了医学主题词–分类号对照表，形成了主题词到分类号的对应转换系统。此外，医学分类主题一体化语言的应用还体现在数据库的检索上，如以中国中医研究院为主开发的《中医药期刊文摘数据库》、维普公司开发的《中文科技期刊数据库》，用户可根据需要单独选用主题词或分类

号检索，也可以两者配合使用。

1986 年美国国立医学图书馆开始研究一体化医学语言系统（Unified Medical Language System，UMLS），旨在建立一个计算机化的可持续发展的生物医学检索语言集成系统和机读情报资源指南系统，提高计算机程序"理解"用户提问中生物医学词汇涵义的能力，并利用这种理解帮助用户检索和获取相关的机读情报。借鉴 UMLS 的成功经验，2001 年由国家科技部基础性工作专项资金支持，中国中医研究院联合全国 30 多家中医院校和多家科研单位，开始建立"中医药学一体化语言系统"。该系统以中医药学科为主导且遵循中医药学科发展思路，旨在建立中国第一个计算机化的可持续发展的中医药学及与其学科相关的中国医药学检索语言系统和机读信息资源指南系统，形成与 UMLS 功能相似的中医药学及其学科相关的语言系统平台，与国际医学信息接轨，为从根本上解决中医药信息孤岛问题搭建标准平台。

（李后卿 李忠民）

yīxué wénxiàn biāoyǐn
医学文献标引 （medical literature indexing）

将医学文献中的自然语言转化为可控的人工语言的过程。通过医学文献标引，文献工作者赋予医学文献以检索标识，指明其内容特征的主题类属，而后用以配合书目信息编制出各种目录和索引，或存储于计算机内，以实现医学文献的检索。

原理 在信息的存储和检索过程中，为使信息在用户和系统间有效传递，各种检索系统使用专门的语言体系描述信息的内部特征和外部特征，同时要求用户依此构造检索提问式来进行检索，

这就是标引的原理。

在标引过程中，对自然语言进行处理（即词汇控制）是标引的关键。所谓词汇控制，就是把自然语言加工成情报检索语言的信息控制过程。包括两个方面：一是对自然语言的语词进行压缩、优选和规范化处理，二是对自然语言进行语义处理。而后者比前者更为重要，因为自然语言缺乏系统结构，无法清楚显示词汇之间的语义关系。而叙词表和分类表，通过识别概念之间的关系，可以建立起一个与概念体系相对应的具有层次结构的术语体系（即词汇体系）。在该体系中，词汇之间相互联系、相互依存、相互制约。每个词汇的意义不再仅由其名称决定，而主要是由它在这个体系中的特定位置决定。

方法 依文献的不同检索方法包括主题标引和分类标引。主题标引就是将文献主题的自然语言形态转为主题语言形态（叙词、标题词、单元词、关键词），这是建立主题检索系统的依据；分类标引就是将文献主题的自然语言形态转化为分类语言形态，即转换成分类号码的标引，这是建立分类检索系统的依据。

依内容单元选择方式包括整体标引、全面标引、重点标引和分析标引。整体标引仅对文献的主要主题给予标引，而不对构成该主题的要素进行分析和逐一标引；全面标引，是能够充分揭示信息资源论及的所有有检索价值的主题概念的标引，又叫深标引；重点标引，是只揭示文献中适合本专业需要的主题内容的标引；分析标引是根据资源中部分片段或集合资源的构成单元进行的标引，又叫对口标引。

依所用标识受控程度包括受控标引、自由标引和混合标引。受控标引是用规范化的检索语言（如分类语言、叙述语言等）作为描述和表达文献主题检索标识的标引；自由标引是直接使用自然语言中未经规范的自由词、关键词作为表达文献主题检索标识的标引；混合标引，又叫半控标引，是指对文献进行标引时，主要使用规范化的主题词，又同时使用自然语言中未经规范的自由词、关键词作为补充手段来描述和表达文献主题的标引。

依标引的自动化程度包括人工标引和自动标引。人工标引，又叫手工标引，是直接由标引人员赋予文献主题以某种检索标识的标引；自动标引，又叫计算机辅助标引，是由计算机系统全部或部分地自动给出标引符号的过程。

依标引的实施方式包括集中标引和分散标引。集中标引是从全国性或区域性的各文献部门的需要出发，集中一定的人力，对文献进行的标引；分散标引是相对于集中标引而言，是由各文献部门自行展开对文献的标引。

依标引结果是否恰当包括过度标引、过粗标引和适度标引。过度标引是指标引时，不切合文献主题的实际需要，标引了过多、过深的主题词，造成检索负担，影响检准率；过粗标引是指标引时，所标引的主题词概念大于原来文献的实际主题概念；适度标引是指既较充分地揭示文献中有参考价值的内容，又不将文献中无参考价值或参考价值很小的内容标引出来的标引。

应用及注意事项 主题标引的目的是建立主题检索系统，标引质量决定检索系统质量。以主题标引为基础的主题检索是用户查找、检索文献的重要途径。主题检索以其直观、专指以及特性检索之特点必将在资源的发现与检索中发挥越来越大的作用。学会标引方法，能够提高检索效率。

（李后卿 刘海霞）

yīxué wénxiàn biānmù

医学文献编目（medical document cataloging） 按照特定的规则和方法，对与医学有关的有参考价值的资料文献进行著录，制成款目并通过字顺和分类等途径组织成目录或其他类似检索工具的活动过程。其主要作用是记录医学在某一时间和空间形成的文献，使之有序化，从而达到宣传报道和检索利用文献的目的。

远在公元前 1 世纪甚至更早，人类社会就有了文献编目活动。古代编目的主要职能是对医学文献进行整理和记录，编目成果一般为回溯性的分类目录。而现代的编目活动则主要是为了宣传报道和检索利用医学文献，编目成果为多种类型、多种载体的目录，以满足读者的不同检索要求。编目的对象也从单一文献类型到多元化的文献类型。医学文献编目的方法和手段从手工式和卡片载体发展到自动化和网络化的阶段。20 世纪以后，在中国全国性或地区性的集中编目和合作编目广泛开展，使医学文献编目活动的组织趋于合理，工作质量得以提高，这些都有力地促进了编目数据交流和编目成果共享，提高了文献检索的速度和效率。当代医学文献文献编目的标准化、自动化和网络化，对于中国国家范围和国际范围的医学书目情报交流和医学文献资源共享起着巨大的促进作用。

原理 分为确认原理、标引原理、属性原理和简明原理。

确认原理 著录的基本要求是确认在编文献，对医学文献的识别特征进行描述，使其到足以确认的地步，书目体系中的每一条记录对其在编文献能够构成明确的一一对应关系。

标引原理 标引的核心工作是规范控制，为了建立检索词、分类号之间的单纯参照、相关参照和一般参照，需要建立规范档，以便对排检系统进行规范控制，最终确保对书目体系进行检索的有效性和高质量。

属性原理 书目系统本质上是专家标引系统，从构成来看，医学文献自动标引系统包括①计算机和网络系统。②应用软件和数据库管理系统。③大量组织起来的应用数据。④系统员和自动标引操作工。

简明原理 简明是医学文献编目的最高境界。描述性著录若能打到确认在编文献的要求，则越简单越好，使每条记录不但达意、顺畅而且要尽量简洁。

方法 医学文献编目部门开展文献编目工作，必须事先确定和准备所采用的著录规则（编目条例）、分类法、主题词表、著者号码表、分类规则、主题标引规则以及目录组织规则等。在著录规则、分类法和主题词表方面，普遍采用的是国家标准《文献著录总则》及各分则，《中国图书馆图书分类法》或《中国科学院图书馆图书分类法》以及《汉语主题词表》。此外，还应配备若干常用普通和专业参考工具书。

应用及注意事项 通过对医学文献的编目，方便文献的使用和查阅，从而有以下应用：①临床工作中解决疑难病例的诊断、治疗及估计治疗结果，了解对已知疾病病因、检验、治疗的新发展。②教学中增补新进展的资料。③科学研究过程中决定研究课题（了解哪些方面仍属空白，尚无人做过工作，以避免不必要的重复，并使研究符合现实需要和医学科学的发展）；选择确定研究方向（研究开始前了解有关问题的发展历史、现状、动向，以作出科学预见）；判断、解决研究过程中发生的未料到的问题，以便及时纠正原设想和计划。④总结临床经验，分析病例并做文献复习。

进行文献编目时应注意合理的分工和进行科学的管理。要制订切实可行的工作程序、定额指标及奖励制度；为确保编目质量，还应建立严格的校对、检查制度。

（李后卿　董富国）

yīxué zhīshi zǔzhī yǔyán

医学知识组织语言（medical knowledge organization language）

在医学知识存储和检索领域内用来描述医学知识特征、组织和标引医学知识内容、表达检索提问的一种专用语言。是根据医学知识存储和知识检索需要而创建的统一知识标引用语和检索用语的一种人工语言。

内容介绍 医学知识组织语言用于知识组织系统和知识检索工具的编制和使用，并为知识组织系统和检索系统提供统一的、用于知识交流的一种符号化或词语化的专用语言。医学知识组织语言因其使用的场合不同有不同的称呼，例如在知识存储组织过程中用于知识的标引，称标引语言；用于知识的索引，则称索引语言；在知识检索过程中则为检索语言。医学知识组织、表达或揭示过程中，人们建立了以文献单元为基础、以数据单元为基础、以智能为基础的知识组织系统，医学知识组织语言是这些系统的关键和核心。

医学知识组织语言如同自然语言一样也是由词汇和语法组成，其词汇是指收录在分类表、词表中的全部标识，一个标识（分类号、检索词、代码）就是它的一个语词，而分类表、词表则是它的词典，其语法是指如何创造和运用这些标识（单个标识或多个标识的组合）来正确表达医学知识内容和知识需求，以有效地实现医学知识组织和检索的一整套规则。医学知识组织语言作为一种知识表示方法，其形式结构是由其需要发挥的作用决定的。随着医学知识组织环境和知识检索手段的不断改进，对医学知识组织语言提出了更高的要求，需要不断完善或改造。

日常交流语言的词汇，规模最大，词类、词形最丰富，词义复杂；灵活性、表达性最强；并且词义、词形、词类不受限制。而医学知识组织语言的词汇必须满足人们对其有序性、通用性、易处理性和简单直观性的要求，其词类、词形和词义都要受控制。词汇绝大部分是具有检索意义的名词和名词性词组；词形必须进行优选，排除多词一义现象，达到一个概念的词汇只有一种词形；词义通过限定或注释，排除一词多义现象，达到一个词汇只表达一种概念；对于医学知识组织中自然语言的使用，也必须进行后控制，建立知识库，实现标引和检索用词与信息需求的有效匹配。

类型 常用的医学知识组织语言主要有医学知识分类语言和医学知识主题语言。医学知识分类语言是根据医学知识内容所属的学科性质，分门别类地、系统地揭示和组织医学文献信息知识的一种组织语言。重要的医学知识分类语言有《国际疾病分类法》、《美国国家医学图书馆分类法》，一些综合性的分类法如《中国图书馆分类法》（简称《中图法》）、《杜威十进分类法》等也可用于医学知识组织。医学知识主题语言是用词语作为标识来表达各种概念并对主题内容进行描述的一种组织语言。根据其表达概念的不同形式，又分为标题词语言、单元词语言、关键词语言和叙词语言，其中应用较多的是关键词语言和叙词语言。在医学领域应用最广泛的叙词语言是《医学主题词表》。医学知识组织语言的集大成者是《一体化医学语言系统》。

特点与功能 医学知识组织语言趋向于医学本体语言。本体语言、网络本体语言、语义网、数据库建模语言等都具有语言框架功能，可以对领域知识进行系统组织和检索。知识系统组织语言要求代表知识点的术语之间有明确的联系，能够实现灵活的概念聚类等功能。主要的医学本体语言有《开放生物学和生物医学本体》、《疾病本体》和《基因本体》。此外，主题网关、语义网关，都把网络看作是一个大型的知识划分框架，更体现了医学知识组织语言的建构功能。

应用 医学知识组织语言是面向医学领域，包括某些计算机语言、程序语言在内的新型语言，广泛应用于人工智能、语义处理、文本标记、数据控制等许多领域。主要形成了两个相互交叉的方向，一个是对文本描述规范，构成了医学知识组织的基础；另一个是框架语言及其智能推理能力，要求用宏观体系描述和控制领域知识，代表医学知识组织语言发展的两个转向：从宏观的文献信息控制转向数据知识控制，从文献处理转向知识处理。

（李后卿　胡德华）

Yīxué Zhǔtící Biǎo

医学主题词表（medical subject headings，MeSH）

美国国家医学图书馆（national library of medicine，NLM）研制的用于标引、编目和检索生物医学文献的英文受控词表。是生物医学文献标引和检索的权威性主题词表。

内容 医学主题词表是一部大型医学专业叙词表，也是医学情报领域使用最广泛、最具有代表性的词表。美国国家医学图书馆以它作为生物医学主题标引和检索的依据，作为编制《医学索引》（index medicus）以及建立MEDLINE/PubMed 数据库的指导性工具。

MeSH 由主题字顺表和树状结构表两个部分组成。前者是将MeSH 收录的全部医学主题词按字母顺序排列，并附以各种参照和注释；后者则是将全部主题词根据其词义范畴和学科性质，分门别类归于 16 个大类、100 多个小类及约 115 万个子类，这些子类实际上是标引和检索用的主题词。主题字顺表和树状结构表虽形式不同但内容相通，它们分别反映主题词间学科交叉的横向联系和隶属派生的纵向关系。它们相辅相成，协调配合，构成一个功能完整的语言体系。

体系构成 MeSH 的概念体系是由主题词、限定词、补充概念和款目词组成，其中前三种词在MeSH 中都有相应的记录，而款目词是通过见参照反映在主题词记录中。

主题词（main headings；descriptors） 用于描述主题事物或内容的规范化词汇。

主题词的形式 MeSH 的选词范围包括生物医学文献中能表达与医学或生命科学有关的概念并具有检索意义的常用词汇。词汇以名词为主，可数名词多采用复数形式，不可数名词或表示抽象概念的名词采用单数形式。主题词可以是单个词，也可以是词组。词组形式的主题词一般按自然语言的顺序，但当一组主题词具有某些相同的概念时，采用倒置的主题词形式把同一概念的词排列在前，而起修饰、限定作用的形容词放在后面，并用"，"隔开，如：anemia，aplastic（贫血，再生障碍性）。

主题词的单一性 原则上一个语词只表达一个概念，一个概念只用一个语词来表达，有利于提高文献的查全率。

主题词的动态性 MeSH 表是医学常用规范化词汇的浓缩，必然随着医学科学的不断发展而不断地增删、调整，以及时反映医学科学的最新发展、新主题和新事物，有一定的动态性。如 1960年版的 MeSH 表仅收录 4400 个主题词，而 2013 版已收录 25 186 个。主题词的动态性表现在两个方面：一是随着医学科学研究热点的变化及研究的不断深入，及时收录医学文献中出现的新术语或在原术语基础上不断深化扩展；二是随着研究的深入有些术语可能被证实不够科学而被删除，不再作为主题词使用。

限定词（qualifiers） 又称副主题词（subheading），是对主题词作进一步限定的词，本身无独立检索意义，通常用组配符"/"与主题词一起使用，在不增加主题词的情况下使表达的文献的内容更为确切，使检索达到更高的专指度。

限定词的数量及其可组配的主题词的范围均有严格规定。从2009年起，MeSH表规定使用的限定词有83个，每个限定词可以组配的主题词的范围。

补充概念（supplement concept） 又称补充化学物质名称，用于标引MEDLINE中出现的化学物质和药品等并在PubMed中可用化学物质名称字段［NM］进行检索。补充概念不含树状结构号，但它们和一个或多个主题词建立连接，而且每周更新。

款目词（entry terms） 又称见参照（see references），是主题词的同义词或相关词，作用是将自由词引见到主题词，如当用户使用cancer of the breast表达或检索乳腺癌的文献时，MeSH表会通过"cancer of the breast see breast neoplasms"指引用户使用主题词breast neoplasms。PubMed检索时款目词可与相应的主题词相互转换，因此，款目词只是丰富和增强词表功能的一种方式。2009年版已收录160 000余个款目词。

获取与查询 NLM提供四种方式联机免费获取其电子版及相关信息：①MeSH Browser。②UMLS Metathesaurus ⓒ（超级叙词表）。③MeSH网站（http://www.nlm.nih.gov/mesh），包括MeSH的全部内容及MeSH相关信息。④MeSH databases为用户检索PubMed提供词表。

其中MeSH Browser（医学主题词浏览器）是MeSH的网络查询系统，旨在帮助用户迅速查询相关主题词并显示主题词的等级结构体系。它提供了两种查询方式：①树形结构导航查询（navigate from tree top），帮助用户从树状结构体系入手查询主题词的信息。②输词查询，直接在检索框中输词进行查询，可以将欲查询的词限定在主题词、限定词或补充概念（化学物质名称）中某一种或全部，还可以限定在《化学主题词表》的某一特定字段如化学物质登记号或酶编码（CAS registry/EC number）中进行查询；可选择三种匹配方式：精确词查询、查询词组中所有的词和以词组中任意一个词入手进行查询。

利用MeSH Browser可获取完整的MeSH记录，包括MeSH主题词描述数据和MeSH树形结构。前者主要包括词义范围注释、编目标引注释、树状结构号、款目词、历史注释、允许组配的副主题词等。后者为主题局部树状结构体系。

（李后卿　胡德华）

yītǐhuà yīxué yǔyán xìtǒng

一体化医学语言系统（unified medical language system，UMLS）

计算机化的可持续发展的生物医学检索语言集成系统和机读情报资源指南系统。

内容 系统可以使医疗卫生专业人员和研究工作者能够通过多种交互检索程序，克服由于不同检索系统语言的差异性和不同数据库信息资源的分散性所带来的情报检索障碍，帮助用户从病案数据系统、书目数据库、事实数据库和专家系统等各种信息源中获取特定或综合性的信息资源。又称为统一医学语言系统，由美国国家医学图书馆于1986年开始研究和开发。

发展历程 UMLS从开始实施到21世纪初经历了三个阶段历史沿革。

起步阶段 1986～1988年，其研究和开发的重点是调查用户需求、开发研究工具、确定UMLS的性能及其实施方案、界定系统组成等。在此阶段主要界定了UMLS三个组成部分，即超级叙词表、语义网络、情报源图谱，并且进行了包括MeSH、SNOMED、CMIT和PDQ词表在内的联接试验。

发展阶段 1989～1991年，其开发的重点是研制和发行三个UMLS产品。同时继续开展用户调查和UMLS功能开发。1990年，NLM发行了超级叙词表和语义网络初版的CD-ROM；1991年，发行了试验版的情报源图谱和更新版的超级叙词表和语义网络，同时获得了大量的反馈信息，促进了UMLS的研究与开发。

应用阶段 自1992年开始，其研究的重点是围绕UMLS所进行的应用开发，不断扩展和修订UMLS三个组成部分，发行修订的UMLS三个组成部分的年度版，建立健全的产品体系。1996年UMLS新增了一个组成部分即"专家词典"。在此阶段，许多研究机构利用UMLS进行基于互联网的应用开发，如决策支持系统DXplain、文献检索系统WebMedline、临床Web搜索系统ClinWeb、医学世界检索以及集成化的Medweaver等。同时进行了NLM/AHCPR大规模词汇测试。除了以CD-ROM方式发行其产品外，1995年NLM在互联网上建立了UMLS知识源服务器，通过互联网发行，加强了国际的交流与合作。从此，UMLS由试验阶段进入常规产品的发行、维护和应用阶段。

结构与内容 UMLS由超级叙词表、语义网络和专家词典三个部分组成，这三个部分是相互紧密联系和应用的整体。

超级叙词表（metathesaurus） 一个生物医学概念信息数据库，

包括生物医学概念的涵义、属性、等级关系以及来源词表中概念之间的关系，在此基础上还增加了概念的某些基本信息，并对不同来源词表的概念和术语之间建立了同义关系及其他新关系。来源于一百多种词表和分类表，主要可分为：叙词表，如 MeSH 表；疾病和病程分类表，如《国际疾病分类法》；专科或专业词表，如《世界卫生组织药物副作用术语表》；专家诊断系统，如 Dxplain；联机数据库，如《孟德尔人类遗传学联机数据库》；为病案数据系统而设计的各种术语表，如《哥伦比亚老年人医疗中心医学病种词典》；权威医学词典，如《多兰式图解医学词典》等。

超级叙词表是依据概念或其涵义组织起来的，其根本目的是将相同概念的交替名称和不同的语词形式联系在一起，并识别不同概念之间的关系。因此，UMLS 规定将概念作为超级叙词表组织系统的中心。

表达同一概念可以有多种术语，而每个术语又有不同的词形变体。超级叙词表选择一个术语作为概念的名称，并把用于表达同一概念的来自各源词表的所有其他词汇与这个优选的概念名称连接起来。在超级叙词表中，词汇变体和同义词是需要加以处理的两种主要的概念内关系。词汇变体包括拼写、词序、单复数变体以及缩写，主要出自来源词表。

对于同一概念的词间关系，超级叙词表采用 4 级表达模式，即概念（Ⅰ级）、表达同一概念的不同术语（Ⅱ级）、同一术语的不同变体即词串（Ⅲ级）以及来自不同词表的原词（Ⅳ级）。它们通过概念标识符、术语标识符、词串标识符和原词标识符相连，将一个概念的多种不同术语、多个变异词串连同多个来源词表的原词有序地组织在一起。

语义网络（semantic network）

建立语义类型及其相互关系的权威规则，其宗旨是为超级叙词表中的所有概念提供其语义分类以及概念之间可能存在的有用关系。在语义网络中，语义类型可看作是其节点，节点与节点之间的关系即为语义关系，语义类型和语义关系（词义关系）构成了网状的语义结构。

语义类型　超级叙词表中的每一个概念至少被标引一种语义类型，UMLS 语义网络包括有 130 余种语义类型，主要分为七大类：生物体、解剖结构、生物功能、化学药品、事、客观物体、概念或观念。每一种语义类型记录通常包括唯一标识符、语义类型名称、语义类型的树状结构号、语义类型的定义、超级叙词表中具有此种语义类型的概念的示例、语义类型用法注释、语义类型的等级关系链，给予其父节点为 ｛is a｝，给予其子节点为 ｛inverse＿is a｝等。

语义关系　UMLS 包括 50 余种语义关系，其中最基本的语义关系是"is a"关系，它表达的是语义类型之间的等级关系，此外还有相关关系，主要分为五大类：物理上相关、空间上相关、功能上相关、时间上相关和概念上相关。每一条语义关系记录通常包括关系的唯一标识符、关系名称、关系缩写、逆关系名称、关系的树状结构号、关系的定义、语义关系的等级链、具有此种关系的语义类型和不能继承该种关系的语义类型。

专家词典（specialist lexicon）

包括了通用英语词汇和生物医学专业词汇，其作用是为自然语言处理系统提供词汇信息。

应用　一体化医学语言系统的建立，在一定程度上解决了人们获取信息的语言屏障，提高了计算机程序"理解"用户提问的生物医学词汇涵义的能力，并利用这种理解帮助用户检索和获取相关信息。具体而言，是使医疗卫生专业人员和研究工作者能够通过多种交互检索程序，克服由于不同系统语言差异性和不同数据库相关信息的分散性所造成的诸多检索问题。21 世纪初，一体化医学语言系统已经应用于生物医学文献检索系统、医学搜索引擎、自动标引系统和自然语言与受控语言的转换等多种数据查询系统，还有很多应用还处于探索和研究之中，一体化医学语言系统仍在不断的发展完善。

（李后卿　胡德华）

kāifàng shēngwùxué hé shēngwù
yīxué běntǐ

开放生物学和生物医学本体

（open biological and biomedical ontologies，OBO）　面向生物学和生物医学本体研究领域的、共享的本体语言系统。又称开放生物医学本体（open biomedical ontology，OBO）。它跨越了基因组学、蛋白质组学、生物化学、解剖学等多个不同的生物和医学研究领域。

内容　在 OBO 中包含了以下几个相关项目：①基因本体，用于描述与基因和蛋白质在细胞中扮演角色有关的生物学知识。②基因表达谱本体，为生物学家、计算机科学家和生物芯片数据分析人员提供由功能基因和功能蛋白质实验产生的生物芯片数据的共享。③模式生物体数据库则提供了适合构建通用模式生物学数据库的一套可复用的组件。此外，还包括植物学本体、解剖学本体、细胞株本体、人类疾病本体等在各自研究领域发挥着重要的作用。

结构与特点 OBO 维护的生物学和生物医学本体具有如下共同特征：①本体必须是开放的，使用上不能有任何的限制。来源必须是公认的，且同一术语不能被改变和重新划分。②本体拥有通用的共享语法，遵从 OBO 制订的规范，便于实现跨领域间本体融合。③本体间关系是正交的，即允许两个来自不同本体模型的术语通过额外的关系合并起来，用以描述同样的生物学或医学实体的补充特征。④本体共享唯一的标识空间，通过使用不同的前缀加以区分。⑤本体中包含对每个术语的文字定义，通过上下文环境分析，以期实现无歧义的理解和分析。

功能 OBO 定义了概念之间的关系，如：is-a，part-of，located-in，adjacent-to，derives-from 等，其中 is-a 和 part-of 为其内嵌（built-in）关系。OBO 关系本体（relationship ontology）对这些关系在概念级和实例级上分别给出了明确的定义，如：C is_a C1 = [definition] for all c，t，if c instance_of C at t then c instance_of C1 at t. P is_a P1 = [definition] for all p，if p instance_of P then p instance_of P1.

OBO 在两个方向对生物学和生物医学研究起到了促进作用：一是它为生物学家提供一个共享的辞典，实现科学领域的整合，以及在不同领域间检索数据；二是它为使用计算机来进行数据的检索、推理和挖掘提供了更加强大的支持。

应用 OBO 的应用领域广泛。首先，本体可以被用来处理复杂的领域知识。大多数生物学本体由于是对某一特定知识领域的重要特征进行描述，所以相对而言比较简单。然而对于某些复杂的知识领域而言，例如对于显形的描述，就无法使用这种方式进行简单描述。显型可以被定义为一个生物体中能够被观察和测量的特征，它由生物体的遗传设计图和环境间的相互作用而产生。在大多数数据库中显型是以文本的方式描述的。对显型描述不能被查询和简单匹配，尤其是在它们位于研究人员研究范围之外时。而使用本体则能对显型描述进行多种方式的处理。其次，本体可以实现跨库互操作。所谓互操作指的是通过一个数据库来查询另一个数据库，已经变得越来越重要。查询可以基于基因本体条目的基因注释的层次进行。例如用户可以查询获得那些仅在心脏发育过程中有表达的并具有可传递活动的基因。最后，本体可以实现大规模数据注释，并在此基础上进行分析。例如，采用基因本体注释的数据可以被用于进行相似性分析，预测未知的蛋白质功能、位置等信息。许多生物信息学工具可以通过比较不同序列基因本体注释的统计学含义来推测其可能具有的功能，这就是所谓的基因功能语义相似度分析。

（李后卿　胡德华）

jíbìng běntǐ

疾病本体（disease ontology，DO）

与疾病有关的本体语言。2003 年，作为美国西北大学（northwestern university）Nugene（https://www.nugene.org/）项目的一部分开始启动开发。2006 年 8 月，DO 加入开放生物医学体系本体家族中。

结构与内容 疾病本体的目标是建立一个整合与人类疾病相关的医学数据本体，从临床的角度探讨人类的疾病的病因和位置。2004 年，以"Rosetta Stone"疾病的分类框架为例开始疾病本体的研究。作为 OBO 的一员，疾病本体有社区维护的项目，旨在通过整合其他的数据源，为临床研究和疾病的遗传性，环境因素及感染性提供有力的理论支持，同时有助于更好的理解，认识疾病的状态。

2003～2004 年，DO 的词汇以 ICD-9 作为其基本词汇，然后经历了基于一体化医学语言系统概念的版本更新，接下来，DO 维护人员进行了一体化医学语言系统概念到 SNOMED 和 ICD-9 词汇间的映射，对 DO 版本进行再一次更新。在 OBO 原则的基础上，DO 版本对每一个 DO 节点进行了详细的注释，这些注释跟一体化医学语言系统，SNOMED，ICD-9，ICD-10 和 MeSH 的词汇进行了很好的映射。其共包含 12 564 个 DO 节点，这些节点分成七个大类，近 341 850 参考文件注释。

分类 疾病本体将疾病分成七大类，分别是环境主导疾病（disease by environmental origin，DOID：3），传染类疾病（disease by infectious agent，DOID：0050117），解剖系统疾病（disease of anatomical entity，DOID：7），行为性疾病（disease of behavior，DOID：150），生物学过程疾病（disease of biological process，DOID：334），遗传疾病（hereditary disease，DOID：630）和综合征（syndrome，DOID：225）。疾病本体中的节点以有向无环图（directed acyclic graph，DAG）的形式组织起来，这样的一个层次结构，可以通过软件

DAGEdit 方便的呈现和查询出来。疾病本体可以从疾病类型、表型、病因学、治疗手段四个主要的维度进行描述（图）。

应用 一系列基于 DO 的生物信息学软件开发出来。例如，2009 年有研究人员通过 UMLS MetaMap Transfer tool（MMTx）从 Gene Reference Into Function（GeneRIF）数据库中挖掘基因-疾病关系，对 DO 中的每个节点进行基因注释。之后有研究人员在 Osborne 的研究结果上，对 DO 中的节点进行了精简，将原先11 961个节点精简到 561 个节点（疾病名称），并重新确定这些疾病节点与基因的关系，同时，也开发以此为数据源的生物信息学软件——Functional Disease Ontology（FunDO），其基于 fisher 精确检验对基因集合做疾病相关的富集分析。此后，相关基因本体等也进行了相关研究。

疾病本体的构建促使了疾病和疾病风险因子的研究，利用它可以用语义相似性的测度来研究疾病间的相似性，同时，通过基因关联的相似疾病来理解基因之间的相似性，有助于更好的理解疾病的异质性和疾病的致病机制。

（李后卿 胡德华）

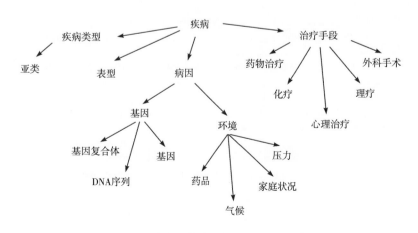

图 疾病本体的构架及主要分支

yīxué wénxiàn jiǎnsuǒ

医学文献检索（medical information retrieval） 根据用户的需求，利用检索工具或检索系统，查找出符合用户需求的特定信息的过程。

广义的医学文献检索则包括医学文献的存储和检索两个过程。医学文献存储是指将大量无序的医学文献集中起来，根据信息源的形式特征和内容特征，经过整理、分类、浓缩、标引等处理，使其系统化、有序化，并按一定的技术要求建成一个具有检索功能的工具或检索系统，而医学文献检索是指运用编制好的检索工具或检索系统，查找出满足用户需求的特定信息。

检索分类 根据检索手段的不同，将医学文献检索分为手工检索和计算机检索。手工检索，即利用目录、文摘、索引、题录等手工检索工具查找和获取文献信息。计算机检索，即用户借助计算机和通讯网络，查找和利用其中的文献信息资源。根据其发展历程，可分为联机检索、光盘检索和网络检索。根据数据格式和检索技术的层次的不同，将医学文献检索分为：文本信息检索、多媒体信息检索、超媒体及超文本信息检索。

文本信息检索 文本，是数字化资源中最常见的形式，主要包括二次文献数据库和全文数据库，前者仅能检索文献的线索（即题录）和文摘，而后者是将文献全文的全部内容转化为计算机可以识别、处理的信息单元而形成数据集合，并进行全文本的词（字）、句、段落等深层次的编辑、加工以及标引、抽词、排序、索引编制。因而全文检索可以直接根据文献资料的内容进行检索，支持多角度、多侧面的信息资源综合利用。

多媒体信息检索 多媒体技术是把文字、声音、图像（形）等多种信息通过计算机进行数字化加工处理而形成的一种综合信息传播技术。多媒体信息检索就是以多媒体信息为检索对象的信息检索，包括视频检索、声音检索、图像检索等。

超媒体及超文本信息检索 传统的文本是线性的，用户必须按顺序阅览。而超媒体是一种非线性的网状结构，用户可以沿着交叉链接选择自己感兴趣的部分阅读。超文本早期多为文字信息，到 21 世纪初已经包括图像（形）、视频、声频等各种动态、静态信息。这种超媒体和超文本存储信息系统称为超媒体系统或超文本系统。因此，超媒体及超文本信息检索是基于超媒体系统和超文本系统而进行的信息检索，包括基于浏览和基于提问两种检索方式。

原理 医学文献检索包括医学文献存储和检索两个既相对独立又密切联系的互逆过程。在医学文献存储过程中，专门负责医学文献检索系统和数据库建立的人从各种各样的医学文献信息资源中，搜集有用的文献信息，对文献信息进行主题内容分析，找出能够全面准确表达该文献信息主题内容的概念，借助于医学文献检索语言（通常是检索词表）把分析出来的概念转成检索系统所采用的词语（在自然语言检索系统中，直接使用自然语言而不需转换），再按照一定的规则和方式将这些文献信息组织成可供检索用的医学文献检索系统，并存储在一定的介质上。

医学文献检索是医学文献存储的逆过程。信息用户在工作、学习和生活中产生了信息需求，为了检索并获取自己所需要的文献信息，用户必须对自己的需求进行主题内容分析，找出能全面、准确表达该需求主题内容的概念，也要借助医学文献检索语言（通常是检索词表）把分析出来的概念转换成检索系统所采用的语言（在自然语言检索系统中，直接使用自然语言而不需要转换），再按照一定的检索规则和技术，制订检索策略，构造检索式，从医学文献检索系统或数据库中查找并获取对自己所需要的文献信息，最后输出检索结果。以及对检索结果进行评价、反馈，有时还要重新制订检索策略，重新构造检索式，反复进行检索，直至检索出满意的结果为止。

功能与应用　医学文献检索知识和技能，已成为人们知识结构中不可缺少的最重要的组成部分。学习信息检索知识和操作技能，对于培养复合型、开拓型人才具有十分重要的意义。主要体现在以下几个方面。

方便知识获取　科学技术的发展具有连续性和继承性的特点，每一位科技工作者都是在前人已

取得成就的基础上进行新的探索。通过医学文献检索，可以了解和掌握有关科技文献状况，了解某一研究方向的研究现状、深度，筛选有价值的文献信息，明确科技选题与研究的技术思路，从而使科研工作以最少的代价，用最佳的方案，取得最满意的研究成果。

避免重复工作　科学研究是一种探索未知的活动，在研究工作中，从选题、研究到成果鉴定，每一步都离不开信息。只有充分掌握了有关信息，才可避免重复，少走弯路。

提高科研效率　在科学研究和技术创新活动中，科研人员查阅文献资料和了解本学科同行研究工作进展信息的时间约占其总研究工作时间的一半以上。因此，有效的科技文献检索，可以节省科研人员的大量工作时间和精力，从而大大提高科研人员的研究效率。

提高信息素养　作为现代科技工作者，不仅要具有实际的科学研究能力，而且还应具有文献收集、选择和利用的能力。所以，学习医学文献检索，不但要学会查找科技信息的方法，更重要的是要通过学习，提高自身的信息意识和信息观念，提高独立分析问题和解决问题的能力，增强自己的社会竞争能力。

（李后卿　胡德华）

wénxiàn jiǎnsuǒ jìshù

文献检索技术（information retrieval technique）　从现有的文献信息资源中提取相关文献信息的技术方法。又称文献信息检索技术。对用户而言，文献检索技术就是用户输入检索提问式，系统将其在数据库的特征标识系统中进行的匹配检索技术。广义的文

献检索技术包括文献信息组织、数据库建设在内的涉及信息科学、情报学、计算机科学等诸多学科领域的技术方法。

技术形成与发展史　文献检索技术的发展经历了四个阶段。①手工检索阶段：检索方式主要以手工操作为主，这种检索既费时、费力，而且检索效率很低，其中包括纸质文献的检索和缩微式检索。②脱机检索阶段：文献检索逐步实现了计算机检索中的单机批处理检索，包括计算机可读文献磁带和磁盘检索以及光盘数据库检索。机读磁带、磁盘检索实现了一种输入多种输出。光盘数据库比磁带和磁盘有更大的存储空间，且存储速度更快。这是计算机检索的第一阶段。③计算机联机检索阶段：20世纪70年代，计算机软、硬件技术不断进步，分组数字通信技术和实时操作技术发展迅速，出现了一台主机带多个终端的系统，用户可以利用计算机检索终端设备，通过拨号、电信专线及计算机互联网络，从联机服务中心的数据库中检索出自己所需要的文献和信息，从而实现了计算机联机检索。它是计算机检索的第二阶段。④网络信息检索阶段：由于个人计算机的普及，计算机网络技术的迅猛发展，超文本技术的出现，联机检索的范围不断扩大，文献检索进入了新的发展阶段——网络信息检索，这是计算机检索的第三阶段。网络信息检索是指利用计算机设备和互联网检索网上各服务器站点的文献信息。中国主要的文献检索系统有：中国知网（http://www.cnki.net）、万方数据知识服务平台（http://www.wanfangdata.com.cn/）库、维普网（http://www.cqvip.com/），中国

国家知识产权局中国专利查询系统（http://cpquery.sipo.gov.cn/）、中国标准在线服务网（http://www.standards.net.cn/）以及超星数字图书馆、书生之家等全文数据库；欧美国家主要的文献检索系统，有美国科学网［Web of Science（WOS）］、Engineering Village 2［工程索引（EI）网络检索平台］、SciFinder［化学文摘（CA）网络检索平台］、Springer-Link 全文数据库、EBSCO 全文数据库等。

内容介绍 在计算机检索中，常见的文献检索技术有：布尔检索、截词检索、邻近检索、限定检索、扩展检索、加权检索、精确检索和模糊检索、跨库检索、反馈检索、智能检索等。

布尔检索 通过布尔逻辑算符来表达检索词与检索词间逻辑关系的检索方法。常用的布尔逻辑算符有三种，分别是逻辑与"AND"、逻辑或"OR"、逻辑非"NOT"。布尔逻辑算符在检索提问式中起着逻辑组配的作用，它能把一些具有简单概念的检索单元组配成一个具有复杂概念的检索式，用以表达用户的信息需求。①AND 算符：逻辑"与"，检索表达式为"A AND B"。数据库中同时含有检索词 A 和 B 的文献为命中文献，其作用是缩小检索范围，提高查准率。例如，"计算机"AND"文献检索"，表示查找文献内容中既含"计算机"又含"文献检索"词的文献。②OR 算符：逻辑"或"，检索表达式为"A OR B"。数据库中含有检索词 A 或 B 的文献为命中文献，其作用是扩大检索范围，提高查全率。例如，"计算机"OR"文献检索"，表示查找文献内容中含"计算机"或含"文献检索"以及两

词都包含的文献。③NOT 算符：逻辑"非"，检索表达式为"A NOT B"。数据库中含有检索词 A 而不含 B 的文献为命中文献，其作用是缩小检索范围，提高查准率。例如，"计算机"NOT"文献检索"，表示查找文献内容中含"计算机"而不含"文献检索"的那部分文献。

截词检索 用截词符号加在检索词的前后或中间，以检索同一词根或概念的所有检索词的文献。截词符号，又称通配符。常见的截词符号有"＊"、"？"两种。"＊"常用于无限截词（＊=0~n 个字符），"？"常用于有限截词（？=0~1 个字符）。例如，输入"pain＊"，可检出 pain、painful、painless、painkiller 等；输入"wom？n"，可同时检出woman、women 等。不同的检索系统采用的截词符号及用法可能有所不同。

截词的类型有右（后）截词、左（前）截词、中间截词三种。①右截词，截词符号在检索词末端，用于检索词头相同的一组词。如：comput？将检出 computer、computers、computing 等。②左截词，截词符号在检索词的最前端，用于检索词尾相同的一组词。如：？computer 将检出 minicomputer、microcomputers 等。③中间截词，截词符号出现在检索词的中间，代表若干个字母。如 col＊r 将检出 color、colour 等。

邻近检索 用来表示检索词与检索词之间位置关系的检索技术，通常用位置算符来实现。采用的位置算符有 near、with 等。①"near"：表示检索词位置相邻，检索词出现的顺序可前可后，如 gene near apoptosis。②"with"：表示检索词位置相邻，且两词出

现的顺序与输入顺序一致，如 liver with cancer。

限定检索 又称限定字段检索，利用检索词出现的字段进行检索。几乎所有计算机检索系统均支持限定检索，用户可以指定检索某一字段或某几个字段使得检索结果更为准确，减少误检。检索系统的限定检索常采用缩写形式的字段标识符（如 ti 表示 title，AU 表示 Author 等）和限定符（如 in，=），如中国生物医学文献服务系统的高级检索方式下检索"篇名中含有高血压的文献"，需输入：高血压 in ti。

扩展检索 同时对多个相关检索词执行逻辑或检索的技术，即当用户输入一个检索词后，系统不仅能检出该检索词的文献，还能检出与该检索词同属于一个概念的同义词或下位词的文献，如 PubMed 中主题词的扩展检索。

加权检索 检索运算时不仅查找检索提问词，而且考虑并计算提问词的权值，当权值之和超过阈值的记录才能在数据库中被检出来；在某些数据库中表现为仅检索主要概念主题词，如 MED-LINE。

精确检索和模糊检索 精确检索是指所检信息与输入的词组完全一致的匹配检索技术。在许多系统中用引号来表示，如检索"acute pancreatitis"，此时只有包含与 acute pancreatitis 完全相同的词串的文献才能检索出来；而模糊检索允许所检信息与检索提问之间存在一定的差异，如检索 acute pancreatitis 两个词串的文献均能检索出来，并不要求 acute pancreatitis 等，即只要包含 acute 和 pancreatitis 两个词串的文献均能检索出来，并不要求 acute pancreatitis 一定按输入顺序相邻。

跨库检索　一次对多个数据库同时进行检索的技术。跨库检索能为用户提供统一的检索入口，将用户检索需求转化为不同数据库的检索表达式，并发检索本地和广域网上的多个分布式异构数据库，并对检索结果加以整合，以统一的格式将结果呈现给用户，在此过程中用户不必担心这些数据库的协议、平台、产品或生产商，因而能够减轻用户学习检索不同数据库的负担，有效节省检索时间。

反馈检索　将与已检结果存在某种程度相关的信息检索出来的检索技术，多由检索系统自动进行检索，如 Google 的"类似网页"、PubMed 的"Related Articles"。

智能检索　自动实现检索词、检索词对应主题词及该主题词所含下位词的同步检索。如中国生物医学文献服务系统的"智能检索"，PubMed 的"自动词语匹配检索"功能。

（李后卿　胡德华）

yīxué wénxiàn jiǎnsuǒ xìtǒng
医学文献检索系统（medical information retrieval system）

根据人类社会对知识信息的普遍性需求，由一定的硬件设备和软件所构成的，具有选择、整理、加工、存储和检索医学文献信息功能的有序化信息资源集合体。

系统构成　①文献信息资源：是系统存储与检索的对象，是经过加工、整理后的序列化信息集合，也常称为数据库。它是系统提供信息检索服务最重要的物质基础。②硬件设备：是实现信息存储、管理及检索任务的各种物理设施的总称，它构成系统生成与运行的物理结构基础，集中体现信息依存性的特征。③软件条件：系统内部的复杂运行和系统外部的诸多联系，均有赖于认为赋予并为计算机所识别和执行的各种程序，它构成了系统的灵魂与核心。④人力资源：是系统生成与运行中的能动因素。

特点与功能　①报道功能：文献信息检索系统以最新文献为基本报道对象，使用户及时、全面、准确地了解自己关注的领域的最新文献。报道功能是文献信息检索系统的首要功能。②存储功能：随着文献数量越积越多，文献信息检索系统的报道功能逐渐转变为存储功能。与报道功能一样，存储功能也是通过正文来实现的。报道和存储的不同之处在于，前者通过检索系统报道当前文献，后者则通过检索系统的积累存储当前和过去文献。两者是检索系统的不同表现形式，但是它们属于同一项工作，即检索系统的编制，编制过程既体现出报道功能，又体现出存储功能。③检索功能：检索功能是文献信息检索系统存在价值的最终体现。对于被报道和被存储的特定文献来说，为了能够在需要它们的任何时候都能被快速、准确地检索出来，还必须为所收录的全部文献编制各种索引。各种索引的有机结合构成了检索系统的索引体系，索引体系的基本要素是检索标识和检索手段，索引体系充分体现了检索工具的检索功能。

文献信息检索系统的核心是文献信息数据库。文献信息数据库的结构：从数据库组成的层次划分：①文档（file）。数据库可按所属学科专业的不同或按年代时间范围的不同，划分为若干个文档。②记录（record）。每个文档是由许多记录所组成。每一条记录都代表着经过加工处理的一篇文献或一则信息，它揭示了文献的内容和形式特征（如文献的题录、文摘、标引的关键词或主题词等）。因此，记录是构成数据库的最基本数据单元。③字段（field）。每个记录一般由若干个描述性字段所组成。每个字段描述文献信息的某一内容或形式特征，即数据项，并且有唯一的供计算机识别的字段标识符，如篇名字段、著者字段、文摘字段、来源字段、主题词字段等。

类型介绍　文献信息数据库的类型：①书目型数据库。主要是指二次文献数据库，包括各种机读版的题录型、文摘型数据库，如《中国生物医学文献服务系统》、MEDLINE 等。它们提供了可满足用户多种文献检索需求的有关文献的各种特征，如文献的篇名、著者、出处、摘要、收藏单位等，不仅可以告知用户所需文献的线索——题录，更可以提供整篇文献内容浓缩的替代点——文摘。②事实数值型数据库。主要为用户提供有关事物、人物、机构等方面的事实性信息和数值型数据。例如，美国国家癌症研究所的关于癌症治疗信息的医生咨询数据库，反映医药处方信息的医师案头参考书等。电子化的参考工具书，如词典、百科全书、指南等也属于事实型数据库的范畴。③全文型数据库。是将文献全文的全部内容转化为计算机可以识别、处理的信息单元而形成的数据集合。全文型数据库对文献的字、词、句，乃至段落等进行更深层次的编辑加工，允许用户采用自然词语以及截词、邻近算符等匹配方法，方便快速地查到所需的文献，并能直接获取文献原文。

（李后卿　胡德华）

PubMed

PubMed 美国国家生物技术信息中心（National Center for Biotechnology Information，NCBI）开发的基于因特网提供世界范围内生物医学期刊论文的医学文摘数据库。由创刊于 1879 年的纸质检索工具美国《医学索引》（Index Medicus，IM）发展衍化而来，于 1997 年 6 月免费向公众开放，是 NCBI 的 Entrez 生物医学信息检索平台的一个组成部分，并与其他医学全文数据库进行了整合链接。

内容 由四部分内容组成。①MEDLINE。至 2013 年底，收录七十多个国家和地区四千八百多种生物医学期刊上的文献，偏重于临床，但涉及生物医学各学科领域，文献量达两千一百多万条，涵盖四十多个语种（中文文献量约 25 万条），期刊回溯年代一般到 1946 年。文献均采用医学主题词表（Medical Subject Headings，MeSH）进行规范化标引处理。MEDLINE 为 PubMed 主要数据源。②OldMEDLINE。收录 1966 年之前的、没有更新主题词的文献记录。③Record in process。收录进入 MEDLINE 数据库之前正在进行标引处理中的文献记录，尚只具有简单的书目信息和文摘。④Record supplied by publisher。由出版商直接提供给 PubMed 的全部文献。

检索技术 包括：①布尔逻辑检索。②截词检索。③限定检索。④短语检索。⑤加权检索。⑥词汇自动转换匹配（Automatic Term Mapping）检索，可将输入的检索词自动转换成 MeSH 词一并进行检索。

检索方法 ①快速检索：默认检索方式，在首页单个检索框中输入简单或复杂检索式后系统直接执行检索。②高级检索：允许多个检索框、限定多种字段、灵活组配复杂检索式，可使检索结果更为准确，检索效率高。③MeSH 检索：在首页下拉框中选择"MeSH"入口，查找到主题词，再选择副主题词进行检索；快速检索和高级检索为字面匹配，即检索词在匹配文献中要出现；而 MeSH 检索为概念匹配，即检索词表达的概念意义与匹配文献的主题内容一致即可，此法可有效提高查全率和查准率。④检索式组合检索：允许对前面的检索式采用逻辑运算符进行组合检索。⑤过滤检索：检索结果左侧提供多种过滤器，包括文献类型、出版日期、语种、期刊类型、研究对象属性、是否有全文链接等，用于精炼检索结果。

PubMed 还支持相关文献检索（related citations）、LinkOut（提供外部资源接口，如全文链接），注册用户还提供保存和调用检索式、查看收藏及喜好设置等个性化服务功能。

应用 PubMed 是世界公认的使用频率最高、最具有权威性的生物医学文献数据库，在国内外享有盛誉，服务于医学相关领域的研究者、教师、学生、医生等各个层次的人员，略偏重于临床。也是国内医学情报机构从事医学科技查新、医学情报调研和医学参考咨询服务等工作的一个必备工具。

（谢志耘 高琴）

EMBASE

EMBASE 荷兰爱思唯尔（Elsevier）公司出版的提供医学期刊与会议文摘信息的生物医学和药理学领域基于因特网的医学文摘数据库。又称荷兰医学文摘数据库。是由 1947 年创刊的印刷型检索工具荷兰《医学文摘》（Excepta Medica，EM）发展演化而来。收录来自九十多个国家的八千四百多种同行评议期刊，覆盖各种疾病和药物信息，数据每日更新。其内容整合了 Elsevier 公司前期推出的 EMBASE 数据库（收录 1947 年以来的文献）和美国国家医学图书馆（NLM）的 MEDLINE 数据库（收录 1966 年以来的文献）的内容，涵盖了大量欧洲和亚洲医学刊物。

检索技术 包括：布尔逻辑检索；截词检索；位置检索；短语检索；字段限定检索。

检索方法 ①快速检索：为默认检索方式，在一个检索框内对输入的检索式在全字段范围内进行检索。②高级检索：在一个检索框内通过多种限定选项实现复杂课题的检索。③药物检索：通过 17 个药物副主题词和 47 种给药途径的限定选择，专门检索药物信息的高级检索。④疾病检索：通过 14 个疾病副主题词的限定选择，专门检索疾病信息的高级检索。⑤文章检索：利用文章的部分已知信息检索某篇或某类文献。⑥Emtree 主题词表辅助检索：用系统内嵌的 Emtree 主题词表，查找相关的医学主题词并进行文献检索。Emtree 主题词表整合了 NLM 的医学主题词表（MeSH），收录 6.8 万个主题词，28 万个生物医学和生物学同义词以及 78 个副主题词。Emtree 还与 2.3 万个化学物质的 CAS 登记号建立了链接。

应用 EMBASE 是生物医学和药理学常用的数据库之一，主要应用于药物和医疗设备的安全性研究；上市药物的监测研究；医学系统综述与循证医学文献的查询；药物毒性、副作用、疗效比较、警戒、市场监测等研究；临床数据管理研究；试验类型和研究类型查询等。它还应用于医学科技查新、循证医学教学、医学信息分析等。

（谢志耘　李春英）

BIOSIS Previews

BIOSIS Previews（BP） 美国生物科学信息服务社（biosciences information service，BIOSIS）基于因特网提供的收录世界范围内生物学和生命科学相关领域文献资源的文摘数据库。由1926年创刊的美国《生物学文摘》（biological abstracts，BA）、1980年创刊的《生物学文摘/报告、综述、会议》（biological abstracts/reports，reviews，meetings，BA/RRM）和BA/RRM的前身《生物研究索引》（bioresearch index，1969~1979）发展衍化而来。

结构与内容 内容覆盖生物学和生命科学所有相关学科领域，如植物学、动物学、微生物学、生物化学、生物技术、医学、药理学、兽医学、农业等。文献来自一百多个国家和地区，包括期刊、会议、专利、书籍、报告、评论等多种类型，其中期刊来源于一百多个国家的五千五百多种期刊，专利包括美国专利商标局的两万一千多条专利信息（1986~1989，1995~）。数据内容最早可回溯至1926年，每周更新，每年新增五十多万条数据。文献来源区域分布如图所示。

BIOSIS Previews可通过Dialog、DataStar、DMDI、Ovid、Science-Direct、SilverPlatter、STN、Web of Knowledge等多种检索平台检索。国内常用为Ovid和Web of Knowledge。不同平台检索技术和方法会有差异。

检索技术 通常包括：布尔逻辑检索；截词检索；位置检索；字段限定检索；短语检索。

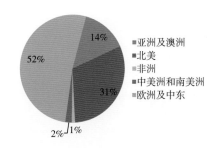

图　BP文献来源区域分布

检索方法 ①基本检索。在检索框中输入检索词，限定或不限定字段直接执行检索的快捷方式。②高级检索。灵活组配复杂检索式，使检索结果更为准确、高效。

BIOSIS Previews的检索字段除包含一般文献描述字段（如题目、作者、刊/书名、化学物质名、专利号等）外，同时突出生物信息自身特点，可从生物物种分类途径检索，包括：①超级分类名，生物分类学上界门纲目科的拉丁学名。②超级分类俗名，生物分类学上的俗名或各地通用的俗称（非拉丁学名）。③生物体代码，五个阿拉伯数字组成的编码，每一编码对应一拉丁学名。④生物体名称，特定生物的拉丁学名或俗名。⑤生物体别名。⑥其他细节（details），如生物体性别、发育阶段、作用等。其中Super Taxa、Taxa Notes、Biosystematic Code属于BIOSIS权威档案，均有词汇控制表。此外，BP设有主概念，即一些宽泛的主题词，含77个一级类目，有的类目下分出二级、三级甚至四级类目；主概念检索可提高检索全面性和准确性。

应用 世界生物学和生命科学领域中收录文献最多、覆盖面最广的文献数据库，在国内外广泛应用于相关领域企事业单位的研究者、教师、学生、医生等各个层次的人员，也是中国情报机构从事科技查新、情报调研和参考咨询等工作的一个必备工具。

（谢志耘　高琴）

SciFinder

SciFinder 美国化学文摘社（chemical abstracts service，CAS）出版的收录世界化学、药学及生物化学等相关学科文献与物质信息的基于因特网的文摘数据库。又称化学文摘网络版、化学文摘网络数据库、化学文摘数据库。源于1907年创刊的检索工具美国《化学文摘》（chemical abstracts，CA），并与其他医学全文数据库进行整合与链接。CA自问世以来经历了印刷版、联机版、光盘版、网络版等多种形式。

结构与内容 SciFinder由CAS编辑出版的7个子库及13种检索途径构成（图），包含文献、化学物质、化学反应三种类型的文献记录。收录的文献和物质信息可追溯至19世纪，化学反应信息可回溯至1840年。可检索期刊、专利、会议录、技术报告、图书等文献以及化学物质、化学结构、反应与化学工业札记、Markush结构等信息。

检索技术 包括：①不支持布尔逻辑检索，而建议在代表研究主题的词或短语之间使用of、with、within等介词。介词只起间隔作用，无实际意义。②截词检索：系统自动进行，可同时查询检索词及其各种变化形式。③同义词检索："（）"内填入同义词，表示同时检索同义词。④化学结构检索：通过绘制化学结构直接检索化学物质、反应及文献。

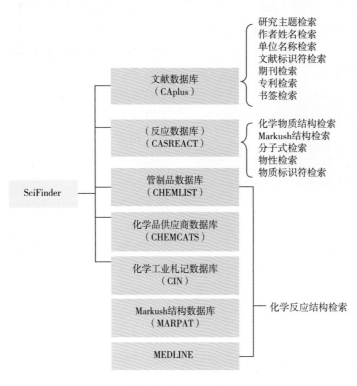

文献数据库
（CAplus）
- 研究主题检索
- 作者姓名检索
- 单位名称检索
- 文献标识符检索
- 期刊检索
- 专利检索
- 书签检索

（反应数据库）
（CASREACT）
- 化学物质结构检索
- Markush结构检索
- 分子式检索
- 物性检索
- 物质标识符检索

SciFinder
- 管制品数据库（CHEMLIST）
- 化学品供应商数据库（CHEMCATS）
- 化学工业札记数据库（CIN）
- Markush结构数据库（MARPAT） —— 化学反应结构检索
- MEDLINE

图　SciFinder 构成

化学结构检索时，通过使用化学结构编辑器绘制化学结构，或导入已保存在用户电脑中的结构来检索物质或文献。绘制好的结构还可保存为结构模板，并进一步选择精确结构检索、亚结构检索、类结构检索等方式，限定物质类型、特征等。

个性化功能　包括：①分析，将检索结果按特定条件分类显示。②限制，即二次检索。③分类，对检索结果进行学科类别的细化。④去重，去掉重复的 MEDLINE 记录。⑤联合，对已保存过的两个检索结果集执行进一步的布尔逻辑组配操作。⑥定题服务，定期跟踪某一课题的最新文献信息。⑦物质模拟合成，用户根据设想，自行在模拟合成工作区设计反应、合成路线与方法等，并可反复更改，最终设计出最满足需求的反应与合成途径。

应用　SciFinder 是世界范围内化学、药学与生物化学领域使用频率最高的数据库，普遍用于药物开发、临床药物应用、专利查询、药物信息查询等，对化学研究、药物开发人员具有重要作用，还可用于医学科技查新、信息分析等。

（谢志耘　张燕蕾）

Web of Science Core Collection

Web of Science Core Collection

美国科学情报研究所（institute for scientific information，ISI）基于因特网推出的包含世界范围内自然科学、社会科学和人文艺术等方面高质量期刊信息的引文数据库。又称科学引文索引网络版。由创刊于 1961 年的纸质检索工具《科学引文索引》（science citation index，SCI）发展演化而来，最大特点是通过独特的引文索引法揭示文献之间内在逻辑与联系。

内容　由引文索引和化学索引组成，覆盖科技领域最具影响力的 10 000 多种学术期刊。索引子库详细情况见表。

检索技术　包括：布尔逻辑

表　Web of Science Core Collection 索引子库

索引类型	子库名称（英文）	子库名称（中文）	收录范围
引文索引	Science Citation Index Expanded（SCIE，1900~）	科学引文索引扩展版	6000 多种自然科学期刊
	Social Sciences Citation Index（SSCI，1956~）	社会科学引文索引	2000 多种社科期刊
	Arts & Humanities Citation Index（A&HCI，1975~）	艺术与人文学科引文索引	1000 多种艺术与人文学期刊
	Conference Proceedings Citation Indexs-Science（CPCI-S，1990~）	科技会议录索引	全球自然科学和工程技术方面著名会议、座谈、研究会或专题讨论会的会议录资料
	Conference Proceedings Citation Index-Social Science & Humanities（CPCI-SSH，1990~）	社会科学与人文科学会议录索引	全球社科与人文科学方面著名的会议录资料
化学索引	Current Chemical Reactions（CCR-EXPANDED）	化学反应数据库	全球核心化学期刊和发明专利中最新合成方法
	Index Chemicus（IC）	化合物索引	报道新化合物结构和相关数据

检索；截词检索；位置检索；字段限定检索；短语检索。

检索方法 包括：①基本检索。默认检索方式，在首页检索框中输入简单或复杂检索式后直接执行检索。②作者检索。通过作者或团体作者姓名检索。③被引参考文献检索。从被引著者、被引标题、被引著作名、被引年代等途径检索某一文献被他人引证情况。④化学结构检索。通过化合物名称、分子量、化学反应数据及绘制化合物结构图等进行检索。⑤高级检索。使用字段标识、布尔运算符、括号及检索历史序号等自由创建检索式进行检索。⑥精炼检索结果。检索结果左侧提供文献类型、研究方向、来源出版物名称等过滤器来精炼检索结果。

辅助功能 主要包括：①检索结果统计分析。提供引证图谱（单篇文献引用和被引用图谱）、引文报告（对一批文献进行统计，可自动生成篇均引文数、H 指数等）；结果分析（从作者、出版年、来源出版物、机构等多角度对检索结果进行统计）。②定题追踪。提供检索策略保存和定期发送最新检索结果到用户邮箱。③引文追踪。可设置自动追踪一篇文献的被引用情况，通过电子邮件通知用户。

应用 Web of Science 是世界范围内公认最具权威性的综合性科技文献检索工具，在科学界得到广泛应用，除用于文献检索外，还可获得文献之间引证关系，评估文献影响力，全球许多大学或研究机构将本库收录文献数和引用数作为评价研究人员或机构学术水平的一个重要标准；也是国内情报机构从事医学科技查新、医学情报调研和医学参考咨询服

务等工作的必备工具。

（谢志耘 高琴）

Zhōngguó shēngwù yīxué wénxiàn fúwù xìtǒng

中国生物医学文献服务系统

（SinoMed） 中国医学科学院医学信息研究所研发的基于因特网的综合性医学文摘数据库。是由 1994 年出版的中国生物医学文献光盘数据库（CBMdisc）发展演化而来。2004 年整合重庆维普期刊全文数据库提供全文链接。2008 年在 CBMdisc 的基础上增加了西文生物医学文献数据库、北京协和医学院博硕学位论文库等共 8 种资源，建成 SinoMed。CBMdisc 作为主要数据库，共收录了 1978 年以来 1800 余种中国生物医学期刊的文献，范围涉及所有生物医学专业领域。

检索技术 包括：①布尔逻辑检索。②截词检索，包括单字通配符"?"和任意通配符"%"。③限定字段检索，检索式以"检索词［字段名称］"格式输入。④短语检索。⑤精确与模糊检索。⑥智能检索，自动实现检索词及其英文缩写、对应主题词及其下位词的同步检索。

检索方法 包括：①快速检索，在全部字段执行智能检索。②高级检索，利用限定字段构建复杂检索式。③主题检索，基于医学主题词进行检索。SinoMed 依据美国国家医学图书馆的医学主题词表和中国中医科学院中医药信息研究所的中国医学主题词表，建立了中文医学主题词表，并对每篇文献进行了主题标引，利用内嵌的主题词表实现主题词表辅助检索。④分类检索，从文献所属的学科角度进行检索。SinoMed 依据医学分类法对收录文献进行分类标引，实现分类检索。⑤期

刊检索，对特定期刊刊载文献进行检索，也可依据期刊分类导航或期刊主题词检索相关学科期刊及其文献。⑥作者检索，提供作者的精确检索和第一作者单位的限定。⑦机构检索，检索特定科研机构发表论文。⑧基金检索，根据基金名称、项目名称、项目编号检索文献。⑨引文检索，检索文献被引用情况。

SinoMed 辅助功能 支持多种格式的结果输出；对检索结果按照主题、学科、期刊、作者、时间和地区进行统计分析；提供维普数据库全文链接以及 NSTL 原文传递两种方式获取文献全文；为注册用户提供检索策略定制、检索结果保存和订阅、检索内容主动推送及短信、邮件提醒等个性化服务。

应用 SinoMed 可用于全面检索、筛选与课题相关的中文生物医学文献，确定研究课题的新颖性；是医学科技查新的检索工具；可了解目标期刊的学科主题信息、出版频率、编辑部联系方式等，辅助投稿；利用统计分析功能，了解学科发展现状与趋势。

（谢志耘 周志超）

yīxué túshūguǎn fúwù

医学图书馆服务 （medical library

service） 医学图书馆集成不同形式的信息源对有客观需求的各类型用户开展的以文献信息为主要内容的服务活动。又称医学信息服务、文献服务、用户服务、读者服务。是医学图书馆工作的出发点和归宿，是医学图书馆价值和目标的体现，是检验和评估医学图书馆工作的主要标准之一。

服务机构 按隶属关系主要划分为医学科研机构图书馆、高等医药院校图书馆和医院图书馆三大系统。医学科研机构图书馆

是医学科研机构的文献情报中心，以广大医学科研工作者为主要服务对象，其首要职能是为科研服务，主要代表图书馆如中国医学科学院图书馆、中国人民解放军医学图书馆等。高等医药院校图书馆的服务对象主要为院校的老师和学生，教育与服务是其首要职能，该类型的代表图书馆如北京大学医学图书馆、复旦大学图书馆医科馆等。医院图书馆作为医疗机构的文献信息中心，服务对象主要是医护人员、医院内的科研与卫生技术人员、患者及家属、医院管理人员等，其主要职能是为临床医疗服务。其中，医院图书馆的数量最多，但医学科研机构图书馆和高等医药院校图书馆由于在藏书数量、购书经费、馆舍面积、人员素质、数字化水平等方面有较大优势，较医院图书馆发展要快。为更好地开展服务，医学图书馆间还建立了各种联盟或虚拟机构，如 2000 年组建的虚拟科技文献信息服务机构 NSTL、1998 年建立的 CALIS 全国医学文献信息中心等。成立医学图书馆联盟是实现资源共享、满足读者个性化服务需求的合作形式，也是未来医学图书馆的发展方向。

服务内容 主要包括：①外借与阅览服务。最传统的医学图书馆服务内容。除价值较高的少量文献采用半开架、闭架的外借方式外，通常采用开架的外借与阅览、藏阅一体的服务模式。医学图书馆还通过提供联机公共检索目录，更好地提供外借与阅览服务，是医学图书馆利用馆舍和设施开展服务的基础，是服务工作的核心组成部分之一，也是吸引读者的重要方式。②视听与复制服务。利用现代技术的服务项目，是传统外借与阅览服务的延伸。一些医学图书馆把原有视听室或多媒体阅览室，逐步改造发展成为医学信息共享空间，开展研究型开放式医学学科服务，促进学术发展。③馆际互借与文献传递服务。利用资源共享的方式开展服务，突破了传统服务空间的局限性，提高了文献资源的整体开放性与利用的深度广度。④医学参考咨询服务。是传统服务基础上发展起来的现代高层次文献信息服务的主要形式。包括用户咨询、文献检索、医学科技查新、定题服务、课题调研、个性化文献定制服务、导读服务、学科化服务、用户信息素质教育、卫生政策研究支持等。⑤医学数字图书馆服务。依靠数据库、因特网、信息资源三大要素搭建并提供服务，是医学图书馆提供的与传统服务完全不同的服务，实现了由单纯文献的提供向数字化知识提供的转变。⑥医学移动图书馆服务。无线移动网络信息技术与数字图书馆结合的产物，是医学数字图书馆服务的延伸与补充，是医学图书馆数字信息服务的发展新方向。⑦健康信息服务。依靠医学图书馆信息资源、医学专业人力优势开展的服务，为公众提供健康信息咨询与健康信息素养培训，是医学图书馆独有的信息服务内容，也是在医学参考咨询服务基础上进一步演化的主动服务。包括公众健康信息服务、循证医学信息服务等。

服务原则 以面向用户需求的主动性服务为核心，以有针对性的专业服务为方法，以用户便利的设施与资源组织为基础，以馆舍和资源的最大范围开放为依托。

服务标准 医学图书馆服务普遍以公共图书馆服务标准作为参考和依据。美国早在 1933 年就公布了《公共图书馆服务标准》，之后数次修订。中国国家质量监督检验检疫总局、中国国家标准管理委员会于 2011 年底发布了《公共图书馆服务规范》（GB/T28220-2011），是中国第一个图书馆服务类标准。服务标准的指标主要包括开放时间、文献排架正确率、文献揭示、纸质文献外借率、电子文献下载量、文献处理时间、馆际互借响应时间、文献获取时间、参考咨询响应时间、到馆人次、设备完好率、服务方式是否方便读者、读者满意度、服务监督途径与方法、服务礼仪、服务物理环境、服务标识等。

服务特点 ①专业性：医学图书馆用户专业性强，医学学科分类越来越精细，医学图书馆服务更强调专业化、精细化，对服务的知识性方面也有较高要求。②及时性：医务人员遇到突发事件，如疑难杂症或流行病等较其他学科概率更大，医学图书馆必须能够做到在规定时限内随时提供需要的服务。③前瞻性：医学学科发展速度快，更新周期短，用户希望获取本领域最新研究成果、进展，医学图书馆服务应更具前瞻性，尤其注意提供用户较为关注的期刊论文、会议论文、研究报告等相关服务。④对象化：医学图书馆服务的对象相对固定，通常为机构内部用户，如医学院校师生、附属医院医生和药师等为主要服务对象。⑤多样化：医学图书馆用户需求呈多元化发展，不同研究专业的用户有着不同的需求，即使是同一学科同一专业的用户，由于个体理解能力与专业特点不同，也有着不同的信息需求。⑥个性化：医学图书馆服务注重以人为本，以用户为中心，按照医学学科划分开展特色服务。

服务评价　医学图书馆良性发展、服务创新的推动力。涉及的因素较为复杂，一般从用户感知的角度，定性与定量相结合进行评价。定性评价以专家评审和用户评价为主，设立等级指标，进行综合归纳分析。定量评价以建立数学模型的方法进行评价，常用的评价方法包括层次分析法、SERVQUAL 模型法、LibQUAL + 法等。

实践发展　医学图书馆较综合性图书馆诞生晚，发展相对较慢。主要经历了传统图书馆、自动化图书馆、混合图书馆和数字图书馆四个服务阶段。因医学图书馆所处的服务阶段不同，提供的服务内容也不同。1763 年成立的美国费城帕塞尔瓦尼医院图书馆是最早的医学图书馆，早期仅在藏书的基础上提供单一的阅览服务，1790 年该图书馆出版了医学图书馆的第一个馆藏目录。20世纪 50 年代起，欧美国家的医学图书馆服务发展较快，尤其是 20世纪 80 年代以后，信息技术开始运用到医学图书馆服务中，服务对象也从医生扩展到患者、医学相关专业人员、学生及其他社会成员。从传统服务阶段到数字化服务阶段的发展过程中，医学图书馆服务呈现出从封闭到开放、从单一到多元、从简单劳动到智力密集的发展趋势。电子出版物不断出现，馆藏文献不断数字化，电子信息资源成为医学图书馆文献资源的主体，服务范围进一步扩大，医学图书馆逐渐形成了"以用户为中心"、"以需求为导向"的主动型服务理念与服务模

式，并建立起辐射型数字化的开放服务体系。1988 年，美国国家医学图书馆成立了国家生物技术信息中心，为生物医学研究者提供专业的数据研究支持、数据库建设等知识服务。

中国最早出现的医学图书馆是英国传教士马礼逊（Robert Morrison）于 1820 年在澳门开办的中西医合作诊所（教会医院）内设的图书馆，藏书四五百册，提供免费阅览服务。1949 年后经过半个多世纪的迅速发展，医学图书馆成为中国最大的专业图书馆系统，开展多种图书馆服务。随后，各大医学图书馆在资源共享、统一协作的基础上，逐渐注重突出服务的品牌化、服务的营销，并逐步向知识服务、个性化服务、网络化服务方向发展。但在服务模式方面，各大医学图书馆在参考咨询、自动化建设、知识服务平台等方面的合作仍然较少，开展学科化服务进展仍然缓慢。医学图书馆服务将在合作化、个性化、数字化的模式下进一步发展。

（谢志耘　张燕蕾）

yīxué shùzì túshūguǎn
医学数字图书馆（medical digital library）　由专业人员挑选、组织来自图书馆馆藏、专业数据库、网络等的多媒体医学信息，以电子方式永久储存和索引，通过因特网能够检索、浏览和使用其资源的体系。又称医学虚拟图书馆（medical virtual library）、医学电子图书馆（medical electronic library）。是以用户为中心的医学知识交流环境，随着"信息爆炸"和信息管理技术发展而产生的，与实体医学图书馆并存互补，其内容主要包括医学数字化资源、服务器和网络、符合数字图书馆

标准规范的信息管理系统。

结构与内容　医学数字图书馆收藏医学相关学科数字化多媒体信息资源，从信息源产生方式分为原生医学数字信息资源和加工转化型医学数字信息资源；从信息类型分为文本、图像、声音、视频和多媒体整合型等。收藏的信息资源可以是单一主题、格式与类型，存储在本地的小型医学数字图书馆，也可以是包括多个医学子学科、多种格式和类型、甚至不同地理位置的大型医学数字图书馆；可由单个机构或个人组建，也可由多个机构联合组建。

特点与意义　医学数字图书馆具有海量医学数字化信息资源存储、网状式信息资源组织、智能信息检索、网络信息传播方式、以用户为中心的服务模式等特点。其意义在于：①集中采集医学数字化信息资源。专业人员把大量不同形式或载体有价值的医学资料转化成数字形式集中存储，方便用户获取。②长期保存和管理医学信息资源。以 TB 甚至 PB 字节计算的医学信息以有效的方式长期保存，对所有资源进行全文索引和分类管理，以便提供快速的检索响应以及满足不同的检索需求。③方便用户获取医学信息。提供标准友好的用户界面，让用户无需特殊学习即可通过网络获得高质量的信息。④通过权限管理来保护知识产权。通过技术手段来防止未经授权使用信息资源，如通过电子密钥实现电子资源的借还，保护版权所有者的利益。⑤为用户提供不同层次的知识服务。可以包含不同程度不同方面的医学信息，满足各种专业、职业、文化程度用户的需要。

实践发展 20 世纪 90 年代初，美国开始建设大型的医学数字图书馆项目。美国国家医学图书馆下设的国家生物技术信息中心在 1991 年创建了生物医学信息检索平台 Entrez，包含全球两千二百多万条生命科学文献信息（即 PubMed）、DNA 与蛋白质序列、基因图谱数据、3D 蛋白构象、人类孟德尔遗传在线等 40 余种不同类型的数据库，并建立内在链接融为一体，建设成为一个典型的医学数字图书馆项目，向因特网用户提供免费检索。1998年启动的美国卫生教育资源数字图书馆是美国国家科学数字图书馆项目之一，专门为卫生教育工作者提供高质量的多媒体教学资源，涵盖解剖学、病理学、神经科学和放射学等多种学科，信息类型有地图集、互动教学大纲、幻灯片课件、教学案例和测验题等。

中国于 1990 年开始研究和建设数字图书馆项目。2002 年 9 月国家教育部构建中国高等教育数字图书馆，大学数字图书馆国际合作计划、引进专业数据库、构建电子版学位论文系统、教学教参资源系统、专题特色数据库等。中国医学科学院医学信息研究所/图书馆研制的临床医学知识库，包含疾病库、药物库、检查库三个知识库，知识条数动态增加。

（谢志耘　殷蜀梅）

yīxué yídòng túshūguǎn

医学移动图书馆（medical mobile library） 利用无线移动网络使得用户通过移动终端以无线方式获取医学数字图书馆提供的信息服务。又称医学掌上图书馆、医学手机图书馆、医学无线图书馆。它是随着现代移动信息技术的发展而出现的，是医学数字图书馆信息服务的延伸与补充。

结构与内容 医学移动图书馆的技术模式包括作为基础平台的医学数字图书馆、无线/移动通信网络、移动终端、移动应用软件。医学移动图书馆是建立在医学数字图书馆系统基础上的，用户通过移动终端可以使用医学数字图书馆的资源和服务。通信网络包括无线网络（如 WIFI）和移动网络（如 3G、4G）。移动终端主要有智能手机、电子书阅读器、掌上电脑、平板电脑、学习机等。应用软件是根据移动服务的方式来定制开发，主要有短信服务、移动网站、移动客户端软件等。

服务内容 医学移动图书馆的服务内容包括即时性信息服务和基于位置的信息服务。即时性信息服务包含即时通知（如到期提醒、预约到书提醒、图书馆公共通知等）、即时查询与办理（包括用户借阅查询、图书馆资源使用情况查询等）、即时检索（通过移动终端用户可以一键式查询和使用医学数字图书馆系统中的资源）、即时咨询（通过飞信、QQ 等聊天软件开展实时咨询服务）、移动阅读（将在线阅读的电子书下载到移动终端阅读）、新媒体服务（通过微信、微博等移动应用建立医学图书馆与用户之间沟通的桥梁）。基于位置的信息服务是通过无线网络定位到用户所处的实时位置，提供与位置相结合的服务，如图书馆内部定位导航、图书馆地理位置交通导航等。

特点与意义 医学移动图书馆具有移动性、可定位性、个性化和身份可识别性等特点。其意义在于：①打破了时空的局限使得医学图书馆可以随时随地为用户服务，读者可以通过移动设备充分利用碎片时间来使用资源和进行学术互动而不用受制于图书馆的服务时间、场地空间等。②用户可以根据自己的需求即时接受和利用医学图书馆的移动服务，通过个性化定制来满足不同用户的不同需求。③为用户便捷地获取多个医学图书馆的资源和服务提供途径。

实践发展 2000 年以来，随着移动网络的成熟以及移动设备的普及，国内外都陆续推出了医学移动图书馆的服务。2005 年 2 月美国国家医学图书馆推出 NLM Mobile，截至 2014 年 5 月共推出了 NLM 指南、艾滋病信息、药物信息门户、人类胚胎可视化资源、健康热线、母婴用药指南、健康信息、医学文献信息等 20 个移动应用。

（谢志耘　殷蜀梅）

yīxué cānkǎo zīxún fúwù

医学参考咨询服务（medical reference service） 根据读者的医学信息需求或医学相关问题，立足于医学信息资源，通过面对面交流、电话、计算机网络等方式，有针对性地为读者提供医学文献、医学知识或线索的一种服务。又称医学参考工作（medical reference work）、医学咨询服务、医学参考咨询工作或医学信息咨询服务。它是图书馆从传统的藏阅功能向以用户为中心的服务的转变，是读者服务的深化和拓展，是发挥图书馆情报职能、开发文献资源、提高文献利用率的重要手段。

1876 年，美国图书馆员塞缪尔·斯维特·格林（Samuel Swett Green）提出馆员有必要为读者提供个人帮助，他的倡议得到了广泛地赞同和支持。在接下来的 1/4

世纪里，图书馆具有参考咨询职能的理念逐渐在业界传播开来，越来越多的图书馆开展参考咨询活动，出现了专职的参考馆员。20世纪初至第二次世界大战前，美国的多数图书馆，尤其是公共图书馆，均开始提供参考咨询服务。通过当面交流、电话或信件形式解答咨询问题。第二次世界大战后，美国、英国、日本、德国、意大利、法国、澳大利亚等国家图书馆的自动化、网络化均发展迅猛，机读目录和自动化检索系统的出现为参考咨询服务的资源扩充、手段更新和内容深化提供了有力的技术支撑。1984年，美国马里兰大学健康服务图书馆推出"参考服务电子化访问"，成为第一个在线的数字参考咨询服务。数字参考咨询服务又称电子参考咨询服务、虚拟参考咨询服务，经历了异步服务、实时交互服务和合作化数字参考服务三个阶段。随着移动网络的发展，移动参考咨询服务得到应用。

医学参考咨询服务是医学信息转移与运动的过程，宏观上，它是"用户-图书馆-医学信息资源"构成的信息交流系统；微观上，它是"问题-检索工具-结果"构成的咨询检索系统。常用的方法有顺查法、逆查法、抽查法和概念图法等，检索技术包括手工检索、计算机辅助检索和网络检索。

医学参考咨询服务在广度和深度上一直在拓展。主要应用包括：①解答咨询，即对读者提出的一般性知识咨询，馆员凭借平时积累或查阅有关工具书直接予以回答，或指引读者利用有关工具书和文献查找所需事实或数据。②书目参考，即对读者提出的较为专门的研究课题，提供一组专题的文献目录，让读者从中寻找问题的答案。③学科化服务，医学参考咨询服务学科化、专业化应用的一种方式，由学科馆员深入到医学教学、科研、临床一线活动中，为他们提供更多专业的有针对性的资源和信息导航。④医学信息检索教育，医学图书馆参考咨询部门通过定期开设课程、预约课程或一对一交流等形式，提高读者查找信息和利用信息的能力。⑤应用于医学信息共享空间中，为读者利用其中的资源和获取外部资源提供帮助。

（谢志耘 刘 颖）

guǎnjì hùjiè yǔ wénxiàn chuándì

馆际互借与文献传递 （interlibrary loan and document delivery）

依据图书馆之间协定相互利用对方馆藏满足本馆读者文献需求的外借服务。目的是将其他图书馆的馆藏资源作为本馆馆藏的延伸，弥补各自馆藏的不足，是图书馆之间互助与资源共享的重要方式。

类型 馆际互借（interlibrary loan，ILL）分为返还式和非返还式两种。返还式指对图书、期刊、音像资料等不可复制馆藏资源的传递，读者一般通过快递或上门自取的方式获取文献资料，但须在规定时限内归还；非返还式指对期刊文献、图书章节等可复制馆藏资源的传递，文献提供方一般利用复印、扫描、拍照等方式获得文献副本，再通过电子邮件、传真或快递等方式传递给读者，又称文献传递、原文传递或文献提供（document supply）。

发展模式 传统的馆际互借业务依赖于手工查询联合目录。1893年普鲁士皇家图书馆最早与大学图书馆之间制订了馆际互借约定，并建立地区性的联合目录。1917年美国国会图书馆制订了世界上第一部馆际互借准则。1938年国际图书馆协会联合会制订了国际馆际互借规则，开始开展国际性馆际互借业务。20世纪70年代后期，美国大学和公共图书馆开始使用联机公共检索目录系统。成立于1967年的全球联机计算机图书馆中心拥有全球最大的联机书目数据库WorldCat和馆际互借网络ILLiad，两者的结合将传统的馆际互借服务全面推向了计算机网络化。20世纪90年代，美国研究图书馆联合会推广无中介的馆际互借模式，消除读者与文献提供机构之间转发环节。

中国近代最早的馆际互借制度出现在1926年上海图书馆协会的章程中。1957年中国国务院批准了《全国图书协调方案》，建立全国和地方的中心图书馆委员会并编制全国书刊联合目录。20世纪末，中国馆际互借服务向网络化转变，建立了中国高等教育文献保障系统、国家科技图书文献中心等多个文献资源共享平台。1999年签订的《全国图书馆馆际互借公约》促进了中国馆际互借业务的跨系统、跨行业合作。

典型应用 美国国家医学图书馆于1976年建立了美国医学图书馆联盟，其文献传递服务覆盖了美国、加拿大和墨西哥等地区的医学图书馆，主要有两种方式：①DOCLINE，以图书馆为单位的免费文献传递；②Loansome Doc，以注册会员为单位的收费文献传递服务。2000年由中国科学院图书馆、中国医学科学院图书馆等9家国家级图书馆组成了一个虚拟式科技信息资源系统，即国家科技图书文献中心，整合了各成员图书馆的联机目录，实现资源共享、无中介的电子全文传递。中国高等教育文献保障系统于2004年开发的馆际互借系统，整合了西文期刊篇名目次数据库、文科外刊检索系统等多个资源，为全国高校之间开展馆际互借和文献传递服务提供基础网络平台。

(谢志耘 周志超)

yīxué kējì cháxīn

医学科技查新 （medicine novelty assessment）

具有查新业务资质的查新机构根据查新委托人提供的需要查证其新颖性的科学技术内容，按照《科技查新规范》（国科发计字2000544号）进行操作，并出具查新报告的一种医学参考咨询服务。又称医药卫生科技项目查新。

医学科技查新是伴随着中国医学科学的发展而产生的，是科技查新的一个分支，是医学科研管理中一种特殊的咨询工作。医学科技查新与文献检索有一定区别和联系，文献检索仅提供文献线索和原文，对项目内容不进行分析和评价；而医学科技查新是以文献检索为手段，以检出结果为依据，通过综合对比分析，对查新项目进行新颖性评价，做出客观性和鉴证性的查新结论。医学科技查新不能代替专家评审，专家评审主要是依据专家本人的专业知识、实践经验、对事物的综合分析能力以及所了解的专业信息，对被评对象的创造性、先进性、新颖性、实用性等做出评价，是科技查新人员无法替代的；而医学科技查新的作用是为科研立项提供客观依据；为科技成果的鉴定、评估、验收、转化、奖励等提供客观依据；为科技人员进行研发提供可靠而丰富的信息。

医学科技查新主要包括科研立项查新、成果鉴定查新和专利申报查新。医学科技查新是一项专业性强、难度大、要求高的信息咨询服务工作。为保证这项工作的高质量完成，国家科技部的《科技查新规范》和国家原卫生部的《医药卫生科技查新实施细则》，均规范了科技查新流程，具体为：查新委托→受理查新委托→检索准备→选择检索工具→规范检索词→确认检索方法和途径→实施检索→完成查新报告→提交查新报告。由于医学科技查新的复杂性，应当从查新项目受理、查新点的拟定、信息源的选择、文献检索范围及检索策略的制订、检索结果的筛选以及相关文献或密切相关文献的对比分析等方面控制查新质量。

(谢志耘 李春英)

xuékēhuà fúwù

学科化服务 （subject service）

按照学科、专业、项目来组织信息资源，为目标用户群体提供主动、深层次的信息服务。又称学科知识服务、学科信息服务、学科服务、专业化服务。源自学科馆员的设立，是图书馆面对用户信息需求和信息行为变化而采取的一种新型信息服务方法，突破了传统的基于图书馆管理的服务理念和方式，围绕教学科研来重组图书馆的资源与服务，从而使信息服务更有针对性、专业性和个性化。是提升图书馆核心竞争力的重要手段。服务原则是以用户需求为导向，以学科馆员为主体，以学科资源为保障，以学科服务平台为桥梁。

服务内容 包括：①开展需求分析，通过与对口院系/所联系，了解用户需求并据此提供有针对性的信息服务。②开展学科咨询，通过不同的形式及渠道，为对应学科的用户提供参考咨询、课题查新等服务。③参与学科资源建设，包括资源的调研、推介、服务与推广。④参与多层次的用户教育活动，涉及专题信息素养教育、电子资源专题培训、课程教学等。⑤构建基于网络的学科知识服务平台，包括学科信息门户、网络资源导航、学科知识库、学科博客等。⑥根据用户的个性化需求，开展深层次的信息专题分析服务。

服务模式 学科化服务主要依托大学和研究型图书馆开展，以学科馆员为具体表现形式。1950年美国内不拉斯加大学图书馆是第一个设立学科馆员的机构，至1960年代大部分美国大学图书馆均设立了学科馆员。1981年美国卡内基梅隆大学图书馆推出的跟踪服务和俄亥俄大学图书馆推出的网络化馆员免费导读服务是最早的有体系的学科化服务。随后加拿大、欧洲一些发达国家的研究型大学图书馆也跟着推行了以学科馆员制度为核心的学科化服务。经过半个世纪的发展，国外学科化服务形成了比较完备的学科馆员制度，积累了扎实的学科服务基础，形成了共性的学科服务内容特色。中国香港、台湾地区的大学图书馆于20世纪80年代实施学科馆员制度，普遍设有学科馆员岗位，通常由资深的参考馆员担任，开展学科化服务。1998年清华大学图书馆在大陆地区率先推出学科馆员制度，开展学科信息服务。清华大学图书馆所提供的学科化服务模式在之后几年中被中国其他高校图书馆效仿，成为著名的清华模式。随后一些重点大学图书馆和科研机构图书馆陆续开展了以学科馆员为核心的学科化服务工作，其中上海交通大学图书馆、国家科学图书馆在学科化服务的探索及实践方面初现成效。

（谢志耘 徐速）

xuékē guǎnyuán

学科馆员（subject librarian）

具有相关学科专业背景和较高的信息素养，能够有针对性地为教学科研提供信息服务的图书馆员。又称联络馆员（liaison librarian）、学科咨询馆员（subject reference librarian）。掌握某一或某些学科的专业知识，熟悉图书馆的馆藏分布状况和资源利用方法，具有敏锐的信息意识和较强的信息组织加工能力，并与特定学科建立了对口服务，是图书馆开展学科化服务的主体。

服务方式和内容 早期的学科馆员服务主要是以传统图书馆的组织机制与用户需求为基础，依托印刷型文献资源和手工服务的方式，实现图书馆与研究机构之间的学科联络与主动服务。服务内容包括学科联络、学科资源建设、参考咨询服务和用户教育等。随着信息技术和网络技术的发展，学科馆员服务形成了许多网络化、数字化的服务形式，如网络资源导航、学科信息门户、虚拟参考咨询服务、在线学习等，这种网络服务平台进一步与数字图书馆等系统相整合，逐渐形成了基于数字图书馆的学科馆员服务方式。在保留和发展传统职责的基础上，学科馆员的工作内容更加广泛，如融入科研活动、嵌入课程教学、编制学科指南、参与学术出版、管理科学数据等。

作用和意义 学科馆员的设立使图书馆融入到教学科研中，使各种形式和载体的文献信息资源得以充分的揭示和利用，为医疗教学科研提供了有效的支撑，增强了图书馆的功能地位，体现了图书馆服务意义和价值。

发展现状 学科馆员最早出现于美国，随后欧美等许多发达国家研究型图书馆都相继设立了学科馆员。1998 年清华大学图书馆率先在中国开展学科馆员服务。随着信息技术的发展和应用，学科馆员面临着技术创新和服务创新的挑战。学科馆员不仅需要组织、管理各种载体形式的信息资源，还需为用户提供基于网络空间的虚拟服务，这对学科馆员的信息组织技术和服务创新能力都提出了更高的要求。学科馆员需要综合应用各种信息技术，为科研人员提供多种信息处理工具，支持科研人员自我的信息管理与服务。在未来发展中，学科馆员服务朝着嵌入式学科服务的方向演进。学科馆员走出图书馆，将学科服务融入教育、嵌入科研，与科研人员结成研究团队，直接支持科研人员的科学创造。除了继承以往的内容外，学科馆员服务将以团队协作模式为主，在分工协作的基础上，为科研人员提供全面系统的学科服务，增加对学术交流与教学科研活动的支撑功能。

（谢志耘 徐速）

xuékē xìnxī ménhù

学科信息门户（subject information gateway）

按照一定的资源选择和评价标准、规范的资源描述和知识组织体系，对特定学科领域中具有学术价值的网络资源进行搜集、选择、描述和组织，并提供浏览、检索和导航等服务的专业信息门户网站。又称学科门户（subject portal）、主题网关（subject gateway）。是开展学科化服务的重要平台。是随着网络学术信息资源的增长和门户技术的发展而产生的，是一种新型的网络信息资源组织方式和服务模式，致力于将特定学科领域的信息资源、工具和服务集成到一个整体中，为用户提供统一的检索和服务入口。按其所涉及的学科范围分为多学科信息门户和单一学科信息门户。

发展形式 学科信息门户经历了不断深化的发展形式：①以网络学科信息导航为主的学科信息门户，提供权威、可靠、规范和可持续的网络信息资源选择、描述和检索。②以专业机构或图书情报服务系统为基础的信息门户，根据专业机构性质或其信息服务要求，将各类资源组合在统一门户下向用户提供服务。③基于跨学科门户检索的学科门户体系，支持多个学科信息门户之间的整合检索。④基于门户体系的数字信息服务机制，将多个分布的学科信息门户作为整个数字信息资源的整合机制和服务渠道，让用户通过门户体系方便地搜寻、调用和利用各种不同的信息资源和服务。⑤开放数字信息服务机制，不但支持基于学科信息门户的资源与服务集成，还进一步支持按照用户个性化需要定制信息门户，根据逻辑业务流程整合多个信息服务环节，支持多个信息门户之间的开放集成与定制。

特点与意义 具有专业性、集成性、知识性和可靠性等特点，克服了搜索引擎效率低的缺点，成为解决网络信息过载问题的有效途径和手段之一，适应了学科研究信息需求的特点，是科研人员获取详尽相关专业信息资源的必备引导工具。

应用 自 20 世纪 90 年代开始，欧美等国家就开始从事学科信息门户的建设。到 2013 年底，世界各国都已经建立了相关学科的信息门户，大多数分布在欧美、大洋洲等发达国家和地区，且以英语为主要语种，涉及学科几乎覆盖社会科学和自然科学的各个领域。学科信息门户的建设也由开始时单纯的学术研究和课题项目发展到大规模的国家项目，绝大多数都是由图书馆、学术和教育机构以及相关机构建立并维护，政府机构有时也通过资助的方式参与建设。中国的学科信息门户建设始于2001年"国家科学数字图书馆"子项目，包括生命科学、化学、图书情报、资源环境及数学物理五个大型学科门户，微生物、青藏高原、专利信息等十个特色信息门户和纳米科技、认知科学等四个科技热点专题门户。此后，高校图书馆和科研机构利用自身的资源优势建立了一系列特色主题门户，如武汉理工大学图书馆的"材料复合新技术信息门户"和"交通运输工程信息门户"。

(谢志耘 徐 速)

yīxué xìnxī gòngxiǎng kōngjiān

医学信息共享空间（medical information common）

整合计算机软硬件设施、因特网、医学信息资源以及人力资源，为用户提供集医学信息资源一站式检索、医学参考咨询服务、个性化与合作化的学习环境和信息素养教育于一体的图书馆空间。又称医学信息共享中心、医学信息共享室、医学信息共享区。作为物理空间，它可以是图书馆的一个区域、一个楼层或一个专门建筑。

内容和形式 医学信息共享空间是对空间、资源和服务的有机整合。空间是基本的物理条件，根据用户类型、学习和研究习惯，设计它的大小、布局和设施等方面；资源包括信息资源、设备技术资源和人力资源；服务为用户充分利用空间和资源提供保障。根据侧重目标的不同，又可衍生出医学研究共享空间、医学学习共享空间和医学知识共享空间等形式。

功能 医学信息共享空间是一个动态的模式，随着用户需求和技术条件的发展进行调整。它的基本功能包括：①医学信息资源保障，包括印刷型资源、电子资源（见医学数字信息资源）和馆际互借与文献传递服务。②提供计算机、打印机和扫描仪等设备，常用的办公软件、统计分析软件、图像处理软件与交流软件等。③咨询与指导，包括普通咨询服务和学科专家参与的专业咨询，计算机软硬件使用的技术咨询，检索技能培训，科研与论文写作培训等。④基于空间的学习与交流服务，支持课程学习的学习交流室、学习讨论室；或者是支持不同学习方式的区域，如个人安静学习区、团体学习区、协作学习区；支持实验与创造的实践空间，如写作实验室、专业辅导室等。

发展 美国爱荷华大学1992年建成开放的信息拱廊，是全球第一个信息共享空间。此后，欧美的大学图书馆纷纷效仿。进入21世纪后，学习共享空间的概念逐渐流行，成为信息共享空间的主要形式。如美国南卡罗莱纳医科大学图书馆的解剖学习共享空间，除了具备信息共享空间中常见的软硬件和智力支持外，还提供头骨、躯干和心脏等模型，满足解剖学习和研究的需求。中国香港在20世纪90年代开始出现信息共享空间的雏形，之后多个大学图书馆都着手筹建，并逐步加大投资规模。随着理念的普及，中国大陆高校图书馆也开始把信息共享空间建设纳入图书馆建设规划，如2006年中国国家科学图书馆为研究生设计的"研究生信息交流学习室"。

(谢志耘 刘 颖)

liánjī gōnggòng jiǎnsuǒ mùlù

联机公共检索目录（online public access catalogue，OPAC）

用户通过网络来查询图书馆馆藏资源的检索系统。又称图书馆联机目录、联机公共书目查询系统。

系统演化 1975年美国俄亥俄州立大学图书馆首次正式使用面向读者的联机公共检索目录。第一代OPAC只是把传统卡片目录进行了计算机化，检索内容、途径和传统卡片目录基本一致。标志着计算机正式应用于图书馆工作，为合作编目奠定了基础，但作为OPAC的初始阶段，发展还不成熟，操作复杂。第二代OPAC产生于20世纪80年代初，在第一代的基础上增加了关键词检索和布尔逻辑检索，用户界面采用下拉式菜单，并提供查询、浏览、导航、帮助等功能。检索功能得到了极大的提高，但由于各个OPAC系统之间缺少必要的规范，不同的系统之间的兼容性较差。第三代OPAC产生于20世纪90年代，这一阶段的OPAC主要基于网络，也称为Web-based OPAC，简称WebPAC。WebPAC充分利用超文本技术与Z39.50协议等技术和标准，服务对象从单一的馆内读者扩大到全球的网络用户，并能进行跨平台的检索，采用了增强式检索和相关性排序等新技术。由于网络的支持，联合目录得到了快速发展，著名的有联机计算机图书馆中心的WorldCat和中国高等教育文献保障系统的联合目录。21世纪初进入了OPAC2.0阶段。以用户为中心、注重开放、参与和共享是Web2.0最基本的特征，也是OPAC2.0发展的方向。

功能及特点　OPAC主要包括馆藏资源查询、统一认证、用户个性化服务、文献传递、资源推荐和信息发布等功能。具有以下特点：①灵活的检索方法。选取能够揭示文献主要特征的检索项，如题名、著者、索书号、ISBN/ISSN、主题等作为检索途径；还提供模糊检索、精确检索、前方一致、任意匹配等多种检索技术；简单检索、二次检索、高级检索等检索方式。②资源及其描述更加丰富。在提供书目数据的基础上，增加索引、人名录、机构名录、地图、手稿等，同时与全文库相连。有些OPAC同商业网站合作，获取图书封面、相关简介、书评等，使得内容图文并茂。③注重用户个性化服务。可以查询借阅情况、在线预约和续借、账目清单、我的书架等。还可提供资源推送、订阅到期提醒等服务。④界面友好。界面简洁、规范、生动，符合用户使用习惯，让未经专业培训的用户能够方便地使用。⑤多样化的资源推荐。根据借阅、检索、浏览等指标向用户自动推荐资源。

应用　OPAC系统广泛应用于国内外图书馆的数字资源整合，将分散的信息资源组合起来构成集成化系统，以实现对数字资源的集中管理和跨平台、跨数据库检索。可整合不同来源的文献资源（如来自不同图书馆的书目数据、数据库、出版发行机构制作的元数据、搜索引擎等）和不同类型的文献资源（如数字化全文、目次数据、论文等），最终实现数据、信息、知识的聚合。

（谢志耘　杨　莉）

索　引

条目标题汉字笔画索引

说　明

一、本索引供读者按条目标题的汉字笔画查检条目。

二、条目标题按第一字的笔画由少到多的顺序排列，按画数和起笔笔形横（一）、竖（丨）、撇（丿）、点（丶）、折（乛，包括丁乚乀等）的顺序排列。笔画数和起笔笔形相同的字，按字形结构排列，先左右形字，再上下形字，后整体字。第一字相同的，依次按后面各字的笔画数和起笔笔形顺序排列。

三、以拉丁字母、希腊字母和阿拉伯数字、罗马数字开头的条目标题，依次排在汉字条目标题的后面。

五　画

六　画

八　画

九　画

十　画

十一　画

条 目 外 文 标 题 索 引

内 容 索 引

说 明

一、本索引是本卷条目和条目内容的主题分析索引。索引款目按汉语拼音字母顺序并辅以汉字笔画、起笔笔形顺序排列。同音时，按汉字笔画由少到多的顺序排列，笔画数相同的按起笔笔形横（一）、竖（｜）、撇（丿）、点（、）、折（乛，包括丁乚く等）的顺序排列。第一字相同时，按第二字，余类推。索引标目中夹有拉丁字母、希腊字母、阿拉伯数字和罗马数字的，依次排在相应的汉字索引款目之后。标点符号不作为排序单元。

二、设有条目的款目用黑体字，未设条目的款目用宋体字。

三、不同概念（含人物）具有同一标目名称时，分别设置索引款目；未设条目的同名索引标目后括注简单说明或所属类别，以利检索。

四、索引标目之后的阿拉伯数字是标目内容所在的页码，数字之后的小写拉丁字母表示索引内容所在的版面区域。本书正文的版面区域划分如右图。

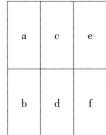

a	c	e
b	d	f

K

W

拉丁字母

本卷主要编辑、出版人员

执行总编　谢　阳

编　　审　司伊康

责任编辑　尹丽品

索引编辑　高青青

名词术语编辑　李亚楠

汉语拼音编辑　王　颖

外文编辑　景黎明

责任校对　李爱平

责任印制　姜文祥

装帧设计　雅昌设计中心·北京

绘　　图　北京心合文化有限公司